临床实用水疗学

主　编　顾旭东

副主编　李　岩　丛　芳　王　俊　傅建明

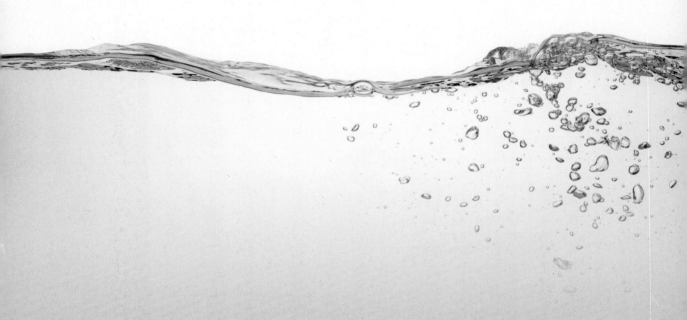

人民卫生出版社

·北京·

图书在版编目（CIP）数据

临床实用水疗学 / 顾旭东主编 . —北京：人民卫
生出版社，2022.3
ISBN 978-7-117-32716-9

I. ①临… Ⅱ. ①顾… Ⅲ. ①水疗法 Ⅳ.
①R454.5

中国版本图书馆 CIP 数据核字（2021）第 277393 号

临床实用水疗学
Linchuang Shiyong Shuiliaoxue

主　　编　顾旭东
出版发行　人民卫生出版社（中继线 010-59780011）
地　　址　北京市朝阳区潘家园南里 19 号
邮　　编　100021
印　　刷　北京盛通印刷股份有限公司
经　　销　新华书店
开　　本　787×1092　1/16　印张：21.5
字　　数　563 千字
版　　次　2022 年 3 月第 1 版
印　　次　2022 年 3 月第 1 次印刷
标准书号　ISBN 978-7-117-32716-9
定　　价　198.00 元

E - mail　pmph @ pmph.com
购书热线　010-59787592　010-59787584　010-65264830
打击盗版举报电话：010-59787491　　E-mail：WQ @ pmph.com
质量问题联系电话：010-59787234　　E-mail：zhiliang @ pmph.com

编者名单

（以姓氏笔画为序）

王　欢　锦州医科大学

王　俊　广东省工伤康复医院

王　莹　锦州医科大学

王中莉　嘉兴市第二医院

王月丽　嘉兴市第二医院

王伟国　浙江雅达国际康复医院

王轶钊　天津市环湖医院

石罗毅　十堰市太和医院

史　岩　嘉兴市第二医院

丛　芳　中国康复研究中心北京博爱医院／
首都医科大学康复医学院

冯晓东　河南中医药大学第一附属医院

刘宏亮　陆军军医大学西南医院

许光旭　江苏省人民医院

孙　亚　嘉兴市第二医院

牟　翔　空军军医大学西京医院

劳方金　嘉兴市第二医院

李　岩　嘉兴市第二医院

李　聪　十堰市太和医院

李侑霖　中国康复研究中心北京博爱医院／
首都医科大学康复医学院

李建华　浙江大学医学院附属邵逸夫医院

时美芳　嘉兴市第二医院

吴　华　嘉兴市第二医院

吴彩虹　嘉兴市第二医院

何雯雯　嘉兴市第二医院

沈　军　嘉兴市第二医院

宋　林　厦门大学附属福州第二医院

张　保　十堰市太和医院

张　强　广东省工伤康复医院

林　坚　浙江医院

林在龙　嘉兴市第二医院

林俊毅　广东省工伤康复医院

林斯捷　嘉兴市第二医院

金　龙　中国康复研究中心北京博爱医院／
首都医科大学康复医学院

金　鑫　嘉兴市第二医院

周谋望　北京大学第三医院

赵　岳　首都医科大学附属北京康复医院

赵　骅　天津市环湖医院

柏　京　嘉兴市第二医院

柏和风　嘉兴市第二医院

姚　斌　中国康复研究中心北京博爱医院／
首都医科大学康复医学院

姚云海　嘉兴市第二医院

贾　威　中国康复研究中心北京博爱医院／
首都医科大学康复医学院

贾子善　北京301医院

顾旭东　嘉兴市第二医院

黄　犇　苏州倍磅康复医院

黄国志　南方医科大学珠江医院

萧敦武　中国康复研究中心北京博爱医院／
首都医科大学康复医学院

崔　尧　中国康复研究中心北京博爱医院／
首都医科大学康复医学院

傅建明　嘉兴市第二医院

傅雄伟　嘉兴市第二医院

缪亚萍　无锡市第八人民医院

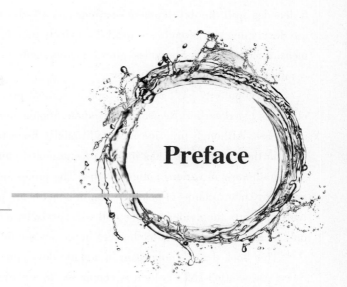

Preface

Being asked to write a foreword for a book is always a pleasure and a pride, especially for this first full Chinese textbook "Clinical and Practical Hydrotherapy".

Hydrotherapy or aquatic therapy is an intervention modality, using mechanical, thermal and chemical characteristics of water during partial or complete immersion, in combination with the effects of movement. It evokes short-term and long-term adaptational mechanisms of a person with a deranged biological system. The use of environment-related constraints to create psychobiological effects should improve function, activities, participation and quality of life. Aquatic therapy is carried out by staff with appropriate knowledge and competence, ideally in a purpose-built pool. This broad definition comes from the aquatic subgroup of the World Confederation of Physical Therapy (WCPT). Aquatic therapy will encompass the entire area from passive immersion to high intensity aquatic movements, all focused on achieving health benefits by using water.

Aquatic therapy is rapidly growing in China, underlined by the many chapters and authors in this book. Contents have been centered around practical chapters, supported by the state-of-science evidence. Prescribed by medical doctors, but put into practice by allied health professionals—mostly physiotherapists—aquatic therapy generally follows the domains that are important in competence profiles of such health professionals and should be the result of a thorough clinical reasoning process in which basis sciences, patient related research, preference of patients and mastery of therapists are key elements.

The increased popularity of aquatic therapy in acute care, rehabilitation, chronic conditions and lifestyle disorders is a worldwide phenomenon, which is reflected in the comprehensive lists of references in this book. Although the history of modern active aquatic therapy already spans some

6 decades, still the development continues as a faster rate than ever. (Neuro) imaging techniques are developing and already are used extensively in aquatic immersion studies, as well as laboratory measurements on e.g. hormones, growth factors, neurotransmitters and cytokines: leading to exciting results that back-up aquatic therapy.

But popularity isn't enough. Aquatic clinical practice must be justified through the evidence elements listed earlier. Research, education, implementation and infrastructure are the cornerstones of succes. Although practice has traditionally been founded on clinical expertise of a master, aquatic therapy research has increased enormously and in general supports the health effects of aquatic therapy in various patient groups. The profession has to be critical however. Because of it's popularity many claims of potential health benefits are made but without proper evidence base. This book supports the evidence base and will surely be an important resource in near future and can only be recommended to all colleagues in the aquatic field.

This book doesn't only fit in in aquatic developments in China, but also in the mission of the Swiss Association IATF, which is committed to aquatic therapy: initiates and develops this world-wide by it's comprehensive educational program.

Vice-chair Association IATF, Valens, Switzerland

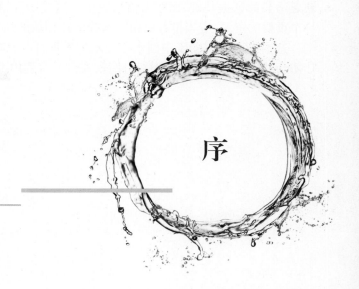

序

我很荣幸受邀为本书写序,尤其这是中国第一本完整的水疗临床实践教科书。

水疗是利用水的机械、温热和化学特性,将人体部分或完全浸于水中,结合运动治疗的方式,作用于人体的防病治病方法。它能唤起人体机能紊乱者短期和长期的适应机制,利用与环境相关的约束来产生心理生物学效应,改善日常生活能力、活动和生活质量。水疗是要求具有丰富的专业知识和能力的工作人员来完成的,最好在专门建造的游泳池中进行。这个广义的定义来自世界物理治疗联合会(WCPT)水疗专业委员会。水疗涵盖了从被动浸浴到高强度水上运动的整个领域,所有这些疗法都侧重于通过用水的治疗方法来达到人体健康的效果。

水疗在中国迅速发展,本书的许多章节和编者都强调了这一点。本书内容以实践为中心,以循证为依据。水疗是由康复医学科医生开处方、相关的健康专业人员(主要是水疗治疗师)实施的,通常依靠这些专业人员的能力并经过临床缜密推理过程。基础科学、患者的诊断、患者的偏好以及治疗师专业知识的掌握程度都是水疗治疗的关键要素。

水疗在康复、护理、慢性病和有不良生活方式的患者的治疗过程中日益普及,这已成为一个全球性的趋势。本书列举的参考文献体现了这一点。尽管现代水疗的历史仅有60余年,但其发展的速度仍是前所未有的。神经成像技术不断发展并已广泛应用于水疗浸浴研究,实验室检查如激素、生长因子、神经递质和细胞因子等的检测也有利地支持了水疗的治疗作用。

然而这些还远远不够。水疗临床实践必须通过前面所列出的证据来证明,对于水疗的研究、教育、实施和基础设施建设都是水疗成功发展的基础。尽管此前实践都是建立在具有丰富临床经验的专业人士的判断上,但大量的研究结果证实了水疗对不同患者群体健康的作用。专业是至关重要的。由于水疗的普及,有许多关于潜在健康疗效的主张被提出,但都缺乏适当的证据基础,而本书恰恰提供了这样的证据基础。因此,在不久的将来,本书将是一个重要的资源,应当推荐给所有水疗治疗领域的从业人员。

这本书不仅有助于中国水疗技术的发展,同时也体现了致力于水疗治疗推广的国际水疗协会的使命:通过完善的教育课程,在世界范围内发起和推广水疗治疗。

约翰·兰贝克
国际水中康复协会副主席

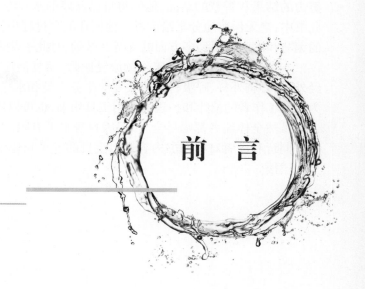

前　言

　　水与力、声、光、电、磁、热、冷等物理因子共同组成物理疗法，治疗疾病，促进功能恢复与重建，改善日常生活活动能力，提高生活和生命质量。

　　无论是在西方，还是在中国，把水作为一种恢复健康的手段都具有悠久的历史。人们很久以前就利用泉水、淋浴和水池等来放松、缓解疼痛。水中康复是对历史悠久的水中治疗方法赋予的新名称。数千年来医疗健康工作者尝试并使用了多种方法利用水进行治疗和康复，直到17世纪人们发现在水中运动与利用水的物理性质对治疗关节炎、心血管疾病、呼吸障碍等疗效俱佳，从而使水疗受到欢迎与推广。水疗在发达国家已是一种成熟的治疗训练技术。水疗在我国发展较慢，自20世纪80年代中期以来随着医疗保健和康复事业的发展以及对水疗康复价值的深入了解，水疗开始有了较广泛应用。近年来水疗在我国医疗领域的应用有所发展，但仍落后于水疗先进国家。

　　随着科学技术的进步和康复医学的飞速发展，各种智能康复训练器材广泛应用，水疗康复技术从传统水疗进入先进的现代水疗康复时代。水疗康复在神经康复、骨骼肌肉伤病康复、心肺康复、烧伤康复、儿童康复和产后康复等领域广泛应用，具有较高的康复价值和良好的临床效果。现在越来越多的综合性医院康复中心、康复医疗机构、康复医院和疗养院等拥有了自己的水疗设施，水疗已成为康复医学的应用和研究的热点。

　　本书作为国内第一部对临床有实践指导意义的水疗学专著，主要目的是针对康复医学常见疾病功能障碍的临床水疗评估和水疗治疗技术，全面阐述了水疗的发展史和国内外现状、临床功能评估和康复治疗体系。参加本书撰写的都是国内水疗临床治疗领域的知名专家和水疗康复治疗的临床工作者，拥有丰富的水疗临床经验。本书中的水疗技术图片均由编写人员提供，临床应用部分的各章节中均有真实的临床水疗案例、详尽的康复评估、水疗康复计划以及疗效评估和分析的内容，贴近临床，极具实用性。本书的完成是全体编者共同努力的结果和智慧的结晶,他们将自己深厚的水疗专业知识和丰富的水疗临床经验浓缩到此书中,毫无保留地分享给读者。他们在编写过程中投入了大量的心血和精力。同时,本书的编写和出版也得到多方面的支持和鼓励,对此一并表示衷心感谢。

本书适用于从事水疗工作的康复医师、康复治疗师和康复护士,也适用于神经内科、神经外科、心胸外科、呼吸科等相关专业医务人员和水疗管理工作者阅读和使用。本书可以作为水疗工作者的治疗和护理的实用工具用书,也可以用作水疗技术进修学习的培训教材。

虽然全体编者都竭尽全力,但因自身水平有限,书中出现不足之处在所难免,我们衷心期待同行和读者对本书的内容提出宝贵的意见和建议,推动中国水疗技术的应用和发展更上一层楼。

顾旭东
2021 年 6 月

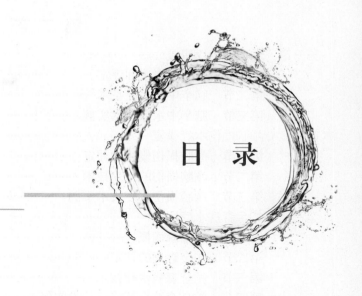

目　录

第 一 部 分

第一部分

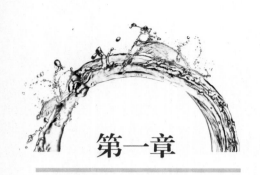

第一章

水疗及其发展历史

第一节　水疗的定义

水疗（hydrotherapy）又称 SPA，是指使用各种温度、压力和溶质含量的水，采用各种方式作用于人体，从而达到防病治病为目的的方法。水疗对人体的刺激作用主要包括温度、机械和化学刺激。各种方式包括浸浴、淋浴、喷射浴、漩水浴、气泡浴等；各种温度可分为热水浴、温水浴、不感温水浴、低温水浴和冷水浴；各种溶质含量可分为碳酸浴、松脂浴、盐水浴和淀粉浴等。

现代水疗康复的很多领域都来源于欧洲以及早期美洲的"SPA"一词。从词源学上来看，SPA 可以追溯到拉丁动词"spargere"，意为"向外喷涌"。古代罗马军团在温泉水边扎营，那里有能够用来治疗的水"向外喷涌"。现在的英文词语 SPA 从旧瓦龙语词汇"espa"演化而来，意思是喷泉、高温温泉等，再转化为"spaw"。1326 年，在欧洲比利时阿登地区（Ardennes）的一个小山庄中，人们将一些被发现具备治疗和药用价值的热矿温泉命名为 SPA，不久之后水池就在这里建造起来。200 多年后，威廉·思林比（William Slingby）在英格兰哈罗盖特（Harrogate）附近的 Tewhit 附近发现硫黄温泉，与比利时境内的 SPA 温泉相对应，SPA 就此流传开来。

20 世纪 50 年代，美国医疗水文和气候学协会的创始成员悉尼·里赫特博士将 SPA 定义为，一个"含有从地下自然流动而出的矿物质水，或被人用机械从地下用泵抽出来，用于治疗目的的地方。"与此相类似，纽约萨拉托加 SPA 的第一位医疗主管沃尔特·麦克莱伦博士认为，SPA 是"一个大自然提供了天然治疗物质，如矿泉水或者矿物微粒等，并具有相应设施和设备，在一定程序的医疗控制下，利用这些天然治疗物质进行治疗的地方"。因此，SPA 的历史定义是一个重要的社会机构，它提供时间和场所进行活动、休闲、放松、治疗等。那些遍布的 SPA 公园，诸如美国萨拉托加温泉、德国巴登巴登和巴特苏儿察温泉、捷克卡尔斯巴德温泉以及不可胜数的世界各地其他有泉水和井水的小镇，催生并发展了现代水中娱乐、健身和康复。

第二节 水疗的起源

我们身体的主要成分是水。对很多人来说,水是一种治疗、康复和锻炼的天然场所。人们选择水作为康复介质有多种原因:可以利用浮力产生无重力的感觉,从而使运动变得更加容易;可以利用水的流体静力学压力和水的黏滞力提供支持力,在水中不容易跌倒;人们喜欢在水中的这种感觉。水疗的历史可以使我们了解目前水疗在康复、运动训练和医学中所形成的文化氛围。利用水来进行治疗已经有一段悠久的历史,并且产生了一系列的术语来描述这些活动,包括水治疗法(hydrotherapy)、浸浴疗法(balneotherapy)、水治疗(water therapy)、SPA疗法(spa therapy)、水疗法(aqua therapy)、水中体操(water gymnastics)和水中运动(water exercise)。这些术语或许会导致大家对水疗康复医学领域产生一些困惑和误解。本节的目的就是介绍有关水疗康复起源、发展及现状,使大家对其有一个基本的了解,消除困惑。

一、国外水疗的起源和发展

(一) 国外水疗的起源

早在大约公元前2400年水就被用于宗教和治疗目的,并且直到今天仍在继续使用。很少有治疗方式能够有如此悠久和延续的历史。在中东和南亚,人们利用水来达到宗教和治疗目的。据记载,早在公元前1500年水就被用来防治发热。持续的浸浴和连续的流水被用作治疗目的。公元前800年在英国巴斯,水用于治疗目的。随着时间的推移,人们开始意识到水可以作为一种治疗方法,产生治疗效果。在古希腊,一些浴室和温泉边开始出现一些早期的医药学校。希波克拉底记载了利用热水和冷水浸浴来治疗各种不同的疾病、肌肉痉挛和关节疼痛。古希腊人开发了位于天然泉水边的浴场中心,这些中心主要的目的是沐浴和治疗。

(二) 罗马帝国时期水疗的发展

罗马帝国进一步发展扩大了古希腊的浴场系统。古罗马人的建筑和施工技术是非常出名的。在这段时期运动员利用浴场水池来沐浴、保健和预防伤病。古罗马人发展的浴场系统按照温度可以分为很热(高温浴室)、温热(温水浴室)、最冷(冷水浴室)。一些水池非常大,使用的人群也扩大了,非运动员也能使用。除了能够提供沐浴的设施,浴场还成为了人们的保健、休闲、益智、娱乐和运动中心。到了公元330年,古罗马人沐浴的主要目的是治疗风湿病、瘫痪麻痹和损伤,主要的使用方法还是一直延续的一套被动程序,包括饮用水和静坐在水中等。

(三) 中世纪水疗的衰落

在罗马帝国时期,水的使用已经趋向治疗的方向发展。但是随着中世纪罗马帝国的没落,公共浴场系统也逐渐衰落。在这个时期基督教崛起,它明令禁止公共沐浴,这导致了已经发展的比较完善的古罗马浴场系统的衰落。到了公元500年,这些都不复存在了。中世纪宗教的崛起带来的影响力导致了公共沐浴和水疗的进一步衰落。一直持续到15世纪,水疗才作为一种治疗方法出现了复兴。

(四) 17世纪和18世纪水疗的复兴

17世纪和18世纪沐浴不仅用来保健,水治疗开始逐渐增加。18世纪早期,德国医生西格蒙德·哈恩(Sigmund Hahn)和他的儿子所提出的观点是利用水来治疗"腿部疼痛和瘙痒"及很多其他的医学问题。这时候开始出现了与水疗相关的医学学科。怀曼(Wyman)和格莱泽(Glazer)把水疗定义为使用任何形式把水用于疾病的治疗。

一些欧洲的医生发展了水的内用和外用,来治疗各种不同的疾病。在这个时期绝大多数医生把大部分时间用在疾病的诊断上,在治疗上花费时间较少,而对这些被认为是自然疗法的治疗方法关注更少,因此很少有医生关注研究水作为疾病的治疗方法。1697年,约翰·弗洛伊(John Floyer)出版了《正确和滥用热、冷和温水洗浴的探究》一书。这本著作影响的医生遍布了整个欧洲,他们在各个地区传播弗洛伊的观点。英格兰的医生尝试通过实验来加强水疗的科学依据。最后,这些成果被翻译成许多种语言。1747年,约翰·卫斯理(John Wesle)出版了《治疗多数疾病的简单自然疗法》,这本著作集中阐述了利用水治疗疾病的方法,进一步扩大了水疗在整个欧洲的接受程度。

水疗的治疗方法在这个时期主要还是被动的形式,包括沐浴法、湿裹法、湿敷法、冷摩擦浴、镇静浴、吊床浴以及二氧化碳浴。1830年,西里西亚地区的农民文森特·普里斯尼茨(Vincent Priessnitz)发展了以户外沐浴为主要形式的治疗方案。他的治疗方案由冷水浴、淋浴和包裹组成。但他没有获得可信的医学资格证书,因此不是所有的医生都能接受他的观点,医学界有人试图抹黑他和他的治疗方法,并且把他和其他一些人划入经验主义医学派。这些经验主义医学派后来也被称为自然疗法师。但在这之后,医生开始对水疗感兴趣,并且向普里斯尼茨学习。

巴伐利亚的牧师塞巴斯蒂安·克奈普(Sebastian Kniepp)进一步完善了普里斯尼茨的疗法。克奈普的治疗方法包括使用软管浇湿身体、用不同水温的淋浴。克奈普提出的这种治疗方法逐渐形成了一种疗法,被称为克奈普(Kniepp)疗法。克奈普疗法逐渐在德语国家、意大利北部、荷兰、法国推广,并且一直使用到现在。

奥地利教授温特怀兹(Winterwitz)是维也纳水疗学校和研究中心的创立者,他把大部分专业生涯投入在水疗研究上,他创建的学会被称为水疗学会。他被普里斯尼茨的工作成果所鼓舞,进一步研究观察人体组织对不同温度水的反应。在那个时期,温特怀兹主要的研究方向是水疗作为治疗和养生方法的理论基础,并确立了水疗的生理学基础。这些研究证据进一步在理论上支持了漩涡浴和水中运动。但是这些治疗技术在20世纪以前并没有被经常采用。

西蒙·巴鲁克(Simon Baruch)医生是第一个毕生致力于水疗研究的美国人,他去欧洲旅行并且在温特怀兹和其他人的指导下进行研究。在水疗领域,他出版了多本著作,并且致力于利用水来治疗各种疾病,如伤寒、流感、中暑、结核、神经衰弱、风湿、痛风和神经炎等。

（五）国外近现代水疗的发展

19世纪末20世纪初,浮力作为一个重要特性推动了患者的水中运动的发展。据贝斯马吉安(Basmajian)记载,欧洲的SPA开始治疗运动性损伤和风湿性疾病。这一时期人们首次提出了水疗体操的概念,即水疗体操是在水下的运动,这是现代水疗康复概念最为接近的前身。水疗体操是指在水中进行运动,而不是以水为基础的被动治疗。

1924年,查尔斯·洛曼(Charles Lowman)访问了芝加哥斯波尔丁残疾儿童学校,看到了瘫痪患儿在木桶中进行水中运动的治疗。他在返回洛杉矶后,将一个30英尺×15英尺(4.5m×9m)的荷花池改造成两个治疗池,一个池为淡水池,用于治疗瘫痪以及脊髓灰质炎患者,另一个池为盐水池,用于治疗感染性疾病。1924年12月,洛曼在其撰写的文章中讲述了实施水疗计划的经验。1926年,洛曼在美国骨科学会的会议上作了一个关于这个主题的报告。此后许多医院开始建造经过特别设计的治疗池。

洛杉矶的骨科医院治疗池建于1924年。在这个时候,富兰克林·罗斯福(Franklin Roosevelt)被诊断为小儿麻痹症,在佐治亚州进行泳池锻炼和治疗性游泳。1927年,提供包括水疗体操的物理康复机构合并成立了佐治亚州温泉基金会。1928年,第一个哈伯特(Hubbard)水槽出现,主要目的是为了更好地进行水中运动。哈伯特水槽的发明促进了水中运动的发展。

物理治疗师在接下来的20年中开始使用水中运动训练。水中治疗的效果得到了很多优秀的外科医生的好评。这些技术继续运用到20世纪50年代中后期。这个时期,欧洲重点发展两种水疗技术:拉格斯环法(Bad Ragaz ring method)和Halliwick法。但整个20世纪美国水疗技术一直都是落后于欧洲的。

欧洲的水疗康复一直都是患者和客户群体康复过程中的一个重要的组成部分。欧洲大多数康复机构都有几种类型的水疗设备。欧洲非常重视预防,因此产生了很多适合预防和一般健康的水疗程序。欧洲的教育制度也支持这一理念。水的物理治疗和康复技术自1965年以来一直是物理治疗培训的重要组成部分,这种培训远好于美国大多数初级物理治疗课程中的培训教学。

与欧洲相反,美国在20世纪50年代和60年代期间水疗康复出现了衰落。美国的小儿麻痹症得到了控制,因此这一使用水疗的群体没有了。第二次世界大战的很多退伍军人也不再因为战争负伤而接受康复治疗。这一时期标志着"技术时代"的开始,高科技模式和运动装备代替了许多传统的治疗措施。随着SPA在美国衰落,水疗康复及放松也进一步衰落。过度的保险报销流程和水疗康复缺乏初级课程的教育培训也是导致水疗康复在此期间衰落的因素。

随着20世纪60年代医疗保险和医疗补助的发展,物理康复服务的报销集中在技术设备上。水疗康复被认为更具娱乐性和预防性,并且被认为从业者不需要资质。此外,水疗技术不是大多数康复学科(包括物理治疗)课程的必要部分。大多数水疗康复是通过毕业后继续教育完成的,并且只有极少数的临床医生使用。

这一时期,水疗基础研究取得两项重大研究进展:水被视为太空失重的奇妙代替物,水的浸浴是模拟中央体液扩张的最好方法。这促进了大量对于浸入的生理效应的基础科学研究。

水疗在20世纪70年代和80年代经历了复兴阶段。贝斯马吉安在《治疗性运动(第3版)》(1978年出版)中通过一个章节的篇幅来描述水中运动以及通过这种运动获得的具体益处。他讨论了如何为客户选择合适的运动方式、运动技术,以及通过使用设备来加强水疗康复技术。这本书用于物理治疗课程,为初级实践者提供了一些治疗方案。这一时期越来越多的人参与体育运动和终身锻炼,如游泳等。水环境发展成为一种运动介质,它能够减少受伤概率,并可以进行在陆地上有运动损伤风险的康复训练。20世纪80年代中后期"水中有氧运动"在那些不能耐受陆地上高强度有氧运动的人群中开始流行起来。

(六)国外水疗的现状

水疗康复在住院和门诊的物理康复机构中得到了进一步的普及。20世纪90年代以来新建的康复和门诊机构大多包括各种类型的水疗池或水疗环境,许多现有的康复和门诊机构修建和升级完善了水疗康复部分,同时许多社区康复机构也开始设有水疗池设施。

许多专业组织为了响应水疗康复和运动的发展而纷纷成立。美国物理治疗协会水中物理治疗部于1992年成立,2005年完成了水中物理治疗的实践分析,提出了专业从事水中物理治疗的物理治疗师所需的知识、技能和能力。目前医疗保健机构已开始将水疗作为未来物理治疗师教育课程的一部分,但是仍有一些初级物理治疗(PT)和物理治疗助理(PTA)培训课程中缺乏水疗康复的内容。由于缺乏水疗康复的规范培训,也缺乏对水中物理治疗和评估康复效果的相应研究,同时第三方支付者对水疗康复不了解,造成了目前水疗康复难以获得支持,报销水疗康复费用也有困难。这些原因阻碍了水疗康复的发展。

虽然水疗康复自 20 世纪以来取得了巨大的进步和成就,但是仍有许多工作要做。由于康复医学的崛起,人们的保健意识增强,水疗康复的价值被不断发现,目前欧美许多医院的康复中心都开始设置水疗室。

二、中国水疗的起源与发展

(一)中国古代水疗的发展

我国是世界上温泉最多国家之一,又是温泉利用最早的国家之一,温泉文化灿烂辉煌,5 000 多年的温泉文化史从未间断过,这是中国温泉文化有别于外国的最为重要的特点。中国温泉有文献记载者多达 972 处,其中温度高于 50℃的就有 229 处。据初步统计,全国各地已发现温泉达 3 000 多处。我国利用温泉的历史可以追溯到"神农"时期。西周时期在骊山出现了著名的"星辰汤"。北魏郦道元《水经注》记载了温泉的保健作用,多次提到温泉可以"治百病"。此后关于利用温泉的记载越来越多,特别是在唐朝的时候唐玄宗扩建温泉宫,现西安华清池就是有名的温泉遗址。宋元时期是中国温泉文化的发展时期。到明清时期中国温泉文化又经历了一个大发展的时期,著名旅行家徐霞客在《徐霞客游记》中记载了有"天下第一泉"之称的云南安宁温泉、腾冲热海温泉等,详细记载温泉的治疗作用。清代也开发了不少名泉,如小汤山温泉、承德热河温泉、大连安波温泉都是在这一时期开发的。

(二)中国近现代水疗的发展

中国近现代水疗仍以温泉养生为主。国内记录最早的温泉用于医疗是在北京协和医院。1932 年,美国理疗学家 Mary McMillan 女士来到北京协和医院,在美国教授 Andrew Woods 创立的神经科理疗室的基础上,创立了包括水疗在内的独立的理疗科。这是国内最早拥有水疗的综合医院理疗科。

中华人民共和国成立后,各温泉区纷纷建立了各种温泉疗养院。随着现代康复医学的发展,人们对温泉的水疗作用有了更深入、更科学的认识。温泉开始出现分化,除保健功能外,一部分走向休闲游乐,如休闲 SPA 中心、桑拿中心、浴足中心、温泉旅游项目等;而越来越多的医疗机构开展了水疗的研究和临床实践。随着康复医学的发展和人们对水疗的日趋关注,已有越来越多的综合医院康复医学科、康复中心或康复医院开设了水疗项目。以中国康复研究中心北京博爱医院水疗室为代表的现代水疗逐渐发展起来。广东工伤康复医院、北京康复医院、天津环湖医院、嘉兴市第二医院、四川八一康复医院、苏州瑞盛康复医院、浙江雅达国际康复医院等全国多家公立及民营医院结合自己的特点开展现代水疗康复,水源也不再局限于温泉水,水疗的治疗形式也不再局限于传统的治疗形式。各地水疗室设备更加先进,设施更加齐全,人员及经费投入也逐渐增加。越来越多的医疗机构选派人员参加国内外水疗培训,水疗项目在国内逐渐变得热门。也有一些水疗室积极与国际接轨,中国康复研究中心、四川八一康复医院等较早开展水疗的医疗机构多次举办国际水疗培训,培养了多名获得国际资质认证的水中康复治疗师。

第三节　水疗在康复中的应用

随着社会、经济、科技的发展,康复的理念逐渐深入人心,人们对康复也越来越关注和重视,康复治疗技术获得迅速发展。而水疗作为最古老的物理治疗方法之一,在尚未有物理治疗的时候人们已经利用水的各种特性达到不同的治疗目的。随着物理治疗的发展,物理治疗师们对人体、对水的了解更为透彻,配合其他领域科技的发展,各种水疗方式蓬勃发展。

如今水疗已成为不可或缺的物理治疗方法之一,它以水为媒介,利用不同温度、压力和成分的水,以不同形式作用于人体,达到治疗效果。水疗在康复治疗中的应用涉及方方面面。

一、在神经康复中的应用

(一)在脑卒中及其后遗症康复中的应用

脑卒中是一种严重威胁人类健康和生命的疾病,脑卒中患者常遗留多种后遗症,如运动、感觉功能障碍、知觉障碍、言语功能障碍、吞咽障碍、认知障碍、肩关节半脱位、肩手综合征、长期卧床导致的心肺功能下降等。目前水疗技术主要可以用于改善脑卒中患者以下的功能障碍:

1. 改善感觉功能 水疗技术能促进脑卒中患者的本体感觉和皮肤浅感觉的恢复。皮肤有丰富的感受器,冷热刺激经感觉神经传导到中枢而引起各系统的反应。皮肤具有各种周围神经末梢,水疗的温热效应及机械效应给予人体体表温、触等多种感觉刺激,调整感觉通路上的兴奋性,以加强与中枢神经系统的联系,达到大脑神经功能的重塑。

2. 改善平衡功能 水疗技术通过利用水的浮力等物理特性,减轻重力作用等外界影响,让脑卒中患者更容易做适应性的调整,持续诱发平衡反射。也因为脑卒中患者核心肌力减弱,水中运动疗法能够给予其安全、不易跌倒的训练环境,可以安全有效地提高躯干的稳定性,改善患者的平衡功能。充分的平衡不仅对行走,而且对行走过程中完成的每个活动都是必要的。在不同体位保持平衡的能力为所有技巧性活动提供了基础,这些技巧性活动对自理、工作和娱乐都是必要的。在患者不能自我保护时,水疗技术可以给予其最大的帮助,使其不致跌倒。平衡反应的恢复还能为患者的躯干和四肢恢复选择性活动提供良好的途径。

3. 改善步行功能 水疗技术能改善患者的步行能力,部分恢复患者的运动功能。水是步行训练时一种可利用的介质,通常水中步行是在地面上训练之前进行的。如果患者平衡功能好,在水中举步行走时因有水的帮助,较在地面上容易。一方面,水的浮力作用大大地降低了下肢承受的身体重量。脑卒中患者神经支配能力差、肌力较弱,在水的帮助下较早期的患者亦有可能支撑起被减轻了重量的身体而行走。另一方面,水的阻力作用增加了运动负荷。采用渐进抗阻的训练原则,从低负荷到高负荷,可以提高中枢神经系统对肌肉的控制水平。

4. 改善上、下肢痉挛 水疗可以促进肌肉放松,增进软组织的柔韧性,增加关节活动度,增强牵张治疗效果,进而改善上、下肢痉挛。水具有浮力、压力、热容量及阻力等特性,气泡作用于皮肤表面是一种微细按摩和刺激,可改善血液循环,促使训练者肌肉松弛并减轻痉挛和疼痛。患者可以利用水的浮力完成陆地上较难完成的训练,也避免了过度用力引起的肌张力增高。

5. 改善肩关节半脱位 水疗可以减少重力对患侧上肢的影响以改善肩关节半脱位。肩关节半脱位是指肩关节中的肱骨头部分向下脱离了关节盂。脑卒中后肩关节半脱位的发生率为17%~81%,多数在起病3个月内发生。脑卒中早期,肩关节周围肌肉张力下降,关节囊松弛,本体感觉减退,肩关节失去了正常的锁定机制;再者,患者在坐位或站位时因患侧上肢重力影响,对肩关节囊、喙肱韧带和周围软组织过度牵拉,使肱骨头从肩关节盂中半脱位而出。水的浮力作用可以减轻重力的影响,水中的运动疗法同时可以帮助患者恢复肩周肌力。

6. 改善肩手综合征 肩手综合征又称反射性交感神经营养不良综合征,是脑卒中后偏瘫患者常见的并发症之一,常见于脑卒中发病后1~3个月,发生率达12.5%~70%,常表现为患侧上肢水肿、肩手疼痛、活动受限,后期可见肌肉萎缩或痉挛,严重者可导致手及手指变形,手功能丧失。上肢温水漩涡浴,利用温度的刺激作用,使血管扩张、充血、血流速度加快,促进血液循环和新陈代谢,降低神经的兴奋性,缓解痉挛,减轻疼痛,而且将上肢浸泡在温水中增大了治疗面积,最大限度地发挥了热疗的作用。漩涡浴喷射头产生的静水压力作用可压迫体表的静脉和淋巴管,使体液回流量增加,促进血液和淋巴循环,减轻水肿。

(二) 在脑外伤康复中的应用

脑外伤是一种发病率高、死亡率高、致残率高的损伤,因头部遭受外界暴力打击所造成。脑外伤是青年人因创伤致死亡的主要原因之一。脑外伤后即使生存下来,也都有不同程度的功能障碍,如感觉障碍、运动障碍、言语障碍、认知障碍、情绪和行为障碍等。目前水疗技术主要可以用于改善脑外伤患者感觉功能障碍;水温的变化可以对患者的皮肤进行刺激。在水疗法中,皮肤是第一个接受刺激的器官,通过水温的冷热变化可以对皮肤中丰富的神经末梢进行刺激,温度刺激由传入神经传到中枢,引起各系统的反应。水的压力作用于关节、肌腹、肌腱,刺激激活深层感受器,促进躯体感觉的恢复。脑外伤可致痉挛、偏瘫、共济失调、手足运动等运动障碍。水中运动疗法根据患者病情循序渐进地安排训练,有助于肌肉力量的恢复以及耐力的提高。而温水有直接降低肌肉张力的作用,由水产生的支撑和同步的刺激可进一步降低肌肉张力。

(三) 在帕金森病康复中的应用

帕金森病又称震颤麻痹,是一种常见的发病年龄在中年以上的黑质和黑质纹状体通路上的变性疾病,以静止性震颤、肌强直、运动减少和姿势与平衡障碍为主要临床特征。康复治疗中需要对其关节活动度、肌力、肌张力、平衡能力、步行能力等进行评价。训练中需注意以下几项原则:

1. 抑制异常运动模式,学会正常的运动模式 帕金森病患者经常运用异常运动模式,治疗师需要指出其异常之处,并对简单的正确动作进行大量的重复训练。

2. 让患者积极主动地参与治疗 患者只有主动、积极、全神贯注,才能学会正常的运动模式。

3. 避免疲劳 因为疲劳一旦发生,则消失很慢。

4. 避免抗阻运动 因抗阻运动可引起肌紧张,而帕金森病患者出现肌紧张后不但消失很慢,而且会重新出现所有原有的症状并引起不愉快的感觉,因此不能进行抗阻训练。

水中运动疗法相较于常规训练,可以很好地避免出现以上所提及的问题。在水中,治疗师可以较容易地纠正患者的不良姿势及运动模式,而患者本身也更加容易对训练产生兴趣。水的浮力可以帮助患者减重训练,避免在一些动作中过度用力,避免疲劳的出现。通过水压、水温或水流的良性刺激,也可以使得患者肢体僵直得以改善。

(四) 在脊髓损伤康复中的应用

脊髓损伤(spinal cord injury,SCI)是由于各种不同致病因素引起脊髓结构和功能的损害,造成损伤水平以下脊髓功能(运动、感觉、反射等)的障碍。脊髓损伤是一种严重的致残性损伤,往往造成不同程度的截瘫或四肢瘫,严重影响患者生活自理和社会活动能力。脊髓损伤会出现痉挛、排尿排便障碍、自主神经反射亢进和肺部感染等并发症。肌肉痉挛是影响患者独立日常生活活动能力的因素,是导致患者疼痛、抽搐而影响夜间睡眠的主要原因,可导致关节挛缩、行走困难及会阴清洁困难,临床表现为肌张力增高、反射亢进、阵发性痉挛及肌强直。水疗法有助于改善 SCI 患者的痉挛和疼痛。水具有浮力、压力、热容量及阻力等特征,而水流作用于皮肤表面是一种微细按摩和刺激,可改善血液循环,促进训练者肌肉松弛,并减轻痉挛和疼痛,增加无痛的活动范围,改善平衡性和协调性。静水压力对消除肢体肿胀、改善肺活量、提高体力耐力有良好作用。在水中自身重量减轻,使下肢肌痉挛有所缓解,更容易完成力量、平衡和水中步行训练等治疗。而且水疗的娱乐性也优于其他运动,更能激发患者训练的积极性,促进康复目标尽早实现,有效缩短了患者心理障碍期,有利于患者康复。

（五）在脑瘫康复中的应用

脑性瘫痪(cerebral palsy,CP)简称脑瘫,是指小儿出生前至出生后1个月内由于各种原因所致的非进行性脑组织损伤。症状出现于婴儿期,主要表现为中枢性运动障碍或姿势异常,常可伴智力低下、语言障碍、癫痫及感知觉异常等,是造成儿童肢体功能障碍的主要疾病之一。水中运动具有以下优点:

1. 水的浮力可以使开始运动变得容易。

2. 水的高黏度使整个运动过程都有逐渐增加的阻力,并且使过度的运动变得不可能。

3. 在水中比在空气中有更大的热量转换,能降低痉挛和其他不自主运动。

4. 水静压给外感受器和本体感受器一个广泛的刺激,对肺、其他内脏器官和呼吸肌也一样,有利于协调呼吸,促进相关功能,如进食和说话。

对于痉挛型脑瘫患儿,水疗的温热作用对病理型肌肉痉挛或肌张力增高可以直接作用于肌梭,使其发放的冲动频率降低,从而不易引起反射性肌纤维收缩,而且温度的迅速升高甚至可以直接引起肌梭活性的暂时性完全抑制。其次,大范围的热效应使体温升高后,受下丘脑和大脑皮质运动中枢等中枢神经系统控制的纤维活性降低,导致纤维控制的肌梭兴奋性降低,对肌肉牵拉作用的反应减弱,使肌张力降低。而对于弛缓型脑瘫患儿,水疗可以改善其缺乏抗重力的能力。温水符合脑瘫患儿的生理要求,在水中按摩肌肉放松效果好、无痛苦,不仅增加了与成人的感情交流,而且能促进患儿肌肉及智力的发育。

二、在肌肉骨骼疾病康复中的应用

肌肉骨骼疾病的康复从临床处理的早期就已开始,康复医师及治疗师参与临床治疗计划。较严重的骨与关节损伤,绝大多数需要手术治疗,但在术后部分患者会遗留严重的功能障碍。造成功能障碍的主要原因有肿胀、伤口感染、骨折畸形愈合或不愈合、组织缺损、瘢痕粘连、肌肉萎缩、关节僵硬等。如果康复早期介入,就可能避免许多并发症的发生,提高手术疗效,达到事半功倍的效果。目前水疗技术主要应用于以下肌肉骨骼疾病中:

（一）在骨折康复中的应用

骨折患者的典型表现是伤后出现局部变形,肢体等出现异常运动,移动肢体可听到骨擦音,以及伤口剧痛、局部肿胀淤血、伤后出现运动障碍。治疗骨折的最终目的是使受伤肢体最大限度地恢复功能。因此,在骨折治疗中复位、固定、功能锻炼三个基本原则十分重要。水疗的介入要在骨折固定复位牢固后进行。早期运动康复训练可以有效防止骨折制动引起的并发症。水的温热效应能改善下肢血液循环,恢复血管弹性,缓解肌肉痉挛,松解粘连,软化瘢痕,增加组织的延展性。水中训练能有效地将陆地上动作造成的疼痛、渗出、粘连降低到最小。通过水疗设施的正确使用和指导水中运动训练,能够达到缓解患者症状或改善功能等目的。

（二）在下背痛康复中的应用

下背痛是骨科疾病中常见的症状之一。据统计,80%的人一生中都曾有过下背痛的体验。下背痛不是一种疾病诊断,而是以背部疼痛为代表的综合征。下背痛表现为腰骶臀部的疼痛症状,伴或不伴有下肢的症状。下背痛病因复杂,可能是局部的骨骼、肌肉、椎间盘、软组织等受到激惹所致。根据下背痛持续的时间,3个月作为分界线,可将下背痛分为急性下背痛和慢性下背痛。下背痛包括以下三种类型:

（1）特异性下背痛:由于肿瘤、感染、骨折等具体的病理变化引起的下背痛。

（2）非特异性下背痛：引起疼痛的具体病理部位不能确定，涵盖了以往的腰肌劳损、腰肌纤维织炎、腰肌筋膜炎等急慢性腰部病变。

（3）根性下背痛：又称坐骨神经痛，是坐骨神经或神经根受到压迫、刺激所致，多数由腰椎间盘突出引起。

下背痛患者往往伴有腹、背肌功能低下，从而导致腰椎稳定性下降、腰椎关节失稳。水中运动疗法能够增强腰背肌功能，最大限度地发挥脊柱生理功能；同时还能改善脊柱及周围组织血液循环，加强营养及促进代谢，增加腰背肌弹性及力量。水的浮力减小了运动过程中身体各关节及肌肉所承受的压力，有助于受伤部位疼痛程度减轻及水肿、炎症消除；其次，温水能使人体表面血管扩张，皮肤血液供应增加，全身交感神经紧张度降低，对缓解关节疼痛及增加关节活动范围具有重要作用。研究发现，在温水中进行锻炼能增强体内酶的活性，加快新陈代谢，促进损伤部位修复；而且在水中训练时，水流对皮肤有摩擦效应，类似于"按摩"治疗，能促进人体放松，延缓肌肉疲劳时间，也降低了训练过程中肌肉发生痉挛的危险性，有助于患者按质按量完成既定康复训练内容，从而保证康复治疗顺利进行。

（三）在截肢康复中的应用

截肢是将已失去生存能力、危及患者生命安全或已丧失生理功能的肢体切除，以挽救患者的生命。创伤、肿瘤、周围血管疾病和感染是截肢的主要原因。近年来引起截肢的原因逐渐变化，因周围血管疾病或同时合并糖尿病而截肢在西方国家已上升到截肢原因的第一位，在我国仍然以外伤为主。虽然截肢是一种破坏性的手术，造成身体的残疾，但截肢更是一种重建与修复性手术，手术的目的是尽可能保留残肢和残肢功能，并通过残肢训练和安装假肢代替和重建已切除肢体的功能。但这个功能重建的过程并不是一帆风顺的，可能出现各种各样的并发症，如残肢皮肤破溃、窦道、瘢痕、角化，残肢骨外凸、外形不良、残肢关节挛缩、残肢痛、幻肢痛等。为了减少并发症的出现，获得假肢的良好适配，并且能使假肢发挥最佳代偿功能，做好截肢后的康复治疗是非常重要的，其中水疗康复的价值被不断呈现。水的浮力能减轻关节所承受的压力，放松肌肉，可减少残肢关节挛缩的发生率。水疗可以促进血液和淋巴液的流动，使结缔组织更易于伸展，减少疼痛和软化瘢痕。

三、在心肺康复中的应用

作为物理治疗的重要组成部分，水疗已用于许多心肺功能障碍患者的康复治疗。目前水疗康复技术在神经、骨科、儿童康复等领域中的应用较为广泛，相应的临床试验也较多；而在心肺水疗康复方面，还缺乏高质量临床研究的证据支持。有研究显示，对于稳定性心力衰竭患者，尤其是那些因各种原因无法参加陆上康复训练的患者，水中运动可能是一种安全有效的替代，有助于提高肌力，增加步行距离，改善生活质量。水中运动训练能更好地改善脑卒中患者的心肺功能。水中运动疗法作为一种新的运动方式，有望成为心脏康复运动处方中的新突破。

在综合心肺康复治疗中应用水疗技术，必须在医务人员的监督下进行。一般而言，水中心肺康复训练主要针对心血管或肺疾病患者设计，尤其是那些因骨关节病、超重、跌倒风险大等问题而无法参加传统的陆上康复训练的患者。由于目前尚未制订心肺水中运动指南，在设计水中心肺康复方案时需参考陆上康复指南。如对于正在进行太极拳锻炼的患者，可以进行水中太极练习。

四、在烧伤康复中的应用

火焰、热液、化学物品和电流是引起烧伤的主要原因。无论何种烧伤，其损伤基本分为两大类：由急性烧伤直接引起的损伤以及各种原因引起的并发症。烧伤引起的局部反应包括组织的破坏、炎症反应和组织的修复。烧伤后康复的目标包括：①预防挛缩和畸形；②促进创伤愈合；③使患者尽可能达到日常生活活动（ADL）自理；④对患者及其家属进行相关知识的教育，以促进恢复；⑤提供心理支持。对于烧伤患者，水疗的方法分为全身和局部疗法。由于水疗有减轻疼痛、引流充分等特点，故临床上一直用此方法与手术去痂等方法相结合处理烧伤创面。有研究通过对水疗前后创面及浴水细菌数量的对比测定，表明水疗可极大地减少创面细菌数量，有利于植皮的成活及生物敷料的贴敷。

五、在产后康复中的应用

产后是妇女的一个特殊生理阶段，传统意义上的产后康复多指产褥期内生殖器官以及内分泌系统的恢复。产后易患腰背酸痛、关节疼痛、头晕头痛、肢体麻木、产后尿潴留、产后自盗汗或产后抑郁等，严重影响产后妇女的生活质量。水疗可以利用不同的温度、压力和溶质含量的水，通过不同方式作用于人体，以达到机械及化学刺激作用消除个体疲劳，解除患者的全身酸痛，缓解患者的紧张情绪。

第四节　水疗技术的分类

一、水中运动疗法

水中运动疗法是指在水中进行各种运动训练的方法。水中运动疗法主要是利用水疗的温度作用、机械作用、化学作用使人体产生一系列反应。利用水的温度作用，可使机体产生相应的变化。利用水的机械作用，静水压力和水流的冲击可以使血管扩张、血液循环改善；水的浮力可以使人体的重量减轻，使僵硬的关节容易活动，肌肉所需的力量较在空气中小，利于患者进行各种功能训练。利用水的化学作用，在实行水疗时可以加入各种矿物质和药物，以达到刺激机体加强水疗的作用。水中运动疗法包括以下训练方法：

（一）固定体位

治疗师通过器械或特别的固定装置，使患者的肢体固定。患者躺在水中治疗床或治疗托板上，抓住栏杆、池边或池中固定器材如平行杠等物体。

（二）利用器械辅助训练

利用某些器械如胶皮手掌或脚掌增加水的阻力；利用水中步行训练平行杠，可以训练站立平衡和行走；利用水中肋木，可以训练肩和肘关节活动功能；利用水球做游戏，可以训练上肢的推力。

（三）水中步行训练

水是步行训练时一种可利用的介质。通常水中步行是在地面上训练之前进行的。如果患者平衡功能好，在水中步行时因为有水的帮助，较在地面上容易。训练方法：让患者进入水中，站在平行杠内，水面达颈部，双手抓杠练习行走。在水中身体的重量比地面上轻，因而大大减低下肢承受的体重，即使对于肌力较弱的患者，亦有可能支撑起身体行走。对于负重关节有疼痛的骨性关节病患者或下肢骨折恢复期患者，训练时均发现其在水中站立和行走较在地面上容易得多，而且感到舒适或疼痛明显减轻。

（四）水中平衡训练

让患者站在平行杠内，水深以患者能站稳为准，然后治疗师从不同方向推水浪或用水流冲击患者身体，使其身体能够保持平衡。

（五）水中协调性训练

在水中最好的协调性训练是游泳。开始先让患者在一个固定位置进行原地游泳动作，以后逐渐过渡到患者能完全独立进行游泳运动。

（六）Bad Ragaz 训练法

Bad Ragaz 训练法又称救生圈训练法，是从瑞士 Bad Ragaz 兴起，后在许多国家流行。这种方法的要点是把浮力作为支撑力量而不是当作阻力。患者进行运动训练时，不需抓扶手或者靠水中固定物体，而是靠救生圈的支撑进行运动。人体靠救生圈支撑浮于水中，可以说是处在一种动态平衡状态。但对于肢体残缺或肌肉痉挛的患者，身体可能失去这种平衡，或在水中处于一种很不稳定的状态。治疗师必须认识到这一点，尽力减少患者在水中训练的恐惧和焦虑感。具体做法是，治疗师站在水中，给患者提供一个固定位置，和患者进行一对一训练。运动的阻力是由患者的身体在水中活动引起湍流而产生的反向作用力。身体在水中运动速度越快，则遇到的阻力就越大。这种反向阻力可由治疗师根据运动量进行调节，也可由患者自我调节。

如果在运动中患者某些肌肉力量较弱，可利用强壮肌刺激弱肌，也可进行等长收缩。特别是对起作用的某些肌群固定姿势，可运用重复收缩、慢速翻转、快速伸展、节律性稳定等技巧进行训练。

治疗师用手帮助患者固定体位，手应该放在何处呢？或放于肢体，或放于躯干，手的位置会直接影响患者的运动。一般来说，让患者取仰卧位，治疗师的手支撑在患者下腰部或骨盆区的救生圈上，必要时用小救生圈将患者颈部托起。股骨中部、膝和足均可作为固定点。躯干训练采取仰卧位，肩关节外展和内收采取俯卧位。这些技巧运用因人而异，灵活性也很大，治疗师要根据具体情况运用不同方法去加强某些肌群和关节活动范围的训练。

1. 肩关节训练　患者取仰卧位，右上肢尽量舒适外展，肘关节、腕关节和手指伸展。治疗师先将右手放在患者的手掌部，令患者握手，上肢内收，并使躯干靠近上肢。然后治疗师身体后仰，患者重复进行弧形运动。

2. 上肢训练　患者取俯卧位，由躯干圈和双踝关节周围的小浮圈支托。有时也可以使用颈圈，但它会妨碍肩运动。治疗师面向患者，站在其头侧。患者左肩屈曲（抬高），治疗师再将左手放在患者的左手掌中，令患者保持肘关节伸展，握紧治疗师的手，将上肢拉向外下方。与此同时，身体在水中向前移动。当运动达到最大限度时，其左肩向前超过治疗师左肩的位置。注意，肘关节在整个运动中必须保持伸展。必要时治疗师可用右手诱导患者进行水中的运动。

3. 躯干部训练　患者取仰卧位，由颈圈和躯干圈支托。治疗师在患者双足端，背靠池壁站立，尽可能使自己的身体保持稳定。然后治疗师双手握住患者的足背部，令患者将双足放至水中，双手握住患者足背部，令患者将双膝转向左方，头部后撤（伸展），达到最大伸展后再重复屈曲。稍停顿后再改变旋转方向，即患者躯干屈曲时，膝部转向左方，伸展时转向右方。

4. 髋关节训练　治疗师站在患者的足端，双手握住患者足跟后外侧。患者取仰卧位，双膝关节伸展，髋关节外旋。令患者双足跟向外下方用力蹬，治疗师对这一运动施加阻抗，并将双手向下方和侧方移动。当患者在水中向治疗师靠近时，躯干再向后仰。

5. 下肢训练　患者取支托仰卧位，治疗师在患者足侧站稳。治疗师将右手放在患者左足掌侧，用力将足拉向下方，使髋关节呈伸展、外展和内旋位；左手放在患者右足背侧，首先指示患者左下肢向外下方用力，并克服治疗师的阻抗保持这一肢位。在保持左下肢等长运动的同时，令患者右下肢髋关节屈曲、内收和外旋，膝屈曲，足背屈内翻，运动达终点时放松下肢,然后返回至起始位。反复进行这一运动。固定的下肢可以在屈曲或伸展运动中进行等长收缩运动。

（七）Halliwick 技术

Halliwick 技术由英国皇家勋章获得者 James McMillan 创立。1950 年,他有机会为位于伦敦索斯盖特的"Halliwick 残疾女童学校"的学生们组织一场活动,当时他是当地游泳俱乐部的一名志愿游泳教练。带着将 Halliwick 学校的女童与当地居民融合在一起的想法,McMillan 开创了 Halliwick 技术。Halliwick 技术是根据流体力学和运动学原理,研究脑瘫及其他残疾者游泳的教授方法。这种方法不借助任何器具,由治疗师和患者进行一对一训练,最终目标是达到患者在水中获得完全独立的游泳活动。首先获得稳定的姿势控制,而后在水中进行独立运动,这一过程称为十点程序。

1. **十点程序**　划分为三个学习阶段:心理调适（MA）、平衡控制（BC）和运动（M）。

（1）心理调适 MA:心理调适。调适被定义为对不同的环境、状况或任务做出反应的能力。学习者必须能对水中的一切状况独立地、自动地、适当地做出反应。"独立"体现为身体的平衡和心理的舒适。

（2）平衡控制 BC:矢状旋转控制、横向旋转控制、纵向旋转控制、联合旋转控制、上浮/心理反转、静态平衡、湍流中滑行、简单前行。平衡控制被定义为在水中以一种可控的方式维持或改变一个位置。最初的控制可能是低效的,附带很大的周围动作。学习者必须学会高度自动化和中枢化的平衡控制,以避免不必要的动作,并获得有效的姿势控制。

（3）运动 M:基本动作。运动被定义为产生有作用的、有效率且定向的娴熟活动能力。

2. **定倾中心效应**　大多数 Halliwick 技术基于对流体力学的运用。理解一种称为定倾中心效应的 Halliwick 特有的流体力学技术十分重要。定倾中心是一个海军建筑学术语,用以描述一个点,在该点附近重力和浮力的力摆产生旋转。两种力同等重要,具有同样的影响,重力和浮力中的任何一个微小改变都会导致失衡。形状和密度的不对称分布会影响定倾中心力矩,进而影响平衡。处于水中的身体必须做出必要的调整,以使重力和浮力大小相等且方向相反,从而产生平衡。当这些力不是"相等且相反"时,身体就会不稳定,这将导致身体持续旋转以努力达到平衡。主要受呼吸周期的影响,人体浮心不断变动而缺少固定点,处于所谓的亚稳定平衡状态。浮心与重心之间的首尾距离很小,但是有差异,需要肌肉的活跃来维持不稳定/亚稳定平衡,这既是优点又是缺点。优点是水的不稳定效应有助于提高专注度及觉醒度,缺点是失去平衡的同时也会导致过度的刺激或紧张。

3. **脱离原则**　脱离意味着治疗师撤回手法及视觉支持,在每一次脱离过程的最后,学习者都应能独立而娴熟地完成某个特定的活动。因此,脱离是一个存在于所有十个要点中的持续过程。手法（和视觉）支持的减少意味着学习者根据能力和技能水平不断接受特定活动的平衡困难的挑战。脱离原则是运动学习的基础,通过运用脱离原则逐渐提高学习者的技能水平。

4. **在功能水平上的应用**

（1）呼吸功能:精通呼吸功能尤其是呼气至关重要。应该教会学习者口部一接近水面就开始"吹气",每当口部接触到水时就会自动"吹气",这可防止吞咽和窒息,也能促进头部控制,因为吹气时头部向前,降低了失去平衡的风险。治疗师可通过将学习者头部置于一个良好的对线或/和将面颊带到一个正确的位置来进行手法提示。呼吸控制可被视为口面治疗的一部分和言语治疗技术的延伸。吹气、哼唱、唱歌和交谈是呼吸控制的变形。可用节奏来促进运动,也可调整歌唱或交谈（节律）的速度来改变水中运动速度。

（2）关节功能活动:Halliwick 理念最初并未被设计为一种松动理念,但是大幅度的旋转动作会在正常解剖方向给结缔组织(基质和胶原纤维)施以压力,这可能减少组织僵硬,并促进新生胶原纤维的重组排列。

(3) 关节稳定功能:传统上十点程序是以对上肢提供支持开始,逐步发展出一系列提高关节周围稳定性的运动,尤其是肩胸关节。在许多稳定性训练中,固定点和移动点是颠倒的。这样就提供了一种不同于陆上的、以另一种方式进行稳定性训练的可能,并能改变患者对身体的感受。

(4) 肌肉力量功能:几乎所有的 Halliwick 活动都需要躯干稳定性活动。这与以下的认识有关:游泳时躯干必须足够稳定,以允许上下肢进行有效地推进。开发水中特殊治疗时创建了一系列专用于核心稳定性训练的特殊锻炼(基于十点程序中的旋转成分,在"静态平衡"阶段使用)。当利用定倾中心效应或湍流进行训练时,Halliwick 技术有意或反应性地运用反作用力活动,这也允许在节律性稳定训练中加入离心的肌肉活动。当学习者进行 Halliwick 活动时,腹部活动明显。

(5) 肌肉张力功能:由浮力和自我平衡压力效应促进产生的大幅度旋转动作以一种温和而持续的方式帮助肌张力正常化。这可被视为促进向中枢神经系统输入正常的运动感觉信息的先决条件,而中枢神经系统可塑性是适应的基础。

(6) 不自主运动反应功能:水的流体静力学和流体动力学特征产生一种固有的不稳定性,这可最小化进行运动所需的肌力并降低姿势改变的速度。这些特征是选择处理平衡反应、翻正反应和支撑反应的干扰措施的先决条件。

(7) 自主运动控制功能:强调学习者的协调性,包括左右协调和手眼协调。在水中所有的运动中,学习者都需要控制自主运动。

5. 活动顺序基本原则

(1) 从仰卧位到俯卧位。

(2) 从上肢到下肢,再到上下肢结合。

(3) 从对称动作到交替动作。

(八) Watsu 技术

Harold Dull 发现,在热水中改进的指压按摩形式能够诱发深度放松,并在身体和情绪水平对人产生深远的影响。Dull 开发出自己独有的水中手法治疗,并将水(water)和指压按摩(shiatsu)两个单词组合成"Watsu"一词,来命名这种新技术。Watsu 是一种被动的水疗形式,当综合应用于康复患者程序中时有助于解决很多不同的需求。它有助于提高很多患者的功能状态和生活质量。

对于水肿患者,Watsu 有助于通过静水压及深度放松带来的淋巴系统功能增强来解决肿胀。对于骨科疾病患者,Watsu 有助于肌肉痉挛减轻,疼痛随之缓解。水的温热作用结合 Watsu 对脊柱和四肢在各个方向的温和牵张,使软组织活动性和关节活动度增加。对于神经疾病患者,软组织活动性提高和肌张力下降导致肌张力亢进的减少,Watsu 的节律性轻柔摇摆动作结合重复的躯干旋转和躯干延伸动作,有助于进一步降低肌张力并提高关节活动度。

Watsu 对自主神经系统(ANS)的影响可以给患者带来帮助。随着对自主神经系统失衡所带来的不利影响的深入研究,许多人认为自主神经系统失衡是疾病进程和损害的基础,这些损害范围包括从肌纤维痛、反射性交感神经营养不良到创伤后应激障碍等。自主神经系统失衡患者可能陷入"战斗/逃跑/僵持反应",这会造成类似于同时踩油门和刹车的生理失衡。Watsu 可帮助患者摆脱"战斗/逃跑/僵持反应",并通过再平衡自主神经系统,形成一种健康的生活方式。

除了 Watsu 的生理效应外,许多患者和医生反映其在解决过往创伤和日常生活压力方面有心理调节作用。Watsu 可对接受者形成深刻、明显的影响,有时甚至会使患者大笑或流泪。许多患者反映这是他们受伤后第一次感觉到安全。正是这种安全的环境提供了治疗的基础。通过同时影响患者的身体和心理,Watsu 具有巨大的潜力。

（九）Ai Chi 技术

Jun Konno 是横滨流体力学研究所的所有者,他于 1993 年为准备进行 Watsu 而开发了 Ai Chi 技术。研究之初,Ai Chi 技术包括 19 组动作或套路,特点是一系列连绵不断、舒展饱满、柔美缓慢的动作。它包括上肢、上肢及躯干、上下肢及躯干等运动模式,随着训练的进展,支撑面逐渐缩小,同时结合深呼吸。假定的理想运动频率与呼吸频率相符,即 14~16 次 /min。Ai Chi 技术兼具轻功(在最初的 6 个上肢动作中姿势更为静态和对称)和太极拳(剩余部分更关注在支撑面内持续改变重心)的基本要素。Ai Chi 技术的目标是通过疏通经络来平衡能量。

（十）水中跑步

水中跑步是一种非常有效的心血管功能训练方式。深水练习作为一种康复治疗和健身训练的手段,被应用于需要康复治疗的人群,尤其在运动医学领域得到很好应用。

二、水浴疗法

水浴疗法简称浴疗,是将身体的全部或局部浸入不同温度的水中。浴水可以添加盐、矿物质、草药或药物,也可以是搅动状态,如涡流浴。

（一）涡流浴

现代的涡流浴槽多用不锈钢或塑料制成,水的温度、涡流刺激作用的强度和治疗时间均能自动控制调节。涡流浴主要有以下 3 个作用:

1. 热效应 浸泡在热水中可以增加体温和扩张血管,加快血液循环。

2. 浮力作用 可以缓解关节和肌肉的压力,产生失重的放松感觉。

3. 按摩作用 通过喷射出温热的水气混合物,涡流能够起到放松作用。这种能够供给能量的水流能够放松紧张的肌肉,刺激躯体镇痛激素的释放。涡流浴不仅能够提供很好的水疗按摩,而且浸泡在回荡的热水中能够得到心理和情绪上的放松。浸泡在水中可以使肌肉放松,减轻关节活动度训练及日常活动训练时的疼痛和张力。

典型的涡流浴缸可以对躯干下部如大腿、膝部、小腿及足部进行水疗。根据患者的治疗部位选择大小适宜的涡流浴装置,注入 2/3 容量的水,对于大多数患者应维持水温在 39℃左右。

（二）全身浸浴

全身浸浴时,盆内注入 2/3 水量,患者半卧于浴盆内,头、颈、胸部在水面之上。

（三）局部浸浴

局部浸浴疗法是将身体的某一部分浸泡在不同温度的水中,由于冷热水的直接刺激,引起局部或全身产生一系列生理性改变,从而达到治疗目的。

治疗时患者将治疗部位置于水中,包括热水浴(39℃以上)、温水浴(37~38℃)、不感温水浴(34~36℃)、凉水浴(26~33℃)、冷水浴(26℃以下)。浴后应擦干皮肤,进行保温,并让患者休息。

（四）热水浸浴

热水浸浴的水温为 39~41.1℃,持续 20min。短时间的热水浸浴可以通过扩张周围血管、促进热量的丢失以降低体温;但长时间的热水浸浴对于高龄老人或儿童、衰弱或贫血、有严重器质性疾病或有出血倾向的患者是绝对不合适的。

（五）冷水浸浴

冷水浸浴的水温低于 26℃，时间为 3~5min 或更短。冷水浸浴后用浴巾进行摩擦。该治疗有强力兴奋神经、强化心血管功能及提高肌张力的作用。

（六）热水坐浴

骨盆区域的局部浸浴水温为 40.6~46.1℃，持续 3~10min。主要作用是止痛。

（七）不感温坐浴

不感温坐浴通常水温为 34~36℃，持续时间为 15min~2h，坐浴期间有必要提供足够的覆盖物以免出现寒战。在水中加入适量的药草、盐或其他药物可达到更佳的治疗效果。在 1~3min 的温热水浴后立即给予冷水坐浴，水温 12.8~23.9℃，持续 30s~8min。

（八）交替坐浴

交替坐浴一般包括三组，即三次热水和冷水的交替。需要两个独立的浴缸以便于操作。热水的温度为 40.6~46.1℃，冷水的温度为 12.8~29.4℃，重复交替时的温度依据治疗的条件以及患者的承受能力确定。标准治疗方案是 3min 热水、30s 冷水交替。热水浴缸中的水面应高于冷水浴缸水面约 30cm，并充分覆盖身体以减少寒战。与所有的水疗的处理一样，都是以冷水浴结束。交替坐浴可改善盆腔循环，增强局部平滑肌的张力。

（九）不感温浴

不感温浴又称平温浴，是一种全身浸浴，水温通常与皮肤温度相同，为 34~36.0℃，时间 10~15min。

接受治疗的患者既不感觉热又不感觉到冷。1℃的细微温度变化可能产生完全不同的治疗效果。不感温浴的主要作用是产生一种兴奋性减低的状态，如对神经系统的镇静作用。激发作用主要是对肾脏的激活，因中性的温度不会刺激出汗而导致水分丢失，长时间的浸浴躯体，促进水的吸收，使尿液的生成增加，还可以促进肾病患者磷酸盐排泄增加，因此长时间的浸浴应特别注意。因缺乏正常的产热刺激如冷空气对皮肤的作用，不感温浴可以引起体表温度的下降。体表温度可下降 2.2℃，在浸浴后将引起轻微的发冷感，因此治疗后应特别注意给患者保温。

（十）淋浴

淋浴是用各种形式的水流或水射流在一定压力下喷射于人体的治疗方法。

第五节　水疗的适应证及禁忌证

一、水疗适应证

（一）水中运动治疗

水中运动治疗是一项有效的运动治疗方法，有许多优点。水中运动治疗因为合并应用了水疗法的温热作用，可以减轻运动时的疼痛；同时温热作用对于弛缓麻痹肢体可改善循环；对于痉挛性麻痹，温热作用或者寒冷作用可消除痉挛，使肢体易于进行运动。另外，由于浮力作用，即使极弱的肌肉也可以在水中运动，所以能锻炼肌肉的肌力和耐力，提高肌肉和韧带的柔韧性，还可以消耗多余的热量，具有良好的心理支持。除重症如动脉硬化、心肾功能不全、活动性肺结核、癌症及恶病质、身体极度衰弱、各种出血倾向者绝对不能使用水疗法进行治疗外，其他疾病均可应用。

水中运动疗法适用于：①由于肢体痉挛而不能在地面上进行康复锻炼的上运动神经元

损伤综合征(主要包括脊髓损伤、脑卒中偏瘫、颅脑外伤偏瘫、脑瘫、共济失调、帕金森病等)患者。②由于骨关节病变或损伤导致肢体功能障碍(包括骨折后遗症、骨关节炎、压缩性骨折、骨性关节病、强直性脊柱炎、风湿性或类风湿关节炎等),肌营养不良或伴有局部疼痛,下肢主要肌群的肌力<3级,在地面不能进行步行活动但以恢复步行为目标的患者。③腰椎间盘病变或其他慢性疼痛患者,不能直立进行有氧运动训练而又需要提高身体耐力者。

(二)浴疗

1. 涡流浴 主要作用为改善血液循环、镇痛。由于综合了温度和机械刺激,对治疗创伤后手足的肿痛颇为有效。此外,亦适用于肢体运动障碍、血液循环障碍、糖尿病足、上下肢慢性溃疡、截肢残端痛、关节扭挫伤、雷诺病、周围性神经痛、神经炎、创伤后手足肿痛、骨关节和肌肉风湿疾病、疲劳综合征等。

2. 全身浸浴 不同温度浸浴的治疗作用与适应证不同。凉水浴与冷水浴有提高神经兴奋性作用,适用于抑制过程占优势的神经症。温水浴与不感温水浴有镇静作用,适用于兴奋过程占优势的神经症、痉挛性瘫痪等。热水浴有促进血液循环、增强代谢、消除疲劳、发汗、镇静的作用,常用于各种慢性肌肉损伤、关节炎等。

3. 局部浸浴

(1)手浴:适应证极为广泛,如软组织损伤所致的肢体肿胀疼痛、伤风感冒、神经衰弱、风湿性关节炎、周围血管障碍、慢性支气管炎、腹泻、呃逆、肢体发冷、各种癣症等。冷水浴适于急性炎症、血肿、肌肉扭伤;热水浴适用于扭挫伤疼挛时;冷热交替浴适用于血管运动神经功能紊乱者、多汗症、肢端紫蓝症、急性肺炎、支气管哮喘、急性支气管炎。

(2)足浴:冷水浴适用于足部多汗症、足部持久发凉、足部急性炎症。

(3)坐浴、渐加温浴:适用于高血压、支气管哮喘、心肌疾患、肺硬变、痛风体质、失眠。

(4)电水浴法:适应证有运动系统疾病,如多发性关节炎、大骨节病及痛风性关节炎;周围血液循环障碍疾病,如雷诺病、肢体慢性淋巴循环障碍、静脉曲张及早期血栓闭塞性脉管炎;周围神经系统疾病,如多发性神经炎、坐骨神经痛、臂丛神经及胫腓神经损伤后状态;其他疾病,如自主神经功能障碍、肢端感觉异常、早期高血压及全身动脉粥样硬化。

4. 热水浸浴 可用于风湿性关节炎的家庭治疗,有助于缓解肌肉痉挛,清洗躯体以减少出汗等。短时间的热水浸浴可以通过扩张周围血管、促进热量的丢失以降低体温,但长时间的热水盆浴对于高龄老人或幼儿、衰弱或贫血、有严重器质性或有出血倾向的患者是绝对不合适的。

5. 不感温浴 治疗上,不感温浴最常用的是其镇静作用,用于治疗失眠、焦虑、神经激惹、衰弱或慢性疼痛。因为可以促进肾脏的排泄,不感温浴也适用于促进酒精、烟草或咖啡等有毒物质解毒处理,或者用于外周性水肿的附加治疗。用于控制体温,治疗那些对强的治疗措施无应答的患者也是有效的,包括幼儿、高龄老人、虚弱或者衰竭患者。

6. 热水坐浴 可用于治疗子宫或输尿管的痛性痉挛、痔疮痛、卵巢或睾丸痛、坐骨神经痛、尿潴留、膀胱镜检查后或痔疮切除术后,继之用凉水擦拭局部的渗出。对慢性盆腔炎(PID)适宜使用,但在月经期即使是骨盆区的热敷也是禁忌的。

7. 不感温坐浴 适用于急性炎症,如膀胱炎和急性盆腔炎。

8. 冷热水交替坐浴 适用于治疗慢性盆腔炎、慢性前列腺炎、无力性便秘以及盆骨的其他失张力状态,强烈的诱导作用可显著增加盆腔的血流。

9. 超声波水疗 适用于四肢慢性关节炎、脊柱关节炎、腰椎间盘突出、肩周炎、腱鞘炎、肌痛及软组织创伤与炎症;神经系统疾病,如脑栓塞、脑出血后遗症、偏瘫、痴呆综合征、癫痫、脑挫伤、急性脊髓炎、脊髓蛛网膜粘连、脊髓损伤及创伤后截瘫、脊髓前角灰质炎及其后遗症、坐骨神经痛、颈神经根刺激征、雷诺病、术后神经痛、三叉神经痛、舞蹈症;骨、关节、肌肉疾病,如四肢骨折愈合不良;呼吸系统、心血管系统、消化系统、泌尿生殖系统、妇科、耳科及皮肤病。

10. 淋浴法

(1) 直喷浴:适用于肥胖症、神经抑制过程占优势的神经官能症、功能不全性麻痹及低张力表现。

(2) 扇形淋浴:同直喷浴。

(3) 冷热交替浴:适用于肥胖症、肌肉萎缩及不全麻痹、慢性多发性神经根炎。

(4) 雨样淋浴:适用于身经衰弱者、神经官能症、肌痛。

(5) 针状淋浴:同雨样淋浴。

(6) 周围淋浴:适用于神经衰弱、自主神经功能障碍、疲劳、强壮疗法。

二、水疗禁忌证

(一) 绝对禁忌证

精神意识紊乱或失定向力、恐水症、皮肤传染性疾病、频发癫痫、严重心功能不全、严重的动脉硬化、心肾功能不全、不稳定型心绞痛、活动性肺结核、肿瘤及恶病质、身体极度衰弱、皮肤、眼和耳的感染或炎症、开放性伤口者及各种出血倾向者。此外,妊娠、女性月经期、大小便失禁、过度疲劳者等禁忌全身浸浴。

(二) 相对禁忌证

1. 对血压过高或过低患者 可酌情选用水中运动,但治疗时间宜短,治疗后休息时间宜长。

2. 呼吸困难 完全性四肢瘫痪导致胸廓的呼吸肌麻痹,在 $C_3 \sim C_4$ 节段损害对横膈膜有影响。水的压力作用于腹部,导致抵抗呼吸,这个压力最后被克服,对患者的呼吸功能有积极影响。

3. 大小便失禁 在脊髓损伤的患者中,膀胱和直肠功能经常存在障碍。直肠功能障碍应该不能在任何的水疗设备中接受治疗。而一部分存在小便功能障碍但没有开放性损伤的患者,可以短时间进行水疗。

三、注意事项

(一) 水中运动治疗

1. 疾病诊断和评定 患者身体一般状况、心肺功能、运动功能、感觉功能、并发症、皮肤是否损伤、是否有大小便失禁、是否有传染病、是否有水中运动禁忌证等。患者肺活量在 1 500ml 以下,不宜在深水进行水中运动。

2. 治疗时间的选择 水中运动治疗应在餐后 1~2h 进行。

3. 注意预防眼、耳疾病 水中运动易致眼部疾病,浴水消毒不充分易引起流行性角(结)膜炎等感染性疾病。与此相反,过度使用含氯消毒药,因其刺激性较强,也会引起角(结)膜炎。如果池中的水进入鼻腔内,因水消毒不充分或消毒剂的刺激,均可引起黏膜发炎。对于鼻窦炎患者,要预防中耳炎。主要措施是保持水的清洁,同时注意在入水前排空膀胱和直肠,避免交叉感染。

4. 水中运动的强度 水中运动与地面运动相比,在水中的心率稍慢,因此不能用地面上运动的心率强度计算公式作为指导水中运动的强度。水中运动用下列公式计算运动强度:

$$水中靶心率 = 地面上靶心率 - (12 或 15)$$

年轻者按 12、年长者按 15 计算。

5. 调节水温 运动池用应根据患者的情况选择合适的温度。

6. 训练时间及次数 根据疾病种类及患者个体情况灵活掌握。一般每次 10~15min，如果患者体弱，可缩短时间，或者将 15min 总训练时间分为 3 个 5min 的分段训练。训练次数最少 1~2 次 / 周，身体强壮者可达 6 次 / 周。

7. 浴后休息 浴后最好在池旁休息室内卧位休息 30~60min，以利体力恢复。

（二）浴疗

1. 治疗方式的选择 在浴疗中，沐浴方式应根据病情和治疗的要求，可以采用擦浴、盆浴、盆淋结合浴、淋浴、喷浴和蒸气浴等不同方式进行。

2. 疗浴后处理 应擦干皮肤，保温，令患者休息。

3. 热水盆浴 对于高龄老人或幼儿、衰弱或贫血、有严重器质性疾病或有出血倾向患者，绝对不适合长时间的热水盆浴。

4. 不感温浴 治疗后应特别注意给患者保暖。建议家庭治疗时不感温浴最好在上床前进行，以免引起寒战。

5. 交替坐浴 交替坐浴与所有的水疗处理一样，都是以冷水浴结束，且热水浴缸中的水面应高于冷水浴缸水面 30cm，并充分覆盖以减少寒战。

6. 冷摩擦 患者应注意充分覆盖以防止寒战，任何时候只暴露被擦浴的部位。动脉硬化、未控制的高血压患者不宜使用。

7. 冲洗 比擦浴反应要大，要求患者要有较好的体力。

（傅雄伟 金 鑫 柏和风）

【参 考 文 献】

［1］FINNERTY G，CORBITT T. Hydrotherapy［M］. New York：Frederick Ungar，1960.

［2］LOWMAN C. Therapeutic Use of pools and Tanks［M］. Philadelphia：Saunders，1952.

［3］MORRIS D，JACKSON J. Academic programs survey aquatic physical therapy content in entry level PT/PTA education［J］. Aquatic Physical Therapy Report，1993，1（4）：13-16.

［4］郝万鹏，王小军，向樱红等. 中国温泉浴疗简史［J］. 中华医史杂志，2011，41（4）：235-239.

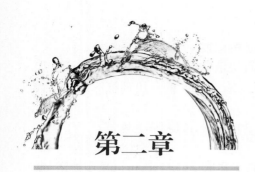

第二章

水疗室建设

　　建设一个合适而且成熟的水疗室,需要综合考虑各方面的因素,如水疗室场地规模、预算、主要治疗对象、可承担的治疗量等。同时,建立健全合理的人员配备结构和人才培养制度,完善水疗室的安全管理规范、治疗和设备管理维护记录。本章节将对水疗室的建设进行全面的介绍,各单位可以结合自身实际情况,选择性地进行水疗室的建设,并且有预见性地对场地进行合理规划,为后期设施改进留下空间。

第一节　水疗室规划设计要点

一、设计思路

（一）安全性

　　水疗室安全设施要齐全,设备配置也需要考虑安全性。因为水疗室需要各种电器设备,对于防触电漏电尤其重要,电线的选择和排布、开关插座、电器设备必须严格防水。其次是防滑,可采用防滑瓷砖、地板、防滑垫等,对于各处用途不同,结合经济情况采用不同的防滑措施,同时定期清洁地表附着的沉淀物也是必不可少的。

（二）合理性

　　合理的场地规划对于前期水疗室的建设和后期投入使用是至关重要的。譬如,合理利用现有的给排水系统进行水池的建设,有助于节约成本;合理的空间和通风设备规划,有利于水疗室的空气循环;机房靠近水池,降低热水输送过程水温的降低;充分的调查取证,有利于确定水疗室一个合理的规模等。

（三）易用性

　　对于设备购进和各种用途的房间的建设,要遵循易用性的原则,方便在整个治疗过程中的使用。尽量不重复建设,不购买无用的设备。

（四）预见性

在建设过程中应该有预见性,包括对容纳量增加的预见、对设备增加的预见、对治疗病种多样化程度的预见等。

二、水疗室的基本配置

（一）水疗室一般要求

1. 采光　水疗室应有足够的自然光线,窗户应高于地面 1m 以上,窗户与房间面积比为 1:5 以上。配置柔和的灯光照明系统,并装置于侧面,避免直射刺激眼睛。水下照明设施采用高效和节能的卤素或荧光灯。

2. 温度和湿度　根据国际游泳池设计标准,为保证人员在出水后和入水前的舒适性,各室的空气温度应高于池水温度 1~2℃,相对湿度一般为 50%~70%,但不超过 75%。相对湿度低,空气干燥,同时空气中水蒸气分压力低,会使刚出水面的湿润皮肤表面水分蒸发加速,从人体带走蒸发潜热,容易使人产生寒冷的感觉。

3. 通风、空气循环和除湿　水疗室要有良好的通风和除湿设备,这一点在进行硫化氢浴、二氧化碳浴时尤其重要。有证据表明,氯化物如三氯化氮会造成支气管痉挛。对于湿度而言,可以参照游泳池的处理办法。研究显示,游泳池内 90% 以上的能量损失是由于蒸发造成的,这部分能量大部分以水汽(潜热)的形式存在泳池空气中,如采用传统的通风除湿,一般要求排风量为每小时 3 倍的泳池室内容积,这在冬季会造成泳池室内的热量大量损失,在夏季则会造成泳池室内的冷量大量损失。为了补充游泳池损失的能量,在传统通风除湿方式中,游泳池不得不采用锅炉、中央空调等提供大量的热源或冷源向泳池内补充能量,耗费大量的能源费用。同样,对于水疗室而言,水分蒸发多,室内空气含湿量增加,使消除室内余湿所需的通风量增加,则相应增加冬季加热送入室内新风的负荷,增加能源的消耗。同时,相对湿度过高则室内空气含湿量过大,会使空气露点提高,使温度相对较低的地面和扶手等表面产生结露现象,造成一定的安全隐患。为防止冬季的结露现象,应做好地面的辅热和扶手等防止结露措施。水疗室要有良好的辅热设备,并结合通风和除湿,维持室内的温度和湿度的稳定,并保持空气质量的良好。

4. 管道　管道直径大小直接关系到给排水的速度。做好排水口的过滤系统,防止毛发、皮屑等阻塞排水管。水池管道繁多,应区别对待,目前较理想的管材有两种:一是薄壁铜管,这种管材焊接可靠,水质稳定,管内壁不易结垢,但造价较高;另一种是 UPVC 管,承插粘接,优点是质轻、施工方便,缺点是接口不耐温,加热系统应有可靠的温控装置。如将水压较高的循环过滤系统使用铜管,其余用 UPVC 管,还是比较理想的。UPVC 管必须支固可靠,否则承压时会抖动。给水管一般直径 80~100mm,排水管一般直径 100~150mm。热水管应以保温材料外包处理,减少热量的散失。

5. 墙壁与地面　涉及安全方面,墙壁与地面包括治疗池中必须有安全防护措施,墙壁配以扶手,地面要增加相应的防滑措施或者采用防滑地板,滑动摩擦系数至少达到 0.6,最好能达到 0.8,并且要有一定的坡度和丰富的排水口,有利于地面积水的排出。

（二）水疗室组成

较为全面的水疗室应由下列各室组成:水中运动室、淋浴室、槽浴室、设备机房、储藏室、化学制品室、更衣室、休息室、卫生间、办公室等。

1. 水中运动室

(1) 场地分析:确定一个场地是否适合建造水疗池,要请相关专家对该场地进行分析,评估土壤地形结构、地下水文环境等。尽管几乎所有地方都可以建设水疗池,但是由于地质结构和地形等限制,会造成建设成本的增加。譬如,不稳定的地表结构可能导致水池下沉、变形甚至开裂;多石的地质结构会造成挖掘成本的上升。确定地表有足够的载重能力,如果承载能力不够,必须对地基进行加固处理。建造地点要有合适的供水、地下排水结构和足够的电力、天然气等能源供应。若以上条件都不具备或者不能兼具,那么在水池建设方面的预算就要增加。通过详细的调查分析,从而以最优的成本建造水疗池。

(2)确定规模:在选址的同时,应确定水疗池的面积和种类。这就需要对当地进行人口学调查。确定当地人对该项目是否感兴趣,或者对何种设备感兴趣;周围是否存在其他水疗机构或者提供相关服务的场所;现有机构中的设施老化程度和齐全度如何等。从而确定要选择何种设施、设备,确定建造规模。低使用率的重复设备会造成不必要的成本增加。对于水资源缺乏地区,节水原则应贯穿设计始终。

(3)水池的选择:确定场地和规模后,综合考虑各方面因素,决定是该选择成品水疗池还是自建水疗池。成品水疗池具有便携性的优势,若后期需要搬迁或重建,仍然可以将其完整拆除,继续使用。如果是刚开展水疗业务或者要扩大业务,成品水疗池支出少,安装快速。而一个自建水疗池从开工到投入使用需要花费更多的人力、物力、财力和时间成本。自建水疗池可以按照需求进行特殊规划,适合比较特殊的场地,同时可以根据自身需求加入各种功能,满足多样化治疗需求,水池建造面积方面也更加灵活自由。不过,现在国外的水疗机构不再趋向于建造一个多用途的水池,而更愿意建造多个水池设施,如休闲概念池、喷雾池以及特殊用途的水池等。这些特殊用途水池可进行健身、竞赛、跳水、娱乐性游泳或治疗等活动。

(4)池台面积和水池深度:每个人在水池中静态活动面积在 $6m^2$ 左右,如果要进行游泳或者水中步行等动态活动,则需要 $50m^2$ 左右(不包括台阶、斜坡、座位层等)。各单位可根据自身情况,有预见性地规划水池面积。平台的面积大小应为水池面积的 1.5 倍左右。最合适的池水深度在 1~1.2m,大约相当于治疗师腰部或者胸部中段水平。这样方便患者在治疗师的辅助下处于漂浮体位,同时也能够让治疗师平稳地站立于水中。但是考虑到各种身高患者的不同治疗目的,需要一个拥有各种深度的水池来满足多样化的治疗需求。目前有两种选择,即斜坡型和阶梯型。斜坡型是游泳池使用的方法,但是由于治疗池规模的限制,斜坡过于倾斜会对患者水中行走训练造成影响。阶梯型应该沿着水池长的一边建设,同时每个阶梯边都要设有扶手,不同高度的阶梯最好用不同颜色的地面设计,这样在使用过程中会更加安全。也可以根据治疗目的,采用两者相结合的方式进行建设。同时,水池周围应设有溢水槽,方便收集从水池中溢出的水,进行循环利用。

2. 淋浴室

(1)面积:淋浴室面积为 $35\sim40m^2$,房间高度在 3.5~4m,每个淋浴设施占 $4m^2$ 左右。

(2)位置:应紧靠水中运动室,方便患者在淋浴后快速进入水中运动室和在水中运动室训练完成后快速进行淋浴清洁。

(3)操纵台:提供有调节装置,并设置在合适位置,用来调节水温和水流压力大小。一般用来清洁的淋浴温度在 35℃。

(4)淋浴类型:喷头采用雾状、雨状、针状等。除了直喷浴外,还应设有坐浴,方便站立困难的患者进行淋浴。

在淋浴室应当设有足部清洁槽,为 50cm 的正方形结构,深度 10cm 左右,最好嵌入地面,槽里有浓度为 1% 的次氯酸钠消毒水,方便患者或者治疗师进入水池前对足部进行消毒。

3. 槽浴室   单一的运动治疗池在满足多样化治疗目的方面有一定的劣势,这样就需要采取槽浴的方式来达到多体位、多病种的多样化治疗目的。关于槽浴设备的选择会在下一节详细介绍。

4. 设备机房 水疗池的主要设备有加热设备和水循环处理设备。

(1) 加热设备:主要用来加热各种水疗项目所需的特定温度的热水和维持水温恒定。

1) 电加热炉:机动性最好,经济性最差,只适合小型水疗池选用。

2) 燃料锅炉:燃油燃气锅炉是大多数水疗池的选择。

3) 太阳能加热方式:是未来的发展方向,但目前技术尚不成熟,且受环境制约。

4) 热泵技术:从环境中吸取热量,可以提供 3 倍以上所消耗电能的热量,尤其是我国南方地区用热泵给水进行加热,是明智而实惠的选择。

5) 特殊加热方法:基于地源考虑,有些地方有足够的地热或温泉,可以利用这种特殊的自然条件来提供治疗池所需的热水。温泉水水质必须合格,否则应该进行处理后使用。

国内外大多采用分流式加热系统,即将池水的一部分循环水加热,然后与未加热的部分混合,达到规定的水温。其优点是可充分利用市场上的成品加热设备,既能减小设备体积,又能节约能源。

(2) 水循环处理设备:一个完整的水循环系统流程包括水池→溢水、抽水(毛发过滤)→蓄水槽→沉降过滤→消毒(水质监测)→加热→水池。

池水的循环供水方式是保证池水水质卫生的重要因素,应保证至少每人每天滤过 $5m^3$ 的水量。那么就应该根据治疗量的不同,来调节池水循环的量。循环方式应满足以下基本要求:配水均匀,不出现短流、涡流和死水水域,以防止局部水质恶化;有利于池水的全部更新;有利于施工安装、运行管理和卫生保持。目前循环水处理主要采用顺流式循环、逆流式循环和混合式循环三种循环方式。

1) 顺流式循环:经净化处理的清水从水池的浅水端上部进入游泳池,到深水区池底回水口,回到毛发聚集器,经水泵抽到过滤系统过滤并且消毒后再进入水池,使池水保持清晰透明、卫生安全。这种循环方式是传统的循环方式,对布水方式、进水和回水口的设置有较高的要求。如布置不合理,会造成死水区、短流、涡流等不良现象,影响净化处理效果,池底容易产生沉淀,但造价较低。

2) 逆流式循环:经净化处理的清水从水池底部均匀布水进入水池,向上溢流从两侧溢流槽回水口流出,再经毛发聚集器循环水泵到过滤系统过滤,加药,消毒处理后再送到水池。这种循环方式布水均匀,无死水、涡流、短流现象,使水池表面易污染的水得到充分循环净化处理,效果显著,池底沉淀少,此方法目前被国内外大型标准游泳馆广泛采用,但存在基建投资费用较高的缺点。

3) 混合式循环:经净化处理的清水从水池底部和两端进水,向上从两侧溢流槽回水口流出,再经毛发聚集器循环水泵到过滤系统过滤,加消毒处理后再送到水池。这种循环方式具有水流较均匀、池底沉积物少和利于表面排污的优点。

确定何种水循环方式,应结合水池类型和预算等实际情况来进行建造,若为了节省预算选择最便宜的方式,会造成后期清洁维护成本的增加。

(3) 池水消毒

1) 臭氧消毒:是目前世界公认的最理想、最彻底、最安全的消毒方式。由于臭氧在消毒过程中最终又转化为氧气,对人体无害,对环境也没有任何的影响,是目前最环保的消毒设备。臭氧消毒设备在设备运行中有能耗低、维护简单的优点。其缺点也同样突出,目前臭氧消毒设备的主要部件只能进口,成本居高不下,使得采用臭氧消毒设备时初期投入成本最高。

2) 含氯消毒剂消毒:一般采用液氯、漂白粉、次氯酸钠等含氯消毒剂进行消毒。氯消毒是国内最常见的消毒模式,也是卫生部门对泳池水质检测的评价标准。对于安装了臭氧消毒的水疗池,还需要投加一定的氯,使水体中的有效含氯量达到卫生部门的检测标准。

3) 金属离子消毒:一般采用铜、银离子净水方法的杀菌作用,基于带正电的铜、银离子和微生物带负电的细胞壁结合成静电键,这种静电键的形成改变了细胞壁的渗透性,破坏了微生物养分的正常摄取,由此达到杀菌作用。不同于一般的传统净水方法(如氯、臭氧等),金属离子的含量在水中不易改变,物理参数如温度、光照不会影响其浓度的稳定性,并且铜、银离子的杀菌性不受水中的氮影响。

4) 紫外线消毒:紫外线杀菌在水处理中的应用已经历史悠久,同时可广泛应用于各个领域。由于紫外线可用于杀菌消毒以及净化,技术成熟,在游泳池水消毒处理领域中得到了广泛的应用。游泳池消毒处理设备采用紫外线消毒系统包括紫外线模块、镇流器柜、电控系统、紫外线强度检测仪、水位控制装置、自动清洗装置等。但是在泳池消毒处理过程中,应避免紫外线直接照射在皮肤上。

5. 储藏室　用来储藏水中运动治疗常用的一些器械设备。

6. 化学制品室　不同于储藏室的设备,化学制品有特殊性质(如挥发性、见光易分解等),化学制品室必须单独建设。

7. 更衣室　更衣室面积应与水池大小相当,设有男性、女性和家庭更衣室。

8. 休息室、抢救室　休息室应有坐位和卧位两种,数量根据水疗室规模,合理安排卧位、坐位比例即可。考虑到患者突发疾病的情况,应有基本的应急抢救设备和措施。

9. 卫生间、办公室　建造无障碍卫生间;办公室常规建设即可。

第二节　水疗室设备配置

与水疗室建设相同,水疗室设备的选择也应符合安全、合理、易用的原则。在规划水疗室基础建设的同时,应将水疗室大型设备的选择也纳入规划中,从对多样化的治疗目的出发,进行设备的选择,合理利用有限的空间。水疗康复实施方式主要分为池式水疗、槽式水疗和冲浴式水疗。水疗室常用设备包括转移设备、水疗池、槽浴设备、冲浴设备和水中运动辅助训练设备等。

一、转移设备

对于运动功能尤其是步行功能较差的患者而言,如何安全地进入水疗池/槽是首先要考虑的问题。此时需要辅助转移设备来帮助患者。虽然目前市面上很多池式和槽式水疗设备都自带转移设备,但是这些池/槽由于集成了转移设备,必然会占据更大的室内空间,而且价格也比普通设备高。每台设备都带有转移装置,避免不了的就是设备的重复和低利用率。出于成本角度考虑,可以选择专门用于转移的独立设备,主要有两类:入浴提升装置和天轨。

(一) 入浴提升装置

该装置由提升主机与座椅和担架组成,可采用固定式和移动式。固定式主要固定于大型的水池边,由于其固定在地面,承载能力强,可以满足大量的转移搬运工作。移动式主要优点在于灵活,节约空间,方便较小设备的低强度使用。

(二) 天轨

天轨可以设置较长的轨道并在关键部位设置转角,相较于固定式提升装置更加灵活多用,也较移动式提升装置更省力;同时天轨固定在墙顶,不会占用室内地面空间。但由于其轨道的局限性,不能像移动式提升装置灵活移动,安装时必须充分考虑轨道的轨迹。在设置天轨时,要考虑墙顶的承载能力。但是轨道必须安装在平整的墙顶,无法跨越横梁,这就给天轨的使用造成一定的局限性。

二、水疗池

基于建设周期和多样化治疗的考虑,成品的水疗池可以更快投入使用,多种不同功能的治疗池可以满足全面的治疗需求。有些水池提供了可升降地板,方便患者进出水疗池,也可以在不注水和排水的情况下提供不同深度的水,来满足不同治疗目的。而小型水池对于提供特殊化治疗方案有其独特的优势。具体可参考本章第一节相关内容。

三、槽浴设备

槽浴设备主要有三类:涡流气泡浴槽、蝶形浴槽和步行浴槽。

（一）涡流气泡浴槽

针对水和涡流气泡的性质,该浴槽可以增加患者的关节活动度,提高运动功能;放松肌肉,减轻痉挛;减轻蜂窝织炎症状,消耗多余脂肪,紧致皮肤;改善血液循环;对风湿病和关节炎有积极作用;对淋巴系统有刺激作用。涡流气泡浴槽分全身和四肢浴槽两种类型。

（二）蝶形浴槽

蝶形浴槽又称哈巴式槽,其特殊蝶翼外形是根据患者在浴槽进行水中训练的要求设计的;上半身的宽度应满足上肢最大外展的需要,下半身的宽度应满足下肢最大外展的需要。浴槽腰部设计方便治疗师靠近患者,更容易为患者进行水中训练。该水槽主要适用损伤平面较高的脊髓损伤患者。可根据患者的不同情况,进行被动关节活动度、按摩、抗阻运动或辅助运动等各种训练。有效的涡流、气泡和温度的作用,可缓解肌张力过高所导致的痉挛和疼痛,还适用于卒中后偏瘫、肩手综合征、共济失调、骨折后遗症、关节炎、类风湿关节炎和大面积烧伤或压力性损伤(压疮)患者。

（三）步行浴槽

相较于水池中的跑台,单独设置的步行浴槽有以下特点:浴槽水位可根据需要随时调节,满足不同训练需求;浴槽空间小,水的波动性小,训练者上半身不容易发生位移,步行训练容易控制;玻璃柜结构,便于治疗师观察记录患者步态,并进行分析。

四、冲浴设备

冲浴设备主要适用于烧伤患者,对伤口、周围皮垢和脓性分泌物进行清洁,促进伤口的愈合。

五、水中运动辅助设备

水中运动辅助设备包括水中运动跑台、水中功率自行车、浮力设备、阻力设备、水中运动控制器材等。

1. 运动跑台、功率自行车　运动跑台、功率自行车分为嵌入式和移动式。运动跑台相较于独立的步行水槽成本较低。

2. 浮力设备　浮力设备提供不同的浮力大小,从而达到进一步减轻体重的目的,如手臂浮力充气圈、浮力衣、背浮板等。

3. 阻力设备　一种采用可吸水、重量轻的材质,另一种采用不可吸水材质。患者使用阻力设备方便在水下进行更高强度的力量训练,如哑铃等。

4. 水中运动控制器材　水中运动控制器材包括平衡训练板、平衡训练木、本体感觉训练器材。

5. 其他水中器材　针对每种器材特性和用途，水疗师应熟练掌握和运用，才能在治疗中起到最好的效果。

第三节　水疗室人员结构及人才培养

一、水疗室人员结构

水疗室的运行不仅仅需要各种仪器设备，而且还需要合理的人员结构。除了治疗师和治疗师助理以外，还需要雇用其他的指导者、救生员、1名泳池操作人员、卫生保洁员、1名科室管理人员和导医。

所有受雇人员应该接受基础的水中救生、心肺复苏和急救的相关培训，应该参加救生演练，熟悉紧急通信系统以及在紧急情况下如何获取帮助。受雇人员应该有相关的通用证书或许可证，参加针对此设施的岗前培训，并且参加定期的在职培训。

在水疗室中，每个水疗室人员又有其各自的责任。

（一）科室管理人员

1. 在科主任领导和指导下工作，全面负责水疗室的医疗、教学、科研、行政管理等工作。

2. 根据医院的总目标和计划，制订本科室工作计划，组织实施，经常督促检查，按期总结汇报。

3. 负责与相关科室之间的协调和对外联系。

4. 每日上下班前后认真检查门窗、水电、康复器材等安全工作，在上班时间内随时监督和保持治疗室的卫生和整洁。

5. 安排、监督和指导进修、实习人员技术操作，做好进修、实习人员带教工作。

6. 负责本科室其他相关事宜。

（二）治疗师及助理

1. 具有水疗理论和有关临床知识，掌握水疗技术和方法，了解最新治疗技术发展方向。监督治疗师严格执行治疗常规，严防差错事故发生，如因治疗不当造成患者淹溺、呛水、擦伤及摔伤等，应及时处理，及时报告，并吸取教训，改进工作。

2. 在物理治疗科主任和科主任的领导下，做好水疗治疗工作。

3. 检查、评价水疗患者功能障碍情况。

4. 根据检查结果，确定水疗方案和具体方法并及时实施。

5. 注意观察患者的治疗反应，如有异常反应及时处理，并与主管医师联系。

6. 负责技术内容记录入档。

7. 确保患者训练安全和治疗质量，切实遵守安全规则和操作规程。

8. 指导进修、实习人员培训工作。

（三）其他指导员

1. 在患者进入水疗池前，指导患者进行热身运动。

2. 在水疗治疗后，针对不同患者进行不同于陆地上的康复治疗指导，使水疗达到更好的效果。

（四）救生员

当出现溺水或者摔倒现象，能对患者进行急救，并迅速通知值班医生。

（五）泳池操作人员

1. 负责安排和检查本科室医疗器材使用与保管情况。

2. 负责本岗设备的保养、清洁消毒、物品清领、管理等事宜。

3. 治疗结束后，把泳圈等训练物品整理好。

4. 对治疗池的化学物进行最后的监督，必须确保其保持在标准以内。

（六）卫生保洁人员

保持治疗室的卫生和整洁。

（七）导医

1. 提前告知患者水疗治疗需要的衣物等物品，通知患者水疗治疗的时间。

2. 患者来到水疗室时接待患者，带领患者去相应的更衣室。

3. 防止治疗池未使用时有人未经允许擅自进入。

水疗室不同的人员有不同的责任，使水疗室能够合理、安全运行。但是国内大多数康复医疗机构在人员结构上并不完整，往往一个人担当数个职位。例如，水疗师不仅作为水疗师，还作为泳池操作员；卫生保洁员也可以担当接待员。造成目前这种状况，一方面是国内水疗起步较晚，还处于初期阶段，水疗制度并不完善；另一方面是各个水疗室的资金有限，不足以聘请这么多人员。随着水疗的发展、水疗制度的规范，这种情况会越来越少。

二、人才培养

水疗科室想要壮大、发展，水疗人才培养必不可少。

（一）人才的评估

1. **评估水疗治疗师是否真正喜欢水疗工作**　只有真正热爱水疗工作并且受过专业水疗课程教育的员工，才能带动科室朝着更加先进和专业的方向发展。在国内从事水疗的治疗师常常不是自己喜欢水疗工作，而是因为人手不够或者会游泳才被调到水疗部门工作。但是只有真正愿意献身于水疗的员工，才会认真做水疗工作，并且能做到盈利。

2. **评估员工是否对水疗感兴趣，并测试其对水疗技术的掌握程度**　一般来说，治疗师被派到一家成熟的水疗室进修学习水疗技术，学成结业后教会其余员工水疗技术，这一过程一般需要 6 个月左右。

3. **评估水疗从业人员的身体状况**　如是否皮肤敏感或有其他相关的制约因素，这些问题将影响治疗师的工作。

（二）人才的聘请和培训

水疗室主要的费用支出可能是聘请和培训员工。最好聘请技术熟练的员工，但如果没有的话，就需要培训员工。可以派出人员外出学习，并负责培训其余人员。这样做能否成功，取决于派出学习的人是否具有在短时间内接受密集型培训的学习能力以及他将所学信息传递给他人的能力。了解受训者的学习类型，对于创建一个能够让员工学习水疗并将其融入日常工作的项目非常重要。

由于国内水疗处于发展初期，水疗行业标准并不是很规范。希望在不久的将来，国内水疗界能够参考先进国家水疗康复行业标准，制订出符合中国国情的水疗行业标准。

（三）人才的继续教育

人才的继续教育是水疗室的一种持续发展的手段，能够让水疗室的专业性和先进性与国内外最新的水疗技术保持一致。通过国内的继续教育，派水疗师参加全国性或者全球性的会议，了解国内外最新的水疗技术和最新的水疗设备。

第四节　水疗室管理规范

水疗是物理治疗中一项独具特色而且非常重要的治疗方法,作为一种安全而有效的治疗方式,对骨关节疾病、不完全性脊髓损伤、颅脑损伤、脑血管意外及烧伤等许多疾病的恢复具有积极的促进作用,越来越得到广大患者的肯定。为保障水疗的安全性及有效性,制订科学规范的管理制度是必不可少的,在保障医疗行为的安全规范、提高康复治疗质量和避免医疗不良事件等方面具有重要意义。

水如同光、声、电、磁等物理治疗因子一样,对人类健康的恢复具有特殊的促进作用,利用水疗促进疾病的恢复,要求从事水疗的医疗工作者必须具备相关的专业知识及急救能力,同时要求对水疗安全水平、水疗环境及卫生条件、感染控制能力、水质管理等方面进行严格检测。

一、水疗康复工作者的自身修养和执业技能

从事水疗的康复工作人员在治疗过程中发挥着重要的主观能动作用,不仅制订患者的康复训练方案,还要保证所制订的方案能够顺利实施,同时必须保证患者的生命体征平稳。在整个水疗过程中,康复医师、康复治疗师及康复护士需协助配合,以患者为中心,各司其职。康复医师遵循首诊责任制的医疗规范,对患者病情进行全面评估,因人而异,制订科学合理的康复训练处方,包括康复训练内容及训练强度等。康复治疗师负责康复治疗处方的执行。康复护士配合协助康复治疗师,保证水疗顺利进行,在发生意外事件时配合康复医师对患者进行抢救。因而从事水疗的康复工作人员需具备与水疗相关的基础知识、临床技能及其他相关知识。

1. 水疗康复工作人员需熟练掌握基础医学知识,包括心血管、呼吸、循环、神经、肌肉和骨骼系统的基础知识及各系统间的相互联系。

2. 水疗康复工作人员应该具有水疗作用原理的知识,包括水的物理特性、水疗治疗方法的分类及不同水疗方法对人体各生理系统的不同影响。根据患者的病情和康复目标,选择适当的训练设备以及水疗康复治疗技术等。

3. 水疗康复工作人员应该具有与水疗密切相关的临床基本技能知识,包括适应证、禁忌证、患者生命体征、健康状况的评估及功能的康复评定、水疗康复介入时机的选择及注意事项等。

4. 水疗康复工作人员应该具有安全意识,应该熟悉监督管理制度,及早发现可能发生安全事故的隐患,并能够控制全部的风险管理,包括自身的和患者的安全。

5. 水疗康复工作人员应该具备应急抢救能力,对于心绞痛、癫痫、急性心衰、心室纤颤、心搏骤停等常见急危重症的突然发作,能够组织积极有效的抢救,熟练掌握抢救药品用法、用量,并且能熟练除颤仪等急救设备的应用及心肺复苏等临床技能。

6. 水疗康复工作人员必须严格按照水疗康复所有相关的规则及法律条例进行正规医疗活动,充分保护患者隐私,尊重民族风俗习惯。

二、水疗安全性

任何医疗行为目的都是消除患者的疾病状态,促进患者心理生理健康状况,但同时需注意尽可能避免所进行的治疗行为给患者造成的再次损伤。水疗作为康复医学中一种无创、有效的物理治疗方法,可改善患者的运动功能。治疗过程中对于不熟悉的人来说,也存在发

生不良医疗事件的风险。安全问题是水疗康复工作人员在水疗治疗过程中的需要注意的首要问题,贯彻在水疗的各个环节,包括治疗前、治疗中和治疗后。水疗康复工作人员在进行水疗治疗时需采取尽可能的措施,以保证患者及自身的安全。

（一）患者的安全性

水疗康复工作人员必须熟悉水疗的益处和意外预防措施,以保证患者的安全。在进行水疗前,治疗师应对准备进行水疗的患者进行评估,并监测记录体温、心率、血压等生命体征。这将有助于决定以下内容:

1. 患者是否适合进行水疗

（1）禁忌证:生命体征不稳定,各种疾病导致的临床状态不稳定期;存在精神障碍或认知功能障碍,不能有效配合康复治疗;带有引流管;带有外固定;气管切开状态患者;较大的开放性伤口或无法使用防水衣的伤口。

（2）除上述禁忌证之外,大多数患者均可进行水疗康复治疗,需注意的是,患者在进行水疗前避免过饱、过饥及使用镇静药物。

2. 水疗过程中是否需要辅助设备（如康复器械或救生具）　进行水疗前,治疗师应对患者进行综合、全面的评估。依据患者的运动功能情况及发生溺水自救的能力,予以配置必要的救生器具;并可根据康复训练的目的,予以辅助康复训练器械。如为改善患者肌力,在进行水中运动训练时可予浮板或浮漂辅助抗阻训练。

3. 水疗治疗的介入时机及采用的康复治疗技术　利用水的力学特性,可增强患者控制自身平衡的能力,甚至重新获得安全的呼吸体位的能力。对患有不同疾病的患者及患有不同程度的同种疾病的患者而言,水疗的意义差别较大,介入水疗的时机及所采用的康复治疗技术需因人而异。

在水疗进行过程中,治疗师应该能够应付任何可能发生的事情。当患者下水之后,负责治疗的治疗师应该一直陪同在患者身边,监护患者安全;治疗过程中观察患者面色,监测呼吸频率及脉搏变化,了解患者对康复训练强度的耐受情况;可以在第一时间实施救治。如果在水中的治疗师需离开,应将患者转移至水疗池外休息区域,并安排康复护士照顾患者。水疗进行后,治疗师协助患者更衣并转移至休息室,再次评估患者生命体征情况。

（二）水疗室安全

水疗室是医护人员为功能障碍患者提供水疗康复的场所,水疗室的建造必须为患者提供安全便利的转移通道及治疗环境。

1. 患者转移至水疗池的通道应该是无障碍通道。为防止跌倒意外,通道路边需采取防滑措施。对于不能自行转移的患者,需配备升降机协助转移,升降机需专业人员常规检查并做好保养工作。

2. 水疗室内电路需专业电工进行维护,并进行常规检查,避免漏电、短路等意外发生。

3. 治疗池区域内必须配置通信系统,如电话、电铃等,以便紧急呼救。

4. 水疗治疗区域内需配有紧急抢救药品、氧气供应装置等,工作人员要经过良好的急救程序训练,部门的领导要定时组织治疗池急救的演练。

5. 溺水是水疗最常见的意外事件,治疗师必须与患者一同下水,对特殊患者(如存在恐水心理)要多加照顾。

三、水疗室卫生水平及环境条件

水疗室是为功能障碍患者进行康复训练的特殊医疗场所,必须保证清洁的卫生及适宜的环境。清洁消毒是水疗室日常工作中重要的一环,应严格执行,以防止交叉感染的发生。

（一）水疗室及外周环境的清洁消毒

治疗池和整个水疗系统必须定期进行系统性清洁。整个清洁消毒工作繁琐复杂，可分层次、按步骤阶梯式进行。常规步骤可按照一定的周期规范循环进行：

1. 每日的卫生

（1）用消毒剂仔细冲刷公共场所。

（2）去除水表面的油脂、毛发及可见的污物（必要时用真空吸尘器）。

（3）用稀释的消毒剂清洗漂浮物、橡皮板、踢板及其他设备。

（4）患者每次用过的皮带需消毒。

（5）消毒更衣区，并用大量清水冲刷后拖干。

（6）拖干治疗池边缘的水，尤其是墙角和下水道的污水，以防止孳生蚊虫和细菌。

（7）目测水的澄清度，根据情况随时进行水质监测。

2. 每周的卫生

（1）常规反向冲洗过滤器。

（2）清洗池壁、池底、扶手和台阶，除去污迹。

（3）用净化剂清洗淋浴室，清除累积的污物和肥皂残留。

（4）检查瓷砖是否存在缺损，特别是水疗池内的瓷砖，以免锋利的瓷砖边缘割伤患者。

3. 体液或者排泄物污染治疗池的处理

（1）粪便：冲洗治疗池后，用网或铲子彻底清除粪便，以卫生的方式丢弃粪便，然后清洁消毒网或铲子（不主张采用真空抽吸的方法清除粪便），提高氯的水平以保证 pH 在 7.2~7.5。高浓度的氯和 pH 水平能充分抑制致病菌，需要保持至少 30min。消毒期间，当池水达到并保持一定的游离氯水平时，应确保过滤系统的正常运作。反向冲洗过滤器，如有需要，可替换过滤介质。当氯的水平下降到正常水平后，治疗池可再开始应用。如遇腹泻患者出现液态或软性大便污染治疗池时，至少保持消毒时间达 8.5h（根据水疗池的大小可适当延长）。并及时把相应的细节内容写入水疗日志。

另外，如果池水被大量污染，应清空治疗池。用清水冲净后重新注入清水。应用超量氯消毒（10~15ppm），在开始应用水疗池前 24h 保持水的循环流动。

（2）呕吐物：病毒通过血液或体液传播，目前未发现可通过池水传染其他水疗者。如呕吐物中的病毒是无传染性的，可临时清洁治疗池并进行消毒，符合要求后再允许患者进行水疗。

（3）遗留在治疗池边缘的血迹：血液不得冲入治疗池边缘的排水沟内，用 1% 氯稀释剂消毒（普通漂白剂或稀释的 10% 次氯酸钠）2min 后，方可冲洗。

（二）水疗室环境条件的监控

水疗室作为特殊的医疗场所，除了常规的清洁卫生外，还需保持适宜的环境，避免患者因对环境不耐受而出现不适，阻碍正常的康复训练。环境因素包括水温、噪声、光线条件、空气温度、湿度、通风条件等。其中，空气湿度、温度是影响患者舒适感的主要因素。

1. 空气温度　健康人群对温度比较敏感，对环境温度变化有一定的适应性，并可以借助中枢体温调节系统调节体温以适应环境变化。但这种调节也有一定限度，机体对冷耐受的下限温度为 11℃，对热耐受的上限温度为 32℃。

2. 空气湿度　是单位体积内空气中水分子的含量，用相对湿度百分比或水汽压（百帕）来表示。相对湿度的大小表明空气距离饱和的程度，相对湿度越大，空气越接近饱和状态。饱和空气的相对湿度等于 100%。湿度过高，会影响机体的体温调节功能，因散热不良而引起体温升高、血管舒张、脉搏加快，甚至出现头晕等症状。湿度过低，会使机体代谢功能下降,脉搏及呼吸减慢,皮肤发紧,皮下血管收缩,呼吸道抵抗力减弱。一般认为,相对湿度上限值不应大于80%,下限值不应小于30%。相对于脑卒中及高位脊髓损伤患者,空气湿度过高或者过低都易引起自主神经功能紊乱,因此水疗室内需常规配置湿度表,监测空气湿度。

机体自身可通过新陈代谢产生一定的热量,并与周围环境进行热交换来维持热平衡,使体温保持在37℃左右。Berglund认为,人体大脑会不断将所期望的舒适水平与实际体温相比较,并由此做出各种生理行为进行调节,这种调整的力度将会影响到人体的舒适感。因此,体表温度、体内温度、皮肤的湿润程度以及人体内的生理过程都会影响到人对环境的满意程度。

四、感染控制

水疗室是为功能障碍患者提供康复治疗的场所,作为医院Ⅱ类环境,也是医院感染预防和监测的重要部门。通过建立完善医院感染的预防管理系统,制订并执行各项医院感染管理措施。强化医护人员对消毒预防感染重要性的认识,加强业务培训,定期对相关人员进行考核。加大消毒工作监督力度,及时发现薄弱环节,采取相应措施以确保水疗室的消毒质量,为水疗创造一个安全的医疗环境,有效预防控制医院感染对保证水疗安全具有重要意义。

多种因素均可以影响感染管理与控制,包括相应人员的管理、空气监测及适当的环境控制措施、合理的规章制度等。

(一) 人员的管理

1. 规范洗手 水疗康复工作人员操作前后按七步洗手法洗手,可完全清除手上污染的暂居菌群,可有效切断医源性交叉感染,防止医护人员的手成为感染的媒介。掌握正确的洗手技术、方法和时间,对加强预防医院感染有重要意义。

2. 限制人员 严格限制入室人员,陪同家属着隔离服可在指定的区域观看。工作人员及患者家属必须健康,无传染性疾病。有传染病及呼吸道感染者禁止进入水疗室,以免造成交叉感染。

(二) 空气监测及适当的环境控制措施

1. 细菌检测 不论水中氯的浓度有多高,水中革兰氏阳性球菌和金黄色葡萄球菌的数量与患者的人数成正比,过度拥挤是传染的重要原因。患者人数过多也会影响到水质,皮肤上的假单胞菌就会增殖扩散。

2. 加强水疗室管理 保持室内清洁,定时通风消毒,水疗室内经消毒处理后用普通营养琼脂平皿放在室内多处采样,采样距地面垂直高度80~150cm处暴露5min,于37℃温箱培养40h,计数菌落数。

3. 通风 适当为室内治疗池补充新鲜空气,对于稀释挥发性污染物是很重要的。理想的通风为每小时换气6~12次。治疗池周围的空气温度应保持在比水温低不超过10℃。最适合水疗的气温为22~28℃。治疗池周围的湿度应保持在50%~75%内尽可能低的水平。高湿环境容易滋生细菌。

4. 减少负荷因素 水疗时患者的行为因素会直接影响患者对疾病的防御,这些因素包括水疗时间、同一时间段内的患者人数和患者的各种行为,如泼水和把头浸入水中。水疗者的数量要与治疗池的面积相适应,每名水疗者平均占用4m² 最合适。

(三) 合理的规章制度

1. 加强水疗室的硬件建设和微生物学监测 根据各水疗室工作特点,制订切实可行的消毒隔离制度和预防控制水疗院内感染的工作流程,做好水疗前的准备工作,如准备好干净的浴巾、尿布、衣服、爽身粉、眼药水等。条件允许的,最好做到"一人、一池水、一薄膜、一巾",使用专用水疗溶质泳液,定期对工作人员的手进行微生物学监测,发现细菌超标或不符合要求的项目,及时查找原因,研究改进措施,消除院内感染隐患,每天用紫外线灯管进行空气消毒,并予以记录。对水疗室的空气、工作人员的手、治疗池的用水每月进行监测,防止交叉感染。

2. 加大对水疗室从业人员医院感染的教育和培训力度　水疗室从业人员一般包括医护人员和清洁工人。一方面通过院内感染知识讲座、观看录像、岗前培训等方法,提高从业人员素质,严格执行消毒隔离制度,护士进入处置室接触和护理患者前不准戴戒指,修剪指甲,认真洗手,穿好洗护服,戴好口罩、帽子,换洗净消毒的拖鞋。工作人员不得在水疗室内吸烟、进食,水疗室内物品摆放整齐,不得存放生活用品,不得弃有生活垃圾,控制家属进入水疗室的人数。另一方面加强对清洁工人的培训。由于大部分清洁工人文化水平相对较低,缺乏医院感染知识,对医疗垃圾的危险性不了解,因此由医院感染监控员对他们的工作随时进行指导,如有关消毒液配制的方法及如何处理各类医疗废弃物,增强清洁工人的消毒隔离、自我保护及环保意识。

3. 加强水疗室制度建设　实行科主任、组长、消毒监督员三级负责制。科主任检查落实,并将执行情况纳入个人质量考核中,以确保环境及人员的安全。根据水疗室工作特点,制订切实可行的消毒隔离制度及符合医院感染预防控制的工作流程。坚持洗手制度,使用手消毒液,擦手用消毒的专用毛巾。严格消毒隔离制度,每天用紫外线消毒水疗室空气,并定期进行空气监测。

4. 加强对患者的选择和护理　对感冒、结膜炎、中耳炎、脐炎、皮肤软疣等患者,应治疗痊愈后再进行水疗。对传染性疾病患者,可先考虑治疗感染性疾病,在感染期如必须进行水疗,则严格执行消毒隔离制度,单独并固定游泳池,护士除穿戴好口罩、帽子、防水洗护服外,还要求工作人员在操作时必须戴一次性手套。操作结束后及时进行严格消毒,清洗泳池,泳圈消毒后备用。

五、水质的管理

利用治疗池进行水疗的物理治疗师必须对治疗池的化学物进行最后的监督,确保其保持在标准以内。

(一) 水质成分

为了有效地对治疗池进行消毒,应使用消毒剂。理想的消毒剂应具备两重作用:杀灭残留细菌和氧化作用。常用的消毒剂包括氯、臭氧 - 氯两大类。

1. 氯(chlorine)　氯是最常用的水疗池消毒剂,杀菌活性成分主要是次氯酸及次氯酸根离子,尤以前者为主。

(1) 游离氯(free chlorine level,FC):有 pH 依赖性。碱性愈强,杀菌作用愈弱。消毒剂量最低量不低于 1ppm。

(2) 结合氯(combine chlorine level,CC):结合氯以氯胺的形式存在。在医疗实践中,结合氯必须低于 1ppm。超级氯化处理可使 FC 达到 CC 的 10 倍。

(3) 氯总量(total chlorine level,TC):氯总量是结合氯与游离氯的总和。当 CC 等于 0 时达到最理想的消毒效果。因此,测量治疗池中 FC、CC 及 pH 显得尤为重要,是消毒效果的保证。

此外,只要 pH 保持在 7.4 及以上,氯就不会从池水逸出到空气中,水中的氯化物即具有消毒作用。

2. 臭氧 水池消毒较少单独使用臭氧,一般是臭氧配合其他化学物质消毒,如加入含氯或含溴物质。

(二) 水质化学平衡

在保证水中消毒剂高效作用的基础上,既要让治疗师与患者不受消毒剂的伤害,又要使水池及水中的设备免遭化学腐蚀,这就要求水中的化学平衡维持在最佳的水平。以下各种参数可作为参考:

1. pH 平衡 理想的 pH 应该控制在 7.4 左右。当 pH 为 7.5 时,约 50%Cl^- 可利用来杀菌。随着 pH 上升,大量的 Cl^- 释放出来。为了保持消毒剂的高效作用,水池中水的 pH 应维持在 7.2~7.8。pH 小于 7.0 或者大于 8.0,均可刺激眼睛和引起皮肤发痒。

2. OH 离子的总量 OH 离子是碱性离子,可作为一种调节剂,阻止水 pH 较大波动,维持其在一定范围内。理想的 OH^- 浓度范围在 100~250ppm。pH 较低或较高,均可提高腐蚀的可能性。

3. 水的硬度(钙) 钙离子可形成不溶于温度较高的水的化学物质。钙离子浓度太高或太低时,容易引起腐蚀。热水中的钙离子浓度应该在 100~250ppm。

4. 水的混浊度 为了高效消毒,水池中的水必须清澈。消毒时微粒杂质可成为细菌的"挡箭牌",因此必须给予有效过滤。

(1) 清澈度的保持:水质的清澈性保持依赖于水的过滤次数。而水的总量大小决定水的过滤时间,具体详见表 1-2-1。

表 1-2-1 水池深度与过滤时间

水池规格 (深度)	过滤时间
p<0.5m	0.5h/ 次
0.5m<p<1m	1h/ 次
1m<p<1.5m	1.5h/ 次
1.5m<p<1.8m	2h/ 次

(2) 清澈度检测:水的清澈度的检测方法主要有以下两种。

方法一:在水池最底部放置标志物,在岸上可清晰见到标志物。

方法二:检测水的色泽度与混浊度。参照标准:混浊度不超过 5NTU(nephelometric turbidity units),色泽度不超过 5HU(hazen units)。

5. 水中的细菌数量标准 治疗用水中的细菌数量必须达到以下标准(表 1-2-2):

表 1-2-2 治疗用水中的细菌数量标准

微生物	数量标准
总的菌群数量 /ml	<200
大肠杆菌 /100ml	无

消毒后的水用较敏感的检测器检测其样本,必须保证水质中的铜绿假单胞菌和金黄色葡萄球菌数量均为 0 个 /100ml。特别在水质未达到以上两项标准时,更加要谨慎。

(三) 水质的维持

1. 水质的检测工作 必须由专门的维护部门和试验中心完成,检测最低次数的规定必须严格按照以下标准(表 1-2-3):

表 1-2-3 水质标准和检测次数表

环境	参考范围	检测次数
温度(水温)	28~35℃	2 次 /d
温度(室温)	22~28℃	1 次 /d
湿度(室内)	50%~75%	1 次 /d
游离氯浓度	1.0~4.0ppm	2 次 /d
氯离子浓度	<1ppm	2 次 /d
pH	7.2~7.8	2 次 /d
混浊度	从岸上可以清晰看到水底(最低处)的标志物	1 次 /d
菌群总数单位 /ml	<200	1 次 / 月
大肠杆菌 /100ml	0	1 次 / 月

注:①以上标准是针对以氯作为主要消毒剂的治疗池消毒。②ppm 是 "parts per million" 的缩写,相当于毫克每升(mg/l)。

(1) Cl^- 的浓度:每天的水疗工作开始之前必须检测 Cl^- 的浓度,最好在每天工作的早上和下午各检测一次。

(2) pH:同上。

(3) 总碱离子浓度:必要时应该检测水的碱离子浓度,如水的各种离子浓度失衡时。

(4) 水的硬度(钙):必要时应该检测水的钙离子浓度,如水的各种离子浓度失衡时。

(5) 水的清晰度:在每天早上和下午的水疗工作开始之前,必须对水的混浊度进行一次常规的检测。

(6) 水温:在每天早上和下午的水疗工作开始之前,必须对水温进行检测。并把结果登记在记录本里。

(7) 水中微生物的达标:每月定期送检到实验中心检测细菌菌数,以确保水质的消毒效果和医疗安全。

(8) 室温:水疗工作进行之前常规测量室温。

(9) 水疗室的空气湿度:水疗工作进行之前常规测量空气湿度。

2. 检测方法 必须具备成套的水质检测分析仪器,从而完成日常的检测工作,包括 Cl^- 含量、pH、钙离子引起的硬度、总碱浓度等测量。

(1) 氯:游离氯浓度只能由 DPD(N,N-diethyl-p-phenylenediamine) 比色法检测。不可使用 OTO(orthotolidine)法检测氯的集中度。因为 OTO 仅测量 TC 水平,且有致癌危险。

(2) pH:对于 pH 的测量,可以用比色法或 pH 计。pH 的变动范围要求在参考值的 ±0.2 以内。

(3) 碱总量和水的硬度:碱总量和水的钙硬度检测可以用滴定法得出,常用的指示剂有甲基橙(methyl orange)、溴甲酚绿(bromoscresol green)、溴苯蓝(bromophenyl blue)。如水池和矿泉系列套装。

3. 记录本 在水疗池的工作场所应该备一本记录本,以供上级检查时查阅。记录本上应包括水疗池的操作、进行过的检测、所有以池水样本所做的化学和微生物检测、水温、相对湿度和室内温度读数等。

(史岩 沈军 柏京)

【参 考 文 献】

［1］COLE AJ，BECKER BE. Comprehensive aquatic therapy［M］. Oxford：Butterworth-Heinemann，2003.

［2］DAVIS BC，HARRISON RA. Hydrotherapy in practice［M］. London：Churchill Livingstone，1988.

［3］SWARBRICK M. A wellness approach［J］. Psychiatric Rehabilitation Journal，2006，29（4）：311-314.

［4］［匈］巴赫基著. 房间的热微气候［M］. 傅忠诚译. 北京：中国建筑工业出版社，1987.

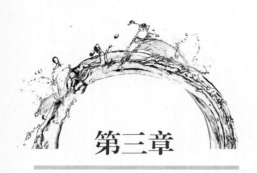

第三章

水的物理特性和治疗作用

虽然空气和水都是流体，但它们具有不同的性质，并且在康复环境中具有独特的作用。水是可以作为固体（0℃以下）、液体（0~100℃）或气体（高于100℃）存在的一种流体介质。随着其分子结构的变化，其流体特性也发生改变。

水作为一种运动锻炼介质，对于人们来说，了解其原理和性质是非常有益的。所有水中运动治疗（AET）计划必须解决两个重要因素：身体对浸入水中的生理反应和水的物理性质。本章讨论内容为当水被用作运动的媒介时必须考虑的物理学的几个基本原理。

治疗师必须理解这些原理，这会对每项练习产生很大影响。例如，当人们在陆地上做腿部抬起时，很少考虑空气的阻力，假设所有的阻力都是由重力对腿部造成的影响。然而，当在水中进行该锻炼时，重力的影响与浮力的力是相反的，因此大部分对运动的阻力实际上是来自水的流体阻力而不是腿的重力。通过研究本章讨论的水的物理性质，治疗师应该能够在逻辑上规划出安全有效的锻炼计划。

第一节　水的物理性质

水是由氧和氢组成，1个氧原子和2个氢原子组成1个水分子。水分子键成三角形，形成部分电离状态。分子键的物理分布创建了一个开放的电场，从而形成了对许多其他化学物质的亲和性，因此水的溶解性很强。

物质通常有三种形态：固体、液体和气体。冰是水的固体形态，保持一定的形状和大小，通常在无显著外力的情况下不易改变。相比之下，液体较容易改变形状，但仍然能在外力的情况下仍保持一定容量。气体缺乏固定的形状和大小。液体和气体具有流动的特性，相比其他因素，流动性更依赖于密度，故都被称为流体。虽然各种形态的水均可用于治疗，但这里我们只讨论液态水。

一、密度和比重

100千克的木材可以浮在水面,而几克的铁钉却会下沉。这是因为木材比铁的密度要小。密度被定义为单位体积的质量。质量和体积关系用以下方程表示:

$$\rho=m/V$$

式中:ρ 代表密度,m 代表物质的质量,V 代表物质的体积。

水在 4℃ 时密度最大。它的密度因温度的高低而浮动,因此冰比水的密度更小。另外,不同水溶液的密度也有很大差异,如死海的密度为 1.16,高于淡水和其他海洋水的密度。

物体的相对密度是决定这个物体是否具有漂浮的属性。术语中相对密度和比重是同义词。物体的相对密度是物体的重量与等体积的水的重量的比率。如果该值大于 1,则物体将下沉;如果该值小于 1,则物体漂浮;如果该值恰好为 1,则对象将浮在水面以下。比重还表示在水下漂浮的物体体积的部分。例如,如果漂浮的人的比重是 0.96,那么 4% 的身体将在水的表面之上,96% 将在水面之下。人体的密度略小于水,平均比重为 0.974,男性的平均比重高于女性。脂肪、骨骼和瘦肌肉的比重分别为 0.8、1.5~2.0 和 1.0。因此,瘦体质倾向于下沉,肥胖体质倾向于漂浮。

二、浮力

相同的物体由于在液体中存在与重力方向相反的力量,故比陆地上称重的重量轻,这一力称为浮力。浮力和相对密度密切相关。阿基米德原理指出,当人身体完全或部分浸没在静止的流体中时,它所承受的向上的推力等于被移动的流体的重量。因此,相对密度小于 1 的物体能漂浮,因为物体的重量小于排出的水的重量。

浮力的出现是基于压强随着浸没深度的增加而增加的原理。水浸至耻骨联合处时,可以有效减轻体重的 40%;进一步浸至脐部,可减轻约 50% 的体重;浸至剑突水平,上肢举至头部可减轻体重的 60%;当浸入到齐颈深时,脊柱、髋部和膝部仅仅承受大约 10% 的体重(大约是头部的重量),还取决于手臂是置于头上还是置于躯干旁。

浮力可以起到辅助、抗阻或支持作用。它辅助朝向水表面的任何运动,并且抵抗远离水表面的任何运动。当浮力等于重力时,任何水平运动都被称为支持。这三个浮力属性可以通过使用浮漂装置来增强。这些对于锻炼上肢和下肢特别有效。例如,肩部外展可以通过增加手持浮漂装置来辅助,但是肩部内收将用相同装置抗阻。如果浮漂装置仅用于在肩部水平外展时保持手臂浮在水面上的作用,浮力便起到了支持的作用。

浮力作用的点称为浮力中心(位移流体的重心)。这是一个向上的推力,其作用方向与重力的方向相反。浮力的方向向上对于水疗意义重大。人体重心是真正的所有身体部位重心的物理总和。对于解剖位置站立的人体,由于密度不均衡(如肺的密度低于下肢的密度),其重心位于正中平面偏后,第 2 骶椎水平面。浮力的中心被定义为所有浮力力矩的中心,因此人体浮力的中心是胸腔的中部。当两者在垂直平面上没有对齐,将产生旋转效果,重力和浮力作用于身体的力量将导致其翻滚或转动,直到达到平衡。这对一个在水中锻炼的人来说有着显著影响,特别是如果把漂浮装置加到下肢的话。这种转动效果可以使人的脚浮到水面上,从而使身体处于水平位置。

三、静水压力

帕斯卡定律指出,在给定深度处,流体压力均等地施加在所浸入肢体的所有表面。压力与流体的深度和密度成正比。压强 P 为单位面积所受的力,压强 P 与所受的力 F 和垂直作

用的表面积 *A* 的关系用公式表达为：

$$P=F/A$$

液体压强随深度的增加而增加。在流体不可压缩的情况下，如在治疗环境所采用的水的深度中，压力直接与液体密度和浸没深度成正比。由此看来，这种外界压力很显然有助于减少受伤部位水肿的消除，减少不必要的肿胀，同时也有助于稳定不稳定的关节。

四、黏滞性

通过由流体分子之间的摩擦引起的流体的移动阻力称为黏滞性。该阻力是可忽略的，并且当介质是空气时通常被忽略。在水中，有几种力量发挥着作用。凝聚是相同类型物质的相邻分子之间的吸引力。黏附力是不同类型物质的相邻分子之间的吸引力。表面张力是流体表面分子之间的吸引力（如果移动的肢体部分完全浸没在水中时这不是一个因素，但是当肢体破坏水的表面时，这是一个重要因素）。随着水温的升高，分子进一步分离，导致黏滞性降低，这对小而弱的肌肉是有益的。然而，黏滞性作为运动的抵抗力是因为流体分子往往倾向于黏附在移动时通过它的身体的表面。这种抵抗力被称为阻力，并且在开展水中运动治疗时应该被考虑。

五、热力学

卡路里是热容量的单位，被定义为将 1g 水的温度升高 1℃所需的热量。水的热容比相同体积的空气高 1 000 倍，传导热的速度比空气快 25 倍，故给定温度下水的热能丢失是空气的 5 倍。这种热损失可以通过传导（热能从某种热的物体到冷的物体的运动）或通过对流（由水对身体的运动引起的热损失，即使水和身体是相同的温度）。如果肌肉产生的热量更多损失到水中，则患者会感到冷。

因此，当确定舒适的运动水温时，必须考虑水的温度和身体产生的热量。在 30℃温水中进行的剧烈运动会导致身体的核心温度（39.4℃）增加和过早疲劳。在 18℃冷水中剧烈运动会导致核心温度下降（36℃），肌肉不能收缩。锻炼的理想温度为 28~30℃，但是治疗性锻炼不是活跃的，它们产生很少的热量，因此建议将治疗池的温度保持在 33~35℃。

第二节 水的流体力学特性

流体所具有的抵抗两层流体相对滑动速度，或普遍讲抵抗变形的性质称为黏性。这样的流体称为黏性流体。

两板间的流体可以看作分成了无数个平行于平板的流体层，层与层之间存在着速度差。由于流体分子间存在吸引力，速度较快的流体层会拖着慢层向前运动。速度较快的流体层中的流体，其在 *x* 方向的动量也大，该层流体分子中的一部分由于无规则热运动进入速度较慢的流体层，通过碰撞将动量传递给后者，使其产生一个加速力。同时，运动较慢的流体层亦有同样数量分子进入运动较快的流体层，而对后者产生一个大小相等、方向相反的减速力。这种传递一层一层进行，直至壁面。流体向壁面传递动量的结果是产生了壁面处的摩擦力。

实际液体由于存在黏滞性而具有的两种流动形态。液体质点作有条不紊的运动，彼此不相混掺的形态称为层流。液体质点作不规则运动、互相混掺、轨迹曲折混乱的形态称为湍流（紊流）。它们传递动量、热量和质量的方式不同：层流通过分子间相互作用，湍流主要通过质点间的混掺。湍流的传递速率远大于层流。

雷诺在 1883 年用玻璃管做试验,区别出发生层流或湍流的条件。把试验的流体染色,可以看到染上颜色的质点在层流时都走直线。当雷诺数超过临界值时,可以看到质点有随机性的混合,在对时间和空间来说都有脉动时,就是湍流。雷诺数表示液流惯性力与黏滞力相对大小,可用以判别流动形态的无因次数,记作 Re。雷诺数的定义式为:

$$Re=\rho vd/\mu$$

式中:ρ、μ 分别为液体的密度和动力黏滞系数;v、d 为流动的特征速度和特征长度。雷诺数小时,黏性效应在整个流场中起主要作用,流动为层流。雷诺数大时,紊动混掺起决定作用,流动为湍流。

在流线过程中,流体有一个连续的、稳定的运动。流体层中存在很小的摩擦,因为它们分开以围绕物体移动并且平滑地重新加入其后面。在湍流流动期间,存在流体层的不规则运动。不规则运动导致流体分子之间以及物体与流体之间的摩擦增加。流体层以圆形图案移动,代替物体后面平滑的重新接合,称为涡流。这导致运动物体后面的低压区域倾向于保持在物体的后面,对湍流的阻力明显大于对流线型流动的阻力。

当非流线型物体通过流体移动时,或当流线型物体以大于其"临界速度"的速度通过流体移动时,就会产生湍流。物体的形状、速度和其经历的量之间的这种关系可以通过以下公式计算:

$$FD=PCV2A/2G$$

式中:FD 是阻力;P 是流体密度;C 是阻力系数;V 是物体的速度,A 是物体的正面面积(肢体加上阻力装置),G 是重力常数。这个公式也适用于陆地上的练习,但是空气密度低,阻力不显著。因为水的流体密度和重力常数都没有明显变化,阻力的变化可归因于其他三个变量。

阻力系数与物体流线化程度有关。物体越精简,系数越低。正方形的系数为 1.0,圆形的系数为 1.17,半球的凸面的系数为 0.38,凹面的系数为 1.42。在水中运动,这意味着一个杯状的手比平坦的手通过水来移动时的阻力超出 30%。

物体移动时通过水和其正面面积的速度也是重要的变量。从方程可以看出,阻力与速度的平方成正比。因此,如果移动肢体的速度增加一倍,阻力将乘以 4。事实上,正面面积与阻力成正比意味着它对给定的水中运动的阻力具有显著的影响。例如,其正面面积加倍,则阻力加倍。通过上肢练习,可以简单地通过稍微分开手指来有效地增加手的面积。这是因为在物体(如手指)周围移动的流体的"边界层"在水中比在空气中更大。当手指稍微分离时,它们的边界层重叠。就像计算浮力时,精确地确定每次锻炼的阻力是不实际的。重要的是要知道阻力装置的尺寸、形状和速度的微小变化可以如何影响在水中所进行的运动。还必须考虑这些和其他力如何组合以通过对水的运动产生影响。例如,给定的浮漂装置可以具有辅助和抗阻性质。物体具有浮力的这个事实意味着其将辅助运动,但是其大小和形状可以产生阻碍运动的阻力,装置对肢体的运动效果是必须考虑的。

移动肢体的速度、身体的速度和水的速度的总和也影响运动期间的阻力。如果患者向前行走并且还向前移动手臂,则必须将两个速度相加以确定手臂相对于水的速度。水的任何运动,如在交替往复运动期间产生的运动,也影响阻力。例如,臂外展导致水沿与臂相同的方向移动。如果臂突然反向移动,则臂将抵抗水流移动。这导致阻力显著增加并且同时增加了运动的阻力。相反地,水中任何相同方向发生的运动会产生比固定在水中运动发生的阻力更小的阻力。

除了增加阻力之外,反转运动方向还增加了克服惯性的工作。为了停止移动的肢体,适当的肌肉必须产生使在其后面移动的肢体和水的质量减速所需的力。经典公式 $a=F/m$

（a 是加速度或减速度，F 是力，m 是质量）。这意味着，虽然阻力在水下加速中起作用，但浮力不会，因为浮力不影响物体的质量。在处理水中运动时必须考虑的最后一个力是冲击力。它可以从以下公式计算：

$$F=mE(V_1-V_2)/t$$

式中：F 是冲击力；m 是身体的质量；E 是地面的弹性系数；V_1 是离开地面时的速度；V_2 是着陆时的速度；t 是接触地面的时间。可以看出，重量和浮力不是主要因素。水中运动与陆地运动相比，"低影响"的主要原因是水中运动以较低的速度进行。V_1 和 V_2 比在陆地上进行运动时低得多。

第三节　水疗对人体的影响

一、水疗对循环系统的影响

水疗对循环系统的影响主要是通过压力与温度发挥作用的。

动脉系统中的血管受到左心室收缩期收缩产生的压力，而且休息时的正常血压低于 130mmHg。舒张期血液仍然处于压力下，在此期间因为二尖瓣关闭，心室休息，由于动脉系统的弹性，血压正常的成年人血压一般维持在 60~70mmHg。舒张压很大程度上取决于自主神经系统控制的外周血管树状网，后者通过血管壁内的平滑肌产生外周阻力。

在浸至齐颈深的水中时，交感神经血管收缩的兴奋性降低，导致血管阻力降低，周围静脉张力从 17mmHg 降到 12mmHg（相当于血管阻力降低了 30%）。总的外周阻力在浸入水中第一个小时内降低并且持续数小时。这种变化受温度的影响，温度越高，外周血管阻力下降越快。因此，舒张末期的压力减少，浸入期间静脉压也下降。

在循环中静脉侧受到的压力要比动脉侧受到的压力低得多。静脉压的变化取决于身体的部位及其与心脏的垂直关系。静脉压部分受防止倒流的瓣膜系统所控制。这些单向瓣膜的作用是将静脉血的大型纵向支干划分成很多纵向长度很小的短血管支干。这些瓣膜在静脉内创造了低得多的静水压梯度，并缩短了有效液体流量，使得外周最大静脉压力为 30mmHg，并稳步递减，所以血液到达右心房时压力为负压（-4~-2mmHg）。这些瓣膜的作用在维持低压系统时是至关重要的，可以观察到当它们失效时，因为血管壁力量不足以支持增加的液体流量而产生静脉曲张。这种静脉系统存在的低压梯度系统是血液回流到心脏的驱动力。因此，静脉回流对外界压力变化非常敏感，包括周围肌肉的挤压，当然也包括外界的水压。静水压力随着浸入的深度增加而增加。在垂直浸入水中时，血液从外周向躯干血管、向胸腔、向心脏转移，水的静脉压逐渐减少，形成了外部水压梯度，静脉回流得到加强。当浸入到剑突水平时，中心静脉压开始上升，并保持上升直到身体完全浸没。浸入到颈部深度时，右侧心房压从 -4~-2mmHg 上升 14~18mmHg，右心房跨胸壁压力梯度显著上升。

心脏是一个具有很好弹性的容器。研究发现，人体浸入到齐颈深的水中时中心血容量增加了 0.7L。增加的血容量 2/3 进入肺部大血管，其余的则被心脏占据，从而导致心脏体积增大，心肌受到牵伸。当心肌受到牵伸时，肌动蛋白 - 肌球蛋白的线性关系改变，提高了心肌的效率。很多研究者注意到了这一点并且进行了大量研究，发现了 Frank-Starling 定律，即心肌收缩力的增加与舒张期心肌纤维的拉伸程度成正相关。这种牵伸的结果是每搏输出量增加。但是水温的变化也影响着每搏输出量，随着水温的升高，心输出量逐渐上升。有学者研究发现，在 33℃水温时心输出量可增加 30%，而在 39℃水温时可增加至 121%。

对于普通个体，最大心率大约是用 200 次 /min（bpm）的脉率减去其年龄。当心率增长超过最佳点时,因为舒张期缩短导致心室充盈时间减少,且冠脉血流在左心室循环的时间减少,心输出量开始下降。随着浸入深度逐渐从耻骨联合水平到剑突水平增加时心脏充盈和每搏输出量增加,心率通常下降。这种心率的下降是有差异的,下降的幅度取决于水温。通常在普通水池温度下心率下降12%~15%。水温和心率之间存在联系。在25℃时心率下降12~15bpm,而在常温时心率下降小于15%,在热水中心率通常明显上升,因为心输出量在高温时会大大上升。心率下降的变异性与高温时外周阻力的减少和迷走神经效应的增加相关。

提高心输出量有两种方式,即提高心率或者提高每搏输出量。但是在运动过程中提高心输出量的最有效途径是增加每搏输出量。在心肌收缩开始时消耗更多的能量,这时心脏抵抗全部舒张末期心室容量收缩并且主动脉瓣关闭,心室内没有任何血液流,直到室内压足以开放瓣膜并开始血液的运动。在收缩的终末点,心室容量非常小而需要维持压力泵出较少的血容量,心肌需要最大程度收缩。心肌的工作有两个峰值,都发生在循环流量很少的时候,并且因为黏度和速率的关系,这两个工作负荷峰值在某种程度上随着心率的增加而增加。因此,心率的增加会造成心肌更大的消耗。由此可见,在调节血管、改善心脏功能时,心输出量的增高通常是通过更少的心率增加和更大的每搏输出量增加来获得的。这就是运动员在休息时能够维持较低的脉搏而拥有相同的心输出量的原因。

早些年有学者研究并报道水中运动不是有氧运动,但是最近大量的研究显示,相同因素下水中训练时心输出量增加更多,持续作用的时间也更长。1989年,Gleim和Nicholas发现在特定的速度(53m/min)下进行水中跑步和陆上跑步,水中运动的耗氧量要比陆地上多3倍。也就是说,相比陆上跑步,在水中只需要1/3的速度就可以达到相同的代谢强度。

Tei等对56名充血性心衰患者进行了研究。这些患者每天进行1~2次热水浸浴或桑拿浴,每周5次,共进行4周后发现射血分数得到了将近30%的提高,左心室舒张末期容积降低,主观生活质量、睡眠质量和一般健康状况得到改善。Cider等研究了具有心脏收缩性充血性心衰的老年个体浸浴在温水中的反应,发现这些个体在浸入过程中多数表现出心输出量和射血分数增加。这些研究支持把水中环境应用到心肌梗死和缺血性心肌病之后的心血管康复中。不过瑞士研究者Katharina Meyer研究了患有更严重心衰的个体,推断水疗可能对于非常严重、未被控制的心衰患者或最近发生的心肌梗死患者并不安全。根据近年来的研究可总结出,水疗可有效地应用于轻中度的心衰患者,但对于严重的充血性心衰患者来说并不适合。

二、水疗对呼吸系统的影响

根据日常经验不难发现,当胸部以下浸入水中后会明显感到呼吸更加费力。这是因为胸部水平以上的浸泡会显著影响呼吸系统功能,增加呼吸功。

当平静的呼吸时,吸入的气体或呼出的气体量称为潮气量。在呼气末仍有一定体积的气体残留在肺部,如果继续用力可以将之排出,这些气体称为补呼气量(ERV)。但此时仍有一部分气体残留在肺中不能被主动排出,这些气体称为余气量(RV)。ERV和RV一起被称为有效余气量(FRC)。在平静吸气末也仍然有空间吸入更多的空气,称为补吸气量(IRV)。ERV和IRV加上潮气量称为肺活量(VC)。当水深浸没到剑突水平时,补呼气量(ERV)可下降75%,因此有效余气量(FRC)会减少大约一半。当水深浸没到颈部水平时,肺活量(VC)要比浸没到剑突水平时下降6%~9%,其中50%~60%的下降源于胸腔血容量的增加,40%~50%源于静水压力对呼吸肌的抵抗。静水压对胸廓的压力使胸廓围度缩小了大约10%,补呼气量(ERV)减少,静息呼气末只残留很少的气体能被继续用力呼出。余气量(RV)几乎不变或者稍微下降。肺活量(VC)的变化也受水温的影响,冷水中肺活量的下降更加明显。

肺泡膜交换气体的能力称为弥散容量。前面所讲到的浸入水中后中心血容量增加导致肺血管床扩张,肺内血流量增加;由于胸壁受到水的压力作用,胸壁顺应性下降,胸膜腔压力增加,因为肺容量减少引起阻碍气体流通的气道阻力上升58%或更多。呼吸气流量减少,延长了空气进出肺部所需的时间。这些变化的最终结果就是血氧饱和度下降,肺扩散容量轻度下降。

肺活量下降、ERV下降造成潮气量减少、弥散容量下降伴有血氧水平的轻度下降,以及胸壁压力的综合作用使水中训练成为非常好的呼吸训练方式。颈部以下浸入水中时,呼吸总功增加60%,其中3/4是用来增加胸腔血液再分配用的弹性功,其余1/4用来对抗作用于胸壁的静水压力。这些功主要是在吸气期间增加的,而吸气肌无力是很多慢性病如充血性心衰和慢性阻塞性肺疾病等重要病理病因。

巴西一项通过对老年受试者进行呼吸力量测量的对照研究评估了这个问题,发现水中运动组呼吸力量较对照组有所改善。2006年美国一项研究评估了一学期每周3次的陆地有氧运动项目和水中有氧运动养生项目的比较,结果两组都达到了瘦身减脂效果,但是只有水中运动组显示出统计学意义的呼吸功能改善。1987年进行的一项研究评估了女性游泳运动员在传统游泳训练的基础上增加呼吸运动训练的对比,与传统游泳训练对照组相比呼吸耐力几乎没有差别。这些研究显示,高水平运动表现的一个重要方面就是呼吸力量。当一个运动员开始感觉呼吸疲劳时,代谢产物的产生加上神经信号通过交感神经系统传递到外周动脉,使之从运动系统分流血液。随着运动的肌肉灌注下降,疲劳度急剧增加。1974年华盛顿大学进行了一个3名重症肌营养不良患者参加的非常小的研究。研究者发现,在每周2次的4个月治疗期间患者肺活量方面表现出稳定增长,在3星期学校休息、治疗停止期间肺活量明显降低,而恢复治疗后逆转;在假期期间再次出现功能的后续下降,而再次开始治疗后重获失去的功能。20世纪70年代后期在波兰进行了一项长时间对脊髓损伤患者展开游泳训练以促进心肺功能健康的研究,发现与同期进行标准的陆上训练程序的脊髓损伤患者相对比,游泳训练组的健康水平增加440%以上,对照组仅增加75%。这些研究显示,水疗对神经肌肉损伤如脊髓损伤和肌肉萎缩症患者的呼吸系统管理非常有效。水中训练也已经成功应用于年轻和老年哮喘患者的治疗中。

三、水疗对肌肉骨骼系统的影响

身体进入水中后,大部分增加的心输出量再分配到皮肤和肌肉而不是内脏的血管网中。一项研究对静息的个体使用了一种同位素氙清除技术(一种组织灌注的测量技术)测量浸入到齐心脏水平时胫前肌的血流量,发现其相比陆地上增加了一倍以上。浸入水中可以使骨骼肌内氧的运输能力得到显著的提高,从而加快了肌肉代谢产物的清除。另外,浸入水中后交感神经血管收缩作用减弱,骨骼肌内阻力血管舒张,也增加了肌肉的血流量。只要浸入到90cm深,平均静水压就能产生高于平均舒张压的压力,这一作用与温度效应协同,能显著缓解静脉曲张患者的体位性水肿和主观疼痛症状,同样对于间歇性跛行患者的主观症状和步行能力也有很好的改善。

身体在水中受到水的浮力作用,关节和骨骼的负重量也减轻。当膝盖以下浸入到水中时可有效抵消15%的体重,浸入到耻骨联合水平时可减重40%,水深在脐水平时可减重50%,当水深及剑突水平时可减重60%,水深及乳头水平时可减重75%,当颈部以下全部浸入水中后,仅有10%的作用力作用在全身的关节和骨骼上,仅仅相当于头部的重量。这对于需要减少承重的患者如骨折术后患者来说是一个很好的训练环境。

地面抵抗人体作用于地面上的压力所产生的相反的力称为地面反作用力,可通过平面上的压力板测得。相比于在陆地上的行走,在齐胸深的水中步行所测到的步态周期压力结果显示压力减少了 50% 以上,并且产生更慢,传递的时间间隔更长。由此可见,水中步行对关节的压迫减轻,产生的冲击力更小。浮力及水中阻力的影响使下肢关节相对较小的运动和张力便可产生很高的能力消耗水平。浸浴可使负荷减轻,可以根据所需要的负荷量调整水的深度。

水中运动由于负重有限或者不负重,对于其在重要的骨矿物质储备及管理骨质疏松症方面的争议一直存在。没有已经发表的研究支持水中运动能对骨矿物质重建产生重要作用,并且很少有研究能证明通过水中运动能保持骨矿物质。但是有许多实验研究了游泳大鼠的骨盐沉积,几乎所有研究都显示游泳能够有效地构建大鼠的骨骼。由此可以证明,水中运动对于骨质疏松症患者或有一定的骨质疏松症风险的人群来说具有一定的作用,但是这种作用要小于冲击性负荷运动如跑步类运动。

闭链运动是肢体远端固定而近端活动的运动,开链运动是近端固定而远端活动的运动。浅水区垂直运动通常类似于闭链运动,这时由于浮力的作用,关节负荷减小。深水区的运动一般更接近于开链运动。而利用阻力设备时,由于水的黏滞作用,这时的运动更倾向于闭链运动。在水中进行开链或者闭链运动都可以很好地改善平衡功能。通常负重的关节经过大范围的重建后,闭链运动会更可取。

四、水疗对泌尿及内分泌系统的影响

肾功能主要受肾素、醛固酮、抗利尿激素(ADH)的调节,多巴胺系统和心房钠尿肽(ANP)在肾功能的调节上也发挥着很大的作用。醛固酮控制远端肾小管对钠的重吸收,身体浸入水中后醛固酮的合成就受到抑制,在 2h 达到最高峰。这是浸浴时钠丢失的最主要的原因。ADH 的合成在浸入后也被抑制,会减少 50% 左右,这是肾利尿的另一主要原因。浸入后通过心房扩张产生的 ANP 是肾脏调节钠的重要因素。ANP 松弛血管平滑肌,抑制醛固酮的产生,减少钠在远端肾小管系统的重吸收,从而促进钠排泄和利尿。身体浸入水中后 ANP 迅速增加并会持续很长一段时间。肾素刺激血管紧张素,从而刺激醛固酮的释放,其在浸入后开始下降,3h 达到最大值。

很多研究证实了肾脏血流量和内分泌系统在浸入水中后所产生的一系列效应。1992年 Murray Epstein 对这些效应进行了详尽的总结。浸入水中后肾脏血流量立即增加,当浸入到颈部水平时增加的总量大约相当于 2L 的生理盐水。中心血容量的增加导致了左心房的扩张,从而引起了迷走神经反应,进而导致肾交感神经活动减少,交感神经活动减少增加了肾小管钠的运转。肾血管阻力减少约 1/3,肾静脉压增加了几乎 2 倍,钠排出量增加约 10 倍。排钠的同时伴随自由水的流失,出现利尿效应。总的来说,浸入引起的中央血容量的增加导致尿量的增加,伴随着显著的钠和钾的排出增加,并且这些改变有明显的时间依赖现象。但是在水中口渴机制被掩盖了,对于长时间浸泡在水中的个体,需要补充大量的液体以防止身体脱水。

伴随肾脏激素影响的是自主神经系统神经递质的变化,此类递质统称为儿茶酚胺,可调节血管阻力、心率和心肌力量。其中最重要的是肾上腺素、去甲肾上腺素和多巴胺。

五、水疗对神经系统及心理的影响

交感神经系统的活动在身体浸入水中后受到抑制。血浆儿茶酚胺在运动时增加而运动后减少。通过分析正常心率的固有变异性可评估呼吸和自主神经系统活动的影响。这种心率变异性在放松状态下表现出对迷走神经或副交感神经系统控制的偏向,而在压力状态下交感神经系统起到主导的影响作用。浸入水中期间心率变异性模式表现出倾向于迷走神经或副交感神经控制,表明这是一种放松状态的偏向。皮肤拥有很多末梢感受器,如温度觉、触觉、压力感受器等。温度和水的湍流可以提高痛阈,疼痛的调节随之受影响,涡流浴也随之产生。1994 年的一项研究中发现,纤维肌痛患者进行为期 10 周、每周 2 次、每次浸浴20min 的浸浴治疗后减轻了疼痛水平。1998 年一项术后疼痛研究发现,温水浸浴治疗减轻了疼痛并有可能促进伤口愈合。大量研究纤维肌痛患者水中运动方案的实验表明,其疼痛和功能得到了有统计学意义的改善。

　　浸入期间血浆多巴胺升高,血浆多巴胺水平与积极的情绪状态相关。明尼苏达大学Robiner 和同事在一项 40 名健康男女志愿者参加的温水浸浴实验中发现焦虑有统计学意义的减少。志愿者在一个温暖的涡流水池环境中焦虑症状比浸入前的测量基线下降了 40%,并且健康指数增大,应激反应指数减小。渡边发现水中运动与陆地上的运动均明显减少了老年人的焦虑分数。

　　水中运动通常伴有平衡能力、自信心和幸福感的提高。在水中运动是非常安全的,运动期间的损伤危险非常小。当出现跌倒时,一般也只是身体浸湿,没有跌倒后的骨折等风险。水中运动拥有很高的趣味性,水中运动的方式多种多样,不单单是游泳运动,囊括各种团体运动和个体运动,能体验到与陆地运动不同的乐趣。水的一系列特性使残疾患者可以在水中自由活动,这一点对于在陆地上有运动功能障碍的患者来说非常重要,让患者能够体会到自由活动的乐趣,能极大增强残疾患者的自信心,这是陆地上的运动无法相比的。

(张　保)

【参考文献】

[1] 王俊,黄犇,杨占宇等. 水中平板步行训练对脑卒中患者步行能力改善的研究[J]. 中国康复医学杂志,2015,30(7):692-695.

[2] 王轶钊,张玥,张琳瑛等. 陆上运动与水中运动对脑卒中恢复期患者下肢肌肉功能恢复的影响[J]. 中华物理医学与康复杂志,2015,37(11):834-837.

[3] ADSETT JA,MUDGE AM,MORRIS N,et al. Aquatic exercise training and stable heart failure:a systematic review and meta-analysis [J]. International Journal of Cardiology,2015,186(5):22-28.

[4] BARELA AMF,STOLF SF,DUARTE M. Biomedical characteristics of adults walking in shallow water and on land [J]. Journal of Electromyography and kinesiology,2006,16(3):250-256.

[5] ANDREW JC,BRUCE EB. Comperehensive aquatic therapy [M]. 2nd. Oxford:Butterworth-Heinemann,2003.

[6] MEYER K,LEBLANC MC. Aquatic therapies in patients with compromised left ventricular function and heart failure [J]. Clinical & Investigative Medicine Médecine Clinique Et Experimentale,2008,31(2):90-97.

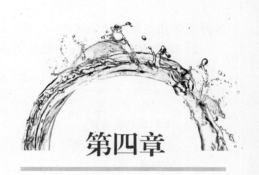

第四章

水疗患者的评定

第一节　水疗中的评定方法

水疗的评定通常包括陆上评定和水中评定两部分。陆上评定与常规运动疗法基本一致，包括肌力评定、肌张力评定、关节活动度评定、平衡功能评定、日常生活活动能力评定等。

一、一般评价

（一）肌力评定

1. 定义　肌力（muscle strength）是指肌肉或肌群产生张力，导致静态或动态收缩的能力，也可将其视为肌肉收缩所产生的力量。

2. 评定方法　肌力的评定方法可分为徒手肌力评定（manual muscle testing，MMT）和器械肌力评定。后者又可分为简单仪器（如便携式测力计）评定和大型仪器（如等速测力装置）评定等。Lovett 分级法（表 1-4-1）是最常用的徒手肌力评定方法。

表 1-4-1　Lovett 分级法评定标准

分级	表现
0	无可见或可感觉到的肌肉收缩
1	可扪及肌肉轻微收缩，但无关节活动
2	在消除重力姿势下能作全关节活动范围的运动
3	能抗重力作全关节活动范围的运动，但不能抗阻力
4	能抗重力和部分阻力运动
5	能抗重力和全部阻力运动

（二）肌张力评定

1. 定义　肌张力是指肌肉组织在静息状态下的一种持续的、微小的收缩，是维持身体

45

各种姿势和正常活动的基础。

2. 评定方法　最常用的肌张力评定方法是改良 Ashworth 分级法（表 1-4-2）。

表 1-4-2　改良 Ashworth 分级法评定标准

级别	评定标准
0 级	无肌张力的增加
1 级	肌张力略微增加：受累部分被动屈伸时，在关节活动范围末时呈现最小的阻力或出现突然卡住和释放
1+ 级	肌张力轻度增加：在关节活动范围的后 50% 范围内出现突然卡住，然后在关节活动范围的后 50% 均呈现最小的阻力
2 级	肌张力较明显增加：通过关节活动范围的大部分时肌张力均较明显增加，但受累部分仍能较易被移动
3 级	肌张力严重增高：被动活动困难
4 级	僵直：受累部分被动屈伸时呈现僵直状态，不能活动

（三）关节活动度评定

1. 定义　关节活动度（range of motion，ROM）又称关节活动范围，是指关节活动时可达到的运动最大弧度。关节活动有主动与被动之分，关节活动范围分为主动活动和被动活动范围。主动的关节活动范围是指作用于关节的肌肉随意收缩使关节运动时所通过的运动弧。被动的关节活动范围是指由外力使关节运动时所通过的运动弧。

2. 评定方法　测量工具包括量角器、脊柱活动测量（皮尺）。测量方法具体如下：

（1）上肢（表 1-4-3）

表 1-4-3　上肢主要关节活动度的评定

关节	运动	受检体位	量角器放置方法 轴心	固定臂	移动臂	正常参考范围
肩	屈 / 伸	坐或立位，臂置于体侧，肘伸展	肩峰	与腋中线平行	与肱骨纵轴平行	屈 0°~180°，伸 0°~50°
	外展	坐或立位，臂置于体侧，肘伸展	肩峰	与身体中线平行	同上	0°~180°
	内旋 / 外旋	仰卧，肩外展 90°，肘屈曲 90°	鹰嘴	与腋中线平行	与前臂纵轴平行	各 0°~90°
肘	屈 / 伸	仰卧、坐位或立位，臂取解剖位	肱骨外上髁	与肱骨纵轴平行	与桡骨纵轴平行	0°~150°
桡尺	旋前 / 旋后	坐位，上臂置于体侧，肘屈曲 90°，前臂中立位	尺骨茎突	与地面垂直	腕关节背面（测旋前）或掌面（测旋后）	各 0°~90°
腕	屈 / 伸	坐或站位，前臂完全旋前	尺骨茎突	与前臂纵轴平行	与第 2 掌骨纵轴平行	屈 0°~90°，伸 0°~70°
	尺 / 桡侧偏	坐位，屈肘，前臂旋前，腕中立位	腕背侧中点	前臂背侧中线	第 3 掌骨纵轴	桡偏 0°~25°，尺偏 0°~55°

（2）手部（表 1-4-4）

表 1-4-4 手部关节活动度的评定

关节	运动	受检体位	量角器放置方法			正常参考范围
			轴心	固定臂	移动臂	
掌指	屈 / 伸	坐位，腕中立	近侧指骨近端	与掌骨平行	与近侧指骨平行	伸 0°~20°，屈 0°~90°（拇指 0°~30°）
指间	屈伸	同上	远侧指骨近端	与近侧指骨平行	与远侧指骨平行	近侧指间为 0°~100°，远侧指间为 0°~80°
拇指腕掌	内收 / 外展	同上	腕掌关节	与示指平行	与拇指平行	0°~60°

（3）下肢（表 1-4-5）

表 1-4-5 下肢主要关节活动度的评定

关节	运动	受检体位	量角器放置方法			正常参考范围
			轴心	固定臂	移动臂	
髋	屈	仰卧或侧卧，对侧下肢伸展	股骨大转子	与身体纵轴平行	与股骨纵轴平行	0°~125°
	伸	被测下肢在上仰卧	同上	同上	同上	0°~15°
	内收 / 外展	仰卧	髂前上棘	左右髂前上棘连线的垂直线	髂前上棘至髌骨中心的连线	各 0°~45°
	内旋 / 外旋	仰卧，两小腿于床缘外下垂	髌骨下端	与地面垂直	与胫骨纵轴平行	各 0°~45°
膝	屈 / 伸	俯卧、侧卧或坐在椅子边缘	股骨外踝	与股骨纵轴平行	与胫骨纵轴平行	屈 0°~150°，伸 0°
踝	背屈 / 跖屈	仰卧，踝处于中立位	腓骨纵轴线与足外缘交叉处	与腓骨纵轴平行	与第 5 跖骨纵轴平行	背屈 0°~20°，跖屈 0°~45°
	外翻 / 内翻	俯卧，足位于床缘外	踝后方两踝终点	小腿后纵轴	轴心与足跟终点连线	内翻 0°~35°，外翻 0°~25°

（4）脊柱（表 1-4-6）

表 1-4-6 脊柱各节段关节活动范围的测量

关节	运动	体位	量角器放置方法			正常参考范围
			轴心	固定臂	移动臂	
颈部	前屈	坐或立位，在侧方测量	肩峰	平行前额面中心线	头顶与耳孔连线	0°~60°
	后伸	同上	同上	同上	同上	0°~50°
	左、右旋转	坐或仰卧，于头顶测量	头顶后方	头顶中心矢状面	鼻梁与枕骨结节的连线	各 0°~70°
	左、右侧屈	坐或立位，于后方测量	第 7 颈椎棘突	第 7 颈椎与第 5 腰椎棘突的连线	头顶中心与第 7 颈椎棘突的连线	0°~50°

续表

| 关节 | 运动 | 体位 | 量角器放置方法 | | | 正常参考范围 |
			轴心	固定臂	移动臂	
胸腰部	前屈	坐位或立位	第5腰椎棘突	通过第5腰椎棘突的垂线	第7颈椎与第5腰椎棘突连线	0°~45°
	后伸	同上	同上	同上	同上	0°~30°
	左、右旋转	坐位，臀部固定	头顶部中点	两侧髂嵴上缘连线的平行线	两侧肩峰连线的平行线	0°~40°
	左、右侧屈	坐位或立位	第5腰椎棘突	两侧髂嵴连线中点的垂线	第7颈椎与第5腰椎棘突连线	各0°~50°

(四) 平衡功能评定

1. 定义 平衡(balance)是指在不同的环境和情况下维持身体直立姿势的能力。

2. 评定方法 临床上常用的平衡功能评定方法为平衡反应的评定、Berg 平衡量表(表1-4-7)和应用仪器进行的静态、动态平衡评定等。

表 1-4-7　Berg 平衡量表评定标准

| 项目 | 评定指令 | 评分标准 | | | | |
		4分	3分	2分	1分	0分
1. 由坐到站	尽量不用手支撑站起来	不用支撑站起来且保持稳定	能用手支撑站起来且保持稳定	尝试几次后能用手支撑站起来	站起来或稳定需要少量帮助	站起来需要中等或大量帮助
2. 独立站立	请独立站立2min	能安全独立站立2min	在监护下能站立2min	能独立站立30s	尝试几次才能独立站立30s	不能独立站立30s
3. 独立坐	两手抱胸坐2min(背部无支持，脚可踩在地上、矮凳上)	能安全无协助地坐2min	在监护下能坐2min	能独立坐30s	能独立坐10s	需支撑才能坐10s
4. 由站到坐	请坐下	需要很少帮助(手支撑)就能安全坐下	需要用手控制才能慢慢坐下	腿的背面需靠着椅子来控制坐下	能独立坐下，但下降过程无控制	需要帮助才能坐下
5. 床→椅转移	床→椅转移	能安全转移，很少用手	能安全转移，需手支撑	口头提示/监督下能转移	需一个人帮助转移	需两个人帮助转移/监督
6. 闭眼站立	闭眼站立10s	能安全地闭眼站立10s	监督下闭眼站立10s	闭眼站立3s	不能闭眼3s，但能安全地站立	需帮助防止摔倒
7. 双足并拢站立	无支撑下双足并拢站立	能双足并拢并安全站1min	监督下双足并拢并安全站1min	能双足并拢但不能保持30s	需帮助并拢双足，能保持15s	需帮助并拢双足，不能保持15s

项目	评定指令	评分标准				
		4分	3分	2分	1分	0分
8. 站立位上肢前伸	抬起上肢成90°，伸开手指尽可能向前（患者前倾最大值时手指向前伸的距离，避免身体旋转）	能安全向前伸25cm	能向前伸12cm	能向前伸5cm	监督下能向前伸	需外部支撑/向前伸时失去平衡
9. 站立位从地上拾物	站立位捡起脚前面的拖鞋/物品	能安全容易地捡起拖鞋	监督下能捡起拖鞋	不能捡起拖鞋但距离物品2~5cm，能独立保持平衡	不能捡起，尝试时需监督	不能尝试/需帮助防止失去平衡或摔倒
10. 转身向后看	左转看身后，再右转看身后（医生在患者背后直接观察，鼓励患者转身）	能从左右两边向后看，重心转移较好	能从一边向后看，另一边重心转移较少	只能从一边向后看，但平衡较好	转身时需监督	需帮助防止重心不稳或摔倒
11. 转身一周	顺时针转身一周，暂停，再逆时针转身一周	安全转身一周，用时≤4s	只能一个方向转身一周，用时≤4s	能安全转身一周，但较缓慢	需要密切监督或口头提示	需要帮助
12. 双足交替踏	无支撑下双足交替踏台阶（或矮凳）4次	能安全独立地交替踏4次，用时≤20s	能独立地交替踏4次，用时>20s	监督下（不需帮助）双足交替踏2次	需少量帮助能双足交替踏>1次	需帮助尝试/防止摔倒
13. 双足前后站	（示范）一只脚向前迈步。如果不能直接向前迈步，尽量向前迈远点，前脚的脚跟在后脚的脚趾前，步长需超过脚长，步宽需约等于患者的正常步宽	能独立向前、向后一步并保持30s	能独立向前一步并保持30s	能迈一小步，保持30s以上	迈步时需帮助，但能保持15s	在迈步或站立时失去平衡
14. 单腿站立	无支撑下单脚站尽可能长时间	单腿独立站立>10s	单腿独立站立5~10s	单腿独立站立≥3s	能抬起脚独立站立，但不能保持3s	不能尝试/需帮助防止摔倒
总分		<40,有摔倒的危险；0~20,限制轮椅；21~40,辅助下步行；41~56,完全独立				

（五）疼痛评定

1. **定义**　疼痛是躯体感觉、情绪、认知以及其他因素相关的一种主观感受。

2. **评定方法**　临床上常用的疼痛评定方法有目测类比测痛法、数字疼痛评分法、口述分级评分法、McGill 疼痛问卷等。

数字分级法(NRS)使用《疼痛程度数字评估量表》(图 1-4-1)对患者疼痛程度进行评估,将疼痛程度用 0~10 个数字依次表示,0 表示无疼痛,10 表示最剧烈的疼痛。交由患者自己选择一个最能代表自身疼痛程度的数字,或由医护人员询问患者:你的疼痛有多严重? 由医护人员根据患者对疼痛的描述选择相应的数字。按照疼痛对应的数字将疼痛程度分为轻度疼痛(1~3)、中度疼痛(4~6)、重度疼痛(7~10)。

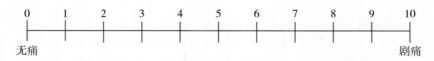

图 1-4-1　数字分级法(NRS)

(六)日常生活活动能力评定

1. 定义　日常生活活动(activities of daily living, ADL)的概念由 Sidney Katzidney Katz 于 1963 年提出,是指一个人为了满足日常生活的需要每天所进行的必要活动。ADL 分为基础性日常生活活动能力(basic activities of daily living, BADL)、工具性日常生活活动能力(instrumental activities of daily living, IADL)。

2. 评定方法　临床上常用的 BADL 评定方法包括改良 Barthel 指数(表 1-4-8)、Katz 指数、PULSES、修订的 Kenny 自理评定等。IADL 评定包括功能活动问卷(the functional activities questionary, FAQ)、快速残疾评定量表(rapid disability rating scale, RDRS)。

表 1-4-8　改良 Barthel 指数评分表

ADL 项目	自理	较小帮助	较大帮助	完全依赖
进食	10	5	0	0
洗澡	5	0		
修饰(洗脸、梳头、刷牙、刮脸)	5	0		
穿脱衣服(包括系鞋带等)	10	5	0	
大便控制	10	5(偶能控制)	0	
小便控制	10	5	0	
使用厕所(包括擦拭、穿衣、冲洗)	10	5	0	
床 - 椅转移	15	10	5	0
平地走 50m	15	10	5(用轮椅)	0
上下楼梯	10	5	0	

二、水中适应性评价

水中运动功能评定目前国际上主要有以下几种:英国游泳疗法协会开发的基于 Halliwick 十点程序的水中运动功能评定方法、水中独立性测试量表(Aquatic Independence Measure, AIM)、Alyn 水中适应性测试量表(Water Orientation Test of Alyn, WOTA)(表 1-4-9)、基于 Halliwick 理念与 ICT 框架的水中运动功能评定、游泳独立性测试量表、Humphries 水中敏捷性评定等。

表 1-4-9　ALYN 水中适应性测试量表（WOTA）

项目	分级
1. 一般适应	4. 欣然进入泳池
	3. 稍有迟疑或态度淡漠
	2. 害怕,紧贴指导者,可间歇恢复平静
	1. 哭泣,抗拒
2. 从池边进入泳池:面朝水面坐着	4. 独立(双臂前伸,头部跟随)
	3. 指导者只在手部给予支持,双肘部屈曲
	2. 指导者在前臂或上肢给予支持,或在手部给予支持但双肘屈曲
	1. 指导者在躯干处给予支持
3. 离开泳池到池边:非站立位下握住池边,通过双手推举抬升身体,转身并坐下	4. 独立完成,抬升自身并正确坐下
	3. 爬出水面,无须支持,但不能独立坐下
	2. 可以启动,爬出水面,需要辅助(坐下时需要/不需要辅助)
	1. 不能启动或因为虚弱不能执行
4. 在水中吹气泡	4. 经鼻吹气泡
	3. 经口吹气泡
	2. 能将口进入水中,不能吹气泡,也不会呛水
	1. 呛水,或抗拒,或无法启动,或存在将口浸入水中的禁忌证
5. 在指导者的帮助下侧卧漂浮:指导者面对游泳者,握住躯干上部的侧面 指令:将耳部没入水中并侧卧	4. 在骨盆、腰部、躯干上部等部位的侧面提供支持——启动漂浮(耳朵没入水下)并回到垂直位
	3. 因虚弱不能启动或漂浮或恢复,但在全力支持下不抗拒漂浮
	2. 轻度抗拒,可以执行侧屈,耳部浸入水中
	1. 极度抗拒,可以执行侧屈,但拒绝将耳部放入水中
6. 在指导者的帮助下仰卧漂浮:指导者面对游泳者,握住躯干上部的两侧 指令:向后躺下去	4. 在骨盆、腰部、躯干上部等部位的侧面提供支持——启动漂浮,放松,并回到垂直位
	3. 因虚弱不能启动或漂浮或恢复,但在全力支持下不抗拒漂浮
	2. 轻度抗拒,将双耳浸于水中,不够放松并试图站起
	1. 极度抗拒,将双耳浸于水中,屈曲头部/骨盆/躯干(试图站起)
7. 溅水	4. 用双手或双腿溅起水花,水花溅到面部时不畏缩
	3. 小心翼翼地溅水,水花溅到面部时畏缩
	2. 不溅水,对水没感觉
	1. 不能执行
8. 浸没　将头部或面部浸入水中	4. 潜入深处捡起物体并自己站起来(在或不在治疗师的帮助下)
	3. 能将脸浸入水中并控制呼吸,无支持下在水中保持一小段时间(1~2s)
	2. 不抗拒或能够启动将脸移向水面的动作,呼吸控制不充分
	1. 拒绝将脸移向水中或存在头部浸入水中的禁忌证

续表

项目	分级	
9. 短臂或长臂抓握,保持直立位 10s	4. 能够完成,在手部下提供支持,双臂向前或向侧方伸直	
	3. 能够完成,在前臂下及手部提供支持,或在手部提供支持,双臂屈曲	
	2. 能够完成,在整个胳膊下提供支持	
	1. 不能完成,双肩下垂,或缺少头部控制,或恐惧脱离	
10. 利用双手沿着池边前进:双脚不能着地,沿着墙壁移动 1.5m	4. 能够完成,无须支持	
	3. 能够完成,启动时需要在手部及躯干处给予支持。不需帮助便可抓住池边	
	2. 能够完成,启动时需要在手部及躯干处给予支持。不施加帮助时不能抓住池边	
	1. 不能启动动作,或不能从墙壁脱离	
11. 站于水中,水深齐胸	4. 能够长时间站立或行走(在监督下)	
	3. 能够站立或行走 10s 左右	
	2. 扶扶手或指导者在双手处给予支持	
	1. 指导者在躯干处给予支持,或不能站立	
12. 握住绳索,水深齐胸	4. 通过双手交替运动前进或侧向前进 1m	
	3. 摇摆时双手抓握——10s,仰卧漂浮位或直立位	
	2. 摇摆时需要在躯干侧面给予支持——10s	
	1. 不能握住绳索:不能或者无法启动	
13. 坐于水中:在指导者的大腿上,下颌在水下,10s	4. 需要在骨盆处给予轻度支持	
	3. 需要在腰部给予轻度支持	
	2. 需要在躯干上部给予轻度支持	
	1. 拒绝脱离,紧贴指导者,或需要在躯干上部侧面给予全力支持	

第二节　水疗安全筛查

一、水质安全

见第二章第四节水疗室管理规范相关内容。

注意:如果水疗池的化学物质无法维持在最佳的水平,并且有出现感染的可能,那么水疗池应该关闭,尽快通知相关部门。在问题解决之前水疗池保持关闭。

二、患者安全评估

患者的安全评估主要包括一些心肺功能的评估,如患者的心率、血压、氧饱和度等。以下情况应禁止进行水疗训练:

1. 血压　在 180/100mmHg 以上或 90/40mmHg 以下者。

2. 心率　在 100 次/min 以上者。

3. 严重心律失常如频发早搏、心动过速、传导阻滞(Ⅱ度以上)、房颤房扑心室率未得到控制等。

4. 严重器质性心脏病即心脏病并伴有明显心脏增大或 / 和严重心律失常、或 / 和严重心力衰竭者,或同时伴有严重其他脏器疾病,应综合其全面情况加以考虑。

5. 2 周以内的急性疾病、未得到控制的急性感染、不合作的精神病患者应禁止入浴。

三、环境、设备安全评估

进行水疗前应对水疗室的环境和设备进行以下安全评估:

1. **采光**　水疗室应该有足够的自然光线,如自然光线不足应打开人工光源,保证室内光线充足。

2. **通风**　治疗前进行室内通风。这一点在进行硫化氢浴、二氧化碳浴时尤其重要。

3. **温度**　一定的温度在治疗上非常重要。盆浴室、淋浴室、水中运动室、温布包裹疗法室温度应在 22~28℃。更衣室温度 25℃左右。

4. **湿度**　水疗室保持一定湿度,能增加空气的导热性。但湿度一般不要高于 75%。

5. **地面**　水疗室的地面应保持绝对干燥。

6. **设备**　治疗前检查治疗设备各部件能否正常工作。保证设备功能正常后在水池或槽内注入适量治疗用水,开循环过滤系统并监测水温为所需温度。根据治疗需要,可在水中加入消毒剂或抗感染药物。观察水中有无异物。检查各个泳圈充气是否足及准备其他训练用具。

四、出入水安全

患者更换泳衣、泳裤后,由电动升降转移装置送入槽内,调整水深。

第三节　水疗计划和进度记录

水疗作为康复治疗的一部分,应该在患者接受水疗开始之前针对患者的基本情况做出相对应的治疗程序规划,采取相应的水疗策略和计划,并对治疗进度做好记录。

一、水疗计划

(一) 水疗程序

水疗程序与物理治疗相同,需要通过检查、评估、诊断、预后和干预五大要素来确保患者获得满意的疗效。

1. **检查**　检查由治疗师在对患者进行干预之前完成,目的是为患者制订一个个性化的并且行之有效的干预治疗计划。检查的内容包括病史、系统检查、测试与测量三方面。病史主要来源于患者的主诉及过往病例回顾;系统检查包括患者身体各系统的检查,如神经系统、心血管系统、皮肤系统、骨骼肌肉系统、泌尿系统、认知等;测试与测量包括关节活动度测量、肌张力测试、肌力测试、感觉测试等。

2. **评估**　检查完成后,治疗师依据患者资料做出临床判断。

3. **诊断**　诊断由治疗师依据检查和评估及自身的临床经验来判定,可参考其他人所观察到的患者参与水平的进步等方面。

4. **预后**　治疗师需要预测患者功能水平能进步到何种程度,治疗需要达到的目标,预期治疗结果,治疗频率与持续时间及可能的干预方法。

5. **干预**　干预由治疗师根据患者功能水平的变化来执行。干预内容通常包括:①协调、交流与文件记录,这些信息主要来源于治疗师、医生、护士等,其目的是建立各部门之间的交流渠道;②患者的联系方式,以便联系患者或其家属;③程序上的干预,包括各种治疗措施,目的在于减轻疼痛、增强运动能力等。

（二）计划设计

水疗计划是根据检查、评估、诊断和预后以及协调物理治疗和作业治疗等治疗活动后,与患者协商制订。通常包括以下几个方面:

1. 每个阶段预期进步水平。

2. 每个阶段所提供的干预 / 治疗措施。

3. 每个阶段的治疗强度。

4. 预期出院计划。

水疗也需要有其对应的简洁的功能目标,这些目标必须可测量并且有时间限制。功能性目标是比较结果的工具,这就要求计划的评估必须有效,才能确定患者的进步程度或者水平。一个完整的计划包括对干预类型、干预目的、治疗参数、进展情况和注意事项等。

在对患者进行检查、评估和诊断后,设立阶段性的目标,制订相应的治疗措施和干预方法。阶段结束后,针对阶段性目标对患者进行再检查评估,观察患者功能的进步 / 退步情况,改变治疗措施和干预方法,重新制订阶段性目标。如此循环,直至患者可结束水疗训练。

二、进度记录

（一）水疗程序进度记录

其主要目的在于:

1. 方便了解患者治疗及管理方案。

2. 方便与其他部门进行治疗措施上的协调统一。

3. 反映治疗的合理性和必要性。

4. 方便制订出院计划。

5. 有利于改进质控。

6. 可以用作预后相关研究。

7. 方便医疗保险赔付。

8. 其他法律和伦理方面的责任。

（二）进度记录内容

1. 主观资料 包括患者主诉、病史、损伤机制、接受过的治疗、生活方式、社会支持、职业等;家属或者看护提供的相关信息;患者自我功能方面的限制、对功能的诉求、对上一次治疗的反馈等。

2. 客观资料 包括临床中的影像学检查、神经电生理检查、康复功能方面的评定、患者一般体格指标等。

3. 治疗方法 包括采用的水疗技术、设备、水温、治疗方式、治疗频率、强度、时间等。

4. 治疗评价 针对前一阶段的治疗,结合阶段性目标,对治疗结果进行评价。

5. 后期计划 得出疗效评价结果后,制订新的水疗措施,改善治疗计划,明确新的阶段性目标,调整干预措施。

在记录治疗进度时,对于患者的一般性资料无须重复书写,而其他方面如阶段性治疗评价、疗效评价、治疗方法、后期计划、患者诉求等,由于随着治疗的进行而改变,可以有针对性地进行记录。鉴于康复是一个缓慢的进程,记录频率保持在 3 日左右一次即可(表 1-4-10、表 1-4-11)。

表 1-4-10　水疗治疗进度记录表（首页）

基本信息	
姓名	性别
年龄	民族
职业	籍贯
教育程度	婚姻状况
床号	住院病历号
家庭住址	联系方式

病史陈述	陈述人

既往史	

临床诊断	

治疗前康复评定	评定时间

康复目标（近期、远期）	

表 1-4-11 水疗治疗进度记录单（续页）

记录日期	治疗进度记录			
	患者诉求			
	目前康复评定			
	存在主要问题			
	治疗方法、时间和强度			
	疗效分析评价			

（史岩 沈军 柏京）

【参 考 文 献】

[1] 窦祖林,李奎,李鑫 . 康复治疗记录的撰写[M]. 北京:人民卫生出版社,2016.

[2] BRODY L,GEIGLE PR. Aquatic exercise for rehabilitation and training [M]. Champaign:Human Kinetics Publishers,2009.

第二部分

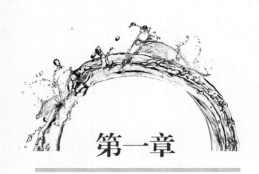

第一章

脑卒中水疗康复

第一节 脑卒中概述和评定

一、概述

脑卒中(cerebral stroke)又称中风、脑血管意外(CVA),是指突然发生的、由脑血管病变引起的局限性脑功能障碍,并持续时间超过24h或引起死亡的临床综合征。它包括脑梗死、脑出血和蛛网膜下腔出血。通常分为急性期、恢复期、后遗症期。在患者生命体征稳定后,应尽早开始包括水疗在内的康复治疗。

二、相关评定

（一）陆上评定

1. **运动** 包括 Brunnstrom 运动功能分期、运动功能(Fugl-Meyer)、肌力(MMT)、肌张力(改良 Ashworth)、平衡能力(Berg)、协调(指鼻试验、轮替试验等)、步态分析等。

2. **感觉** 浅感觉(温度觉、触觉、痛觉为重点)、深感觉(运动觉、位置觉、振动觉)以及前庭觉。

3. **心肺功能** 有必要在陆地上对心血管和肺功能进行评估。如心功能分级、心电图、肺活量等。

4. **疼痛** 肩、髋关节状况、肩手综合征等疼痛程度评分(VAS)。

5. **认知及心理** 危险意识、对他人的态度、对水的认知和对水中训练的态度。可选用简易精神量表(MMSE)、汉密尔顿抑郁量表、汉密尔顿焦虑量表。

6. **言语及吞咽** 交流意愿和能力、吞咽功能(涉及呛咳风险)。可选用汉语失语症成套测验、洼田饮水试验。

（二）水中评定

1. **Alyn 水中适应性测试量表(Water Orientation Test of Alyn,WOTA)** 在水中总体

运动能力评价方面推荐使用。该量表分为 WOTA-1 和 WOTA-2 两个版本,前者专为功能受限并伴有认知障碍者以及不能听从简单指令的各个年龄段的儿童设计。完整版量表共 27 项,分 4 级评分,得分越高功能越好。此方法经过信度和效度的检验,具有良好的重测一致性,且与粗大运动功能评定量表(GMFM)相关性高,是目前水疗领域应用较广的评定量表。

　　2. 牛津肌力分级(水中改良版)　用于在水中评定肌力。需注意,在评定肌力较弱但关节运动范围很好的肌肉时受到很大限制。陆上肌力分级从 0 到 5,0 分相当于没有收缩,5 分为正常。在水中分级从 1 开始,持续到 5。必须认识到,水中的 5 级并非正常(表 2-1-1)。

表 2-1-1　牛津肌力分级(水中改良版)

分级	描述	分级	描述
1	浮力辅助下收缩	3	快速抵抗浮力收缩
2	浮力抵消(支托)时收缩	4	抵抗浮力和小漂浮物收缩
2⁺	抵抗浮力收缩	5	抵抗浮力和大漂浮物收缩

第二节　脑卒中的水疗技术

一、水疗治疗方案的设计原则及注意事项

(一) 时机和方式

　　脑卒中患者进行水疗的时机选择很重要。在病情稳定的情况下,尽早进行水疗可以预防并发症的发生,也可以最大程度地恢复患者的功能。但是脑卒中患者发病急性期,根据病灶部位、大小、年龄、血压等生命体征、既往身体情况等不同,病情稳定程度也差异很大,所以要同临床医生多沟通,选择一个合适的时机进行水疗。一般来说,缺血性卒中 1 周后、出血性卒中 3 周后可以进行功能锻炼。

(二) 个体化原则

　　水疗治疗师应根据患者年龄、性别、对于水冷及热的习惯、神经功能状态、疾病种类和不同阶段来选择适宜的强度、治疗项目、治疗时间,并制订相应的近期、中期及远期目标。

(三) 损伤定位

　　需要注意损伤大脑的半球的左、右定位可能会引起患者的不同问题。例如,一个右侧偏瘫(左半球卒中)患者可能由于言语中枢受损而存在失语。治疗师与患者沟通可能需要使用手势、动作、引导式活动等。左侧偏瘫患者可能存在空间定向、感知觉或复杂技能排序等问题。又如,穿脱衣不能自理的患者在更衣室会需要更多的帮助,而这样的患者在治疗池中也会影响运动技能的学习。在这种情况下,需要在经验丰富的神经康复专家指导下制订出合适的水疗方案。

(四) 温度

　　水疗中任何形式的治疗,水温都会对人体产生影响。体温与使用温度的差形成一种刺激,通过感觉神经的温度感受器传入中枢,出现各种身体反应。此温度差越大,反应也越大,反之则越小。理论上温度差为 0 时,即不感温度,仅有静水压和浮力的影响。脑卒中早期患者进行水疗时,应选择不感温水浴,尽量减少温度对血压、脉搏的影响。

(五) 水深

　　由于浮力随身体浸入水中的深度增大而增大,站立困难的患者在深水中活动因而变得

容易。训练首先在深水中进行,逐渐转移到更浅的深度。其中上肢训练例外,在浅水中活动上肢或抗阻划水训练可以避免上肢完全浸入水中产生最大浮力辅助。

(六)单侧与双侧运动

水中运动时的阻力使患者付出更多努力。当水中肢体运动时,患者越努力运动,其躯干和临近部分越不稳定。如果患者仅仅运动单个肢体,需要的动力就相应减少,尤其是在其他肢体提供额外稳定性的情况下,如扶住水池边或站在水池底面上。当患者的稳定能力提高后,开始尝试做双侧肢体运动。考虑到水中运动的阻力和提供身体近中央部分的稳定性,通常相对于对称性的双侧运动(如双肩同时前屈),患者更容易执行非对称性的双侧运动(如右肩前屈同时左肩后伸)。

(七)远端稳定性

当患者身体运动部分的远端接触到具有稳定性的物体,受到一种支撑力,从而为执行水中活动增加了稳定性。因此,远端稳定比运动状态(远端没有支撑)更容易完成水中动作。提供稳定支撑的物体不一定必须是固定不动的,如不是固定到水池上的漂浮的浮力圈依然具有稳定作用。远端稳定的水中动作包括一手放在浮板上,在肩水平的水面上作外展内收划水动作,或者应用 Bad Ragaz 法中的大多数动作。远端自由的水中动作没有外界物体的额外支撑,如游泳动作或者深水跑步。

(八)水中运动的速度和幅度

人在水中只要增加一点运动速度,就能感受到明显的水阻力。同样,患者增加关节活动范围,水中活动的难度也会增加。患者开始训练时应从慢速和小活动范围开始,当能力提高时再逐渐增加。通常原则是指导患者在舒适正确完成动作情况下尽可能快速运动,如果出现运动模式异常,说明患者的动作速度和范围过量。

(九)患者体位

患者体位包括球式、立式、三角式、杆式。这些体位从最稳定到不稳定,球式体位最稳定,但是临床很少用到。立式是在实践中最常用的,身体浸入水中取类似坐姿,双上肢伸展。此种体位下躯干和四肢受到水浮力支撑最大。随着技能提高,患者能够越来越独立,可以尝试三角式或杆式,身体浸入水中的深度越小,水浮力的支撑力越小。功能差的患者首先应在稳定的体位下训练,随着功能提高,再过渡到不稳定的体位。

(十)评定与治疗密切结合

根据评定的结果有针对性地制订治疗方案。随着治疗的进行,患者功能得到改善,及时进行康复评定,修改治疗方案,使康复效率最大化。

二、脑卒中的水疗治疗方法

(一)水疗设备

1. 无障碍浴(轮椅式)　俗称轮椅浴,主要利用温度和机械效应,缓解过高的张力或刺激软瘫的肌肉。尤其适用于转运困难的患者。

(1)操作方法:首先检查设备是否完好。之后患者脱去衣物,治疗人员将患者固定于专用无障碍轮椅,打开舱门将患者推入浴槽内,关闭舱门,调整座椅角度,注水至适宜位置。打开涡流及气泡发生装置进行治疗。最后治疗完毕,先排水,再打开舱门将患者移出。注意,水位不可过高,应低于心脏位置。

(2)温度与时间:水温 37~39℃;治疗时间 15~20min。

2. Hubbard 浴　又称蝶形浴。根据病情需要可进行被动 ROM、按摩、抗阻运动等各种训练。治疗师在槽外中间凹陷处指导或辅助患者进行训练。

（1）操作方法：首先检查升降装置是否完好，清洁浴槽。再注入容量 2/3 的浴水，然后患者脱去衣服，治疗人员将其固定于升降装置上，按动入水控制键，升降架即自动徐徐升起。机器集成装置可自动转动方向，而升降车需要治疗人员推车调整到合适位置，将患者慢慢置于水中。治疗师辅助患者进行训练。治疗中可开动肩、腰、大腿、小腿等部位喷水口，直接喷射或形成涡流，以增强水流冲击，获得水的按摩效果。一些 Hubbard 浴槽中也包含气泡发生装置，可根据患者病情选择开关。治疗结束，按动出水控制键，升降机可将患者徐徐升起出水，再把患者身体擦干，穿好衣服。最后排空槽中浴水，清洁消毒，以备再用。

（2）温度与时间：水温 35~39℃；治疗时间 10~30min。

3. 涡流浴　主要作用为改善血液循环、镇痛、促进患肢感觉恢复。涡流浴综合了温度和机械效应。无障碍轮椅浴与 Hubbard 浴常集成涡流喷嘴。

（1）操作方法：根据患者治疗部位选择大小适合的涡流浴装置，并检查装置各部是否完好。将浴盆中注入 2/3 容量浴水，打开涡流开关。上肢治疗的患者脱去上衣，下肢治疗的患者脱去鞋袜、衣裤，以免被水浸湿。患者要采取舒适体位，将肢体浸入水中进行治疗。在涡流浴治疗中，温度仍然是一个重要因素，大多数患者应维持在 38~39℃。对于张力较高的患者，温度可稍高。而血压不稳、体能较差的患者，温度要稍低。全部治疗过程温度宜保持恒定，水流强度要适中。治疗从始至终应使患者全身感觉舒适，精神爽快，无疲劳。

（2）温度与时间：水温 37~42℃；治疗时间 10~20min。

4. 气泡浴　历来以镇静作用而闻名，有助于改善血液循环，训练血管舒缩功能。无障碍轮椅浴与 Hubbard 浴常集成气泡发生装置。

（1）操作方法：此种治疗技术不复杂，首先检查气泡浴装置是否完好，再将气泡发生器置于浴盆底部，放入容量 2/3 浴水，开动气泡发生器，使浴水充满足够量气泡。然后令患者脱去衣服，进入浴水中，仰卧，水面不宜超过胸骨剑突部。治疗后令患者出水，擦干，穿好衣物。

（2）温度与时间：水温 36~38℃；治疗时间 10~20min。

5. 步行训练槽　又称步行浴槽。它与水中运动比较，占用空间小，节省用水。步行训练槽主要利用水的浮力进行减重步行训练。治疗师可以通过浴槽的观察窗对患者进行观察、拍照和记录。

（1）操作方法：首先检查升降机或开关门等设备是否完好，之后患者进入训练槽，将门锁死，再将浴槽内放入与患者功能状态适宜高度的水，开动跑台，患者开始进行步行训练。根据患者状态，随时调节水位高度以及跑台速度。训练结束后停止跑台，放水，开门，患者走出训练槽。

（2）温度与时间：水温 35℃左右；治疗时间 10~20min。

6. 水中运动池　主要利用水的浮力、阻力及水的特殊物理特性，帮助患者更快地实现坐、站、行走、平衡等功能。

（1）操作方法：根据患者病情选择不同方式将患者转移入水。对下肢力量较差的患者，可通过电动升降椅转运；对可行走的患者，可自行通过楼梯进入池中。治疗师根据患者功能状态安排一对一治疗或群体治疗。水中可实现陆地上难以完成的漂浮、旋转等核心控制训练。最后将患者转移出水，完成治疗。注意，保证患者安全，防止呛水及溺水。

（2）温度与时间：水温 35℃左右；治疗时间 20~40min。

（二）脑卒中患者不同阶段的水疗方法

由于不同阶段的卒中患者功能表现不同，故应采用不同的水疗方式，以达到最佳治疗效果。按照 Brunnstrom 运动功能分期，将水疗方法总结如下，但实际病情复杂多变，应具体情况具体分析。

1. Brunnstrom 运动功能分期 I 期（图 2-1-1）

（1）特点：患者处于迟缓期，随意运动消失。

（2）水疗体位：卧位或半卧位。

（3）治疗设备：轮椅浴槽，Hubbard 浴槽（包含涡流、气泡）。

（4）建议处方：每日 1 次，每次 15~20min，水温 37℃左右，20 次为 1 疗程（血压偏低患者可将水温控制在 35℃左右）。

（5）治疗作用：利用涡流冲击作用刺激迟缓肌肉，促进肌张力恢复。Hubbard 浴槽内进行被动 ROM 训练，维持关节活动度；利用静水压力进行呼吸训练；利用水的温热效应和气泡促进血液循环。

2. Brunnstrom 运动功能分期 II 期（图 2-1-2）

（1）特点：可出现联合反应，肌肉张力升高。

（2）水疗体位：可处于半卧位或坐位。

（3）治疗设备：轮椅浴槽，Hubbard 浴槽，水中运动池。

（4）建议处方：每日 1 次，每次 15~20min，水温 37℃左右，20 次为 1 疗程；水中运动池每日 1 次，每次 10~20min，水温 35℃左右，20 次为 1 疗程。

（5）治疗作用：Hubbard 浴槽内进行 ROM 训练，利用联合反应诱发患肢运动的出现。轮椅浴槽体位为半卧位状态，可训练躯干肌，为坐位打下基础。水中运动池中进行 Watsu 手法，缓解疼痛，增加软组织活动性和关节活动度，利用水的浮力让患者主动运动。

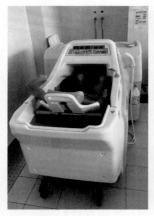
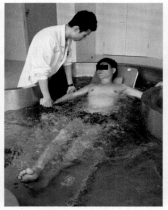
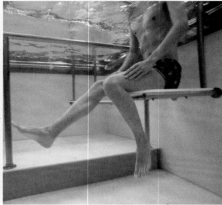

图 2-1-1　Brunnstrom I 期水疗

图 2-1-2　Brunnstrom II 期水疗

3. Brunnstrom 运动功能分期 III 期（图 2-1-3）

（1）特点：共同运动模式，可能存在痉挛。

（2）水疗体位：可处于卧位、坐位、站立位及治疗师辅助下的水中任意体位。

（3）治疗设备：Hubbard 浴槽（用于大小便失禁患者），水中运动池，步行浴槽。

（4）建议处方：Hubbard 浴每日 1 次，每次 15~20min，水温 37℃左右，20 次为 1 疗程；水中运动池或步行浴槽每日 1 次，每次 10~20min，水温 35℃左右，20 次为 1 疗程。

（5）治疗作用：Hubbard 浴槽内进行主动 ROM 训练，治疗师注意纠正共同运动模式。水中运动池中进行 Watsu、Halliwick、Bad Ragaz 等训练，利用手法及水温控制肌张力，增强力量，水中站立平衡，诱发分离运动的产生。Watsu 不仅可以放松身体，还可以对心理进行调节，放松减压；Bad Ragaz 有水中 PNF 之称，可用于抗阻训练，也可用于正常运动模式的

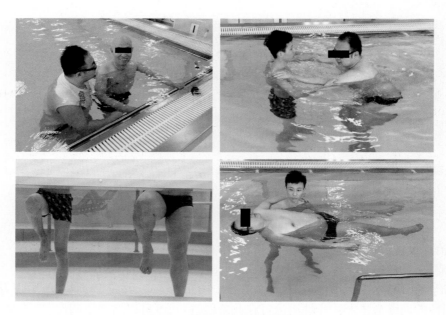

图 2-1-3　BrunnstromⅢ期水疗

建立。步行浴槽训练可借助水的浮力抵消部分重力,使步行更早得到训练,促进步行模式的恢复。

4. Brunnstrom 运动功能分期Ⅳ期(图 2-1-4)

(1) 特点:开始出现分离运动。

(2) 水疗体位:可处于站立位及治疗师辅助下的水中任意体位。

(3) 治疗设备:水中运动池,步行浴槽。

(4) 建议处方:每日 1 次,每次 15~20min,水温 35℃左右,20 次为 1 疗程。

(5) 治疗作用:水中运动池中进行 Halliwick、Bad Ragaz、Aichi 等训练,利用手法及水温控制肌张力,增强力量,水中站立平衡,使分离运动更充分。Halliwick 中的一些旋转控制训练促进躯干肌控制能力,增强核心肌力;Aichi 可改善僵硬,促进平衡,释放精神压力。步行浴槽中的练习注意纠正异常步态。

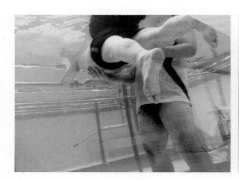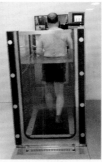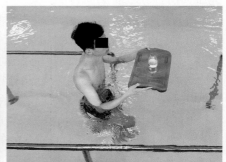

图 2-1-4　Brunnstrom Ⅳ期水疗

5. Brunnstrom 运动功能分期Ⅴ、Ⅵ期(图 2-1-5)

(1) 特点:运动接近正常。

(2) 水疗体位:可处于站立位及治疗师辅助下的水中任意体位。

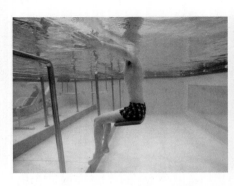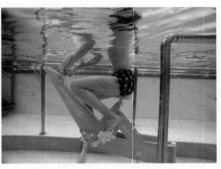

图 2-1-5　Brunnstrom Ⅴ、Ⅵ期水疗

（3）治疗设备：水中运动池，步行浴槽，水中自行车。

（4）建议处方：每日 1 次，每次 20~40min，水温 35℃左右，20 次为 1 疗程。

（5）治疗作用：水中运动池中进行 Halliwick、Bad Ragaz、Aichi 等训练，以增强力量、平衡以及协调性的训练为主。治疗性游泳可在此阶段进行，既可以增强协调性，又掌握了运动技能。步行浴槽中的练习可以提高速度，以达到增加阻力的目的。可逐渐延长训练时间，增强机体耐力。

（三）脑卒中患者不同功能障碍的具体水疗方法

1. 感觉障碍　可在不同温度的水中进行水疗，另外配合涡流机械冲击，增加患者的感觉输入。深感觉障碍训练，先由治疗师通过被动运动引导患者作出并体验正确动作，然后指示患者用健侧去引导患侧完成这些动作，逐渐恢复位置觉与运动觉。

2. 肩手综合征　避免上肢外伤、疼痛、过度牵伸、长时间悬垂，可在 9.4~11.1℃冷水中浸泡患手 30min，每日 1 次。主动被动运动应首先进行肩胛骨活动，可进行水中减重主动运动，不应练习患侧上肢伸展的持重活动。

3. 肩关节半脱位　可以在 Hubbard 浴槽中进行肩关节的主动运动，训练肩关节周围肌群力量，以加强肩关节稳定性。

4. 肺炎　可以利用静水压进行呼吸训练。

5. 膝过伸　可在水中进行仰卧位、坐位、站立位的膝关节控制训练，加强股四头肌、腘绳肌、胫骨前肌、腓肠肌等肌力。

6. 平衡功能训练　水深以患者能站稳为准，然后治疗师从不同方向向患者身体推水，制造水浪或用水流冲击，使患者平衡受到干扰，并让患者通过自己的努力去对抗水浪或水流的冲击，使身体保持平衡，进行水中动态平衡功能训练。

7. 水中步行训练　可以让患者进行向前、向后、向侧方行走或交叉迈步，或者让患者用前脚掌或脚跟步行，又或者进行在水中跑步、跳跃等训练。

8. 水中协调性训练　在开始时可先由治疗师固定患者进行上肢或下肢的分解动作，再逐渐过渡到患者完全独立进行治疗性游泳。

9. 压疮　可通过涡流浴疗法及脉冲灌洗两种方法清洁创口。注意，新生肉芽的伤口不要进行涡流浴治疗，因为新生的脆弱组织易被破坏。

10. 肌张力增高　可利用 Watsu 技术温和牵张，配合水的温热效应可有效降低肌张力并提高关节活动度。

第三节 脑卒中水疗技术实例

一、水疗实例

1. **基本信息** 患者,男性,36岁。因言语不畅、右侧肢体无力30天入院。
2. **临床诊断** 脑出血(左侧基底节区);部分混合性失语,右侧肢体运动功能障碍;ADL重度功能缺陷;社会参与能力丧失;高血压3级(极高危组)。
3. **康复评定** 详见表2-1-2。

二、水疗方案

(一)第一阶段水疗方案(2014年4月7日—2014年4月30日)

1. **患者状态** 患者处于迟缓期,肌张力低下,无主动运动。
2. **治疗频次** 每周5次,每次15min。
3. **康复目标** 诱发肌张力恢复及主动运动出现。
4. **具体方案** 安排Hubbard浴槽中进行被动ROM训练,利用涡流冲击作用刺激迟缓肌肉,促进肌张力恢复。

(二)第二阶段水疗方案(2014年5月8日—2014年6月20日)

1. **患者状态** 患者肌张力逐渐恢复,可有部分主动运动,可实现无支撑坐位,Ⅰ级坐位平衡。
2. **治疗频次** 每周5次,每次20min。
3. **康复目标** 实现坐位Ⅱ级、Ⅲ级平衡,实现坐-站转移。
4. **具体方案** 安排仰卧位Hubbard浴槽进行主动ROM训练以及坐位涡流浴。

(三)第三阶段水疗方案(2014年6月23日—2014年8月15日)

1. **患者状态** 患者肌张力轻度增高,可实现扶持下站位。
2. **治疗频次** 每周5次,每次20min。
3. **康复目标** 防止肌张力继续增高,诱发分离运动出现;先实现无支撑站立,再实现扶持下行走。
4. **具体方案** 水中运动池中进行Watsu、Halliwick、Bad Ragaz等训练。Watsu法应用于治疗开始阶段,结合水的温热效应,放松肌肉,扩大关节活动度。Halliwick进行心理调适与平衡控制。Bad Ragaz改善患者控制随意运动的能力。注意控制训练次数,每组动作次数不宜过多(每次3组,每组5次),以减低疲劳对动作质量的影响。

(四)第四阶段水疗方案(2014年8月15日—2014年11月14日)

1. **患者状态** 患者出现分离运动,可在扶持下缓慢步行10m。
2. **治疗频次** 每周5次,每次30min。
3. **康复目标** 继续强化分离运动,增强四肢协调性。逐步实现无支撑步行并纠正步态,使之趋近正常。
4. **具体方案** 水中运动池中进行Halliwick、Bad Ragaz、Aichi等训练,步行浴槽训练步行能力。Halliwick进行旋转控制训练,并可尝试治疗性游泳,增强肢体协调性。Bad Ragaz增大训练难度,利用水中辅具增加运动阻力,并增加每组动作训练次数(每次3组,每组8次)。Aichi训练平衡以及动作协调性。步行浴槽开始应以较低的速度进行,注意纠正步态。

表 2-1-2　治疗前后相关评定

评定内容		治疗前	治疗后
Brunnstrom 分期	上肢	I	IV
	手	I	III
	下肢	I	IV
感觉		减退	正常
肌张力		减低	正常
平衡（Berg）		0	32
Barthel 指数		20	70
患者状态		卧床体位，肌肉软瘫，无主动运动	可实现无支撑步行

（赵　骅　王轶钊）

【参 考 文 献】

［1］BECKER BE. Aquatic therapy：scientific foundations and clinical rehabilitation applications ［J］. Journal of Injury, Function, and Rehabilitation, 2009, 1 (9)：859-872.

［2］DRIVER S, REES K, O'CONNOR J, et al. Aquatics, health-promoting self-care behaviours and adults with brain injuries ［J］. Brain Injury. 2006, 20 (2)：133-141.

［3］DRIVER S, REES K, O'CONNOR J, et al. Evaluation of an aquatics programme on fitness parameters of individuals with a brain injury ［J］. Brain Injury. 2004, 18 (9)：847-859.

［4］ZHANG Y, WANG YZ, HUANG LP, et al. Aquatic therapy improves outcomes for subacute stroke patients by enhancing muscular strength of paretic lower limbs without increasing spasticity：a randomized controlled trial ［J］. American Journal of Physical Medicine & Rehabilitation, 2016, 95 (11)：840-849.

［5］TRIPP F, KRAKOW K. Effects of an aquatic therapy approach (Halliwick-Therapy) on functional mobility in subacute stroke patients：a randomized controlled trial ［J］. Clinical Rehabilitation. 2014, 28 (5)：432-439.

［6］［美］贝克尔，［美］科尔著 . 综合水疗学［M］. 黄东峰，李建新，王宁华译 . 北京：金盾出版社，2015.

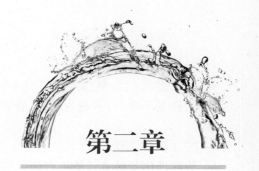

第二章

颅脑损伤水疗康复

第一节 颅脑损伤概述和评定

一、概述

颅脑损伤是指头部特别是脑受到外来暴力打击所造成的脑部损伤，又称脑外伤，可导致意识障碍、记忆缺失及神经功能障碍。由于颅脑损伤具有发病率高、病情急、病情变化快、导致的功能障碍多以及多发生于青壮年的特点，因此一直以来都是临床康复的重点工作内容。

暴力作用于头部的方式有直接暴力与间接暴力，前者更为常见。暴力直接作用于脑组织，可引起脑的加速性损伤、减速性损伤或挤压性损伤。间接暴力只是指外力作用于身体部位，经传递达于头部并引起脑间接损伤。

按外伤后脑组织是否与外界相通，临床上将颅脑损伤分为闭合性颅脑损伤和开放性颅脑损伤两类，以前者更为常见。闭合性颅脑损伤多为头部接触较钝物体或间接暴力所致，头皮、颅骨和硬脑膜三者中至少有一项保持完整，因而脑组织与外界不相通，无脑脊液漏；开放性颅脑损伤多由锐器或火器直接造成，头皮、颅骨和硬脑膜三者均有破损，颅腔与外界沟通，有脑脊液漏。

在颅脑损伤的全部病理生理过程中，脑组织不仅可因暴力的直接作用产生原发性损伤，还可出现继发性损伤而使病情复杂化。原发性脑损伤是暴力作用于头部时直接造成的脑损害，如脑震荡、脑挫裂伤等。原发性脑损伤病变性质与严重程度在受伤当时已经决定，并立即出现相应的临床症状与体征。继发性脑损伤是指在受伤一定时间后在原发性脑损伤的基础上出现的脑病变，主要为脑水肿、颅内血肿、脑压增高、脑移位和脑疝等，其症状和体征是在伤后逐步出现或加重，因而有别于原发性脑损伤，且其严重程度并不一定与原发性脑损伤的严重程度一致。

二、临床表现

(一) 意识障碍

绝大多数颅脑损伤患者都有不同程度的即刻出现的意识丧失。根据伤情不同,意识障碍的程度不等,可表现为嗜睡、昏睡、浅昏迷或深昏迷等。意识障碍程度与脑损伤程度相一致。

(二) 头痛、呕吐

头皮损伤及颅骨骨折可有伤处局部的疼痛。颅内压高时,头痛常呈持续性胀痛,呕吐为频繁的、喷射状呕吐。

(三) 生命体征的改变

体温、呼吸、脉搏、血压、心率也可以反映脑损伤的程度。不同类型的颅脑损伤其生命体征变化也不一致。

(四) 眼部征象

眼部症状与体征对伤情判断和预后估计有重要意义。

(五) 神经系统局灶症状与体征

根据病变部位不同,可出现单肢瘫、偏瘫、四肢瘫、感觉障碍、失语、共济失调等。如一侧大脑半球损伤时,可出现对侧肢体的中枢性瘫痪伴感觉障碍;内囊损伤,可出现对侧的"三偏"综合征,即偏瘫、偏盲与偏身感觉障碍。

(六) 脑疝

颅内高压进一步发展致各腔室间压力不均,推压部分脑组织向解剖间隙移位而引起脑疝的发生。

三、颅脑损伤类型

(一) 脑震荡

脑震荡主要表现为伤后立即发生短暂的意识障碍,一般不超过半小时。清醒后多数患者有近事性遗忘而不能叙述当时的受伤经过。

(二) 脑挫裂伤

脑挫裂伤包括脑挫伤与脑裂伤,但实际上是同一种病变不同程度的表现,往往同时存在,临床上常难以区别,因而将其统称为脑挫裂伤。临床表现主要有不同程度的意识障碍,与损伤部位相关的局灶症和体征如偏瘫与失语等,颅内压增高的症状和体征。

(三) 弥漫性轴索损伤

弥漫性轴索损伤是一种实质的弥漫性损伤,既可单独存在,也可与其他脑损伤并存,临床上并不少见。通常患者伤后立即昏迷且昏迷程度深、持续时间长,一般无中间意识清醒期。弥漫性轴索损伤所引起的病理改变常难以恢复,且至今仍缺乏有效治疗手段,不仅死亡率高,而且是导致颅脑损伤患者伤后植物生存状态和严重视神经功能障碍的重要原因。

(四) 原发性脑干损伤

临床上相当常见,虽可单独出现,但常与其他部位脑挫裂伤同时存在,多数情况下是广泛性脑挫裂伤的一个组成部分。主要表现如下:

1. 伤后立即出现意识障碍,特点是昏迷程度深、持续时间长和恢复过程慢,甚至终生昏迷不醒。

2. 早期出现脑干损伤的症状与体征如呼吸、循环功能紊乱,严重者可迅速导致生命中枢衰竭而死亡。常出现眼球活动与瞳孔变化,严重者表现为眼球固定;出现双侧病理反射,严重时处于急性脑休克状态,各种深浅反射与病理反射均不能引出,待病情稳定后方才出现;中脑受损时可出现去大脑强直。

（五）颅内血肿

颅内血管损伤出血是脑损伤的常见表现之一。如果出血在颅腔内某一部位积聚形成占位性病变,即为颅内血肿。血肿达到一定体积可以压迫脑组织,引起颅内压增高和相应的局灶性症状。若不及时处理,其症状往往呈进行性加重,最终导致脑疝形成而危及生命。颅内血肿最具特征性的临床表现是意识障碍的演变过程具有外伤后原发性昏迷、中间意识清醒(或好转)和继发性昏迷三个阶段。

四、颅脑损伤的康复评定

（一）意识状态评估

1. 格拉斯哥昏迷量表（Glasgow Coma Scale,GCS）

2. Galveston 定向力及记忆遗忘试验（Galveston orientation and amnesia test,GOAT）

（二）认知功能障碍评定

主要是 Rancho Los Amigos（RLA）认知功能分级

1. 记忆功能评定　记忆是人对过去经历过的事物的一种反应,是对获得信息的感知及思考、储存和提取的过程。可分为长时记忆、短时记忆、瞬间记忆三种。常用的评定量表有韦氏记忆量表（WMS）、Rivermead 行为记忆测试（RBMT）、临床记忆量表。

2. 注意的评定　注意是对事物的一种选择性反应。常用视跟踪和辨认测试、数或词的辨别注意测试、声辨认等方法来评定。

3. 思维的评定　思维是心理活动最复杂的形式,是认知过程的最高级阶段。思维反映的是客观事物共同的、本质的特征和内在联系。思维的评定可选自认知功能成套测验中某些分测验,如韦氏成人智力量表（WAIS）中的相似性测试和图片排列测试,或 Halstead-Reitan 神经心理成套测验中的范畴测验等。

4. 严重认知障碍的评定　颅脑损伤后严重认知障碍即外伤性痴呆指的是记忆、注意、思维、言语等认知领域严重的认知衰退,而且影响到患者的日常生活活动与社会交往。对于痴呆,临床上常用简易精神状态检查（MMSE）与长谷川痴呆量表（HDS）来进行筛查。

（三）感知障碍的评定

1. 失认症的评定　失认症是指患者不能认识经由某一感觉(如视觉、听觉和触觉)辨查事物,如不认识放在眼前的水杯,不知道听到的是汽车喇叭声,或不知道手中触摸的是香蕉。这种对感知对象的认知障碍并不是由于感觉、语言、智能和意识障碍所引起的,也不是因为不熟悉这些物体所造成的,而是由于脑部受损使患者对经由视觉、听觉和触觉等途径获得的信息丧失了正确的分析和识别能力,即感觉皮质整合功能发生了障碍。失认症的发生主要与颞叶、顶叶和枕叶交接区皮质受损有关。

（1）单侧忽略:是指患者对大脑损伤对侧一半视野内的物体和位置关系不能辨认,病变部位常在右侧顶叶、丘脑。常用的评定方法有 Albert 划杠测验、字母删除试验（Diller 测验）、高声朗读测验、平分直线测验。

（2）疾病失认:是指患者不承认自己有病,因而安然自得,对自己不关心,淡漠,反应迟钝。病变多位于右侧顶叶。评定主要根据临床表现。

（3）视觉失认:是指患者对所见到的物体、颜色、图画不能辨别其名称和作用,但一经触摸或听到声音或嗅到气味,则常能说出。病变部位一般位于优势半球的枕叶。评定主要根据临床表现。

（4）Gerstmann 综合征：包括左右失定向、手指失认、失写和失算四种症状。病变常在左侧顶叶后部和颞叶交界处。评定方法如下：

1）左右失定向：检查者说出左侧或右侧身体某一部位的名称，嘱患者按要求举起相应部分；或由检查者指患者的一侧肢体，让患者回答是左侧还是右侧。回答不正确为阳性。

2）手指失认：试验前让患者清楚各手指的名称，检查者说出左侧或右侧手指的名称，让患者举起相应的手指或指出检查者的相应手指。回答不正确为阳性。

3）失写：让患者写下检查者口述的短句。不能写者为失写阳性。

4）失算：患者无论是心算还是笔算均会出现障碍。重症患者不能完成一位数的加减乘，轻症患者不能完成两位数的加减。失算患者完成笔算往往比心算更难，简单的心算可从 65 开始，每次加 7 直到 100 为止。不能算者为失算阳性。

2. 失用症的评定 失用症是指患者因脑部受损而不能随意进行其原先能够进行的活动。这一情况并非因肌肉瘫痪、感觉缺失、共济失调或理解障碍所造成，而是由于大脑皮质受损导致皮质所储存的运动程序的提取出现紊乱，从而对其所接收到的外周刺激不能调动相应的程序以应答。失用症包括运动性失用、意念性失用、结构性失用以及穿衣失用和步行失用等多种类型，并常伴有失语等脑损害的其他表现。

（1）结构性失用：Benton 三维结构测验。

（2）运动性失用：Goodglass 失用试验评定。

（3）穿衣失用：让患者给玩具娃娃穿衣服，如不能完成则为阳性。

（4）意念性失用：给患者进行逻辑测试，如给患者茶叶、茶壶、暖水瓶和茶杯，让患者泡茶。如果患者活动的逻辑顺序混乱，则为阳性。

（5）意念运动性失用：可通过模仿动作、执行口头指令等情况进行评定。

（四）行为障碍的评定

颅脑损伤患者常见的器质性行为障碍按性质可分为正性、负性和症状性三种。

1. 正性 攻击、冲动、脱抑制、幼稚、反社会性、持续动作。

2. 负性 丧失自知力，无积极性、自动性、迟缓。

3. 症状性 抑郁、类妄想狂、强迫观念、循环性情感（躁狂 - 抑郁气质）、情绪不稳定、癔症。

上述行为障碍表现的评定主要依据颅脑损伤患者的临床症状。典型的行为障碍有发作性失控、额叶攻击行为、负性行为障碍等。

（五）言语障碍的评定

颅脑损伤常见的言语障碍有错乱言语、构音障碍、失语、命名障碍、言语失用、阅读困难、书写困难等。具体评定方法可参阅《言语治疗学》。

（六）运动功能障碍评定

颅脑损伤可致痉挛、偏瘫、共济失调等运动障碍，其评定与脑卒中所致运动障碍的评定相似。

（七）情绪障碍的评定

颅脑损伤常见的情绪障碍包括淡漠无情感、易冲动、抑郁、焦虑、情绪不稳定、神经过敏、攻击性、呆傻等。其中以焦虑、抑郁较为重要。对于颅脑损伤患者的焦虑，可用汉密尔顿焦虑量表（HAMA）进行评定。对于抑郁，则可用汉密尔顿抑郁量表（HAMD）进行评定。

（八）日常生活活动（ADL）能力的评定

评定基本 ADL（basic ADL，BADL）可用 Barthel 指数（BI）或改良 Barthel 指数（MBI），更推荐使用功能独立性评定（FIM）。

评定工具性 ADL（instrumental ADL，IADL）可用社会功能活动问卷（functional activities questionnaire，FAQ）。

第二节　颅脑损伤的水疗技术

一、颅脑损伤患者不同恢复期的目标及水疗的主要作用

（一）急性期

此期的康复治疗目标：稳定病情；防止各种并发症；提高觉醒能力；促进创伤后的行为障碍改善；促进功能康复。水疗的主要作用如下：

1. 促醒　昏迷是一种丧失意识的状态，既不能被唤醒，也没有注意力。常存在于损伤早期阶段，通常不超过 3~4 周。严重的颅脑损伤恢复首先从昏迷开始，大致顺序为：昏迷→自发睁眼→觉醒周期变化→逐渐能听从命令→开始说话。水疗主要利用水的静水压力、机械冲击力刺激患者皮肤，可同时轻轻活动肢体，帮助本体感觉恢复。

（1）本体感觉恢复一

起始体位：无障碍浴槽或蝶形浴槽，患者半卧位，水位位于胸腹部。

技术：开动涡流喷嘴，还可配合冲淋喷头，对躯干、肢体产生压力刺激；静水压力也同时刺激压力感受器；蝶形浴槽治疗师可轻轻活动上下肢，帮助运动觉、位置觉的本体感觉恢复。

患者的感受：患者感受水流的刺激以及肢体运动（图 2-2-1）。

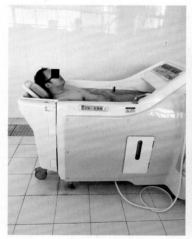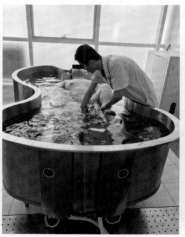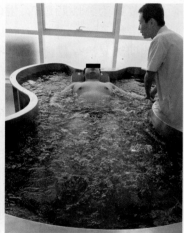

图 2-2-1　本体感觉恢复

（2）本体感觉恢复二

起始体位：患者漂浮于水平仰卧位，水疗治疗师一手托患者头颈部，另一手托患者腰部。如果患者太高或太重，可在头颈或骨盆的位置增加一个漂浮装置。

（3）Watsu 手法

技术：Watsu 手法。

患者的感受：患者感受水流的刺激，躯干随治疗师自然摆动（图 2-2-2）。

2. 预防并发症　颅脑损伤常见并发症有压疮、肺部感染、消化道出血等。水疗对预防压疮及肺部感染具有良好的效果。治疗技术同促醒第二条，利用仰卧位漂浮减轻局部压力，

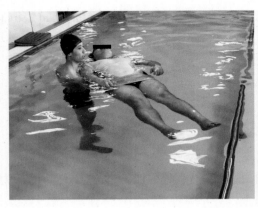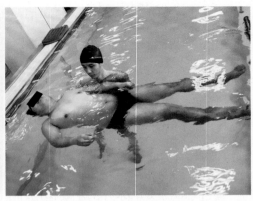

图 2-2-2   Watsu 手法

避免压疮的形成。静水压力对胸部的压力可反射性促进呼吸。同时,在水中患者的手臂、腿、躯干、颈部和头部增加漂浮物可提供浮力,颈部和腹部肌肉的张力下降,处于松弛状态,治疗师可指导患者正确利用腹部肌肉进行呼吸,控制呼吸频率及吸气与呼气的时间。患者的呼吸肌力量增强,则咳嗽排痰能力增强,减小了肺感染的风险。

另外,外力造成颅脑损伤的同时也常会造成四肢和脊柱的骨折。对于骨折后存在肢体水肿的患者,根据帕斯卡定律,让患者在深水区进行运动训练将有助于减轻肿胀、减少骨折并发症。

(二)恢复期

恢复期为急性期过后,生命体征已稳定 1~2 周后,可以认为病情已稳定,即可开始恢复期康复治疗。

此期康复治疗目标:最大限度地恢复患者的运动、感觉、认知、言语等功能和生活自理能力,提高生存质量。此期可以介入水疗康复。需要注意的是,颅脑损伤患者进行水疗前一定要确认手术伤口是否已经愈合,避免感染。水疗的主要作用如下:

1. 降低肌张力   肌张力增高在颅脑损伤患者中极为常见。温水有直接降低肌张力的效果,由水产生的浮力支持和同步的刺激可进一步降低肌张力。如果治疗目标在于降低肌张力的话,那么控制池水的温度就变得极为重要。水温只有保持在 35℃ 左右才能得到最好的疗效,高于或低于此温度就不能发挥疗效。

(1)感受躯干刺激

起始体位:患者水平卧于水疗治疗师前方。

技术:水疗治疗师缓慢向后走。起初患者在水中由水疗治疗师向后沿直线带行。然后水疗治疗师通过 S 形轨迹行走,使躯干产生侧屈。

患者的感受:患者感受由水的温热作用和压力以及髋关节与下肢的运动给躯干带来的感觉刺激(图 2-2-3)。

(2)躯干旋转

起始体位:同上。

技术:水疗治疗师一边向后走,一边从一侧到另一侧摆动患者的身体。在摆动之末抬起髋关节,然后是另一侧,同时作一些旋转运动。

患者的感受:增加躯干的旋转,其余同上(图 2-2-4)。

(3)前庭 - 视觉系统刺激

起始体位:患者仰卧位面对水疗治疗师,双腿放在水疗治疗师的腰上,手放在髋关节下。

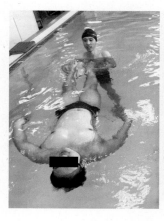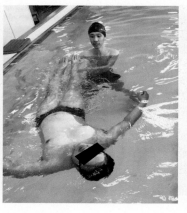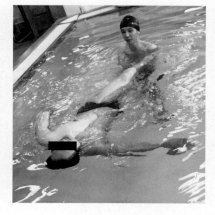

図 2-2-3　感受躯干刺激　　　　　　　　　　　　　図 2-2-4　躯干旋转

患者的头颈部由一个可充气式的颈围支托。

技术：水疗治疗师让患者缓慢沿弧线运动，并渐次拓宽。

患者的感受：患者感受水的温热及压力、头部和躯干在髋关节上方的运动以及来自前庭 - 视觉系统的刺激（图 2-2-5）。

（4）头、颈相对躯干运动

起始体位：患者在水疗治疗师的环抱中蜷曲身体，双膝屈起到达胸前，可能的话双手抱膝。水疗治疗师一手托住患者的腰部后面，另一手环抱在患者屈曲的腿上。运动时的水深应该可以支托患者大部分的体重。

技术：水疗治疗师缓慢而有节奏地向两侧作旋转运动，使患者向前和向后移动。目标在于让患者的头部出现小而充分的运动。

患者的感受：患者感受头和颈相对于躯干的运动以及前庭感觉刺激（图 2-2-6）。

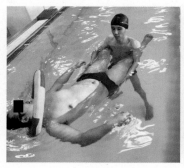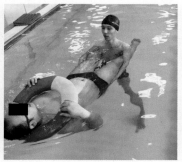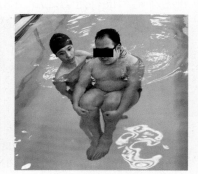

図 2-2-5　前庭 - 视觉系统刺激　　　　　　　　　　図 2-2-6　头、颈相对躯干运动

2. 刺激运动的产生

（1）前庭和头部移动

起始体位：患者水平仰卧，双下肢放于水疗治疗师的腰部两侧。水疗治疗师的手尽可能高地支托患者的背部。

技术：患者旋转身体，当面颊接触到水时就将头转向另一边。起初，整个运动模式可以由水疗治疗师被动进行。开始时移动很小，渐渐加大。

患者的感受：在身体翻转时患者感受前庭和头部移动的刺激（图 2-2-7）。

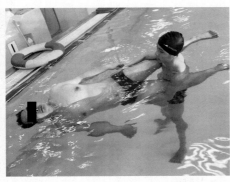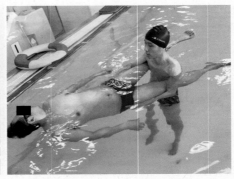

图 2-2-7   前庭和头部移动

（2）躯干旋转

起始体位：水疗治疗师如上面技术中固定患者，此外双手在患者的髋部支托患者。

技术：较上面有改进。水疗治疗师向前或向后移动患者的髋部。起初，指导患者自己不要进行任何运动。当患者的移动范围有增加时，指导患者重新维持躯干和头部于中立位。

患者的感受：患者可感受到前庭的刺激。在实际治疗中，当进一步伸展和旋转头部及躯干时，往往发生躯干伸展肌群的静力性收缩（图 2-2-4）。

（3）躯干侧屈

起始体位：患者漂浮于水平仰卧位，双下肢外展放于水疗治疗师腰部两侧。水疗治疗师用手托着患者腰部，如果患者太高或太重，可在患者骨盆的位置增加一个漂浮装置。

技术：患者的运动形成一条弧线。当患者获得一个适当的推进力之后，水疗治疗师可以突然停止运动。患者的躯干将继续被动沿这个弧运动，直至这个推进力消失。

患者的感受：患者感受前方的刺激以及躯干的侧屈（图 2-2-8）。

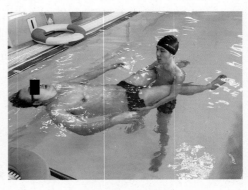

图 2-2-8   躯干侧屈

（4）湍流及对抗涡流

起始体位：起始体位同上。

技术：患者在指导下向侧面运动，并用手触摸同侧膝关节。例如，如果患者运动向右侧，则用右手触摸右膝关节。这种技术首先在功能较好的一侧进行。

患者的感受：患者在主动或辅助的情况下可感受到前方的刺激及躯干的侧屈。患者必须克服在这个运动范围内遇到的所有阻力，包括湍流、拖曳效应及对抗涡流等（图 2-2-9）。

（5）躯干侧屈及静力收缩

起始体位：患者漂浮于水平仰卧位，双下肢外展，放于水疗治疗师腰部两侧。水疗治疗师用手托住患者腰部。

技术：患者在一个弧形运动至需要运动的一侧。当水疗治疗师阻止患者身体通过水中的运动，控制不要让患者由于水的原因而引起身体的侧屈。这将使非屈曲侧躯干的肌肉收缩。当患者进行这种治疗时，运动可以形成向健侧的习惯。

患者的感受：患者可以感受到屈曲侧躯干的肌肉进行静力性收缩（图 2-2-10）。

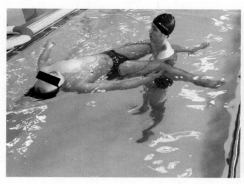
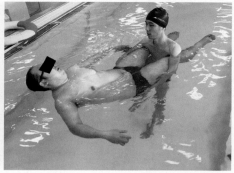

图 2-2-9　湍流及对抗涡流

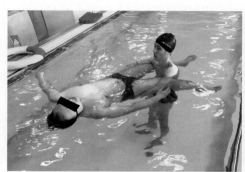
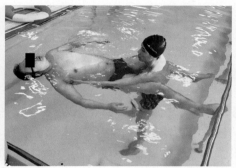

图 2-2-10　躯干侧屈及静力收缩

（6）踝部漂浮圈训练

起始体位：患者水平仰卧位，颈部和骨盆使用漂浮装置。健侧或影响较小的一侧大腿放置于一充满气体的漂浮圈，所以该侧的大腿可漂浮于水面。需要运动的一侧允许下沉于水中。水疗治疗师根据患者的情况给予适当的扶持。

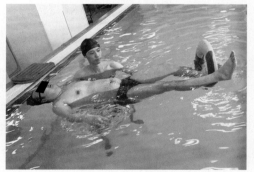

技术：指导患者健侧下肢推动踝部漂浮圈在水面以下。

患者的感受：患者可以感受到患侧的下肢可以"运动"到水面。紧接着指导患者增加患侧下肢的运动，可以使下肢迅速运动至水面（图2-2-11）。

3. 刺激正常反应的产生

（1）诱导姿势反射、平衡反应、保护性伸展反射等

图 2-2-11　踝部漂浮圈训练

起始体位：患者面向水疗治疗师，骑坐于水疗治疗师的膝盖上。水疗治疗师维持一个稳定的"坐位"，一手从患者的臂下方穿过，放置在胸腰结合区，另一手放于枕部和颈部。患者的上肢可放置于水疗治疗师的肩部。对于患者来说，这是一个理想的体位，但不容易完成及维持。

技术：指导患者保持面向水疗治疗师，水疗治疗师可转移患者的重心从一侧大腿到另一侧大腿。这样患者的髋部及躯干就可以转移到侧面。

患者的感受:通过这个技术,患者能领会到头部和躯干正确的运动(图2-2-12)。

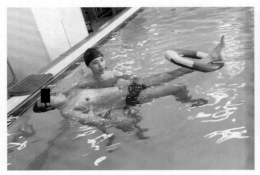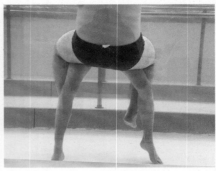

图 2-2-12   刺激正常反应的产生

(2) 一侧手臂离开水面

起始体位:患者仰卧位漂浮于水平,由颈部和髋部的漂浮物支持,并面向水疗治疗师。水疗治疗师站在靠近患者头部的地方,用双手扶持患者的下胸段。

技术:让患者缓慢举起一侧手臂离开水面。当手臂举高时,这个活动会引起身体旋转向一侧。在躯干开始旋转时,指导患者的头部向相反方向旋转,然后手臂落入身体一侧的水中。最初根据患者的情况给予适当的辅助,水疗治疗师控制手法来支撑患者缩回缓慢些。

患者的感受:身体在稳定的情况下,患者可以领会肢体运动的影响,认识正确的反应对患者抵抗身体的摇摆非常重要,以及领会躯干肌肉的静止性收缩的感觉(图2-2-13)。

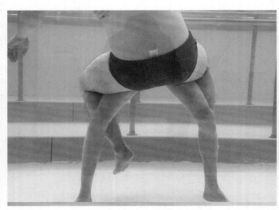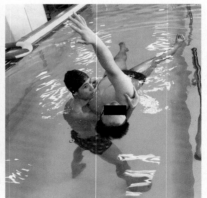

图 2-2-13   一侧手臂离开水面

(3) 向前伸展手指

起始体位:假如患者能保持在水中的坐位,理论上维持这个体位需要髋关节、膝关节和踝关节处于一个正确的角度,双足与髋部分开的宽度一致,手臂向前伸展,上半身直立。水疗治疗师站立在患者的后面,支持患者的髋部而稳定下肢的关节。

技术:指导患者尽可能快地向前伸展手指。当水疗治疗师感觉到患者向前落下时,指导患者向下坐得更低些。同时,水疗治疗师在患者髋部施加一个向下的压力。

患者的感受:患者能感受到躯干肌群的静止性收缩,肢体运动时引起的失稳效应,及当身体向前落下时需要重新获得平衡的活动(图2-2-14)。

（4）把手向下放入水中

起始体位：患者保持于稳定的坐位，同上。

技术：指导患者把手向下放入水中，这样可以影响这个平衡的位置。当水疗治疗师感觉到患者的平衡受到影响时，指导患者头部向前屈曲，手指尽可能向前伸出。让患者目光保持向前方注视一个目标，这对患者的平衡非常有帮助，如可注视水疗池的池边。

患者的感受：患者的身体向后移动与底部的支持有关，患者可意识到头部及躯干屈曲肌群的收缩，由于肢体的运动而造成的失稳效应，及重新获得平衡所需要的运动（图 2-2-15）。

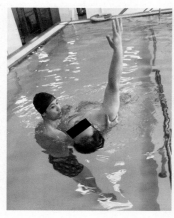 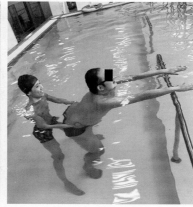 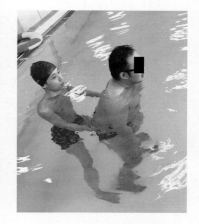

图 2-2-14　向前伸展手指　　　　　　　　图 2-2-15　把手向下放入水中

4. 增加受限的关节活动度　水的温热效应可使组织的延展性增加。同时，选择不同体位，合理利用水的浮力，同样可增加关节活动度。

（1）关节活动度训练

起始体位：假如患者可以在水疗治疗师的膝盖维持坐位的稳定，患者向前看，水疗治疗师在后方扶住患者的髋部。作为可供选择的方法，患者可以由颈部及骨盆部配戴漂浮物而漂浮于水平仰卧位。

技术：受影响的肢体或多个肢体会被动地、快速地落入水中。水向上作用的力将保证肢体重新回到水面。这样的动作可重复多次。这时指导患者利用水浮力的辅助使肢体运动回到水面。

患者的感受：患者可以感受到水向上的浮力，并使肢体向上运动。当患者需要辅助运动时，使患者认识到渐进性肌肉训练的概念（图 2-2-16）。

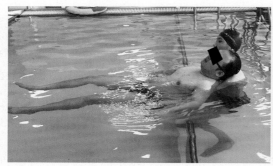 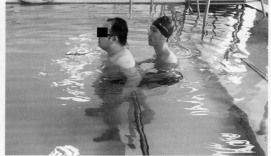

图 2-2-16　关节活动度训练

（2）把手向下放入水中

起始体位：患者漂浮于水平仰卧位或者侧卧位。例如，可以在底部增加一个支撑基底，而肢体可以使用漂浮设备。

技术：肢体所有的正常运动均可以进行练习。例如，可以保持在侧卧；亦可以尝试进行上肢或下肢的屈曲和伸展运动。

患者的感受：患者可以感受到运动能达到一个很大的范围。在陆地上，利用悬吊装置亦可以进行类似的训练（图2-2-17）。

（3）水中步行

起始体位：患者站立在水深达胸骨剑突水平的位置。根据患者的独立程度，由于患者的手需要放在水疗治疗师肩部周围，可能需要一位或两位水疗治疗师来支撑患者。

技术：水疗治疗师指导及鼓励患者进行步行训练，亦可以交替进行向侧面的行走。

患者的感受：在水中患者可以用最小的力量及水的浮力辅助，伸肌的状态可以被克服，并且可以进行屈曲训练。但是在陆地上，站立位可以引起屈肌痉挛，造成屈曲，所以患者肢体不能伸展。因此，在水中进行步行训练是有益的（图2-2-18）。

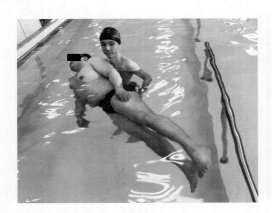

图 2-2-17　把手向下放入水中

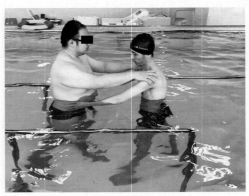

图 2-2-18　水中步行

5. 刺激各种运动模式的产生　包括旋转运动模式、交互运动模式以及接近功能性运动模式。

患者头部及躯干的旋转一直是陆地上训练的难点，而水环境中的旋转训练比陆地上容易，项目也更加丰富。交互运动模式是主要针对协调性的训练，患者反复重复一个动作，那么该动作将会逐渐变得平滑、平顺。功能性运动模式包括体位转换如坐位卧位转换和坐位站位转换、行走训练甚至游泳。

（1）旋转运动

起始体位：水疗治疗师站在患者的一侧，用手臂支撑患者于一个合适角度的仰卧位。水疗治疗师的手臂放在肩胛骨下部的水平。

技术：让患者在水疗治疗师的帮助下向前转动360°，指导患者转动头部面向水疗治疗师。当转动到一定的角度后，对侧的手臂和大腿抬高，并越过身体的中线。水疗治疗师自由手引导并支持患者的手臂跨过身体，从而促使转动的完成。在转动完成时，患者回到开始的姿势，但是位置在水疗治疗师的另一侧。

患者的感受：患者将会感受到前面的肌肉收缩，如头部的控制、躯干的旋转以及身体的正确位置等（图2-2-19）。

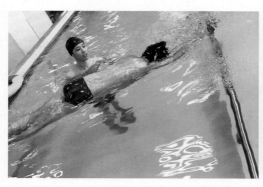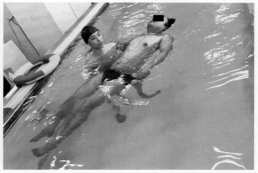

图 2-2-19　旋转运动

(2) 转移训练

起始体位:水疗治疗师站在患者两腿之间的膝部水平,并支撑患者于水平仰卧位,支撑患者的手尽可能放在患者背部靠上的位置。

技术:指导患者转移到坐位。在开始的时候头部向前屈,手向前伸出扶住水疗治疗师的肩部。为了促使患者向前运动,水疗治疗师必须向后"坐"在水中,使患者向前骑坐于水疗治疗师的膝盖上。当患者重新回到开始位时,头部向后伸展,以控制身体向后运动而达到卧位。

患者的感受:患者发觉在开始时需要头部的控制及有控制的运动。而患者从卧位转移到坐位,需要躯干的屈曲及功能性的活动才能达到(图 2-2-20)。

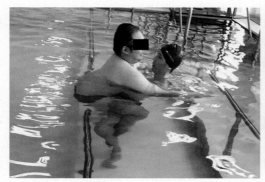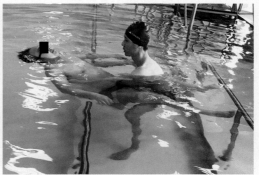

图 2-2-20　转移到坐位

(3) 交替屈曲伸展双下肢

起始体位:患者由颈部和骨盆部的漂浮物支撑于水平仰卧位。水疗治疗师采取一个能给予患者最大支持的位置,可以站在患者的头部固定患者。如果患者情况许可,也可以不固定头部,在后面的训练中就可以有时机打破躯干及下肢的控制。水疗治疗师可以发觉站在患者足部的好处,并可引导患者从这个位置开始运动。

技术:指导患者交替屈曲、伸展双下肢。保证患者在水中持续收缩肌肉,并可以做髋关节的外旋运动。鼓励患者每侧下肢持续进行 4 次运动周期的平滑的运动模式。

患者的感受:患者可以意识到肢体的协调运动,学习控制运动的速度及节奏。这对于神经系统疾病的患者非常重要(图 2-2-21)。

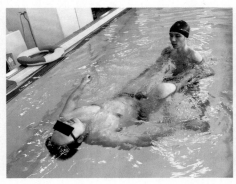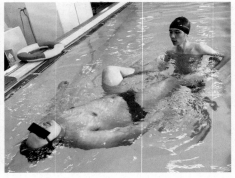

图 2-2-21   交替屈曲、伸展双下肢

（4）臂向下触摸膝关节

起始体位：患者的体位同上。水疗治疗师站在患者的头部,并支撑患者的背部靠下面的腰部水平。

技术：指导患者身体同侧的手臂向下触摸膝关节,同时大腿外展及外旋,也就是如同右手触摸右膝。如果身体对侧的手臂和大腿保持在屈曲位时,患者就不会产生滚动。

患者的感受：患者将可以感受到身体的侧屈与头部、躯干及肢体相结合的运动。身体的感知能力将会得到提高（图 2-2-22）。

（5）大腿的外展及内收

起始体位：同上。水疗治疗师可以站在患者的头部或足部。如果是站在头部,在患者背

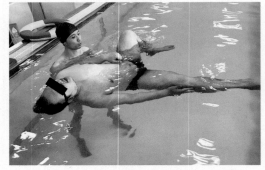

图 2-2-22   臂向下触摸膝关节

部靠下的腰部提供支撑;如果是站在足部,可以从侧方抓住患者的踝关节。

技术：水疗治疗师指导患者作大腿的外展及内收。水疗治疗师站在患者的足部,在必要时可以引导患者进行外展及内收。在早期阶段进行有节奏的运动是最基本的,直至患者可以控制这些运动才能获得有价值的治疗效果。当腿部的运动受到控制时,这时可以进行上肢手臂的外展与内收。在开始的时候手臂可能与腿的运动方向一致,经过治疗后患者可以使上、下肢分别向不同的方向运动。按照要求训练,患者获得协调的运动后可以学习在水中移动。

患者的感受：患者在水中可以感受四肢的运动是协调的,能集中精神进行训练,易诱发分离运动及提高独立的活动能力（图 2-2-23）。

（6）直线的踢水运动

起始体位：利用一漂浮物放在患者的骨盆处,使患者处于俯卧位而手可以放在水疗治疗师的肩部,作为选择,亦可以放在一个游泳圈上。

技术：指导患者持续进行膝关节的屈曲,并完成直线的踢水运动。

患者的感受：患者可以知道颈部、躯干及肢体的伸展肌群的肌力增加,并且下肢的运动变得协调（图 2-2-24）。

（7）大腿屈向胸部

起始体位：使患者在水疗治疗师的前面处于水平仰卧位漂浮,水疗治疗师支撑患者背

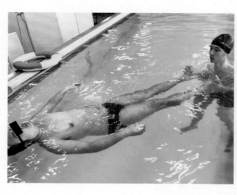
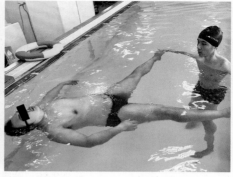

图 2-2-23 大腿的外展及内收

部靠下面约在腰部的水平,患者的头部可以放在水疗治疗师的肩部或者靠近肩部休息。

技术:指导患者两侧大腿屈向胸部,从而引起头部、肩部和手臂向前,达到坐位。

患者的感受:患者可以知道在水中如何完成从仰卧位转移到坐位的功能性运动模式。这种运动也可以在陆地上进行,但是必须认识到在陆地上与在水中是不同的(图2-2-25)。

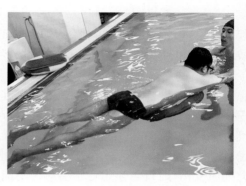

图 2-2-24 直线的踢水运动

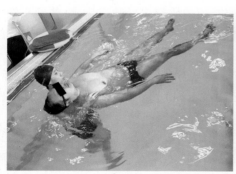
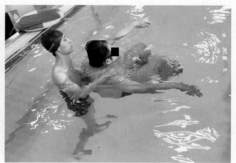

图 2-2-25 大腿屈向胸部

6. 进行呼吸训练及发声训练 水环境对胸廓的压迫促使呼吸肌更加用力收缩,口或鼻的吐气训练可刺激发声相关肌群。

起始体位:深吸一口气,之后患者口、鼻均浸入水中。

技术:分数次从口中或从鼻中吐气。之后可训练单侧嘴角或鼻腔中吐气。还可训练爆发力,在最短的时间内将气一次性吐出。吐气时可配合嘴形发出不同声音,如"啊""咿""呜"等。

患者的感受:患者逐渐掌握憋气及换气技巧,呼吸更有力,憋气时间更长(图2-2-26)。

7. 进行认知训练 认知功能障碍是颅脑损伤患者的常见障碍之一。认知是学习的关键,不具备良好的认知功能常常使训练事倍功半,包括注意力、记忆力、判断力等。训练的方

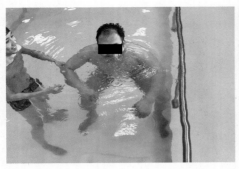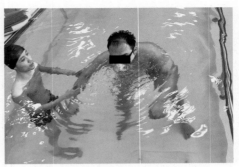

图 2-2-26　呼吸训练及发声训练

法很多,下面举一例说明。

起始体位:患者站立于水中,治疗师将 A、B、C、D、E、F、G 字母形状的训练物沉入水底。

技术:治疗师让患者按字母顺序脚踩各个字母,在训练平衡能力的同时执行任务能力也得到了训练。

患者的感受:患者动作越来越快,自信心也得到了提升。

（三）后遗症期

经过临床处理和正规的急性期、恢复期康复治疗后,各种功能已有不同程度的改善,大多数患者可回归社区或家庭,但部分患者仍遗留有不同程度的功能障碍。

此期康复治疗目标:使患者学会应付功能不全状况,学会用新的方法来代替功能不全,增强患者在各种环境中的独立和适应能力。

（四）水疗的主要作用

1. 积极的心理影响　不管进行什么类型的活动或使用多少漂浮物,患者均非常乐意在水中进行活动。这使患者能获得独立完成运动和自由运动的感觉,并帮助长期康复的患者增加一些被动的姿势。

对于喜欢水疗的患者,水疗法可随意打破常规。当进行数月的治疗、功能有改善时,可改变治疗的方法,许多患者均可联合水疗池进行娱乐和放松,他们会非常乐意在水中进行运动。

2. 提高心血管的功能　当患者经过神经外科的手术后,患者的身体状况较差,重返工作岗位是不太可能的。所有希望重返工作岗位的患者均应进行心血管功能训练。在水中进行运动所消耗的能量比在空气中更大,因而患者在水疗池中进行心血管训练所需的时间少于在陆地上进行训练的时间。患者进入一个水温35℃的水疗池进行训练是非常容易疲劳的,所以应考虑在温度稍低的场所内进行。

3. 提高社会参与感　水疗治疗师可以根据患者的特殊情况,灵活选用适当的漂浮设备。患者在受伤后身体的外形和密度均会受到影响,所以在选用漂浮设备前必须进行详细的评价。如果患者病情许可,尽量选用小的漂浮设备。如果患者在水中能独立,理想的是让患者在没有支撑的情况下进行水中运动。

如果患者乘坐轮椅并且存在不随意运动,在水中运动时由于水有阻力,对肢体起缓冲作用,故可明显改善患者的共济失调与手足徐动的情况。对这种类型的患者,尽管颅脑外伤后导致严重的手足徐动、共济失调和偶尔的冲击性运动,但仍可学习游泳。首先指导患者学会放松、呼吸控制和进行协调性训练,之后选择性地加强伸肌的训练,接着是训练旋转的运动模式,最后才是指导患者游泳的动作。这时候如果患者喜欢游泳,可学习潜水。在进行蛙泳训练时,在水下的动作需要整体协调,而在水面的动作则较少需要协调。这些患者在陆地上进行娱乐性活动时需要特别的设施和强壮得力的助手。而在水中,水疗治疗师只需进行相类似的训练就可以有效地评价患者的活动能力和运动质量。

患者的娱乐性训练可逐步增加集体活动。神经外科患者,特别是颅脑外伤患者,通常存在社交、知觉或者行为方面的问题,进行集体训练可有助于学习社交技巧而融入社会生活中。

二、治疗方案的设计原则及注意事项

(一)全面原则

颅脑损伤具有多发性及复杂性,除了肢体的运动问题外,还牵涉到认知行为协调及综合的问题。此外,还有脑神经感觉器官损伤,合并发生脊椎骨骼、脊髓及周围神经损伤,引起的功能障碍也是多种的。因此,应对颅脑损伤患者的病情进行全面了解、全面评定,以更安全有效地制订治疗方案。

(二)持之以恒

颅脑损伤的康复还要做好长期的准备。颅脑损伤患者相对来说病情较重、病程较长,在治疗方案的设计上应与患者做好足够的沟通,并帮助患者及家庭面对伤病现实。

(三)安全原则

颅脑损伤患者病情相对严重,急性期病情不稳定,易加重,在水疗介入的时间上一定要本着安全、谨慎的原则,多与主治医师沟通讨论。颅脑损伤患者容易出现认知、情绪方面的障碍,如易冲动、具有攻击性等,在制订治疗方案时一定要谨慎。

(四)预防感染

颅脑外伤分为闭合性与开放性。若是开放性损伤或脑外伤去骨瓣减压术、引流术后,一定要确保伤口已愈合,或做好防水防护再进行水疗,以防伤口感染。

(五)颅脑损伤后癫痫

癫痫是颅脑损伤后常见后遗症。频发癫痫是水疗禁忌证,而稳定可控的癫痫在服用抗癫痫药物的情况下可尝试进行水疗。水疗项目应选择无障碍浴槽,方便出入。治疗时需密切观察患者状态,若有发作则立即出浴,最大限度地保证患者的安全。

(六)气管切开术后以及气管切口未愈合

对此类患者进行水疗时,一定要在气管切开处(伤口处)进行包裹,防止水误溅造成感染或呛咳,致使水流入气管造成生命危险。治疗方式以轮椅浴槽和蝶形浴槽为主,起始水位应为肺部以下。国内尚无此类患者在大型水中运动池中训练的经验,但是国外偶有报道在严格控制水位高度以及辅助设施齐备的情况下,患者可以在大型水中运动池中进行治疗。

第三节　颅脑损伤水疗技术实例

一、水疗实例

1. 基本信息　患者,男性,42岁,因"重物砸伤致头外伤后意识不清26天"入院。患者中年男性,既往体健,否认高血压、冠心病、糖尿病病史以及肝病肺病等传染病史。无食物药物过敏中毒史,无手术外伤和输血史,预防接种史不详。患者于入院前26天被重物砸伤致头外伤,受伤机制及着力部位不详,当即意识丧失,呼唤无应答,无肢体抽搐,无呕吐,无中间清醒期,二便未解,可见左侧外耳道流液,右侧外耳道及鼻腔未见流液,送至当地医院。查头

CT 示:右额脑挫伤,右额凹陷性骨折。患者意识情况进行性加重,急行开颅血肿清除术 + 去骨瓣减压术,术后予以营养神经、脱水、抗感染等对症治疗(具体用药不详)。为求进一步治疗,转来我院,急诊以"脑外伤术后"收入院。患者自发病以来,意识渐清,躁动,左侧肢体活动差,气管切开。

2. 临床诊断   颅脑损伤术后;右额颅骨缺损;气管切开术后;肺部感染;脑脊液耳漏。

3. 康复评定   Brunnstrom 分期:左上肢Ⅰ期,左下肢Ⅰ期,左手Ⅰ期。简化 Fugl-Meyer 运动功能评分:上肢4分,下肢4分,平衡0分。改良 Ashworth 评分:上肢0级,下肢0级,手0级。躯干控制能力 Sheikh 评分:0分。Holden 步行功能分类:0分。TUG 测试:无法完成。Berg 平衡评价量表:无法完成。MMSE:无法配合。Barthel 指数:15。感觉功能:无法配合。

治疗前后相关评定见表 2-2-1。

二、水疗方案

(一) 第一阶段水疗方案(2016 年 9 月 21 日—2016 年 10 月 12 日)

1. 患者状态   患者 Brunnstrom 分期,均为Ⅰ期,无主动运动。情绪不稳定,偶尔躁动。

2. 治疗频次   每周 2~3 次(患者情绪稳定时),每次 10min。

3. 康复目标   诱发主动运动的出现。

4. 具体方案   在轮椅浴槽中进行治疗,利用涡流冲击以及温热作用刺激迟缓肌肉。

(二) 第二阶段水疗方案(2016 年 10 月 13 日—2016 年 11 月 18 日)

1. 患者状态   患者情绪好转,可以配合治疗。患者 Brunnstrom 分期,上肢Ⅰ期、下肢Ⅱ期。下肢肌力 2 级,肌张力轻度增高。

2. 治疗频次   每周 5 次,每次 25min。

3. 康复目标   提高肌力,控制肌张力的增高。

4. 具体方案   在蝶形浴槽中进行主动、被动 ROM 训练,先进行 15min 主动训练,再进行 10min 被动训练。

(三) 第三阶段水疗方案(2016 年 11 月 19 日—2016 年 12 月 13 日)

1. 患者状态   患者 Brunnstrom 分期,上肢Ⅱ期、下肢Ⅲ期。肌力评级:上肢 2 级,下肢 3$^+$级。改良 Ashworth 评分:上肢 1$^+$级,下肢 1 级。无支撑可坐。

2. 治疗频次   每周 5 次,每次 35min。

3. 康复目标   适应大型水中训练池环境,在水中无支撑站立 1min,降低肌张力,诱发分离运动。

4. 具体方案   ①在大型水中运动池中进行有支持的站立训练,逐渐到无支持的站立训练。可以独立站立后,治疗师在水中制造涡流冲击患者身体,训练患者平衡功能。②利用 Watsu 技术降低肌张力以及利用 Halliwick 技术使患者适应水中环境。③利用 Bad Ragas 技术诱发患者分离运动的产生。

(四) 第四阶段水疗方案(2016 年 12 月 14 日—2017 年 2 月 18 日)

1. 患者状态   患者 Brunnstrom 分期,上肢Ⅱ期、下肢Ⅳ期。肌力评级:上肢 2 级,下肢 4 级。改良 Ashworth 评分:上肢 1$^+$级,下肢 0 级。无支撑可站立,扶持可步行。

2. 治疗频次   每周 5 次,每次 45min。

3. 治疗目标   强化分离运动,提高平衡功能,降低上肢肌张力,独立行走,训练步态。

4. 具体方案   ①在大型水中运动池中继续利用 Bad Ragas、Halliwick、Watsu 技术来提高患者的运动功能、躯干控制能力以及协调能力,并降低肌张力。增加水中 Achi 训练,提高患者平衡及协调能力。②在步行浴槽中进行步行训练,提高患者步行能力以及平衡功能。

表 2-2-1　治疗前后相关评定

评定内容		治疗前	治疗后
Brunnstrom 分期	上肢	I	II
	手	I	I
	下肢	I	IV
感觉		减退	正常
肌张力		减低	增高
Sheikh 评分		0	100
平衡(Berg)		0	36
TUG 测试		无法完成	18.8s
Barthel 指数		15	60
患者状态		卧床体位,肌肉软瘫,无主动运动	可实现无支撑步行

附

一、格拉斯哥昏迷评分法

　　格拉斯哥昏迷评分法(Glasgow Coma Scale,GCS)是颅脑损伤评定中最常用的一种评定量表。国际上普遍采用 GCS 来判断急性损伤期患者的意识情况。该量表通过检查颅脑损伤患者的睁眼反射、运动反应和言语反应三项指标,作为判断伤情轻重的依据。GCS 能简单、客观、定量地评定昏迷及其深度,而且对预后也有估测意义。

睁眼反应(E,eye opening)

4 分　自然睁眼(spontaneous):靠近患者时,患者能自主睁眼,检查者不应说话,不应接触患者

3 分　呼唤会睁眼(to speech):正常音量呼叫患者,或高音量呼叫,不能接触患者

2 分　有刺激或痛楚会睁眼(to pain):先轻拍或摇晃患者,无反应后予强刺激,如以笔尖刺激患者第 2 或第 3 指外侧,并在 10s 内增加刺激至最大。强刺激睁眼评 2 分;若仅皱眉、闭眼、痛苦表情,不能评 2 分

1 分　对于刺激无反应(none)

C 分　如因眼肿、骨折等不能睁眼,应以"C"(closed)表示

语言反应(V,verbal response)

5 分　说话有条理(oriented):定向能力正确,能清晰表达自己的名字、居住城市或当前所在地点、当年年份和月份

4 分　可应答,但有答非所问的情形(confused):定向能力障碍,有答错情况

3 分　可说出单字(inappropriate words):完全不能进行对话,只能说简短句或单个字

2 分　可发出声音(unintelligible sounds):对疼痛刺激仅能发出无意义叫声

1 分　无任何反应(none)

T 分　因气管插管或切开而无法正常发声,以"T"(tube)表示

D 分　平素有言语障碍史,以"D"(dysphasic)表示

肢体运动反应(M,motor response)

6 分　可依指令动作(obey commands):按指令完成 2 次不同的动作

5 分　施以刺激时,可定位出疼痛位置(localize):进行疼痛刺激时,患者能移动肢体尝试去除刺激。疼痛刺激以压眶上神经为金标准

4 分　对疼痛刺激有反应,肢体会回缩(withdrawal)

3 分　对疼痛刺激有反应,肢体会弯曲(decorticate flexion):呈"去皮质强直"姿势

2 分　对疼痛刺激有反应,肢体会伸直(decerebrate extension):呈"去脑强直"姿势

1 分　无任何反应(no response)

　　GCS 最高分 15 分为正常,最低分为 3 分;8 分及以下属昏迷;9 分及以上不属昏迷;得分越低,昏迷越深,伤情越重。

　　根据 GCS 计分及昏迷时间长短,颅脑损伤分为 4 型:轻型,GCS 13~15 分,伤后昏迷时间为 20min 之内;中型,GCS 9~12 分,伤后昏迷时间为 20min~6h;重型,GCS 6~8 分,伤后昏迷或再次昏迷持续 6h 以上;特重型,GCS 3~5 分。

二、Galveston 定向力及记忆遗忘检查

　　PTA 是颅脑损伤后记忆丧失到连续记忆恢复所需的时间。对于患者是否仍处于 PTA 之中还是恢复了连续记忆,常用 Galveston 定向力及记忆遗忘检查(Galveston orientation and amnesia test,GOAT)来确定。目前 GOAT 是评定 PTA 客观可靠的方法,主要通过向患者提问的方式了解患者的连续记忆是否恢复。该检查满分 100 分,将 100 减去总扣分为 GOAT 实际得分。100 分为正常;66~74 分为边缘;少于 66 分为异常。一般认为达到 75 分才可以脱离 PTA。

　　根据 PTA 时间的长短,将颅脑损伤的严重性分为 4 级:PTA<1h,轻度;PTA 1~24h,中度;PTA 1~7d,重度;PTA>7d,极重度。

三、Galveston 定向力及记忆遗忘量表

姓名　　　　性别　　　　出生日期:　　　年　　月　　日　　　诊断

检查时间:　　　　　　　　　　　受伤时间:

1. 你叫什么名字?（2 分）

你的生日是什么时候?（4 分）

你现在在哪里?（4 分）

2. 你现在在什么地方:城市名（5 分）

医院(不必陈述医院名称)（5 分）

3. 你在哪一天入这家医院的?（5 分）

你是怎么被送到医院里的?（5 分）

4. 受伤后你能记住的第一件事是什么?（5 分）

你能详细描述伤后记住的第一件事吗?（5 分）(例如:某天、某时、伴随情况等)

5. 你能描述事故发生前的最后一件事吗?（5 分）

你能详细描述伤前记住的第一件事吗?（5 分）(例如:时间、地点、伴随情况等)

6. 现在是什么时间?（最高分 5 分,与正确时间相差半小时扣 1 分;依次类推,直至 5 分扣完为止）

7. 今天是星期几?（相差 1 天扣 1 分）

8. 现在是几号(与正确日期相差 1 天扣 1 分,直至扣完 5 分为止）

9. 现在是几月份(与正确月份相差 1 个月扣 1 分,最多可扣 15 分）

10. 今年是公元多少年?（与正确年份相差 1 年扣 10 分,最多可扣 30 分）

四、RLA 认知功能分级评定

颅脑损伤患者恢复过程中的认知与行为变化包括从无反应到有目的反应共 10 个等级。该等级评定虽然不能表明患者特定的认知障碍,但可大致反映患者颅脑损伤后一般的认知及行为状态,并常常作为制定治疗计划的依据,因此在临床上广泛使用(表 2-2-2)。

表 2-2-2　RLA 认知功能分级评定量表

分级	特点	认知与行为表现
Ⅰ级	没有反应 / 完全协助	● 对任何外部刺激无反应
Ⅱ级	一般反应 / 完全协助	● 对外部刺激呈现不协调和无目的的反应 ● 无特定方式的刺激反应,与出现的刺激无关
Ⅲ级	局部反应 / 完全协助	● 对外部刺激的反应不协调,但具有特异性 ● 反应与刺激直接相关,如对于疼痛的回缩反射或喊叫 ● 对于亲人或朋友相比于陌生人会有更多反应
Ⅳ级	困惑 / 躁动反应 / 最大协助	● 处于躁动状态,行为古怪,毫无目的 ● 表现出更多源于内部困惑而与外部环境不相干的躁动行为 ● 缺乏短期记忆
Ⅴ级	错乱反应 / 最大协助	● 遵循和反应简单命令的一致性增加 ● 对于更复杂的命令,反应呈现无目的的和随机的 ● 行为和言语往往是不恰当的,显得困惑、混乱 ● 可以照做某行为或任务,但不能自己从头开始做 ● 记忆严重损坏,学习新知识困难 ● 对内部刺激不会躁动,但对于不愉快的外部刺激会躁动
Ⅵ级	适当反应 / 中度协助	● 可以持续遵从简单的指令 ● 能够完成受伤前熟悉的任务,如洗脸刷牙,但不能记住新任务 ● 表现出对自我、情境和环境的意识增强,但对具体的损害和安全问题没有意识 ● 继发于记忆障碍,反应可能错误,但适合于当时的情景
Ⅶ级	自主反应 / 日常生活少量协助	● 在熟悉的环境中表现恰当 ● 能自主地进行日常生活活动,很少出现差错 ● 除了熟悉的任务,可以学习新任务 ● 知道某项诊断,但不了解其具体损害 ● 缺乏洞察力,判断力和安全意识减低 ● 开始对有组织的社交和娱乐活动产生兴趣 ● 出于学习和安全目的,需要最低限度的监督
Ⅷ级	有目的反应 / 协助	● 始终以人、地点和时间为导向 ● 在不分散注意力的环境中,独立完成熟悉的任务 ● 当意识到特定的损伤及其干扰任务时,需要协助补偿 ● 能够使用辅助记忆设备回忆每天的日程安排 ● 承认感知他人的情绪状态,只需要很少的帮助就能做出适当的反应 ● 记忆力和整合过去、未来事件的能力增强 ● 经常情绪低落,易怒,易受挫

续表

分级	特点	认知与行为表现
IX级	有目的反应/需要时协助	● 能够独立完成任务,并在不同的任务之间转换 ● 可以意识到并感知特定的损伤及其干扰任务,能够使用补偿策略 ● 不能独立预测可能引起继发损害的障碍 ● 有能力思考行为与决定的后果 ● 对他人的情感需求给予支持 ● 继续表现出抑郁和易受挫
X级	有目的反应/类独立状态	● 在有额外时间或设备的辅助下,能够在不同环境下处理多任务 ● 能够创造自己的记忆方法和工具 ● 能够独立预测可能造成损害的障碍,并采取纠正措施 ● 能够独立作出决定并采取适当的行动,但可能需要更多的时间或补偿策略 ● 在压力下表现出间歇性的抑郁和易受挫 ● 能够在社交场合与他人进行适当互动

(赵 骅　王轶钊)

【参考文献】

[1] MOUFARRIJ S,DEGHAYLI L,RAFFOUL W,et al. How important is hydrotherapy? Effects of dynamic action of hot spring water as a rehabilitative treatment for burn patients in Switzerland [J]. Annals of Burns and Fire Disasters,2014,27(4):184-191.

[2] STEPHENS JM,HALSON SL,MILLER J,et al. Influence of body composition on physiological responses to post-exercise hydrotherapy [J]. Journal of Sports Science,2017,13(7):1-10.

[3] JUNG T,OZAKI Y,LAI B,et al. Comparison of energy expenditure between aquatic and overground treadmill walking in people post-stroke [J]. Physiotherpy Researh international,2014,19(1):55-64.

[4] BRUCE BE,KASEE H. Biophysiologic effects of warm water immersion [J]. International Journal of Aquatic Research and Education,2009,3(1):24-37.

[5] KATZ-LEURER M,ROTEM H,KEREN O,et al. The immediate effect of treadmill walking on step variability in boys with a history of severe traumatic brain injury and typically-developed controls [J]. Developmental Neurorehabiitationl,2010,13(3):170-174.

[6] NARASAKI-JARA M,WAGATSUMA M,HOLT JL,et al. Aquatic treadmill walking at three depths of water in people with traumatic brain injury [J]. Journal of the Irish Medical Association,2006,51(38):39-44.

[7] CHIN LM,CHAN L,WOOLSTENHULME JG,et al. Improved cardiorespiratory fitness with aerobic exercise training in individuals with traumatic brain injury [J]. Journal of Head Trauma Rehabilitation,2015,30(6):382.

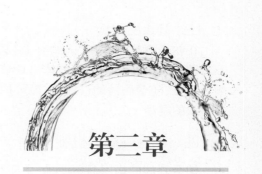

第三章

帕金森病水疗康复

第一节　帕金森病概述

一、帕金森病定义

帕金森病（Parkinson disease，PD）又称震颤麻痹，是一种慢性、进行性的中枢神经变性疾病。该病以静止性震颤、肌强直、运动迟缓、姿势反应异常为主要特征。

二、帕金森病的分类

根据病因，帕金森病可分为原发性帕金森病和继发性帕金森病两种。后者又称为帕金森综合征，主要包括脑血管性帕金森综合征、感染性帕金森综合征、药物性帕金森综合征和中毒性帕金森综合征等。脑卒中或颅脑损伤后所致的帕金森综合征是水疗的适应证，利用人体在水中定倾中心的不稳定特性，配合水疗师针对患者病情设计的水疗处方，可以强化患者的平衡和协调功能。

三、帕金森病的临床特点

（一）动作迟缓及慌张步态

患者的临床表现大多从单侧肢体或某一肢体开始，出现动作减少和动作缓慢，久坐后起立困难，也会出现翻身、起步和行走困难。行走时止步缓慢，上肢摆动减少，呈现越走越快的典型的慌张步态。精细动作受限，因而日常生活活动如书写、穿衣和进食等均存在困难。当病情加重时，可导致构音和吞咽障碍。

（二）肌肉强直

患者的肌肉呈僵直状态，被动活动肢体时肌张力增高。由于面颊肌强直，导致面部呆板，即所谓的"面具脸"。全身肌肉强直时可出现头稍前倾、躯干前屈、上臂内收和肘部屈曲的特有姿势。

（三）静止性震颤

在帕金森病患者中,大约有 1/3 以静止性震颤为首发症状。这是由于肢体的肌肉收缩不协调导致交替收缩而使肢体出现节律性震颤,一般 4~6 次 /s。早期一般以一侧手部的震颤为多见;随着病情的进展,震颤可扩展到下肢和对侧肢体;病情严重时出现头部、唇、舌以及下颌的震颤。

四、帕金森病的机制

帕金森病的病因尚不明确,主要与机体的老化、遗传、工业污染或病毒感染等相关。发病机制主要是由于中脑黑质的多巴胺神经元退化、变性,导致作用于纹状体的神经递质多巴胺减少,相应出现乙酰胆碱增加,过度兴奋的神经输出导致骨骼肌和梭内肌的兴奋性普遍升高,最终导致肌强直和运动迟缓。

帕金森病患者的水疗目的在于减轻肢体僵直,促进运动功能,改善患者身体一般状况,纠正姿势、平衡和反应能力。治疗方法除了温水涡流浴、气泡浴之外,亦可以进行水中运动治疗,按一般训练法或 Bad Ragaz 法进行。肢体僵直、运动迟缓或运动障碍症状在水中会得到减轻,这是因为水压、水温或水流的良性刺激在通向大脑的感觉反馈中速度加快的结果。对少数患者,如果温水浴不能产生理想的缓解肢体僵直的结果,或使症状加重,根据经验这时改用冷水浴或许是有益的。

第二节　帕金森病的评定

一、肌张力异常评定

帕金森病患者常见肌张力增高等肌张力异常,出现肌痉挛乃至僵硬的表现。

（一）肌痉挛

肌痉挛（spasticity）是一种速度依赖性的牵张反射亢进表现同时伴有腱反射异常的运动障碍。病因目前认为是由于锥体束下行性抑制控制丧失或减弱,来自脊髓水平的牵张反射亢进,从而出现肌肉张力增高的表现。

目前常用改良的 Ashworth 痉挛评定标准（详见第一部分第四章第一节表 1-4-2）。

（二）僵硬

僵硬（rigidity）是指主动肌和拮抗肌肌张力同时增高、各个方向的关节被动活动阻力均增加的现象。该表现的病因常为锥体外系损伤,而帕金森病就是其中最常见的病因。

僵硬的特征是任何方向的关节被动活动阻力均增加且相对持续,与牵拉刺激速度无关。僵硬可分为两种类型,即齿轮样强直（cogwheel rigidity）和铅管样强直（lead pipe rigidity）。齿轮样现象表现为被动运动时交替出现肌张力增加和释放,从而产生顿挫感,即在僵硬的基础上存在震颤。铅管样强直是在关节活动范围内存在持续的僵硬,无收缩、放松交替的现象。

二、步态评定

帕金森病患者因肢体及躯干各主动肌与拮抗肌肌张力的交替变化,再加上站立平衡能力下降,出现小碎步且不能自如停止步行的"慌张步态"。对帕金森病患者的步态进行详细、量化的评定,有助于更好地制订有针对性的步态训练方案,促进帕金森病患者的步态纠正和恢复。

尽管目前国内已有越来越多的高端步态分析系统,但临床定性步态分析仍然是最常用的方法。临床定性步态分析是由康复医师或治疗师通过肉眼观察帕金森病患者的行走过程，然后根据所得印象或按照一定的观察项目逐一评定，对步态进行分析。常用方法有传统的四期分析法和 RLA 八分法。

（一）四期分析法

四期分析法即 2 个双支撑相、1 个单支撑相和 1 个摆动相的分析方法。常人步行时左右侧的步行时相是对称的，双支撑相各占步行周期的 12% 左右，单支撑相约占步行周期的 50%，摆动相约占步行周期的 38%。各时相的时间长短与步行速度直接相关，行走速度越快，双支撑相越短，跑步时双支撑相消失。

（二）RLA 八分法

本法名称来源于美国加州 Rancho Los Amigos 康复医院，是由该院的步态分析实验室提出的。RLA 八分法将步行周期分为 8 个典型时相，即支撑前期（initial contact）、支撑初期（loading response）、支撑中期（midstance）、支撑末期（terminal stance）、摆动前期（preswing）、摆动初期（initial swing）、摆动中期（midswing）和摆动末期（terminal swing）。

对比起传统的步态分析方法，RLA 八分法具有观察内容和观察顺序更全面、更仔细的特点，因而广泛应用于临床的步态分析中。

三、日常生活活动能力（ADL）评定

日常生活活动（ADL）是指人们每天在家居环境和户外环境中进行的自我照顾的活动。因而 ADL 能力就是人们为了维持生存和适应环境而进行的重复性的活动，包括管理自己的能力、与他人交往的能力以及在经济上、社会上和职业上安排好自己生活的能力。

帕金森病或帕金森综合征患者因为身体和认知能力各方面的障碍，导致 ADL 能力显著下降。ADL 能力评定可确定患者在 ADL 方面的独立程度，制订有针对性的治疗目标和方案，对治疗效果进行评估等。ADL 能力的评估方法分直接观察法和间接评定法两种。这两种方法各有优劣，一般情况下需结合两者的结果综合评价（详见第一部分第四章第一节表 1-4-8）。

四、社会功能评定

社会功能是指个人能否在社会上发挥一个公民应有的功能及其在社会上发挥作用的大小。具体内容包括社会生活能力、就业情况和社会整合功能等。而社会生活能力评估的是帕金森患者参与各种社会活动的情况，包括工作、社交以及参与各种娱乐活动的能力。评估社会生活能力可采用社会生活能力概括评定问卷（表 2-3-1）。

表 2-3-1　社会生活能力概况评定问卷

1. 上学或上班情况 　与伤病前大致相同　　是　　20 分 　　　　　　　　　　　否　　0 分
2. 参加社交活动（探亲访友等） 　从不参加：0 分 　极少参加：5 分 　正常参加：10 分
3. 参加社团活动（工会、联谊会、学会等） 　从不参加：0 分 　极少参加：5 分 　正常参加：10 分

续表

4. 与别人进行打扑克、下象棋、参观游行、打球、看球赛等文体活动

从不参加：0 分

极少参加：5 分

正常参加：10 分

5. 与别人进行看电视、谈话、听音乐、上公园、散步、购物等业余消遣活动

从不参加：0 分

极少参加：5 分

正常参加：10 分

第三节　帕金森病水疗技术

一、水疗康复技术在帕金森病中的应用

帕金森病的症状表现和其他疾病地临床症状表现并非相同，这也导致了帕金森病的处理方式与其他疾病有所区别。但是有两个特例，核上瘫和部分类型的多系统退化的症状特征与帕金森病是类似的，这些症状表现通常为动作迟缓、僵直（躯干尤为明显）、动作减少、四肢躯干伸肌肌群无力、胸廓伸展活动减少、姿势及平衡反应缺乏。水疗可有效改善这些症状，因为水具有缓解僵直、改善身体迟缓状态、促进随意运动、促使四肢及躯干达到更为充分的全范围运动的作用。这样可有利于患者提高四肢和躯干伸肌肌群力量，减少或预防屈肌肌群的肌肉紧张和挛缩，促进交互运动和旋转运动，保持已改善的姿势和促进平衡反应。运动不能和运动迟缓等症状在水中都能得到改善，原因可能是水压和水流的波动对身体产生不规律的刺激，从而增加对大脑的感觉反馈。此外，运动时水流被动产生的阻力可部分促进运动的启动。在某些特殊情况下，水的温热作用并不能产生放松僵直躯体的理想效果，甚至可能会加剧症状，这时温热水的水疗并非此类患者的适应证，冷水水疗可能对这类患者有益。

二、帕金森病的水疗康复操作方法

下面以水中运动治疗方法为例，列举帕金森病的水疗康复操作方法。

（一）躯干旋转运动

1. 患者姿势　患者采取站立位，双足分开，两足间距离应足够大，以免失去平衡，同时使身体下半部分被稳稳固定；或患者采取另外一种姿势，坐在椅子上，双侧肩关节应与水平面持平。

2. 技术方法　患者双侧肩关节外展至水平面以下（视水的深度采取站位或蹲位），同时保持肘关节伸展，通过手臂的摆动引发躯干的旋转运动。具体操作：在水平面下，一侧手臂向前摆动，另一侧向后摆动。进行此项运动时应保证缓慢有节奏地执行，可逐渐增加手臂摆动的速度，但应保证每次摆动时躯干都能做全范围的旋转运动。手臂摆动速度的增加可增加摆动时水流的阻力及波动感。此时若要进一步增加阻力，可双手持水中哑铃进行前后摆动。由于水流的阻力和波动使患者躯干和下肢肌肉付出更多的努力来抵抗这些力，进而保持直立姿势，从而提高患者的平衡功能（图 2-3-1）。

（二）下肢及躯干伸肌肌群力量训练

1. 患者姿势　患者借助在颈部和骨盆处的泳圈完全仰卧位漂浮在水中。

2. 技术方法一　Bad Ragaz 技术中介绍躯干伸展伴旋转及躯干屈曲伴旋转的交互运动

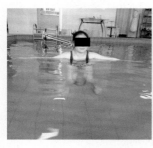
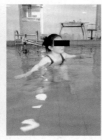
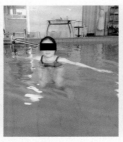
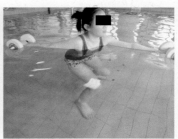

图 2-3-1　躯干旋转运动

疗法对激活躯干屈肌和伸肌是非常有效的,这是 PNF 技术的一种改良方法。操作时,治疗师站在靠近患者足部的方向,水的深度与治疗师胸正中部持平,治疗师双脚支撑面要保证足够平稳,最好治疗师的背部紧贴墙面且用双手握住(夹状手抓握)患者的踝关节。患者按照指令向身体一侧作屈髋、屈膝和躯干屈曲的动作,此时治疗师在患者运动时施加阻力。患者在治疗师的引导下朝向其运动。在屈曲活动终末时,患者则通过下肢和躯干的伸展运动来推离治疗师,并向相反的方向旋转。可以通过改变运动的速度来改变运动时的阻力,速度越快所产生的阻力也越大(图 2-3-2)。

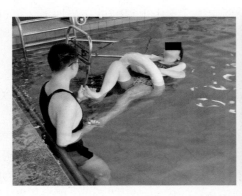
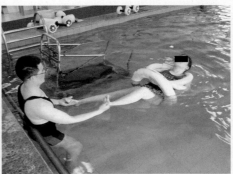

图 2-3-2　下肢及躯干伸肌肌群力量训练方法一

3. 技术方法二　该方法需要一套双杠系统,双杠的高度与水平面相平,水的深度应保证患者在不触及泳池底部的情况下能充分伸展躯干和下肢。上肢的固定形式包括伸肘支撑和前臂支撑两种,根据患者的上肢肌力选择合适的方式。

患者双手抓住双杠,并将接触点作为支点,俯卧位漂浮在水面,同时双下肢完全伸展。此时双侧膝关节及双足一起向水下做弧形运动,至最低点后再向上到达水面,紧接着躯干作相反方向的运动。动作结束时患者处于仰卧位。然后让患者双下肢作相反方向的运动返回至起始姿势。在这项活动中阻力是由向下运动时水的浮力产生的,并且阻力会伴随运动速度的增加而增加(图 2-3-3)。

(三) 平衡和平衡反应的训练

帕金森病患者的平衡反应也会从水中运动疗法中获益。躯干和头部的倾斜反应在帕金森患者中最先受到影响,通常会比其他反应(如支撑反应)消退的更严重。在该部分中所描述的用于处理平衡和平衡反应再教育训练的方法可促进这些反应的恢复。

由于水流的独特性质,且患者对这些反应在水中与平地上是不同的。水疗在以上所提

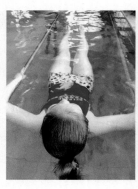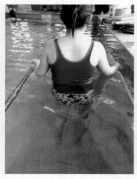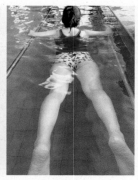

图 2-3-3　下肢及躯干伸肌肌群力量训练方法二

及的各种条件下的再训练中占有重要的地位。在平衡和功能性活动的再教育中,头和躯干控制具有极其重要的作用。而在水中,头和躯干的运动可以更好地启动,头往哪个方向运动,身体就会向哪个方向运动。一旦患者在平地上掌握了正确的反应能力,平衡的再训练就应在帕金森病康复的后期有所涉及。在水中可以应用水中浮力的支撑作用,使患者减少因害怕跌落的恐惧感,并帮助患者增加训练的信心。为了诱发出患者正确的反应,水的波动感可以作为干扰平衡的一种方式。由于不用担心跌倒和受伤,患者的信心也大有提升,需在平地上首先掌握的反应如翻正反应、倾斜反应、支撑反应等在水中也得到进一步加强。更进一步使用水的这些特性可让帕金森病患者重新适应水环境,而且对他们来说,游泳也是一种愉快的娱乐活动。

1. 坐位平衡训练

(1) 患者姿势一:患者双侧肩关节在水平面以下,双肘伸直,双肩前屈,髋、膝及踝关节尽可能屈曲至接近 90°,双脚分开与髋部同宽。

(2) 技术方法一:水疗治疗师站在患者身后,并稳定患者腰部。起初,治疗师在患者身后轻轻晃动,患者使用头、肩、手臂和手来努力保持稳定的坐姿。物理治疗师需评估作用于患者身上的干扰量大小,同时记录患者的扰动部位。干扰量越大,就需要更多的平衡和协调能力来维持。治疗师在患者周围施加不同方向的干扰,干扰方向的不同也使患者需要付出更多的努力来控制身体的姿势(图 2-3-4)。

(3) 患者姿势二:患者在水池中坐在一个无靠背和扶手的椅子上,水平面与两肩关节相平。

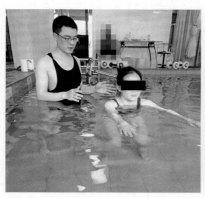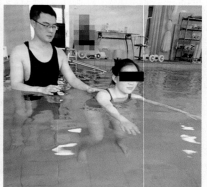

图 2-3-4　坐位平衡训练方法一

（4）技术方法二：在开始训练之前，治疗师在患者面前应采取坐姿或跪位姿势来防止患者摔倒，借此帮助患者提高训练的信心。当患者的信心提高之后，治疗师应改变姿势，站在患者身后。治疗师分别向侧向、前方和后方倾斜椅子，鼓励患者通过调整头和躯干的位置来预防失衡的发生。为了增加训练的难度，治疗师可以在患者周围的水流中制造波动干扰患者的平衡，并鼓励患者的头、躯干和下肢采取适当的反应（图2-3-5）。

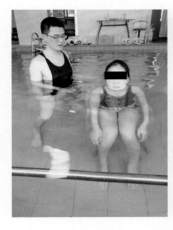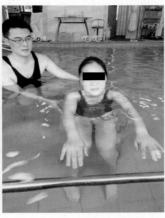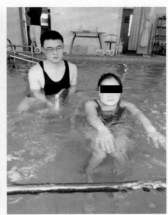

图 2-3-5　坐位平衡训练方法二

2. 站位平衡训练

（1）患者姿势一：患者远离泳池边缘，此时水的深度应足够深，达到剑突水平，双腿分开足够宽，以给患者提供一个较宽的基底面，方便为患者提供更多的侧向稳定性。

（2）技术方法一：开始时，治疗师应站在患者面前进行操作，待患者信心提高之后，治疗师站在患者身后的位置。然后治疗师如坐位平衡训练，在患者周围水流中制造波动。小量的波动需要患者静态平衡能力来维持，当干扰波动量增大之后，就需要更多的平衡和协调能力来维持该姿势，此时可以让患者的脚并拢进一步减少患者支撑面的大小来给训练提高难度（图2-3-6）。

（3）患者姿势二：患者像以上训练一样，起始姿势采取站立位，并保持较宽的支撑基底面。

（4）技术方法二：开始时，治疗师站在患者前面进行操作，待患者信心提高之后，治疗师站在患者的身后。然后治疗师开始用手向不同方向移动患者骨盆来破坏患者的平衡。一开

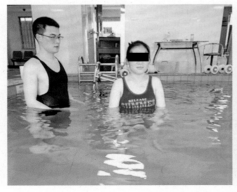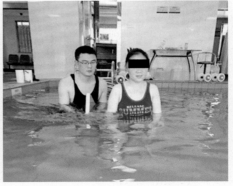

图 2-3-6　站位平衡训练方法一

始推移的速度较慢,待患者平衡反应能力提高之后,可提高推移的速度,患者应通过调整肩关节的位置来调整整个躯体的位置,进而产生平衡及平衡反应。

使支撑基底面变窄、增加骨盆推移的速度和幅度可使患者需要更多的反应能力。当躯体被移动之后,会对身体造成干扰,患者会产生对抗干扰力的反应,并且反应更快,幅度也更大。训练方法见图 2-3-7。

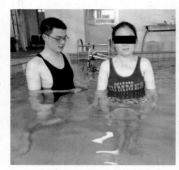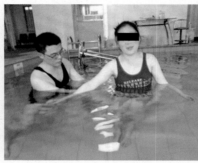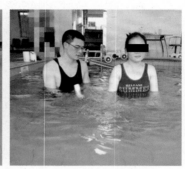

图 2-3-7　站位平衡训练方法二

3. 坐位或站立位进阶平衡训练

（1）患者姿势:患者如前面内容中描述,远离泳池边缘,"坐"在水中,双侧肩关节恰至水平面以下,或患者站立位下,双脚向两侧分开,直至双侧肩关节在水平面以下。

（2）技术方法:适用于能独立保持平衡的患者,治疗师应站在与患者距离足够近的位置来保证患者的安全,患者自己在周围水中制造干扰。患者借助手的阻力来使其自身丧失平衡:①患者双上肢伸直,放于体侧,然后双上肢向前摆动,直至到达水平面,然后再将双上肢向下摆动至身体两侧,再继续向后摆动,最后由后向前重新摆动到体侧,之后重复进行上述动作(图 2-3-8);②进行躯干旋转运动训练,患者双上肢伸展并外展至水平面下,使一侧上肢向前摆动,另一侧向后摆动,同时做上肢躯干旋转运动。要保证双上肢均在水平面以下,之后向相反方向旋转手臂和上躯干(图 2-3-9)。以上这些操作使患者保持直立姿势和平衡变得更加困难,躯干和下肢必须付出更多的努力来维持平衡。若要进一步提升训练的强度,可提高运动的速度来制造更多的干扰力,也可手持阻力板来增加水的抵抗力,或采取单腿站立位。帕金森病患者的平衡如果能够进一步在水中改善,自信心增强,则可采用 Halliwick 方法来教他们在水中游泳、漂浮和行走。

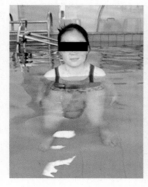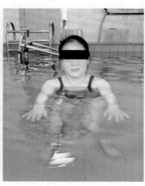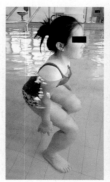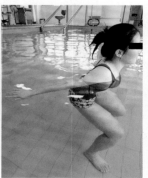

图 2-3-8　坐位或站立位进阶平衡训练一　　　　图 2-3-9　坐位或站立位进阶平衡训练二

第四节　帕金森综合征水疗技术实例

一、水疗实例

1. 基本信息　患者,男性,40岁,因外伤后右侧肢体活动障碍1年入院。患者于1年前不慎发生车祸致昏迷(具体不详),曾先后在多家医院治疗,目前言语含糊,主动言语差,右侧肢体运动功能差,协调障碍,右肩关节活动受限,生活中度依赖,为求进一步康复来院治疗。

2. 临床诊断　帕金森综合征。

3. 康复评定

(1) Brunnstrom分期:右上肢、手均Ⅳ期,下肢为Ⅲ期,可独立完成翻身、坐起、由坐位站起动作,可独立保持端坐位和站立平衡,一人监督下步行。

(2) ROM:肩、髋关节活动受限,右肩被动前屈至130°时肩部有明显疼痛,疼痛性质和程度不详;上、下肢肌群肌力下降,肌张力增高;步行中,右下肢支撑期膝屈曲明显,足轻微内翻,足趾屈曲明显,支撑期短;摆动期踝背伸受限。

(3) 协调障碍:右侧指鼻试验(3/5),右侧跟膝胫试验(2/5),显示患者右侧肢体协调性下降。

二、水疗方案

(一) 牵拉训练

1. 自我牵拉　仰卧位自我牵拉肘、腕手部屈肌群,10s×10次×(1~2)组。

2. 手法牵拉　治疗师手法牵拉右膝伸肌、右踝跖屈肌,10s×10次×(1~2)组。

(二) 协调训练(仰卧漂浮水面或取坐位)

1. 右上肢(5min)　肩水平内收外展画圈训练,由小圈到大圈交替转换。

2. 右下肢(5min)　仰卧位。

(1) 双下肢踩单车动作(图2-3-10)

(2) 双下肢同时屈伸活动。

(3) 在浮筒辅助下在水面上做双髋内收和外展动作。

3. 手(5min)　双手交换抓握练习。

(三) 肌耐力训练(双侧,仰卧位)

上肢:去重力下在水面做肩外展,进阶以不同大小的哑铃或浮筒增加难度(图2-3-11)。

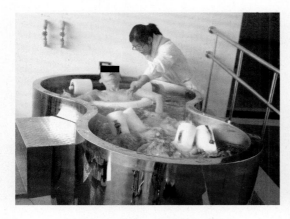

图2-3-10　双下肢踩单车动作

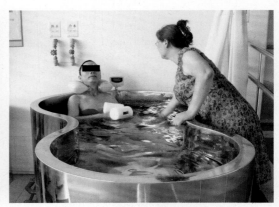

图2-3-11　肌耐力训练

下肢：去重力下在水面做伸膝髋外展、内收，进阶以右下肢绑"小蝴蝶"（阻力板）、左下肢绑浮漂（不同大小）增加难度。

三、疗效分析

该患者开始水疗时刚脱离植物状态，基本没有听理解和沟通能力，主要以被动活动维持四肢被动活动范围、感觉输入为主。治疗 3 个月后患者的配合程度明显提高，可以完成部分简单的患侧肢体动作（如踩水、上肢推拉等），协调性明显提高。

（张 强　王 俊）

【参 考 文 献】

［1］王玉龙．康复功能评定学［M］.2 版．北京：人民卫生出版社，2013.
［2］关骅．临床康复学［M］.北京：华夏出版社，2005.

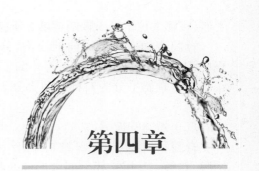

第四章

脊髓损伤水疗康复

第一节 脊髓损伤概述和评定

脊髓损伤是指脊髓受到外力作用或者内环境的病理改变导致脊髓组织受压、缺血和坏死。病因不仅是外伤,也包括炎症、感染、机械性压迫、先天畸形等诸多因素。脊髓损伤的原发性功能障碍包括运动障碍(肌肉瘫痪)、感觉障碍(丧失、减弱和异常感觉)、排泄障碍(神经源性膀胱与神经源性肠道)、性功能障碍、自主神经体系失调以及呼吸障碍(高位损伤);继发性功能障碍包括压疮、感染、疼痛、痉挛和挛缩、异位骨化、自主神经反射亢进、泌尿系统结石、深静脉血栓、复合型区域性疼痛综合征、心理障碍。脊髓损伤是临床涉及范围最广的综合征。

中枢神经系统主要包括脑及脊髓。周围神经系统主要包括与脊髓相连的 31 对脊神经和与脑干及端脑相连的 12 对脑神经。脊髓就如同脑干与身体四肢之间传递信息的高速公路,大脑通过脊髓将运动指令传递到四肢躯干,四肢躯干通过脊髓将感觉信息反馈给大脑。有时脊髓不需要向脑传递信息就可以向四肢躯干发出指令,这一特殊的途径称为脊髓反射,是外周损伤时的本能保护反应。构成脊髓的神经元细胞称为上运动神经元,从脊髓再分出的神经称为下运动神经元,这些神经分别从相邻的脊椎之间穿出,分布于全身各处。

一、脊髓的整体解剖

(一) 脊髓的外观

脊髓是中枢神经系统的重要组成部分,脊髓呈圆柱形,成年人的长度大约45cm,位于椎管的上 2/3,成年人终止于 L_1 下缘,新生儿终止于 L_2 下缘。脊髓走行于椎管内,上端位于枕骨大孔处,和延髓相连,下端变细呈圆锥样,称脊髓圆锥,圆锥的尖端伸出无神经组织的终丝,终丝的末端固定于第 2 尾椎处。

脊髓上有两个膨大,即颈膨大和腰骶膨大。两个膨大内部包含的神经元的数量相对较多,与四肢的周围神经形成有关。颈膨大位于第 4 颈髓至第 1 胸髓阶段,发出的神经支配双上肢;腰膨大位于第 1 腰髓至第 2 骶髓阶段,发出的神经支配双下肢。

脊髓表面有 6 条纵向的浅沟,分别是前面正中位置的前正中裂,后面正中位置的后正中沟,脊髓前外侧表面和后外侧表面的 1 对前外侧沟和 1 对后外侧沟。前正中裂和后正中沟将脊髓平分为对称的两部分。脊髓的前外侧沟和后外侧沟分别连着脊髓的前根和后根。

（二）脊髓的被膜

脊髓和脑都由 3 层纤维结缔组织被膜包裹保护,称为脑脊膜。由外向内分别是硬膜、蛛网膜、软膜。三层被膜之间由形成的两个腔隙彼此分离。硬膜与蛛网膜之间的间隙称为硬膜下隙;蛛网膜与软膜之间的间隙称为蛛网膜下隙,脑脊液填充其间。

（三）脊髓节段与脊椎的关系

根据人体的发育,从胚胎的第 4 个月开始起,脊髓的生长速度比脊柱慢,使得脊髓与脊柱相比长度较短,脊髓节段与相应的椎骨不符。其对应关系对于临床上定位诊断具有重要的意义。脊髓节段与椎骨的对应关系:第 1~4 颈髓节段与同序数椎骨相对应;第 5~8 颈髓和第 1~4 胸髓节段与同序数椎骨的上 1 节椎体相平齐;第 5~8 胸髓节段与同序数椎骨的上 2 节椎体相平齐;第 9~12 胸髓节段与同序数椎骨的上 3 节椎体相平齐;腰髓节段与第 10~12 胸椎相对应;骶髓、尾髓节段与 L_1 相对应。例如,患者 T_9 的外伤,据法则 9 加 3,可间接推断出对应损伤的是第 12 胸髓节段。

脊神经根均有相应的椎间孔行出椎管。因为脊髓比脊柱短,腰、骶、尾部的脊神经前后根要在椎管的硬膜囊内下行一段距离,才能从各自相应的椎间孔伸出,脊髓平面以下(腰 2 至尾节 10 对神经根)下行的脊神经根称为马尾。

（四）皮节和肌节

脊神经后根支配一定的皮肤区域,称为皮节。绝大多数的皮节是由 2~3 个神经后根重叠支配,因此单一神经后根损害时感觉障碍不明显,只有 2 个以上后根损伤才出现分布区的感觉障碍。因而脊髓损伤的上界应比查体的感觉障碍平面高出 1~2 节段。这种节段性分布在胸段最明显。脊髓的这种节段性感觉支配对临床定位损伤的脊髓节段和评估治疗效果有重要意义。例如,坐骨神经痛常提示病变位于第 4 腰髓至第 3 骶髓节段神经。

若干相邻的脊神经前支在颈部和腰骶部组成神经丛,即颈丛、臂丛、腰丛和骶丛。再重新组合分支,发出多支周围神经。每支周围神经含有多个节段的脊神经纤维,因此周围神经在体表的分布与脊髓的节段性分布不同。但部分神经根支配单一肌肉,称为肌节。这对于临床定位脊髓损伤平面有重大意义。

（五）脊神经

脊髓呈前后略扁的圆柱形。整个脊髓共发出 31 对脊神经,属于周围神经部分。虽然在脊髓的表面并没有明显的阶段性,但按照发出的 31 对脊神经人为地将脊髓分为 31 个节段,根据其功能位置可分为 5 部分:颈神经 8 对、胸神经 12 对、腰神经 5 对、骶神经 5 对、尾神经 1 对。沿着各脊髓节段发出的各脊神经相应的脊髓节段也被分为颈髓、胸髓、腰髓和骶尾髓。

脊神经如同"电话线"的功能,传递脊髓和四肢躯干间的信息,控制感觉和运动。脊髓前后角分别分出前根和后根,前根连于脊髓的前外侧沟,传递来自脑的运动指令;后根连于脊髓的后外侧沟,将感觉冲动传至脑。前根和后根在椎间孔处融合为脊神经干,从对应的椎间孔穿出。穿出的脊神经属于混合神经,既包括感觉纤维,又包括运动纤维。之后再次形成分支。其中分布于项、背部和腰骶部的较细小的分支称后支,分布于躯干前、外侧部和四肢的肌肉皮肤的最粗大分支称前支。

二、脊髓的组织结构

脊髓的横切面上可见灰色及白色的神经物质。围绕于中央的神经元胞体的集合呈蝴蝶样，称灰质。灰质的外面包裹着神经元长突起的集合称白质。

(一)脊髓灰质

脊髓的中央核心部分为灰质，在横切面上形状类似蝴蝶或"H"型。中央可见一细管，于胚胎时期的神经发育而成，称中央管。灰质主要包括神经元胞体和胶质细胞。在横切面上灰质是由两个前脚和两个后脚组成。每侧的灰质前部较宽大为前脚，后部狭长为后脚。前后角之间的部分为侧角。纵向切面各角连贯成柱，分别称为前柱、后柱和侧柱。中央管前、后的灰质分别称为灰质前连合和灰质后连合。不同的脊髓节段灰质的形状大小均不同。腰髓的灰质与白质的比例大于颈髓。

前角与躯体运动有关(如四肢躯干的活动)。其中的运动神经元被区分为大型的 α 运动神经元和小型的 γ 运动神经元，它们发出纤维经前根和脊神经至骨骼肌。α 运动神经元经过前根支配关节的梭外肌纤维产生关节运动，γ 运动神经元支配梭内肌纤维调节肌张力。前角运动细胞可分为内、外两群：内侧群支配颈部、躯干的固有肌，见于脊髓的全长；外侧群主要见于颈膨大和腰骶膨大节段，支配四肢肌。当前角运动细胞的胞体或轴突被损伤或阻断时，它所支配的肌肉就得不到由此传来的冲动，于是失去随意的和反射的活动，肌张力降低，而且将逐渐发生肌萎缩，称为弛缓性瘫痪。

后角与躯体感觉尤其是浅感觉有关(如冷、热、痛、触、压)；侧角与内脏活动有关，包括中间外侧核与内脏运动有关(如心脏的跳动、胃肠的蠕动、膀胱的收缩、气管支气管平滑肌的收缩)，中间内侧核与内脏感觉有关(如恶心、呕吐、膀胱充盈的感觉、直肠充盈的感觉)。

灰质中的神经细胞根据功能可分为三大类，即根细胞、柱细胞和脊髓固有细胞。根细胞位于灰质的前角和侧角内，发出的轴突组成脊神经前根。柱细胞发出纤维存在于中枢神经系统内，并主要位于灰质后角。柱细胞的轴突一部分组成上行纤维束上行至脑干、小脑和间脑，另一部分形成节间联络纤维终止于灰质。脊髓神经细胞中 90% 是脊髓固有细胞，是脊髓中间神经元，它的轴突不离开脊髓。部分存在于灰质边缘的固有细胞也被称为背侧固有纤维束。

脊髓灰质内的大多数神经细胞体分层分布。早在 20 世纪 50 年代 Rexed 根据对脊髓灰质细胞结构的研究，发现在脊髓横切面上所见的细胞核或柱是有层次的，于是将脊髓灰质从背侧向腹侧划为 10 个板层。按板层来描述脊髓的灰质已广为研究者所采用，称为脊髓灰质的构筑模式。

板层 I~IV 相当于后角头，与感受外界刺激有关；板层 V、VI 相当于后角基部，主要与本体感觉有关；板层 VII 相当于中间区，充当肌梭与中脑、小脑之间的中继站；板层 VIII、IX 位于前角，主要由运动神经元组成，其轴突主要支配骨骼肌；板层 X 位于中央管周围，含有神经胶质。

(二)脊髓白质

脊髓灰质周围的白色物质是白质。后角和后正中沟之间的白质部分称后索；前角和后角之间的白质部分称前索。在灰质前连合的前方有纤维横越，称白质前连合。白质主要由纤维束组成——上行纤维束和下行纤维束。

脊髓白质内的神经纤维根据类似的起止和功能大致分为较长的上行纤维束、下行纤维束和短的固有束。上行纤维束主要由感觉传导纤维组成，主要负责将感觉信息上传至脑，故又称感觉传导束。下行纤维束主要由运动传导纤维组成，主要负责将运动指令从脑下传至脊髓,故又称运动传导束。固有束的起止均在脊髓,参与完成脊髓节段内和节段间的反射活动。

1. 上行纤维束　四肢躯干的肌、腱、关节等处的本体感受器和皮肤的精细触觉感受器收集到的感觉信号经脊神经后根分出内、外侧两部分入脊髓。内侧部纤维粗,进入后索,分为升支和降支。其中升支分出后索内侧部的薄束、外侧部的楔束核,主要传导本体感觉和精细触觉;短的降支至脊髓灰质的后角或前角,完成脊髓牵张反射。外侧部主要由细的无髓和有髓纤维组成,进入脊髓上升或下降 1~2 节,在胶状质背外侧聚成背外侧束(Lissauer 束),其发出的侧支或终支进入后角,主要传导痛觉、温度觉和内脏感觉信息。上行纤维束主要组成如下:

(1) 薄束和楔束:主要用于传导意识性本体感觉及精细触觉,走行于脊髓的后索。来自第 4 胸髓节段以下的升支走在后索的内侧部,形成薄束;来自第 4 胸髓节段以上的升支行于后索的外侧部,形成楔束。两束上行,分别止于延髓的薄束核和楔束核。若因各种原因造成脊髓薄束、楔束损伤,患者可出现在闭眼时不能确定相应部位各关节的位置和运动方向以及两点间的距离、无法辨清物体的质地等。

(2) 脊髓小脑前束和脊髓小脑后束:主要用于传导非意识性本体感觉,位于脊髓外侧索的周边部。来自下肢和躯干下部如位置、姿势的非意识性本体感觉和来自皮肤的部分触压觉信息经脊髓小脑前、后束传向小脑,再由小脑传出,以维持身体的平衡。

(3) 脊髓丘脑束:包括脊髓丘脑侧束和脊髓丘脑前束,主要用于传递浅感觉中的痛温觉、粗略的触觉、压觉,分别位于脊髓前索和脊髓外侧索的前半部。当一侧脊髓丘脑束损伤时,损伤平面对侧 1~2 节以下的区域出现躯体痛、温觉的减退或消失,由于后索薄束、楔束传递的精细触觉的存在,故脊髓丘脑束损伤对触觉的影响不是很大。

除以上介绍的上行传导束以外,还有脊髓网状束、脊髓中脑束、脊髓皮质束、脊髓前庭束和脊髓脑桥束等。

2. 下行纤维束　起于大脑皮质的不同部位和脑干的核团,止于脊髓的前角或侧角。分为锥体系和锥体外系。

(1) 锥体系:管理四肢躯干的骨骼肌的随意运动,其作用是抑制伸肌、易化屈肌。

皮质脊髓束包括皮质脊髓侧束、皮质脊髓前束和皮质脊髓前外侧束。主要起源于大脑皮质中央前回,下行至延髓锥体交叉处大部分纤维交叉至对侧走行于脊髓的外侧索,称为皮质脊髓侧束;少量未交叉的纤维下行于同侧脊髓前索,称为皮质脊髓前束;另有少量不交叉的纤维沿同侧皮质脊髓侧束下行,称为皮质脊髓前外侧束。

从上述 3 种纤维的行径和终止情况来看,脊髓前角运动神经元主要接受来自对侧大脑半球的纤维,但也接受来自同侧的少量纤维。支配上、下肢的前角运动神经元只接受对侧半球来的纤维,而支配躯干肌的运动神经元接受双侧皮质脊髓束的支配。当脊髓一侧的皮质脊髓束损伤后,出现同侧损伤平面以下的肢体骨骼肌痉挛性瘫痪(如肌张力增高、腱反射亢进等,也称硬瘫),而躯干肌不瘫痪。

(2) 锥体外系:是锥体系以外的下行传导通路,组成较复杂,包括红核脊髓束、前庭脊髓束、网状脊髓束、顶盖脊髓束等。主要功能是调节锥体系的活动和张力,协调肌肉活动,维持姿势。

三、脊髓的血供

(一) 脊髓的动脉

脊髓动脉血供主要来源于椎动脉的两个分支脊髓前动脉和脊髓后动脉,以及下行过程中不断接受各节段的动脉分支,即根动脉的增补。左、右脊髓前动脉在延髓腹侧变窄吻合成一条,沿着正中裂下行至脊髓末端;脊髓后动脉自椎动脉分支后绕延髓两侧向后行走,沿脊神经后根直至脊髓末端。脊髓表面有 3 条动脉,即 1 条脊髓前动脉和 2 条脊髓后动脉。各节段的根动脉沿着脊神经根进入椎间孔后分为根前动脉和根后动脉,分别与脊髓前、后动脉环绕脊髓表面吻合,构成脊髓的冠状动脉环,由动脉环再发分支深入脊髓内部。

（二）脊髓的静脉

脊髓的静脉收集脊髓内的小静脉后分别汇集成脊髓前静脉、脊髓后静脉,回流至椎静脉丛。椎静脉丛向上与延髓静脉丛相通,胸段与胸腔内奇静脉和上胸静脉相通,在腹部与肝门静脉和盆腔静脉、下腔静脉相通。

四、脊髓的功能

（一）传导功能

脊髓是感觉和运动神经冲动传导的重要通路,其结构基础即脊髓内的上、下行纤维束。除头面部外,全身的深、浅感觉和大部分内脏感觉冲动都经脊髓白质的上行纤维束才能传导到脑。由脑发出的冲动也要通过脊髓白质的下行纤维束才能调节躯干、四肢骨骼肌以及部分内脏的活动。如果脊髓白质损伤,将导致损伤平面以下出现运动和感觉功能障碍。

（二）脊髓的反射

神经系统通过反射活动来调节功能。反射的结构基础是反射弧,包括感受器、传入神经、中枢、传出神经和效应器。反射弧的任何一部分遭到破坏,反射活动都不能完成。脊髓反射是指脊髓固有的反射,其反射弧并不经过脑,属于低级反射,但其反射活动是在脑的控制下进行的。最简单的脊髓反射弧只包括一个传入神经元和一个传出神经元组成单突出反射,一般只局限于一个或相邻一个脊髓节内,也称节段内反射。大多数反射弧是两个以上的神经元组成的多突触反射弧,即在传入神经元和传出神经元之间还有中间神经元,其轴突在固有束内上下行数个脊髓节后终于前角运动神经元,此种反射称为节段间反射。

1. 牵张反射　是指一块骨骼肌受到外力牵拉伸长时就会反射性引起肌肉收缩。牵张反射包括肌紧张和腱反射。肌紧张是指由于骨骼的重力作用,缓慢而持续地牵拉肌肉而引起的牵张反射,主要作用是维持姿势,即姿势性反射。腱反射是指叩击肌腱时由于快速牵拉肌肉而发生的牵张反射,是一种重要的临床反射,如膝反射。

牵张反射属于单突触反射,反射不仅有赖于完整的脊髓反射弧,还要受皮质脊髓束的抑制。如果皮质脊髓束的抑制作用被阻断,就会出现肌张力增强、腱反射亢进和病理反射,这是锥体束受损害的主要征象。

2. 屈曲反射　是指肢体皮肤受到伤害性刺激时(如针刺、热烫等),该肢体的屈肌强烈收缩,伸肌舒张,使该肢体出现屈曲反应,以使该肢体脱离伤害性刺激。此反射是通过本体感觉感受器和非本体感觉感受器引发的,由皮肤感受器和痛觉感受器共同参与。当伤害刺激皮肤时,肢体躲避的速度快于疼痛信号上传至脑引起意识性感觉的速度,是一种保护性反射,属于多突触反射,至少需要 3 个神经元参与。皮肤的信息经后根传入脊髓后角,再经中间神经元传递给前角的 α 运动神经元,α 运动神经元兴奋,引起骨骼肌收缩。

五、脊髓损伤的临床特征与功能障碍

根据损伤的部位(如颈段脊髓损伤、胸腰段脊髓损伤)、程度(完全性脊髓损伤和不完全性脊髓损伤)和并发症不同,脊髓损伤的临床症状和体征是不同的。

（一）临床症状

主要为肌肉运动控制障碍和行动困难、大小便控制障碍、感觉障碍。部分患者有异常疼

痛和幻觉痛。

1. 感觉障碍 临床主要表现为躯干和四肢有不同程度的感觉障碍,可表现为麻痛、感觉完全丧失及感觉过敏等。

2. 运动障碍 临床主要表现为截瘫或四肢瘫,即下肢或四肢有不同程度的肌力下降或丧失,是影响患者活动的主要方面。

3. 括约肌障碍 可表现为便秘、大便失禁、小便潴留、小便失禁等。

4. 自主神经功能障碍 可表现为出汗异常、体温调节异常等。

此外,高位损伤患者可伴呼吸困难,有并发症的患者如骨折、脱位、压疮等可出现相应的症状。

(二) 临床体征

主要表现为肌力减弱或消失、肌肉张力异常(低张力、高张力、痉挛)、腱反射异常(无反射、弱反射、反射亢进)、出现病理反射(Hoffman 征和 Babinski 征阳性)、皮肤感觉异常(无感觉、感觉减退、感觉过敏)、皮肤破损或压疮等。

1. 步态和姿态 部分患者可表现为臀中肌步态、臀大肌步态等,部分患者完全不能行走和站立,甚至不能坐稳,部分患者扶拐,大部分使用轮椅,早期可能卧床。

2. 脊柱体征 受伤早期可能有脊柱压痛和叩痛,手术后可有瘢痕、脊柱活动受限。脊髓炎症者和血管病等可有相应的脊柱体征。

3. 神经体征 损伤水平以下可出现所支配的运动、感觉和腱反射的异常。临床应确定运动和感觉完全正常、部分丧失、完全消失的皮区和肌群。

临床检查应注意脊髓休克的问题。脊髓休克是指脊髓受到外力作用后短时间内损伤平面以下的脊髓神经功能完全消失。持续时间一般为数小时至数周,偶有数月之久。因此,脊髓休克期间无法对损害程度作出正确的评估。同时应强调肛门周围的感觉和运动的检查并详细记录。

此外,高位脊髓损伤可导致呼吸运动障碍和自主神经过反射现象。

(三) 完全性脊髓损伤

脊髓休克结束后,损伤水平以下运动感觉完全丧失,包括骶段的运动(肛门括约肌)和感觉(肛门皮肤黏膜交界处的感觉和肛门深部的感觉)完全丧失,为完全性脊髓损伤(complete lesions)。

感觉运动完全正常的脊髓节段与感觉运动完全消失的脊髓节段不一定连续,两者之间的脊髓节段所支配的区域可能有部分运动和部分感觉。有部分运动或部分感觉的脊髓节段所支配的区域称为部分保留带。若有部分保留带,完全性脊髓损伤应不超过 3 个脊髓节段。

(四) 不完全性脊髓损伤

损伤水平以下包括骶段的运动(肛门括约肌)或感觉(肛门皮肤黏膜交界处的感觉和肛门深部的感觉)存在或两者都存在,称为不完全性脊髓损伤(incomplete lesions)。不完全性脊髓损伤有以下几种特殊类型:

1. 中央束综合征(central cord syndrome) 常见于颈髓血管损伤。上肢受累和功能障碍重于下肢。患者有可能步行,但上肢部分或完全麻痹。

2. 半切综合征(brown-sequard syndrome) 常见于刀伤或枪伤。损伤同侧肢体本体感觉和运动丧失,对侧温痛觉丧失。

3. 前束综合征(anterior cord syndrome) 脊髓前部损伤,损伤平面以下运动和温痛觉丧失,而本体感觉存在。

4. **后束综合征（posterior cord syndrome）** 脊髓后部损伤，损伤平面以下本体感觉丧失，而运动和温痛觉存在。

5. **脊髓圆锥综合征（conus medullaris syndrome）** 主要为脊髓骶段圆锥损伤，可引起膀胱、肠道和下肢反射消失。偶可保留骶段反射。

6. **马尾综合征（cauda equine syndrome）** 椎管内腰骶神经根损伤可引起膀胱、肠道及下肢反射消失，表现为外周神经损伤的特征（弛缓性瘫痪）。

7. **脊髓震荡（spinal concussion）** 是指暂时性和可逆性脊髓或马尾神经生理功能丧失，可见于单纯性压缩性骨折甚至影像学检查阴性患者。脊髓并没有机械性压迫，也没有解剖上的损害。另一种假设认为，脊髓功能丧失是由于短时间压力波所致。缓慢的恢复过程提示反应性脊髓水肿的消退。此型患者可有反射亢进，但没有肌肉痉挛。

（五）临床并发症

脊髓损伤涉及全身多数系统和器官，并发症较多。常见的并发症有尿路感染、尿路结石、肺部感染、心血管问题、异位骨化、迟发性神经功能恶化、压疮、骨质疏松症、肌肉萎缩、关节挛缩/僵硬、体温调节障碍、性功能障碍、直立型低血压、自主神经反射异常、深静脉血栓。

1. **尿路感染** 患者由于感觉障碍，发生尿路感染时尿道刺激症状不明显，只能通过对尿液混浊、尿中有红细胞和白细胞、尿培养阳性、血常规白细胞增多和体温升高等发现感染现象。

2. **泌尿系统结石** 脊髓损伤患者饮水一般偏少，加上长期卧床，使尿液浓缩，长期不活动造成高钙血症和高磷酸血症，容易发生泌尿系统结石，也容易继发泌尿系统感染。

3. **心血管问题** 第6胸髓节段平面以上损伤导致交感神经完全失去高级控制，机体的应激能力和血管收缩能力异常；该平面以下胸髓损伤导致部分交感神经失控。腰骶平面损伤不影响交感神经系统，但可以损害下肢血管控制能力。高位截瘫或四肢瘫患者最常见的异常是低血压和心动过缓，与心排血量下降平行，与心脏的交感神经张力下降以及血管收缩机制障碍有关。脊髓休克恢复后，节段性交感神经功能逐步恢复，心血管功能也逐步得到恢复，最终达到稳定的平衡状态。老年性心脏功能减退在脊髓损伤后将进一步加剧，容易发生冠心病、高血压以及心力衰竭。自主神经过反射是较严重的心血管问题，表现为发作性高血压、头痛、面部潮红等，常见的诱因是膀胱充盈、直肠刺激、便秘、感染、痉挛、结石、器械操作、性冲动等。

4. **异位骨化** 脊髓损伤后异位骨化发生率为16%~53%，最常见于髋关节，其次为膝、肩、肘关节及脊柱。一般发生于伤后1~4个月，但也可早至伤后2周左右，晚至伤后数年。病理改变先发生在肌肉周围，以后逐渐与肌肉分开，可包裹部分萎缩的肌肉纤维。一般不累及关节囊。发展过程分为四期。Ⅰ期：软组织炎性反应，肢体肿胀、发热、局部触及较硬的肿块、疼痛、关节活动受限、碱性磷酸酶增高。出现症状的最初7~10天常规X线检查阴性，骨扫描有助于早期诊断。Ⅱ期：临床表现与Ⅰ期相似，但X线检查为阳性。Ⅲ期：疼痛逐步减轻，但关节活动仍然明显受限。Ⅳ期：疼痛基本消失，病变组织硬化，骨扫描可为阴性，X线可见病变部位骨性改变。治疗包括药物、手术、理疗。早期（Ⅰ~Ⅲ期）常用局部冷疗，Ⅲ、Ⅳ期时可采用温热疗法。异位骨化后，运动训练不可以造成明显疼痛，否则可加重病情。为了预防异位骨化的发生，进行关节被动活动时要注意动作轻柔，不可采用暴力，以免损伤肌肉或关节，促使异位骨化发生。

5. **迟发性神经功能恶化** 神经功能状态的恶化可以在损伤数年后出现（3~5年者占12.1%），对患者的独立生活能力有明显的影响。迟发性神经功能恶化的原因不明，可能与过度使用或废用有关,也可能是退变的结果。

（六）脊髓损伤的功能障碍

脊髓损伤导致的功能障碍主要有运动功能障碍、感觉功能障碍、膀胱控制障碍、直肠控制障碍、自主神经调节功能障碍、性和生殖功能障碍、平衡障碍、转移障碍、步行障碍、体温调节障碍、日常活动能力受限、社会参与能力受限及心理障碍等。

1. 运动功能障碍　根据损伤部位不同主要变现为四肢瘫或截瘫。运动功能障碍的原因主要有以下方面:

（1）肌肉瘫痪:是运动功能障碍的主要原因。主要来源于失去神经支配的肌肉失能,也可以由于长期缺乏活动导致废用性萎缩。患者可以通过功能训练、矫形器应用、步行辅助器、功能性电刺激等得到不同程度的康复。

（2）关节挛缩畸形:长期缺乏活动后由于肌肉纵向萎缩和肌腱弹力纤维的缩短,常导致关节挛缩甚至骨关节畸形,从而影响患者的步行和活动。纠正挛缩畸形是应用矫形器的必要前提。牵张训练、理疗、手法治疗等都是纠正挛缩的有效方法。

（3）肌肉痉挛:上运动神经元病变往往并发脊髓中枢兴奋性失控,导致肌张力过高、活动度活跃或痉挛。肌肉痉挛一般在损伤后 3~6 周开始发生,6~12 个月达到高峰。常见诱因是膀胱充盈或感染、结石、尿路阻塞、压疮以及机体的其他感染或损伤是诱发痉挛的常见原因。患者反复发生痉挛时要注意是否有并发症。

痉挛的缺点:导致较强的皮肤剪力,从而造成皮肤损伤或压疮;关节活动限制而影响日常生活活动;股内收肌痉挛影响大小便及会阴部卫生;诱发疼痛或不适。

痉挛的优点:股四头肌痉挛有助于患者的站立和行走;膀胱和腹部肌肉痉挛有助于排尿;下肢肌肉痉挛有助于防止直立性低血压,预防深静脉血栓形成。

由于痉挛作用的双重性,痉挛处理是康复治疗艺术性的体现。

2. 感觉功能障碍　主要有感觉丧失、减退、过敏（感觉异常和疼痛）。感觉功能障碍的主要原因有以下方面:

（1）完全性脊髓损伤:损伤平面以下的感觉功能完全消失。

（2）不完全性脊髓损伤:感觉障碍表现不同,残留的感觉功能多少不一,身体两侧 28 对皮区关键点针刺觉和轻触觉表现为缺失、减退或过敏,至少肛门皮肤黏膜连接处或深部肛门有感觉。

（3）疼痛:脊髓损伤后的疼痛很常见,原因复杂,主要为中枢性和躯体性疼痛,影响患者生活质量。中枢性疼痛主要由神经损伤所致。躯体性疼痛可以由感染、压疮、痉挛、膀胱和肠道问题、剧烈温度变化、吸烟、情绪波动等因素诱发。

（4）压疮:是最常见的并发症,与脊髓损伤患者的感觉障碍、身体活动障碍、血液循环障碍、营养障碍等有密切关系。压疮的皮肤损害往往是问题来源,同时也导致患者比较难以保持必要的训练姿势,甚至影响卧位。康复治疗可以使大多数压疮问题得以解决。

3. 膀胱控制障碍　失神经支配性膀胱功能障碍严重影响患者日常生活自理能力,小便失禁给患者带来沉重的心理压力,影响社交和日常活动。

（1）自动性或反射性膀胱（the automatic or reflex bladder）:由骶髓以上的脊髓损伤所致,属上神经元麻痹。由于反射弧是完整的,患者憋尿肌的反射功能恢复后,经一定程度的膀胱充盈,可以引起膀胱的收缩,克服括约肌的阻力,完成排尿。

（2）自主性或非反射性膀胱（the autonomous or non reflex bladder）:是骶髓排尿中枢遭到破坏所致,属下神经元麻痹。患者膀胱反射性收缩功能被破坏,憋尿肌不能反射性收缩,膀胱呈弛缓状态。如果腹肌神经支配正常,患者可通过腹式呼吸用力增加腹压帮助排尿。

4. 直肠控制障碍　失神经支配性直肠功能障碍严重影响患者日常生活自理能力,大便失禁给患者带来沉重的心理压力,影响社交和日常活动。

5. 自主神经调节功能障碍　包括自主神经功能丧失和过度反射导致突发性严重高血压。控制自主神经障碍往往是进行康复治疗的必要前提。

6. 性功能和生殖功能障碍　脊髓损伤患者多数有不同程度的性功能和生育功能障碍,影响患者的心理和生活质量,是康复治疗的重要内容之一。

(1) 男性性功能障碍:颈髓和胸髓损伤患者多数可有勃起。具有勃起能力的患者76%在伤后6个月内恢复,其余在1年内恢复,其中23%可以成功进行性生活,10%可以射精,5%具有生育能力。

(2) 女性性功能障碍:主要分为生育和性反应障碍两个方面。脊髓损伤对女性患者的生育无影响,月经一般在1年内恢复正常。女性患者在生殖器感觉丧失后,性敏感趋向于转移到其他部位,仍然足以刺激产生性高潮。外生殖器在第12胸髓节段以上损伤可以有反射性分泌,第1腰髓节段以下损伤可以有心理性分泌。尽管分泌量可有所减少,但性生活一般没有重大影响。

其他功能障碍包括平衡障碍、转移障碍、步行障碍、体温调节障碍、日常生活活动能力受限、社会参与能力受限及心理障碍。

六、脊髓损伤的神经学评估与功能分级

2000年美国脊髓损伤学会(ASIA)在多年临床应用研究基础上和国际脊髓损伤学会(IMSOP)提出国际脊髓损伤神经学分类标准。ASIA2000分类标准是对脊髓神经功能结构损伤方面进行评定。由于脊髓损伤的评定曾存在不同标准,部分医生尚不能全面理解和应用ASIA2000分类标准,从而造成临床诊断和疗效评估的失准,并导致将某些不科学的治疗方法推广应用,给患者和社会带来不应有的损失。因此,ASIA脊髓损伤神经学分类国际标准的临床应用研究具有重要的现实意义。

(一) 神经平面

脊髓神经解剖结构的节段性特点决定了脊髓损伤的节段性表现。脊髓损伤后,在损伤水平以下脊髓的运动、感觉、反射及括约肌和自主神经功能受到不同程度的损害。脊髓损伤水平的确定反映脊髓损伤的严重性,颈椎损伤($C_1 \sim T_1$)造成四肢瘫,胸腰椎损伤(T_1以下)造成截瘫。脊髓损伤水平是制订患者康复目标的主要依据:对完全性脊髓损伤患者来说,脊髓损伤水平一旦确定,其康复目标基本确定;对不完全性脊髓损伤患者来说,应具体确定脊髓损伤以下的肌力评分。脊髓损伤水平对选择康复治疗方法、制订护理方案和评价疗效有重要意义。脊髓损伤是可造成患者终身残疾的严重损伤,至今尚无有效的治愈方法。根据1980年WHO的ICIDH国际残损残疾残障分类标准及2001年WHO的ICF国际功能残疾和健康分类标准,脊髓损伤可造成患者身体神经结构功能损伤(运动、感觉及括约肌功能障碍等)、生活自理能力受限和参与社会活动的限制,以上三个层次的障碍可根据国际相应标准进行评估。

神经平面指脊髓保留双侧正常感觉、运动功能的最低节段。感觉和运动平面可以不一致,左右两侧也可能不同,可以分别用右侧感觉平面、左侧感觉平面、右侧运动平面、左侧运动平面来表示。$T_2 \sim L_1$损伤无法评定运动平面时,可以用感觉平面来确定神经平面。神经平面采用关键肌和关键点的方式评定。采用积分方式使不同平面及损伤分类的患者严重程度可以进行横向比较。

1. 感觉平面(sensory level, SL)　采用关键点法。关键点指标是指感觉平面的皮肤标

志性部位。感觉检查包括身体两侧 28 对皮区关键点。每个关键点要检查针刺觉和轻触觉,并按 3 个等级分别评定打分:0,缺失;1,障碍(部分障碍或感觉改变,包括感觉过敏);2,正常;NT,无法检查。正常者两侧针刺觉和轻触觉的感觉总积分各为 112 分(表 2-4-1)。

表 2-4-1　感觉平面与关键点

平面	部位	平面	部位
C_2	枕骨粗隆	T_8	第 8 肋间
C_3	锁骨上窝	T_9	第 9 肋间
C_4	肩锁关节的顶部	T_{10}	第 10 肋间
C_5	肘前窝的外侧面	T_{11}	第 11 肋间
C_6	拇指	T_{12}	腹股沟韧带中部
C_7	中指	L_1	T_{12}~L_2 之间上 1/3
C_8	小指	L_2	大腿前中部
T_1	肘前窝的尺侧面	L_3	股骨内上髁
T_2	腋窝	L_4	内踝
T_3	第 3 肋间	L_5	足背第 3 跖趾关节
T_4	第 4 肋间	S_1	足跟外侧
T_5	第 5 肋间	S_2	腘窝中点
T_6	第 6 肋间	S_3	坐骨结节
T_7	第 7 肋间	S_4~S_5	会阴部

选查项目:本体感觉(位置觉和深压痛觉),检查时建议用缺失、障碍和正常来分级,同时建议每一肢体只查 1 个关节,建议做右侧示指、拇指的检查。

由于第 7~9 肋间体表标志不是十分清晰,因此在实践上 T_7~T_9 感觉平面的判断可以从 T_6~T_{10} 之间划分三等份来进行。

2. **运动平面(motor level,ML)** 采用关键肌方法。关键肌是指确定运动平面的标志性肌肉。由于一根神经支配多块肌肉和一块肌肉受多根神经支配的特性,根据神经节段与肌肉的关系将肌力 3 级的关键肌定位运动神经平面,但该平面以上的关键肌必须为 5 级。身体两侧 10 对肌节关键肌,左右侧各选一块关键肌。检查顺序为从上而下,运动积分是将肌力作为分值,把各关键肌的分值相加。上下肢运动评分要分开计算,上肢总分 50 分,下肢总分 50 分。正常者上下肢运动平面总积分为 100 分(表 2-4-2)。

表 2-4-2　运动平面与关键肌

平面	部位	平面	部位
C_5	屈肘肌	L_2	屈髋肌
C_6	伸腕肌	L_3	伸膝肌
C_7	伸肘肌	L_4	踝背伸肌
C_8	中指屈指肌	L_5	长伸趾肌
T_1	小指外展肌	S_1	踝跖屈肌

选查项目:膈肌、三角肌、外侧腘绳肌。肌力分为无、减弱和正常。

3. **肌腱反射反映脊髓反射弧的功能** 肌腱反射情况下对于判断脊髓损伤程度和定位

有一定的参考价值(表 2-4-3)。

表 2-4-3 腱反射与脊髓节段相应的反射弧

腱反射	脊髓节段相应的反射弧	腱反射	脊髓节段相应的反射弧
C_5	肱二头肌反射	L_3	股四头肌反射
C_6	旋后肌反射	S_1	腓肠肌反射
C_7	三头肌反射	$S_2 \sim S_4$	球 - 肛门反射

4. 其他 与脊髓节段相关的骨骼肌可以直接反映肢体运动能力,对运动功能预后的判断有直接的参考意义(表 2-4-4)。

表 2-4-4 脊髓节段相关的骨骼肌

神经平面	关键肌群	神经平面	关键肌群
第 1~3 颈髓节段	颈肌	第 2 腰髓节段	髂腰肌、股内收肌
第 4 颈髓节段	膈肌、斜方肌	第 3 腰髓节段	股四头肌
第 5 颈髓节段	三角肌、肱二头肌	第 4 腰髓节段	内侧腘绳肌、胫前肌
第 6 颈髓节段	胸大肌、桡侧腕伸肌	第 5 腰髓节段	外侧腘绳肌、胫后肌
第 7 颈髓节段	肱三头肌和指总伸肌	第 1 骶髓节段	趾总伸肌、小腿三头肌
第 8 颈髓节段	指总伸肌	第 2 骶髓节段	趾总屈肌、蹞屈肌
第 1 胸髓节段	手内动肌	第 3 骶髓节段	股二头肌、臀大肌
第 2~12 胸髓节段	肋间肌	第 4~5 骶髓节段	耻骨直肠肌、尿道外肛门括约肌
第 7 胸髓至第 1 腰髓节段	腹肌		

(二) 脊髓损伤分级

脊髓损伤分级按照感觉和运动功能障碍的程度进行评定。1969 年 Frankel 外伤 SCI-5 级分类系统包含完全与不完全损伤。1982 年 ASIA(American Spinal Cord Injury Association) Guidelines 完全损伤定义为:无感觉运动保留不超过神经平面 3 个节段。1992 年 Frankel 分类被 AIS(ASIA Impairment Scale)取代,1996 年、2000 年再版,2006 年版是 2000 年版修订的再印刷。

1. Frankel 脊髓损伤分级法 是 AIS 分级的前身,但是当前仍然有其实际意义。Frankel 法将损伤平面以下感觉和运动存留情况分为 5 个级别(表 2-4-5)。Frankel 法的优点是强调实际运动功能,因此在一些欧洲国家以及中国 50% 骨科医师仍然在使用。

表 2-4-5 Frankel 脊髓损伤分级法

等级	功能状况
A	损伤平面以下深浅感觉完全消失,肌肉运动功能完全消失
B	损伤平面以下运动功能完全消失,仅存某些,包括骶区感觉
C	损伤平面以下仅有某些肌肉功能
D	损伤平面以下肌肉功能不完全,可扶拐行走
E	深浅感觉、肌肉运动及大小便功能良好,可有病理反射

2. AIS 脊髓损伤功能损害分级（表 2-4-6）

表 2-4-6　AIS 脊髓损伤功能损害分级

等级		功能状况		
A	完全损伤	在第 4~5 骶髓节段无任何感觉或运动功能保留		
B	不完全损伤	在神经平面以下包括第 4~5 骶髓节段存在感觉功能，但无运动功能		
C	不完全损伤	在神经平面以下存在运动功能，且平面以下 50% 以上的关键肌肌力小于 3 级（0~2 级）		
D	不完全损伤	在神经平面以下存在运动功能，且平面以下至少一半的关键肌肌力大于或等于 3 级		
E	正常	感觉和运动功能正常		

3. 与脊髓损伤相关的一些名词

（1）不完全损伤：骶段保留部分感觉和运动功能，即肛门黏膜皮肤连接处和深部肛门有感觉，或肛门括约肌有自主收缩。

（2）完全性损伤：骶段感觉运动功能完全消失。

（3）脊髓休克：脊髓受到外力作用后短时间内损伤平面以下的脊髓神经功能完全消失。持续时间一般为数小时至数周，偶有数月之久。脊髓休克期间无法对损害程度作出正确的评估。

（4）四肢瘫：脊髓颈段运动感觉功能损害或丧失。四肢瘫引起四肢、躯干及盆腔脏器功能障碍，但不包括臂丛病变或椎管外神经损伤。

（5）截瘫：脊髓胸、腰或骶段的运动感觉功能损害或丧失。截瘫不涉及上肢功能，但可累及躯干、腿部和盆腔脏器。本术语包括马尾和圆锥损伤，但不包括腰骶丛病变或椎管外神经损伤。

（6）神经根逃逸：完全性颈髓或腰髓损伤患者，损伤平面之上脊髓神经根损伤逐步恢复，从而出现神经损伤平面"下移"的假象。

4. 主要检查指标

（1）球（海绵体）- 肛门反射和肛门反射：刺激男性阴茎头或女性阴蒂时引起肛门括约肌反射性收缩称为球（海绵体）- 肛门反射。直接刺激肛门引起直肠肌肉收缩称为肛门反射。这两种反射出现提示脊髓休克已经结束。

（2）肛门指检：是指用手指插入肛门，检查肛门的感觉与运动，判断患者的损伤是否为完全性；也可以进行肛门反射或球（海绵体）- 肛门反射，用于判断脊髓休克。这是脊髓损伤患者的必查项目。

（3）部分保留区域：是指完全性损伤的神经平面以下仍保留部分神经支配的皮区和肌节。

第二节　脊髓损伤水疗技术

一、脊髓损伤水疗法的适应证与禁忌证

脊髓损伤水疗法的适应证包括完全性与不完全性脊髓损伤，也包括马尾神经损伤导致的运动功能障碍。禁忌证包括恐水症、皮肤病等其他传染病，或是临床病情不稳定患者。对二便失禁患者可采用防水的纸尿裤。脊髓损伤的水中运动疗法所涉及的水疗设备包括水中跑台、蝶形浴槽、四肢浴槽、升降底板等设备。脊髓损伤患者的水中运动疗法重点应该放在

水池中,尤其是不完全性脊髓损伤患者的平衡、协调、灵活性以及耐力的训练。脊髓损伤患者在水池中可以采用的水疗技术包括 Halliwick 疗法、BRRM、Ai Chi 等现代水中运动疗法技术。水池中可以用来训练的器械包括泳池浮条、水中杠铃、水池哑铃、浮板、泳圈、脚蹼、涉水鞋、浮板。对于不完全性脊髓损伤患者的水疗重点应该放在强化核心肌群的力量上。核心肌群稳定意味着患者可以很好地掌握平衡,更好地越过障碍物,降低跌倒风险,也让患者更加独立地面对日常生活。

二、Halliwick 疗法在脊髓损伤患者中的应用

独立是单独或群体性参与社会活动、工作、娱乐活动的一个重要先决条件,患者能主动失去平衡并重新获得平衡是独立的核心要素。Halliwick 理念的十点程序用于达到这些目标。十点程序被划分为三个学习阶段,即心理调适、平衡控制、运动。十点程序包括心理调适、矢状轴旋转控制、横轴旋转控制、纵向旋转控制、联合旋转控制、上浮 / 心理反转、静态平衡、湍流中滑行、简单前进、基本动作。心理调适被定义为对不同环境、状况或任务作出反应的能力,可以让患者在水下吐气泡来适应水环境。治疗师与患者相对半蹲在水中,让水缓慢地漫过患者的口鼻,让患者感知水位的变化,嘱患者先用嘴巴吐气泡,并维持 5~10s,然后离开水面休息片刻后再缓慢让水漫过口鼻,并嘱患者用鼻子吹泡,可以单个鼻孔吹泡,也可以两个鼻孔同时吹泡,或者左右鼻孔交互吹泡,从而让患者学会水下的呼吸控制,不再恐惧水,可以更好地投入水中训练中,减少呛水的风险。对于病损之前会游泳的脊髓损伤患者,此阶段可以适当省略。平衡控制被定义为在水中以一种可控的方式维持或改变一个位置。患者必须学会高度自动化和中枢化的平衡控制。

1. 矢状轴旋转控制(图 2-4-1)　是指围绕矢状轴的动作。这些动作包括脊柱任何部分的侧屈运动以及四肢的内收外展。治疗师可与患者相对而立,双脚与肩同宽,治疗师双臂展开,嘱患者用手去触碰治疗师的手掌来激发患者身体产生矢状轴的运动。可以通过改变患者双足支撑面积或者改变矢状动作的幅度大小来增加训练的难度。该训练可以在任何体位下进行,如患者在端坐位或屈膝 90° 下进行。重点是患者产生重心的冠状面转移。矢状轴旋转可利用侧屈动作松动和稳定脊柱,延伸躯干,促进视觉反正反应和平衡反应,刺激上下肢的外展。

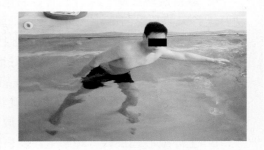

图 2-4-1　矢状轴旋转控制

2. 横向旋转控制(图 2-4-2)　横向旋转是围绕任何身体横轴的动作。横向旋转控制可从小动作开始,如吹气头部向前。水中的吹气训练可以很好地强化呼吸肌,并可以作为言语

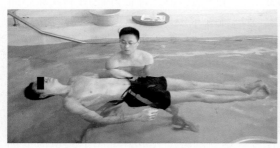
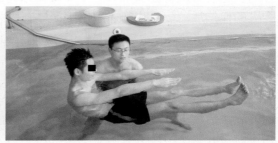

图 2-4-2　横向旋转控制

治疗的延伸训练。横轴旋转控制训练通常与上肢伸出及手部活动相结合,如让患者在直立位向前伸手触碰水中漂浮物。横向旋转控制的另外一个应用是坐下或蹲成"椅子"状。在Halliwick中,给患者的指令是"坐到椅子上,把双手放在桌子上"。再次站起来是该动作的第二阶段。在这项活动中,第11胸椎浸入水下并再次回到水面之上。

找到Halliwick由重力占优势转换到浮力占优势的平衡关键点,重力占优势时产生下肢控制效应,浮力占优势时产生头部控制效应。横向旋转的关键:头部向前,上肢前伸,抓住水面上的物体,吹气,卷起头,屈髋屈膝尝试坐在池底。例如,患者端坐在泳池边,治疗师可以在水面上放置一些海洋球,嘱患者用嘴去吹这些海洋球,也可以让患者在端坐位或直立位前伸双臂去触碰这些漂浮物。后期患者可以仰卧位漂浮在水面上,治疗师可以一手置于患者腰骶部,另一手置于患者肩胛部,嘱患者头部前倾,双上肢前伸,躯干前屈,从仰卧位转换到站立位。前期患者从仰卧位转换到站立位可能需要治疗师过多辅助,当患者熟练掌握这一训练要领时,治疗师可以撤去双手的支撑,让患者独立完成从仰卧位转换到站立位。后期可以让患者尝试从仰卧位漂浮在水面上转换成端坐在泳池底部。

3. 纵向旋转控制　纵向旋转沿身体垂直纵轴发生。可从直立位开始,如小组患者围绕成圈互相传递物品,或者患者在水中步行时转身。患者仰卧于水面上,治疗师一手置于患者腰骶部,另一手置于患者肩胛部,给予患者适当的支持,平衡控制集中在患者的头部旋转活动上,接下来让患者通过头部的旋转及上下肢越过身体中线来进行主动旋转。最终目标是360°旋转并转回到仰卧位。每一项技能分别单独教授患者,然后结合在一起执行,以习得整个旋转模式。纵向旋转需要在执行一个包括呼吸技能的快速动作时头部、肩带以及骨盆带之间的分离运动。纵向旋转的治疗应用是易化-躯干翻正反应。旋转时兴奋的腹内外斜肌是重要的旋转肌,这对游泳和步行都很重要。这一旋转也用于缓解痉挛躯干肌的肌张力。

4. 联合旋转控制　联合旋转控制包括在向前转动时进行横向和纵向旋转,在向侧方转动时进行矢状和纵向旋转。相比于单轴旋转模式,联合旋转看起来更难实现,但实际上相当容易,因为只是在原来已经掌握的基础上把两种旋转模式结合在一起。联合旋转的最终目的是当患者在水中失去平衡时可以很好地调整自己的身体。例如,治疗师立于患者身后,嘱患者先围绕矢状轴向一侧侧屈身体,在患者超过自己的稳定极限时嘱患者围绕身体长轴向一侧旋转身体并重新找到平衡。联合旋转最重要的治疗应用是训练患者如何适应跌倒并重新站起来。由于水的黏滞性,所以患者敢于在水中尝试跌倒并重新站起来。

5. 上浮或心理反转　理解上浮的概念,人不会沉下去,通常会再次浮上水面,是在水中感到安全和舒适的基础。治疗师可以辅助患者仰卧于水面上,嘱患者利用一些简单的或可以学会身体浮在水面上。这一点是十点程序中第一部分的结束,本部分集中于心理调适和旋转控制。

6. 静态平衡　静态平衡是十点程序中最为静态的一项,在这一项中患者开始完善旋转控制。患者必须对如头部和躯干等轴向结构的运动进行反应,不允许额外使用手臂支撑面扩大的代偿活动。治疗师通过用手在患者旁边制造涡流寻求定倾中心效应或在步行-急停活动中使用水流来干扰患者的平衡。当需要稳定时,可在治疗中应用静态平衡,作用区域是肩带、躯干、骨盆和髋部。

7. 湍流中滑行　湍流中滑行是紧跟着静态平衡的动态部分。患者在被移动时保持静态平衡。患者处于仰卧位并控制所有旋转,脊柱对线良好,髋关节伸展,躯干对称,没有侧屈和外展。治疗重点是在这项活动中能促进动态躯干平衡。水中步行训练运用浮力让患者模仿宇航员在太空漫步并在着地时柔和落地,该任务难以在陆地上完成。运用水流惯性干扰患者,如让患者快速行走带动水流,然后急停并保持平衡,或者让患者立刻转身朝相反方向行走。运用水流拖拽力,让患者像军人走正步一样两腿伸直步行,也可以让患者在水中围绕 T 字步行来锻炼灵活性。

8. 简单前进　当患者能够在湍流中滑行控制姿势位置时,治疗师引入推进。最初包含双手的对称动作,在水下并靠近骨盆。虽然这一动作对于推进来说不是十分有效,但目的是保持适当的头部和躯干控制时进行外周运动。

三、基本 Halliwick 动作

基本 Halliwick 游泳划水只使用上肢进行推进。特点是:对称,恢复动作的活动范围是 0°~120°,而且恢复时相只有双手伸出。这是第一次尝试有用且高效的移动。游泳划水的进阶包括:交替性划水,侧卧位,仰卧位,使用鳍片等其他设备。从治疗角度来讲,游泳可用于局部以及整体有氧耐力训练。Halliwick 专注于学习如何在水中掌握平衡,这是游泳和步行的先决条件。脊髓损伤患者的水中平衡训练应包括有意识的任务导向性活动和无意识的平衡策略训练。平衡策略的训练可在泳池中安全进行,当患者反应太慢时,水的黏滞性较大,可以给患者提供更多的时间作出反应。在做任务导向性平衡训练时,可以通过改变脚底支撑面积、制造涡流干扰、多任务处理等方式进行,同时可以增加训练的乐趣并提高患者训练的积极性。例如,可以让患者双脚并拢,双手端水杯,治疗师在患者旁边制造涡流干扰患者,并要求患者在不失去平衡的前提下保证水不溢出来。

四、BRRM

BRRM(Bad Ragaz Ring Method)是一种徒手技术,20 世纪 50 年代后期基于本体感觉神经肌肉促通术发展而来。1975 年 James McMillan 加入了人体工效学。Gamper 和 Lamback 加入了运动生理学、PNF 技术以及微调反常肌肉活动的现代理念。该技术适用于因虚弱、痉挛、疼痛或躯体感觉信息改变而无法很好地以生理易化模式募集肌肉。BRRM 的基础也包括流体力学和功能动力学。BRRM 被视为"水中的 PNF",本体感觉神经肌肉易化技术被定义为一种通过刺激本体感受器促进神经肌肉的反应机制的方法。PNF 是一个特定的陆上技术集合,患者在相对稳定的支持面上对抗物理治疗师提供的阻力,以保证平衡连续性。同样,人体漂浮在水中时处于稳定的状态,然而任何一个细微的运动即可破坏患者的稳定状态。在水中自由漂浮时,若身体不动,不可能最大限度地延展肌肉的起止点,这是由于在自由漂浮时肌肉的张力不能被有效释放。而 PNF 则不同,牵张反射并不能用来启动水中运动。在 BRRM 中,因为治疗师的手以及运动都是在水中,存在阻力的影响,因此不是在所有的运动模式中都可以活动到关节活动度的末端,通常只有部分模式用于 BRRM 中。

1. BRRM 操作技术　BRRM 需要给患者浮力支持和固定点,治疗师先被动启动治疗模式,给予患者较多的帮助,最后患者按照模式进行主动运动。治疗师必须评估者需要干预的方面,如增加灵活性、肌肉耐力、肌力。同样,患者也需要进行心理调整。

BRRM 需要浮力帮助,以增加患者在水中的稳定性和安全性。颈部、臀部、脚踝需要泳圈支撑,或者使用泳池浮条。泳圈充气程度有一定标准,若充气太足将增加患者身体旋转而出现不稳定,充气量太少则起不到浮力支持作用。臀部和脚踝部泳圈一般放掉 60%~70% 的气量,当患者仰卧于水面上时,臀部和脚踝部泳圈有一半露出水面即可,这样既可以给予患者较好的浮力支撑,又不会导致身体的旋转不稳定性。

臀部的泳圈应该在 S_2 的位置而不是在腰部或胸部。在 BRRM 模式中,治疗师应该稳定立于泳池中,水位在不应该超过第 9 胸椎,治疗师身体的冠状面应该和患者长轴面互相垂直,这样更有利于患者围绕着治疗师做主动运动(图 2-4-3)。

BRRM 治疗时间取决于治疗目标。时间不得少于15min，力量较弱的肌肉可以从6次收缩开始，较强的肌肉则为12~16次收缩。每组模式3~4次为一组，每组间休息1.5min。

2. **躯干模式**　患者仰卧于水面上，给予颈部、S₂、双脚踝泳圈浮力支持。治疗师立于患者头部，身体冠状面与患者长轴垂直。首先激活双侧肩胛骨的运动，患者双手屈肘置于枕后部，治疗师双手蚓状肌抓握患者双肘部，治疗师双手给予轻微垂

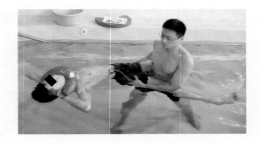

图 2-4-3　BRRM 操作技术

直向上的力量，引导患者双上肢做类似于打开书本的动作。当患者双上肢完全浸入水中时，治疗师双手维持垂直向上的力量同时挤压患者双侧盂肱关节。

（1）躯干屈曲模式（图2-4-4）：患者体位同上，治疗师体位同上。治疗师双手一直维持两个方向的力量，即垂直向上的力量和挤压盂肱关节的力量。如躯干左侧屈曲（图2-4-5），治疗师先引导患者被动作出左侧侧屈模式。侧屈模式包括躯干的侧屈和脚踝的背屈，患者双下肢保持并拢伸直。引导患者躯干在水面上围绕治疗师做出180°半圆的动作。当主动运动开始时，治疗师可用示指提示左侧肘部，嘱患者朝左侧作出躯干侧屈模式。整个180°半圆的主动运动中患者身体不应该有任何的旋转运动，保持水平仰卧。治疗师双脚应该立于池底，不应该有任何的移动。当患者从0°活动到180°时，治疗师应该重新调整体位。

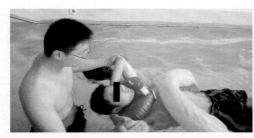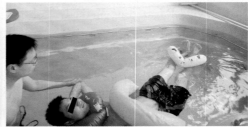

图 2-4-4　躯干模式

（2）躯干伸展模式（图2-4-6）：患者体位同上，治疗师体位同上，治疗师双手维持两个方向力量。治疗师在患者主动运动之前应该被动引导患者做出躯干伸展模式，如左侧伸展模式，治疗师嘱患者应该先朝向右侧旋转躯干30°，双下肢并拢伸直，左侧手指给予患者提示启动主动运动，嘱患者后伸脊柱，髋关节后伸，脚踝跖屈。治疗师应该控制好患者双上肢保持浸入水下，当患者主动运动完180°时，治疗师变换体位以利于进行另外180°运动。

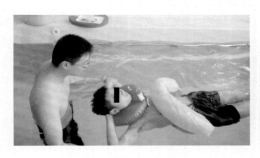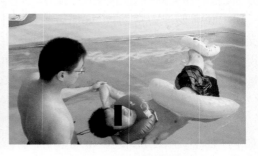

图 2-4-5　躯干左侧屈曲　　　　图 2-4-6　躯干伸展模式

（3）躯干联合运动模式（图 2-4-7）：患者体位同上，治疗师体位同上。该模式包括了躯干的侧屈加旋转动作以及髋关节屈曲和踝关节的背屈动作。患者主动运动之前，治疗师应该先被动运动患者，让患者熟练掌握该运动模式。患者从 0° 到 180° 整个运动范围要完成躯干的侧屈、旋转、髋关节的屈曲超过 90° 以及踝关节背屈，同时患者双肘始终保持浸入水下，不能有一侧或双侧肘部抬离水面。主动运动终末端患者的身体像"拧毛巾"一样。

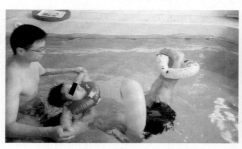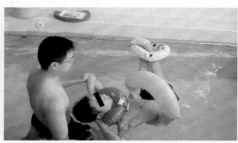

图 2-4-7　躯干联合运动模式

当对下肢应用牵引和挤压时，治疗师应站在患者外展的双脚之间。力量可以被应用在骨盆、大腿或小腿。治疗师站立体位与患者长轴垂直，有伸膝和屈膝两种模式。屈膝体位，治疗师双手抓握于患者双侧股骨大转子，外旋双侧髋关节施加挤压力量。伸膝体位，治疗师站立于外展的两侧小腿之间，此时患者应该脚踝背伸钩住治疗师腋窝下部。

（4）躯干屈曲模式（图 2-4-8）：患者仰卧于水面上，颈部给予颈圈支持，双上肢屈曲 180°，手掌并拢相对用以增加主动运动时水流阻力。屈膝模式，治疗师站立于患者双侧大腿之间。如左侧屈曲模式，治疗师左手指提示患者躯干左侧屈曲。整个 180° 运动中患者躯干始终保持水平浸入水下，手臂不得抬离水面。伸膝模式，治疗师应站立于患者两小腿之间，患者应该脚踝背伸钩住治疗师腋窝下。

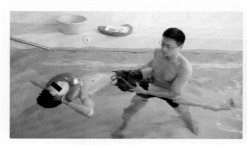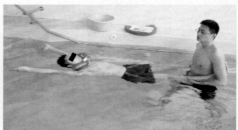

图 2-4-8　躯干屈曲模式

（5）躯干伸展模式（图 2-4-9）：患者仰卧于水面上，躯干旋转 30°，双肘屈曲，双手掌置于后枕部。如左侧屈曲模式，患者应该右侧旋转躯干，治疗师站立于患者大腿之间，左侧手指提示患者向左侧后伸躯干。从 0° 主动运动到 180°，治疗师更换站立体位，进行下一个 180°。

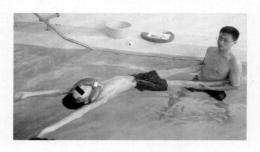

图 2-4-9　躯干伸展模式

五、脊髓损伤患者的水中核心训练方法

核心肌群包括内在的稳定肌以及远距离作用于脊柱的表浅大肌群。前期研究指出腹横肌和多裂肌作为提供局部稳定性的内在稳定肌的重要性。在全身运动需要肢体进行姿势调整以及发力时,它们提供腰椎节段稳定性。腹横肌和多裂肌在肢体运动时发生预先收缩,为肢体肌肉运动提供一个稳定的平台。盆底肌构成核心单元的底部,膈肌构成顶部。

整体稳定系统包括腹部和腰部周围体积更大的表浅肌肉,躯干或髋关节屈曲、伸展和旋转的主要运动肌,如腹直肌、腹外斜肌以及髋周围肌。与内在稳定肌含慢肌纤维较多相比,这些肌肉通常由较多的快肌纤维构成。研究显示,不是由单一的肌肉负责绝大部分的脊柱稳定性,实际上有29对肌肉可能在核心稳定性中起到重要作用。合理的核心稳定性训练方案是局部稳定系统和整体稳定系统相结合的训练方法,并且训练神经肌肉控制、协调性以及力量。这些训练必须是与日常生活功能性相关的整体运动链训练。

1. **水中哑铃训练(图2-4-10)** 坐位下举杠铃的训练需要患者动用核心肌群。患者浸入水中使下肢处于失重状态,如果腹部肌肉适当参与,可以防止臀部、腰椎和肩胛下区离开水池壁。如果患者没有很好地调动核心肌肉参与,杠铃的浮力会使身体离开水池壁。患者的任务是使用杠铃进行运动的同时防止身体离开水池壁。增加杠铃的浮力,使杠铃作远离身体的运动,或者减小支撑面,都可以增加对核心肌肉的挑战。改变患者的体位如坐位、跪位、半蹲站立位都增加了维持这一体位对核心肌肉的挑战。当漂浮物远离身体运动时,肩带成为次级支撑就更加重要。

患者靠池壁坐位下单个哑铃训练时需要双膝分开与髋同宽,屈膝90°。双足应当承受极轻的重量,并通过核心肌肉收缩参与维持该体位(图2-4-11)。双腿不应在受到压力并且活动时产生任何疼痛。患者可以通过单哑铃和双哑铃训练取得进步。

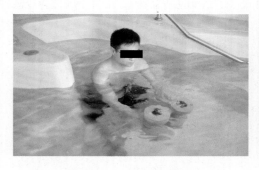
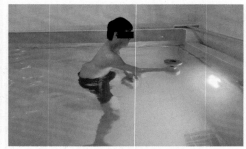

图 2-4-10 水中哑铃训练   图 2-4-11 核心肌肉收缩训练

前后环形运动包括在身体前方的矢状面上沿环形移动哑铃。侧移运动包括在身体前方从一侧到另一侧移动哑铃。垂直哑铃侧移和下移训练包括侧移哑铃的同时向下移动哑铃。蝶式运动和箱式运动需要肩带的对称协调性并结合躯干的稳定性。一手臂向前一手臂向后需要肩带的交互协调性。

2. **下肢浮力袖套训练(图2-4-12)** 患者可靠在泳池使用小腿或脚踝的漂浮设备开始训练,由于袖套产生的浮力可以拉动患者躯干离开池壁,患者核心及骨盆稳定肌必须参与以抵抗浮力设备产生的向上的浮力。后期增加训练的难度,可以让患者离开池壁。

刚开始训练时患者可以背靠泳池,双手抓握泳池栏杆,以获得更好的支撑。患者双下肢交替进行直抬腿训练,此时可以更好地调动臀大肌等骨盆稳定肌以及腹部核心力量来对抗

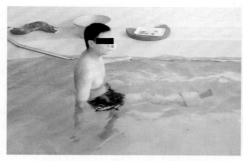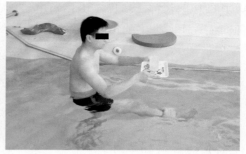

图 2-4-12　下肢浮力袖套训练

袖套所产生的浮力。进一步增加训练挑战性，可以让患者脱离池壁和栏杆到水池中央进行训练，同时配合双任务训练。减慢训练的速度可以更好地强化骨盆稳定肌的离心控制能力。

3. 泳池浮板训练（图 2-4-13）　使用较大的浮板进行端坐训练也可以很好地强化躯干的稳定性。起初患者可以双下肢支撑于泳池底部，双手可以抓握泳池栏杆或治疗师给予支撑端坐于浮板上。增加训练的挑战性，可以让患者双脚离开泳池底部，双上肢脱离治疗师的支持，患者自己保持脊柱的中立位。患者进行下压哑铃训练也可以增加训练的挑战性。

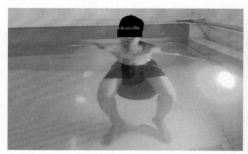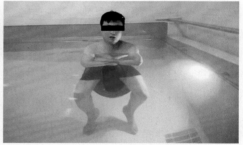

图 2-4-13　泳池浮板训练

4. 泳池浮条训练（图 2-4-14）　患者可以背靠池壁，双脚交替踩踏浮力条。浮力条产生的浮力可以拉动患者躯干离开池壁，患者必须调动骨盆稳定肌及核心力量对抗浮力。增加该训练的挑战性，可以让患者脱离池壁到水池中央进行行走训练，在患者抬起下肢时浮力可以拉动患者骨盆及躯干，使患者失去平衡，此时患者必须调动骨盆稳定肌及核心肌力来维持平衡。该训练可以配合多任务训练，如让患者双手端水杯进行行走训练等。

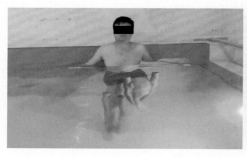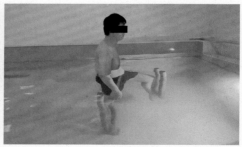

图 2-4-14　泳池浮条训练

以上是利用各种泳池训练设备给患者进行核心及骨盆稳定性训练,建议治疗师多去体会每种训练方法所带来的不同训练效果。

第三节　脊髓损伤水疗技术实例

一、水疗实例

1. 基本信息　患者,男性,20 岁。在工作中不慎高处坠落,右侧身体着地,随即出现意识障碍、小便失禁,由家人送至甲医院,拍片后未做特殊处理,约 1h 后意识转清。后至乙医院,CT 示"C_7颈椎骨折伴随脱位,椎管狭窄"。

2. 诊断　脊髓损伤(C_7,C 型)。

3. 功能障碍　①平衡协调能力较弱,站立位平衡不足 2 级。②平行杠内可以独立步行 2~3m 距离。③下肢无越障以及转弯能力。④目前主要依靠轮椅转移。⑤右侧内收肌群肌张力 3 级(活动性)。

二、水疗方案

(一) Halliwick 十点法技术应用

水中越障训练以及水中浮条和水中杠铃浮板训练。水中步行槽有氧耐力训练(3 次 / 周,20min/ 次)。

患者期望目标:摆脱轮椅,独立使用单拐步行。减少跌倒次数。

近期目标:强化核心及骨盆稳定肌群,改善站立位平衡能力。

远期目标:习得陆上越障以及行走转弯能力,习得并强化陆上独立单拐行走的稳定性,改善行走的耐力。

(二) 疗效分析

1. 第一阶段进展　治疗周期为 2 个月。

水中进展:该患者掌握矢状轴及横轴旋转控制。掌握水下呼吸控制能力。可以独立进行水中杠铃以及水中浮板训练,独立端坐于浮板上进行下压哑铃训练。水中站立位平衡无法双任务进行,存在较多身体外周动作。

陆上进展:患者平衡杠内可从起点处行走至终点且无其他支撑,步行跌倒次数减少。

2. 第二阶段进展　治疗周期为 3 个月。

水中进展:该患者已经掌握 Halliwick 十点法,右侧长轴旋转控制较差。可以进行水中跨障碍物行走,水中平衡训练可以双重任务进行。单拐步行耐力较差,仅独立单拐步行 5~10min。

(黄　犇)

【参 考 文 献】

[1] DUMONT RJ,OKONKWO DO,VERMA S,et al. Acute spinal cord injury,part Ⅰ:pathophysiologic

mechanisms［J］. Clin Neuropharmacol,2001,24(5):254-264.

［2］WEBB AA,NGAN S,FOWLER JD. Spinal cord injury Ⅰ:a synopsis of the basic science［J］. Canadian Veterinary Journal,2010,51(5):485-492.

［3］周天建,李建军. 脊柱脊髓损伤现代康复与治疗[M]. 北京:人民卫生出版社,2006.

［4］吴江. 神经病学[M]. 北京:人民卫生出版社,2007.

［5］MARINO RJ,JONES L,KIRSHBLUM S,et al. Reliability and repeatability of the motor and sensory examination of the international standards for neurological classification of spinal cord injury［J］. Journal of Spinal Cord Medicine,2008,31(2):166-170.

［6］VACCARO AR,AN HS,LIN S,et al. Noncontiguous injuries of the spine［J］. Journal of Spinal Disorders, 1992,5:320-329.

［7］COHEN ME,SHEEHAN TP,HERBISON GJ. Content validity and reliability of the International Standards for Neurologic Classification of Spinal cord injury［J］. Topics in Spinal Cord Injury Rehabilitation,1996,1(4): 15-31.

［8］COHEN ME,DITUNNO JFJ,DONVAN WH,et al. A test of the 1992 International Standards for Neurologic and Functional Classification of Spinal Cord Injury［J］. Spinal Cord,1998,36:554-560.

［9］DONOVAN WH,WILKERSON MA,ROSSI D,et al. A test of ASIA guidelines for classification of spinal cord injuries［J］. Journal of Neuroengineering and Rehabilitation,1990,4(1):39-53.

［10］MULCAHEY MJ,GAUGHAN J,BETZ RR,et al. The international standards for neurological classification of spinal cord injury:reliability of data when applied to children and youths MJ Mulcahey［J］. Spinal Cord, 2007,45(6):452-459.

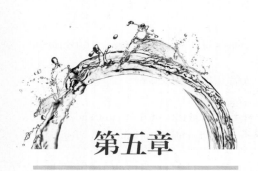

第五章

下背痛水疗康复

第一节 下背痛概述和评定

一、概念

下背痛(low back pain,LBP)是指人体背部肋缘至臀皱襞之间任何部位的疼痛,可伴有或不伴有下肢的症状。下背痛不是疾病的名称,不是病理诊断,它是以下背部疼痛为代表的综合征。下背痛是临床极为常见的病痛,据统计全球有 9.2% 的人群有下背痛症状,成年人中约 80% 曾有过下背痛的经历,50% 经历复发性下背痛,10% 发展为慢性下背痛并导致相应的残疾。与下背痛相关的功能障碍是目前世界上首要致残原因之一。

二、分类

1. 根据下背痛持续的时间,可将下背痛分为急性下背痛(小于 6 周)、亚急性下背痛(6至 12 周)与慢性下背痛(大于 12 周)。

2. 根据引起下背痛的原因,可将下背痛分为机械性疼痛、非机械性疼痛和转移痛。

(1) 机械性疼痛(占 97%):由于肌肉拉伤、椎间盘突出、神经根压迫、椎间盘退化、关节疾病、腰椎骨折等引起下背痛。

(2) 非机械性疼痛(占 1%):由于肿瘤、感染及脊柱关节病等引起下背痛。

(3) 转移痛(占 2%):又称内脏痛,是由于内脏疾病引起的下背痛,如盆腔疾病、肾脏疾病、主动脉瘤、胃肠疾病等。

3. 根据体征和症状,可将下背痛分为特异性下背痛、非特异性下背痛和根性下背痛。

(1) 特异性下背痛:有临床危险征象或有明确诊断,如肿瘤、感染、马尾综合征、内脏疾病、骨折等,需要尽早及时诊断及治疗。在临床工作中针对下背痛患者,首先要尽早排除特异性下背痛的可能。

(2) 非特异性下背痛:引起疼痛的具体部位不能确定,疼痛可放射到臀部,但不超过膝关节。疼痛源于韧带、肌腱、肌肉、脊椎和关节周围的神经。

（3）根性下背痛：是神经根压迫引起的疼痛，疼痛可延伸至腿部（多半至膝以下），可能是单侧疼痛（常见于椎间盘突出）或双侧疼痛（常见于椎管狭窄），且特定姿势可能会加重疼痛。

三、病因

下背痛并非单一的疾病，而是一个由多种原因引起的症状。它是一个复杂的、多因素共同作用的结果，包括体质因素、躯体因素、心理和环境因素等。大部分的下背痛找不到明确的病因，但绝大多数与肌肉劳损、拉伤或扭伤有关。脊柱系统结构的不稳定是目前比较认可的最可能的原因。造成下背痛的常见病因包括软组织损伤或肌肉拉伤、腰椎间盘突出、关节突关节炎或紊乱、神经根病变、腰椎骨关节退行性变、腰椎管狭窄、骨质疏松、骶髂关节功能紊乱等。肥胖、抽烟、怀孕时体重增加、身体状况不佳、姿势不良、压力、情绪等心理因素也可能造成下背痛。腰椎感染或肿瘤、内脏疾病而导致下背痛并不常见，但也可能引起下背痛。

四、解剖及病理生理机制

（一）下背部解剖

下背是指由第 1 腰椎到第 5 腰椎所组成的区域，也可以包括骶骨附近的区域，即淡粉色所标注区域（图 2-5-1）。

腰椎（lumbar spine）是复杂的解剖结构，下背部包含的 5 个腰椎，其中每个腰椎由 1 个椎体、2 个椎弓根、2 个椎板、4 个关节面和 1 个棘突组成。它通过粗壮的椎体将受广泛神经支配的关节囊、韧带、肌腱和肌肉连接在一起。相邻椎骨的椎上切迹与椎下切迹围成椎间孔，孔内有脊神经、血管和神经分支穿过。椎管前部由椎体的后表面、椎间盘和后纵韧带构成，侧面为椎弓根，后部由黄韧带和椎板构成。

在正常的脊柱中，前部结构包括椎体和椎间盘，椎间盘执行承重和减震功能。后外侧结

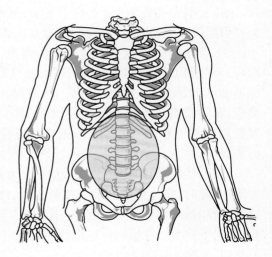

图 2-5-1　下背部解剖

构包括椎弓、椎板、横突和棘突，为脊髓和神经根提供保护。平衡、柔韧性和稳定性由关节突关节、椎旁肌和韧带提供。

（二）病理生理机制

疼痛是由伤害性刺激激活痛觉感受器，由痛觉感受器周围感觉神经元将刺激转换成电信号传送到大脑高级中枢。痛觉感受器是神经元胞体位于背根神经节的假单级初级躯体感觉神经元，其轴突分两支：外周支分布于皮肤，中枢支的突触为脊髓背角的二级神经元。它们由二级神经元整合到中脑和丘脑，这反过来连接到躯体感觉和前扣带皮质，为了区别感觉分辨和情感认知为特征的疼痛。脊髓背角是一个主要的躯体感觉信息的整合神经元，并且由形成下行抑制和促进途径的几个中间神经元群组成，能够调节感受伤害信号的传递。如果有害刺激持续，可导致外周性和中枢性敏感化的发生，将疼痛从急性转为慢性。中枢性敏感化的特征是使中枢神经系统内神经元兴奋性增加，导致正常输入开始产生异常的反应。它负责触觉异常性疼痛，轻触皮肤诱发疼痛，并且组织损伤以外的区域出现疼痛过敏。中枢性敏感化发生在许多慢性疼痛性疾病，如颞颌关节紊乱、下背痛、骨关节炎、纤维肌痛、头痛

和外上髁痛。尽管目前提高了对导致中枢性敏感化过程的认识,但是它仍然难以治疗。外周性和中枢性敏感化在下背痛调节中具有关键作用。事实上,姿势的微小改变可能在关节、韧带以及维持下背稳定性的核心肌群中产生持久性炎症,从而有助于外周和中枢产生敏感化。此外,关节、椎间盘和骨骼有丰富的Aδ神经纤维支配,连续刺激容易促进中枢性敏感化。

下背痛仅为一种临床症状,造成下背痛的病理生理机制很多,最常见且与水疗相关的机制有如下几种:

1. 急性下背痛　运动后发生急性下背痛最可能是由于椎旁肌张力增加,导致肌肉和骨之间的肌腱附着点的撕裂或肌肉纤维鞘的撕裂。持续的肌肉过度使用,特别是未经训练或不发达的肌肉,可引起紧张性收缩(痉挛)。韧带扭伤是急性下背痛的另一常见原因,通常在韧带被拉伸超过其生理范围时发生。

2. 慢性下背痛

(1) 在慢性下背痛中,最常见的疼痛来源被认为是骨结构和韧带的退行性改变。也就是说,脊柱关节炎,又称"脊椎关节强硬",似乎是一个自然发生的过程。到49岁时,60%的女性和80%的男性患有骨赘和其他表明早期椎关节强硬的变化;到79岁时,几乎所有的个体在X线平片上都有椎关节强硬的证据。

(2) 关节突关节是真正的滑膜关节,可产生退化或炎症改变。这些关节的骨质增生被认为是引起关节突关节炎、导致疼痛的主要原因,且其有助于黄韧带的增厚,导致椎管狭窄。

(3) 关于椎间盘内退变或破坏的作用,存在着争论。椎间盘是由纤维环(弹性胶原蛋白环)和髓核(核心为凝胶状内含物,被环状纤维包绕)组成。相关研究已经提出椎间盘内部退变引起原发性盘源性背痛。然而髓核没有神经,并且进入纤维环的神经末梢不含P物质,认为没有痛觉感受器,因此盘源性疼痛的病理生理学存在不确定性。有研究已经观察到新的神经和血管可以长入损伤的纤维环,并且提出这种新生物可能是椎间盘性疼痛的来源。

另外,椎间盘逐渐"退化"失去弹性而丧失缓冲脊柱受力的能力,因而使脊柱整体的受力增加;此时,脊柱旁的韧带会逐渐变厚,脊柱旁骨质会增生,以适应脊柱受力增加的情况。这些增厚的韧带及增生骨质会挤压到原本空间就很有限的脊髓腔及脊柱旁神经根通过的小孔,引起下背痛。在椎间盘退化的同时,血管及神经也可能长入椎间盘中,压迫神经根,导致下背痛。

(4) 根性下背痛是神经根压迫或炎症引起的疼痛,疼痛会放射到下肢。坐骨神经痛指坐骨神经受压引起,也常用于描述根性下背痛放射到膝以下。脊神经压迫最常见于椎间盘突出症或椎关节强硬,导致椎间孔狭窄,不常见于良性或恶性肿瘤或硬膜外脓肿。腰椎间盘比颈椎和胸椎间盘更易突出,部分原因是这个水平上的静态和动力学应力增加,还有一部分原因是形成椎管前壁的后纵韧带仅仅是椎管前壁的一半,因此腰椎间盘容易突出。其中L_5和S_1神经根病最常见,包括了超过90%的腰骶神经根病。

(5) 大量研究发现,下背痛的发生与脊柱稳定性功能失衡关系密切。脊柱的稳定性系统包括被动亚系统(相关椎体、椎间盘和韧带等系统)、主动亚系统(围绕脊柱的相关肌肉和肌腱等系统)及神经亚系统(反馈和控制系统)。

研究发现,脊椎的稳定性主要取决于主动亚系统。主动亚系统主要由脊柱区域肌肉和肌腱组成,发挥维持脊柱稳定的作用。根据肌肉的功能和解剖位置的不同可分为两大类。①表浅核心肌群:又称为整体稳定肌群(global stabilizing muscles),包括腹直肌、腹内斜肌、腹外斜肌、竖脊肌、腰方肌及臀部肌群等,收缩时主要功能在于控制脊柱的运动方向,并产生较大的动作力矩,可对抗施加在躯干上的外来负荷,维持整个脊柱的姿势,为维持脊柱稳定的第二道防线。下背痛通常表现为外层整体运动肌筋膜损伤的症状，如肌肉痉挛、劳损、肌筋膜炎症和肌肉及筋膜的短缩，使患者感到腰背部沉重、僵硬、疼痛。②深层核心肌群：又称为局部稳定肌群（local stabilizing muscles），这是人体为维持脊椎稳定的第一道防线，是最深层的主要防线，也是用最小的力量维持身体的稳定度。包括多裂肌、腹横肌、腰大肌、腹内斜肌后部、横突间肌、棘间肌和回旋肌、横膈及骨盆底肌等，其中有的直接与椎体连接，通过肌肉的收缩直接固定相邻椎体；有的则通过各肌肉的协同收缩调节腹内压来维持各椎体间的稳定，并使腰椎维持在正中区域。因此，该肌群的弱化和功能下降是腰部失稳引起下背痛症状的主要因素。

其中脊椎旁纵向连接着每节脊椎的多裂肌使脊椎在做许多动作如坐、走、举物时能维持垂直及稳定。慢性下背痛患者为了避免疼痛，常会摆出不正确的姿势，使多裂肌不正常而长时间地收缩或伸张。这样的状况在下背痛消失后仍有可能持续存在，因此也可能是造成慢性下背痛患者疼痛常常复发的重要原因之一。

此外，因深层核心肌群弱化，不足以维持充足的核心稳定性，腰背部表浅核心肌群势必在维持较大动作的基础上分化出一部分维持核心稳定和微调核心细小动作的能力，早期出现功能性失稳，进而出现椎体、椎间盘、关节突等结构性的改变而导致腰椎的慢性疼痛。同时，当神经对某块肌肉的控制增强，就会自然抑制这块肌肉的拮抗肌的控制，如腹肌被拉长，控制变弱，那么神经对于它的拮抗肌（竖脊肌）控制增强，人体因竖脊肌短缩紧张，腹部肌群松弛无力，出现一种特殊的挺腹、屈髋的病态姿势，即腰椎过度前弯和骨盆前倾姿势的体态特征，长期维持此姿势可导致主动亚系统失衡。这种肌肉失衡会引起骨盆及下肢的运动链受损而导致腰骶臀部出现不适的综合征。

（6）心理因素在疼痛的产生、急性和亚急性疼痛向慢性转化及康复过程中均有不同程度的影响。

五、诊断

下背痛的诊断需要深入了解解剖学、病理生理学以及活动特异性功能性生物力学。在详细获取病史及了解损伤的特异性机制后，医生将对受损结构及其邻近支撑成分进行全面神经学检查和肌肉骨骼系统检查。在引发患者疼痛的活动中进行功能性评估。最后，辅助检查可以证实诊断及鉴别诊断，评估确定主要诊断以及阻碍恢复的潜在生物力学或全身因素。康复治疗方案侧重腰椎或骶髂关节的原发损伤以及功能障碍的继发部位。

六、下背痛的评定

（一）疼痛评定

视觉模拟评分（VAS）是目前临床最常用的评定法，分为直线法和数字评分法。

1. 直线法　用一条直线不作任何划分，仅在直线两端分别注明不痛和剧痛，被评定者根据自己的实际感觉在直线上标出疼痛的程度（图2-5-2）。

无痛 0+⋯+⋯+⋯+⋯+⋯+⋯+⋯+⋯+⋯+⋯+100 极痛

图 2-5-2　视觉模拟评分——直线法

2. 数字评分法（NRS）　以 0 到 10 来描述疼痛强度，0 表示无疼痛，疼痛较强时增加点数，依次增强，10 表示最强烈的疼痛，被评定者根据个人疼痛感受在其中一个数字记号（图2-5-3）。1~3 分轻度疼痛，4~7 分中度疼痛，8~10 分为重度疼痛。

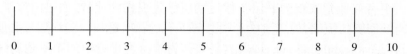

0~2:表示舒适;3~4:表示轻度不舒适;5~6:表示中度不舒适;7~8:表示重度不舒适;9~10:表示极度不舒适

图 2-5-3　视觉模拟评分——数字评分法

（二）关节活动范围评定

可以用专用的背部活动范围测量计或电子量角器来测量脊柱的腰椎屈伸活动范围,也可以通过测量直立位向前弯腰、向后伸腰以及向两侧屈曲时中指指尖与地面的距离来评定腰椎的活动范围。采用量角器测量腰椎前屈、后伸、左右旋转、左右侧屈的活动范围（表2-5-1）。

表 2-5-1　腰椎关节活动范围评定

关节	运动	受检体位	量角器放置方法			正常参考值
			轴心	固定臂	移动臂	
腰椎	前屈	坐位或立位	第5腰椎棘突	通过第5腰椎棘突的垂线	第7颈椎与第5腰椎棘突连线	0°~45°
	后伸	坐位或立位	第5腰椎棘突	通过第5腰椎棘突的垂线	第7颈椎与第5腰椎棘突连线	0°~30°
	左右旋转	坐位,臀部固定	头顶部中点	双侧髂嵴上缘连线的平行线	双侧肩峰连线的平行线	0°~40°
	左右侧屈	坐位或立位	第5腰椎棘突	两侧髂嵴连线中点的垂线	第7颈椎与第5腰椎棘突连线	0°~50°

（三）核心肌肉功能的评定

1. 徒手核心肌肉肌力及耐力评定

（1）徒手肌力测定

1）核心屈肌肌群肌力评定:患者仰卧位,屈髋屈膝位,双手抱头能坐起为5级肌力;双手平伸于体侧能坐起为4级肌力;仅能抬头和肩胛为3级肌力;仅能抬起头部为2级肌力;仅能触及腹部收缩为1级肌力。

2）核心伸肌肌群肌力评定:患者俯卧位,胸以上在床缘以外,固定下肢,能对抗较大的阻力抬起上身为5级肌力;对抗中等阻力抬起上身为4级肌力;仅能抬起上身,不能对抗阻力为3级肌力;仅能抬起头为2级肌力;仅能触及腰背部肌肉收缩为1级肌力。

3）核心肌肌群旋转肌力评定:患者仰卧位,下肢屈曲固定,抱头能坐起并向一侧转体为5级肌力;双手前平举坐起及转体为4级肌力;仰卧位能旋转上体使一侧肩离床为3级肌力;坐位能大幅度转体为2级肌力;仅能触及腹外斜肌收缩为1级肌力。

（2）核心肌肉耐力评定

1）核心肌屈肌耐力评定:患者仰卧位,双下肢伸直并拢抬高45°,测量能维持该体位的时间,正常值为60s。

2）核心肌伸肌耐力评定:患者俯卧位,双手抱头,脐以上在床缘以外,固定下肢,测量能保持躯干水平位的时间,正常值为60s。

2. 相关仪器设备评定

（1）等速肌力测试系统：可以精确测出核心肌群的具体量化指标，起到预防和指导治疗的作用。运用等速测试系统对躯干核心肌力进行测定，可获得较为精确的力学指标，从肌力、爆发力、耐力、屈伸肌比值等方面均反映出躯干核心肌功能改变。但需要核心肌力在 3 级以上。

（2）表面肌电图（sEMG）：是一种客观、简便且无创伤的检查技术，通过采集、分析肌肉活动的生物电信号特征来反映肌肉功能变化。平均肌电振幅值（AEMG）是反映 sEMG 信号振幅变化的特征性指标，其变化主要反映肌肉活动时运动单位激活的数量、参与活动的运动单位类型以及其同步化程度，能实时、无损地反映肌肉活动状态和水平。

（3）肌骨超声成像：是一种无创的可实时动态可视评估肌肉的影像学检查方法，对软组织有较高的分辨率，可以准确测量肌肉形态大小。通常采用肌肉横断面积、横断面厚宽比、肌纤维长、肌肉厚度和羽状角等结构性参数来表述肌肉的状态变化。

（4）其他：包括磁共振成像、近红外光谱、活组织检查等评估核心肌功能状态。

（四）腰椎功能量表评定

下背痛患者的腰椎功能评估在病情的判断、指导治疗、观察疗效和预后估计等方面十分重要。通常分为疾病特异的功能评估和全面健康评估两种方式。

1. 疾病特异的功能评估

（1）JOA 下背痛评分：是日本矫形外科学会（Japanese Orthopaedic Association，JOA）于 1984 年制订的，可根据治疗前后评分计算改善指数和改善率（表 2-5-2）。

表 2-5-2　JOA 下背痛评分

姓名　　　　性别　　　　年龄　　　　床号　　　　住院号 诊断　　　　　　　　　　　　　　　　日期	入院	中期	出院
1. 主观症状（9分）			
A. 下腰背痛			
a. 无任何疼痛	3	3	3
b. 偶尔轻微疼痛	2	2	2
c. 频发轻微疼痛或偶发严重疼痛	1	1	1
d. 频发或持续严重疼痛	0	0	0
B. 腿痛兼或麻刺痛			
a. 无任何疼痛	3	3	3
b. 偶尔轻微疼痛	2	2	2
c. 频发轻微疼痛或偶发严重疼痛	1	1	1
d. 频发或持续严重疼痛	0	0	0
C. 步态			
a. 正常	3	3	3
b. 即使感到肌肉无力，也可步行超过 500m	2	2	2
c. 步行小于 500m 即出现腿痛、刺痛、无力	1	1	1
d. 步行小于 100m 即出现腿痛、刺痛、无力	0	0	0
2. 临床症状（6分）			
A. 直腿抬高试验（包括加强试验）			

续表

a. 正常		2	2	2
b. 30°~70°		1	1	1
c. 30°		0	0	0
B. 感觉障碍				
a. 无		2	2	2
b. 轻度障碍		1	1	1
c. 明显障碍		0	0	0
C. 运动障碍				
a. 正常(肌力 5 级)		2	2	2
b. 轻度无力(肌力 4 级)		1	1	1
c. 明显无力(肌力 0~3 级)		0	0	0

3. 日常活动受限制(ADL)(14 分)					
	正常	轻度受限	明显受限		
a. 平卧翻身	2	1	0		
b. 站立	2	1	0		
c. 洗漱	2	1	0		
d. 前屈	2	1	0		
e. 坐位(约 1h)	2	1	0		
f. 举重物	2	1	0		
g. 行走	2	1	0		
4. 膀胱功能(-6~0 分)	0	-3	-6		
总计					

（2）Oswestry 功能障碍指数（Oswestry disability index，ODI）：是国际上最常用的评定下背痛的功能量表，具有良好的效度和信度，已被翻译成 12 种以上的语言版本，并在脊柱外科领域作为"金标准"评定和观察治疗效果。ODI 是由 Fairbank 等在 1976 年开始研究设计的，于 1980 年形成 1.0 版本，英国医学研究委员会在 1989 年对 1.0 版本进行改进后提出 ODI 2.0 版本，这也是目前国际上应用最广泛的版本。

ODI 共 10 个条目，包括疼痛（疼痛程度、疼痛对睡眠的影响）、单项功能（提物、坐、站立、行走）和个人综合功能（日常活动能力、性生活、社会活动和郊游）3 大领域的评定。每个条目最低得分为 0 分，最高得分为 5 分，分数越高表示功能障碍程度越重；将 10 个条目的答案相应得分累加后，计算其占 10 个条目最高分合计（50 分）的百分比，即为 Oswestry 功能障碍指数。得分越高说明患者功能障碍越严重（表 2-5-3）。

表 2-5-3　Oswestry 功能障碍指数

指导语：
在这个问卷的设计旨在帮助医务人员了解您的腰痛（或腿痛）对日常生活的影响。请根据您最近一天的情况，在每个项目下选择一个最符合或最接近的答案，并在左侧的方框内打一个"√"。
1. 疼痛的程度（下背痛或腿痛）
□ 无任何疼痛
□ 有很轻微的痛

□ 较明显的痛（中度）
□ 明显的痛（相当严重）
□ 严重的痛（非常严重）
□ 痛得什么事也不能做
2. 日常活动自理能力（洗漱、穿脱衣服等活动）
□ 日常生活完全能自理，一点儿也不伴腰背痛或腿痛
□ 日常生活完全能自理，但引起腰部或腿痛
□ 日常活动虽然能自理，但由于活动时腰背或腿痛加重，以致小心翼翼、动作缓慢
□ 多数活动能自理，有的需要他人帮助
□ 绝大多数的日常活动需要他人帮助
□ 穿脱衣服、洗漱困难，只能躺着床上
3. 提物
□ 提重物时并不导致疼痛加重（腰背或腿）
□ 能提重物，但导致腰背或腿痛加重
□ 由于腰背或腿痛，以致不能将地面的重物拿起来，但是能拿起放在合适位置上的重物，如桌子上的重物
□ 由于腰背或腿痛，以致不能将地面上较轻的物体拿起，但是能拿起放在合适位置上较轻的物体，如放在桌子上的较轻的物体
□ 只能拿一点轻东西
□ 任何东西都提不起来或拿不动
4. 行走
□ 腰背或腿痛，但一点也不妨碍走多远
□ 由于腰背或腿痛，最多能走 1 000m
□ 由于腰背或腿痛，最多能走 500m
□ 由于腰背或腿痛，最多能走 100m
□ 只能借助拐杖或手杖行走
□ 不得不躺着床上，排便也只能用便盆
5. 坐
□ 随便坐高椅子，想坐多久就坐多久
□ 只要高矮合适，想坐多久就坐多久
□ 由于疼痛加重，最多只能坐 1h
□ 由于疼痛加重，最多只能坐 30min
□ 由于疼痛加重，最多只能坐 10min
□ 由于疼痛加重，一点儿也不敢坐
6. 站立
□ 想站多久就站多久，疼痛不会加重
□ 想站多久就站多久，但疼痛会加重
□ 由于疼痛加重，最多只能站 1h
□ 由于疼痛加重，最多只能站 30min
□ 由于疼痛加重，最多只能站 10min
□ 由于疼痛加重，一点儿也不敢站

7. 睡眠
□ 半夜不会被痛醒
□ 有时晚上会被痛醒
□ 由于疼痛,最多只能睡 6h
□ 由于疼痛,最多只能睡 4h
□ 由于疼痛,最多只能睡 2h
□ 由于疼痛,根本无法入睡
8. 性生活
□ 有正常和规律的性生活,且不会引起额外疼痛
□ 有正常和规律的性生活,但会引起额外疼痛
□ 性生活基本正常并伴剧烈疼痛
□ 由于疼痛,性生活明显受影响
□ 由于疼痛,很少过性生活
□ 由于疼痛,不能过性生活
9. 社会活动
□ 社会活动完全正常,绝不会因为这些活动导致疼痛加重
□ 社会活动完全正常,但是这些活动会加重疼痛
□ 疼痛限制剧烈活动,如运动,但对参加其他社会活动没有明显影响
□ 限制了正常的社会活动,以致不能参加某些经常性的活动
□ 由于疼痛限制,只能在家参加一些社会活动
□ 由于疼痛限制,根本无法参加任何社会活动
10. 旅行(郊游)
□ 能到任何地方去旅行,腰背或腿一点儿也不痛
□ 可以到任何地方去旅行,但会导致疼痛加重
□ 由于疼痛限制,外出郊游不能超过 2h
□ 由于疼痛限制,外出郊游最多不超过 1h
□ 由于疼痛限制,外出郊游最多不超过 30min
□ 由于疼痛,除了到医院,根本就不能外出郊游

（3）Roland-Morris 功能障碍调查表（Roland-Morris disability questionnaire,RMDQ）:是英国学者 Roland 和 Morris 设计的对下背痛患者进行功能评估的问卷调查,具有良好的效度和信度。

RMDQ 由 24 个问题组成,每个问题的后面都附短语"由于腰痛"加以限制,以区别由其他原因引起的功能障碍。这些问题包括下背痛患者的行走、站立、弯腰、工作、卧床、睡眠、穿衣服、日常生活自理能力等方面。每个问题的分值为 1 分,回答"是"得 1 分,回答"否"得 0 分;各问题在分值上无权重之分;将回答"是"的问题分值累加即为最后实际得分。最低分为 0分,最高分为 24 分,分值越高表示功能障碍越严重(表 2-5-4)。

2. 全面健康评估   健康状况调查问卷(Medical Outcomes 36-Item Short-Form Health Survey,SF-36)是健康状况评估量表,由 36 个条目组成,测量 8 个健康概念和 1 个健康变化自评。8 个健康概念包括:①躯体功能(PF);②躯体健康问题导致的角色受限(RF);③躯体疼痛(BF);④总体健康感(GH);⑤生命活力(VT);⑥社交功能(SF);⑦情感问题所致的角色

表 2-5-4 Roland-Morris 功能障碍调查表

问题（回答"是"在前面括号内打√；"否"打 ×）
[ ]由于腰痛，每天大部分时间都待在家里
[ ]不停地改变姿势，使腰部尽可能舒服一些
[ ]由于腰痛，走路要比平时慢一些
[ ]由于腰痛，平时常做的家务事现在做不了
[ ]由于腰痛，上楼时需要拉着楼梯扶手
[ ]由于腰痛，经常需要躺下休息
[ ]由于腰痛，必须抓住什么东西才能离开躺椅
[ ]由于腰痛，经常需要别人帮忙做一些事情
[ ]由于腰痛，穿衣服要比平时慢得多
[ ]由于腰痛，只能站立一小会儿
[ ]由于腰痛，尽量不弯腰或下蹲
[ ]由于腰痛，从椅子里站起来比较困难
[ ]每天大部分时间都感到腰痛
[ ]由于腰痛，在床上翻身困难
[ ]由于腰痛，食欲不是很好
[ ]由于腰痛，穿袜子困难
[ ]由于腰痛，只能走很短的一段距离
[ ]由于腰痛，睡眠状况没有以前好
[ ]由于腰痛，经常需要别人帮忙穿衣服
[ ]由于腰痛，每天大部分时间都要坐下来休息
[ ]由于腰痛，尽量避免做一些家务重活
[ ]由于腰痛，要比平时容易激怒，脾气变坏
[ ]由于腰痛，上楼梯要比平时慢得多
[ ]由于腰痛，每天大部分时间都躺在床上

受限（RE）；⑧精神健康（MH）。根据各条目不同的权重，计算分量表中各条目积分之和，得到分量表的粗积分，将粗积分转换为 0 到 100 的标准分。分数越高表示健康状况越好。健康变化自评（HT）是与 1 年前的健康相比，未被纳入分量表或总量表计分，它反映纵向的动态变化。由于 SF-36 中的大部分评定项目与下肢有关，国内外已广泛用于腰痛患者的功能评估。

此外，智能能量消耗和日常活动记录仪可以客观、定量、动态评定腰部活动执行能力，具有较好的精确性、较高的信度和敏感性。

（五）心理功能评估

心理因素与下背痛之间有着密切的关系，对下背痛的发生、发展及预后都有一定程度的影响。目前国际上用恐惧 - 回避信念问卷（Fear-Avoidance Belief Questionnaire，FABQ）评估恐惧 - 回避信念对下背痛患者活动和工作的影响，这是由 Waddell 等 1993 年根据恐惧 - 回避信念理论模型制作的自评问卷，有很高的信度和效度，能够很好地预测下背痛疗效和失能。国内学者已对简体中文版恐惧 - 回避信念问卷（Chinese version of Fear-Avoidance Belief Questionnaire，FABQ-CHI）进行分析，证实具有良好的信度和效度，可用于评估下背痛患者疼痛、健康、失能等方面特质。

FABQ-CHI 是含有 16 个选项的自评问卷,每个选项有 0 分至 6 分,共 7 个等级;有 2 个分量表,一个分量表测量评估对体力活动的恐惧 - 回避信念如何影响下背痛,另一个分量表测量评估对工作的恐惧 - 回避信念如何影响下背痛。最后得分是每项分值的叠加,得分高表示恐惧 - 回避信念的水平高(表 2-5-5)。

表 2-5-5   FABQ-CHI 量表

以下是其他患者告诉我们的一些关于他们下背痛的事情,请为每一个句子圈出任何由 0~6 的数字,以表示各种体力活动,如弯腰、提物、走路、开车等,影响你的腰部疼痛程度。						
	完全不同意			不肯定		完全同意
1. 我的疼痛是由体力活动导致的	0	1	2	3	4	5	
2. 体力活动使我的疼痛加重	0	1	2	3	4	5	
3. 体力活动可能会损伤我的腰部	0	1	2	3	4	5	
4. 我不应该做会(可能会)使我疼痛加重的体力活动	0	1	2	3	4	5	
5. 我不能做会(可能会)使我疼痛加重的体力活动	0	1	2	3	4	5	
以下的句子是关于你的正常工作如何影响或会影响你的背部疼痛						
	完全不同意			不肯定		完全同意
6. 我的疼痛是由我的工作或工作中的意外造成的	0	1	2	3	4	5	
7. 我的工作加重了我的疼痛	0	1	2	3	4	5	
8. 我会为我的疼痛要求赔偿(如休假)	0	1	2	3	4	5	
9. 我的工作量对我来说太大了	0	1	2	3	4	5	
10. 我的工作会(可能会)使我的疼痛加重	0	1	2	3	4	5	
11. 我的工作会损伤我的腰部	0	1	2	3	4	5	
12. 以我现在的疼痛,不应该做我的正常工作	0	1	2	3	4	5	
13. 以我现在的疼痛,不能完成我的正常工作	0	1	2	3	4	5	
14. 未治好我的疼痛前,不能完成我的正常工作	0	1	2	3	4	5	
15. 我认为 3 个月内不会回到我的正常工作岗位	0	1	2	3	4	5	
16. 认为我不能再做那份工作	0	1	2	3	4	5	

（六）生存质量评估

在下背痛的患者中,近一半患者有意减少娱乐活动,1/5 患者日常生活活动明显受限,更为严重者可致日常生活活动严重受限。下背痛已经成为引起功能障碍、影响生活质量的重要原因。下背痛患者生活质量的评价对于制订并实施防治策略、指导康复治疗、预后评估等都具有重要作用。最大限度地减轻下背痛患者对生活的影响是治疗下背痛的主要目标,可采用 SF-36 评估患者的生存质量。

七、下背痛水疗的意义

水的物理效应对下背痛患者功能康复具有积极作用。①热效应:温热水能使神经的敏感性下降,缓解疼痛,同时可促进血液循环及改善新陈代谢,从而促进损伤部位修复;还可以降低肌张力,解除肌肉痉挛,使肌肉得到放松,以及软化软组织等。②冷效应:冷水可降低疼痛感、消炎、消水肿等,多应用于急性期下背痛。③浮力:水有较强的浮力,人体在水中的载荷仅为陆地上的 10% 左右,减小了运动过程中身体各关节及肌肉所承受的压力,有助于受伤部位疼痛程度减轻及水肿、炎症消除。④静水压力:可促进静脉血的回流,水越深,静水压力越大,有助于受伤部位水肿的消退。⑤黏滞性:特指液体流动时内部摩擦力的大小,可视为水中肌力训练的阻力来源之一。在水中训练时,水流对皮肤具有摩擦效应,类似于"按摩"治疗,能促进人体放松,延缓肌肉疲劳时间。同时,在水中训练的人感觉疼痛并停止运动时,由于水的黏滞性,几乎立即阻止了运动,导致其受力也陡然降低,这样能更好地把力量训练控制在患者感到舒适的范围内。避免下背痛患者因疼痛畏惧核心肌群力量训练。

由于下背痛与腰椎稳定性功能失衡关系密切,而腰椎核心肌群发挥着维持脊柱稳定的作用。提高腰椎核心肌群力量,可以帮助患者获得节段性脊柱压力的动态控制,消除对运动节段的重复损伤,以及促进受损运动节段的修复。由于水的独特性,水中腰椎稳定性训练可使脊柱损伤的风险降低。水中运动治疗能增强心肺功能,锻炼肌肉的肌力和耐力,提高肌肉与韧带的柔韧性,还可以消耗多余的热量以及具有良好的心理支持。与陆上各项运动比较起来,水中运动可以使患者在减轻疼痛的情况下进行各方向、多肌群参与的运动,使存在核心肌群紧张或痉挛的患者在温热的作用下降低肌紧张或痉挛,使患者获得接近正常的运动模式等。特别是不能耐受陆上训练或在陆上训练到达平台期的患者,可以利用水中训练达到治疗的目的。水中稳定性训练可以帮助改善灵活性、力量以及身体机能,以便顺利过渡到水中稳定性游泳训练。因在游泳时腰椎间盘的内压最低,可以减轻盘源性下背痛。同时,游泳还可以调节患者心理和神经功能状态,提高生活自信心,增强机体代谢和全身功能状态,利用浮力和抑制动作改善身体姿势平衡能力,增强肌力和耐力,改善关节活动度,缓解痉挛和疼痛。

第二节　下背痛水疗技术

下背痛的水疗技术主要是基于腰背肌肉紧张度和腰椎核心稳定性的训练。水的温热效应、浮力、黏滞性以及流体动力学等特性可以帮助患者缓解腰背部肌肉的紧张程度,提供相对安全稳定的支撑,降低再损伤和跌倒的风险。水中训练的原则与陆上训练基本一致,许多在陆上患者不能耐受或者刺激比较大的训练可以在水中进行。水中训练应当根据患者的脊柱功能状况、肌肉骨骼的基础条件来制订训练计划,同时要掌握好水的深度,以满足不同训练方案。值得注意的是,水中治疗性训练需要慢慢过渡到陆上训练,当卧位训练效果达到后需转为直立位,有条件的可以在水中模拟陆上训练或者日常生活活动的相关内容,以利于患者适应陆上的腰背部活动,回归家庭和社会。下背痛水疗技术主要分为水中牵伸训练和水中核心稳定性训练。

一、水中牵伸训练

下背痛的水中牵伸训练主要针对的是下背肌群,利用水的独特性降低刺激,增强牵伸效果。水中核心肌群的牵伸与陆上类似,多数为直立位牵伸。部分采用水中平行杠或泳圈进行卧位牵伸,此类方式的效果易受患者对呛水或稳定性恐惧的影响。以下列举的是常规的下背肌群水中牵伸方案,治疗师可根据患者疼痛情况评估受累部位,牵伸对应肌群。

1. 背部整体牵伸　患者腋下放泳圈以保持稳定(治疗师可辅助稳定),双手辅助双膝屈曲,尽量使膝盖靠近身体,达到疼痛端或者末端后保持,然后慢慢放下(图 2-5-4)。对屈膝有困难的患

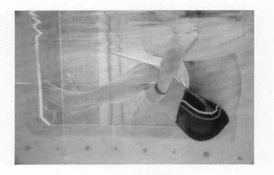

图 2-5-4　背部整体牵伸

者,治疗师可辅助将其膝关节向前胸靠近。

2. 背部主动整体牵伸   患者双手抓住平行杠一边或者扶着水池边,保持双脚与肩同宽,双脚与平行杠或者池边保持适当距离(不超过臂长)。牵伸时,患者缓慢使臀部远离平行杠或池边,末端保持,再缓慢将臀部靠近平行杠或池边,末端保持再放松(图2-5-5)。此种牵伸方式适用于肌紧张较严重的患者,治疗师可在旁边辅助。

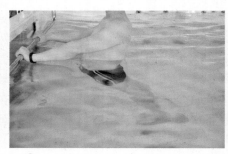 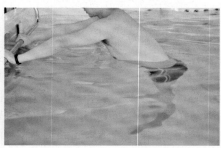

图 2-5-5   背部主动整体牵伸

3. 腰方肌和臀肌牵伸   患者站立于水池中,双脚并齐,后背靠着水池的池壁。双手辅助一侧下肢将膝关节屈曲,努力去靠近同侧的前胸,同时保证对侧下肢处于伸直状态,达到疼痛端或者末端后保持,然后慢慢放下(图2-5-6)。对站立稳定有困难的患者,治疗师可辅助其站稳,并帮助屈一侧膝关节。

4. 躯干侧屈牵伸

方式一:患者站立于水池中,双脚与肩同宽,一手扶在腰间,另一手上举过头,缓慢使身体向对侧屈曲,确保越过身体中线,末端保持再放松(图2-5-7)。

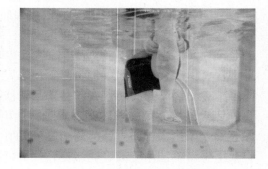

图 2-5-6   腰方肌和臀肌牵伸

方式二:患者双脚并齐站在平行杠边,脚尖方向与平行杠平行,内侧脚距离平行杠适当距离(不超过臂长),靠近平行杠的手抓住平行杠,另一只手放在腰间。牵伸时,患者努力将髋部向平行杠靠拢,末端保持再缓慢回到起始位(图2-5-8)。

5. 梨状肌牵伸

方式一:患者站于水池中,后背靠在池壁上,屈曲一侧髋关节,同侧手扶住膝关节外侧

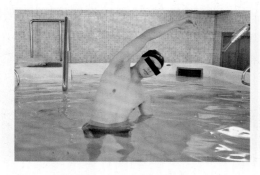 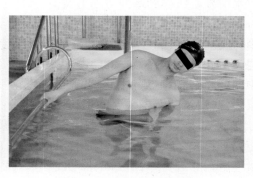

图 2-5-7   躯干侧屈牵伸一   图 2-5-8   躯干侧屈牵伸二

（治疗师可辅助患者站稳），另一只手扶住脚踝部，共同缓慢用力将髋关节屈曲外旋，末端保持再缓慢放下。

方式二：患者取坐位，将一侧脚放在对侧大腿上，同侧手扶住膝关节，躯干缓慢向前屈曲，使得前胸靠近放在大腿上的脚踝，末端保持再缓慢回到起始位（图2-5-9）。

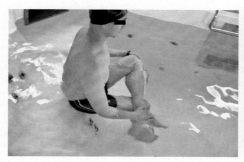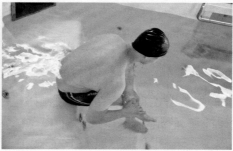

图 2-5-9　梨状肌牵伸

二、水中核心稳定性训练

核心稳定性训练有多种方式，利用水的特性更可以增加水中核心稳定的训练内容。总的来说，水中核心稳定训练分为两大方面：躯干旋转训练和躯干姿势稳定性训练。以下介绍一些常规的训练方法，治疗师可根据这些方法结合患者的情况举一反三，选择合适的方法进行训练，或者转到更有挑战的进阶训练，如通过特殊设备增加旋转方向的阻力。在训练的过程中要时刻关注患者的生命体征，以防过度疲劳。

（一）躯干旋转训练

躯干旋转训练是指躯干绕矢状轴、横轴、垂直轴三轴进行单轴或者多轴的旋转控制训练。

1. 矢状轴旋转训练　主要是指躯干的左右侧屈训练，分为两种体位：直立位和仰卧位。直立位最具有功能效应。侧屈的部位也分为两种：上躯干和下躯干。

（1）直立位上躯干侧屈：患者站于水池中，双脚与肩同宽。双上肢水平打开，一侧脊柱肌群收缩将躯干向同侧方向屈曲（图2-5-10）。

（2）直立位下躯干侧屈：患者将泳圈套在腋下，浮在水中，双膝关节和髋关节屈曲90°，一侧下脊柱肌群收缩将躯干向同侧屈曲（图2-5-11）。

（3）仰卧位上躯干侧屈：患者头颈部、髋部套上泳圈，治疗师站在患者脚踝部或站于两

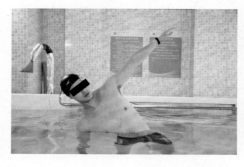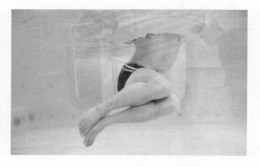

图 2-5-10　直立位上躯干侧屈训练　　　　图 2-5-11　直立位下躯干侧屈训练

脚之间,用双手握住患者双腿辅助患者稳定下躯干,患者一侧上脊柱肌群收缩将躯干向同侧屈曲。

（4）仰卧位下躯干侧屈:患者头部、髋部、脚踝部套上泳圈,治疗师站在患者头部用双手辅助患者稳定上躯干,患者一侧脊柱肌群收缩将躯干向同侧屈曲（图 2-5-12）。

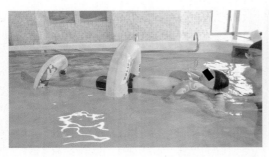

图 2-5-12　仰卧位下躯干侧屈

2. 横轴旋转训练　是指躯干绕身体横轴的屈伸动作,多为躯干的前屈和后伸。也分为直立位和仰卧位两种。

（1）直立位躯干横轴旋转:患者将泳圈套在腋下,直立于水中,双腿伸直,腰腹部肌群收缩将双腿向前、向后摆动。

（2）仰卧位躯干横轴旋转:患者头颈部、脚踝部套上泳圈,治疗师站在患者头部,用双手辅助患者稳定身体,双腿伸直,腰腹部肌群收缩将双腿向上、向下摆动（图 2-5-13）。

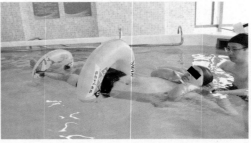

图 2-5-13　横轴旋转训练

若患者不能完成这两种方式的训练,可屈曲双膝关节以降低难度。

3. 垂直轴旋转训练　是指躯干绕身体垂直轴的旋转动作,分为上下躯干旋转两种。

（1）上躯干旋转:患者站立在水池中,双脚与肩同宽,双上肢水平放在浮板上,上躯干旋转肌群收缩使得躯干绕身体纵轴旋转（图 2-5-14）。进阶训练可让患者将浮板竖直放于水中进行躯干的旋转训练（图 2-5-15）。

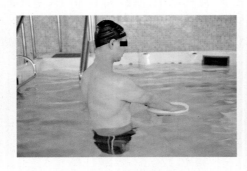

图 2-5-14　上躯干旋转训练

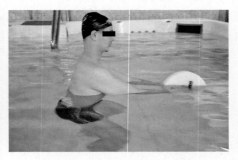

图 2-5-15　躯干的旋转进阶训练

（2）下躯干旋转:患者将泳圈套在腋下,浮在水中,双膝关节和髋关节屈曲 90°,下躯干肌群收缩使得躯干绕身体纵轴旋转（图 2-5-16）。

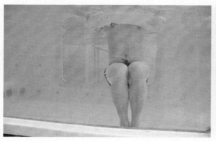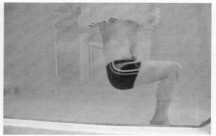

图 2-5-16 下躯干旋转训练

4. 多轴旋转训练 是指躯干绕身体两轴甚至三轴进行旋转的训练。通常也有直立位和仰卧位两种。

(1) 直立位多轴旋转:患者站立于水中,双脚与肩同宽,双手将浮力球抱在胸前,努力将球按进水中并向一侧大腿靠近,达到最近距离后再回到起始位置(图 2-5-17)。

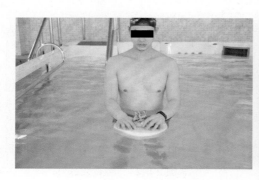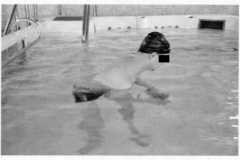

图 2-5-17 直立位多轴旋转训练

(2) 仰卧位多轴旋转(上躯干):患者头颈部、髋部套上泳圈,治疗师站在患者脚踝部或站于两脚之间,用双手握住患者双腿辅助患者稳定下躯干,患者双手扶在双耳边,努力将一侧的肘关节向对侧大腿上部靠近,达到最近距离后再回到起始位置(图 2-5-18)。

(3) 仰卧位多轴旋转(下躯干):患者头颈部、髋部、脚踝部套上泳圈,双腿伸直抬起一定高度后努力将脚尖"钻"入左边或者右边水中,然后缓慢回到起始位置(图 2-5-19)。

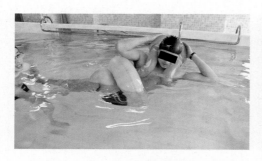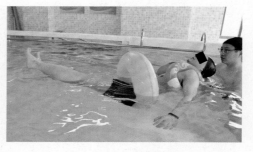

图 2-5-18 仰卧位多轴旋转训练(上躯干) 图 2-5-19 仰卧位多轴旋转训练(下躯干)

(二) 躯干姿势稳定性训练

躯干姿势稳定性训练主要是通过上下肢远端的活动破坏身体的稳定性,以激活核心肌群收缩的训练。有条件的水疗室可使用湍流直接对躯干进行水流冲击,破坏身体稳定,以激活核心稳定控制。常用的训练方法是治疗师在患者双手或者双脚处绑上浮力设备,指导患者在水中进行远端活动的同时保持身体不离开水面或者维持躯干的动态稳定。水中训练的最终目的是回到陆上参与正常的生活,所以建议姿势稳定性训练逐渐由简单的静态稳定性训练转变到动态的水中步行训练。下面介绍一些常见的水中躯干姿势稳定性训练。

1. 静态稳定性训练

(1)上肢远端活动:患者取半蹲姿势"坐"于水中,保证双肩浸入水下,后背靠住水池壁,双脚分开与肩同宽或稍宽于肩,双上肢伸直,双手握住一个浮力哑铃,做上肢上下、左右、环转等活动。整个过程要求患者身体不能离开池壁,保持身体的稳定,以充分激活核心稳定肌群的收缩(图2-5-20)。进阶训练有多种方式,可以双手各拿一个哑铃进行双上肢的前屈、外展内收、水平外展内收(图2-5-21)、蝶式运动(图2-5-22)、箱式运动(图2-5-23)等,也可以后背不靠近池壁进行以上几个动作(图2-5-24),或者双上肢交替前屈后伸的动作。具有挑战性的训练还可以将双腿并拢进行以上各项动作(图2-5-25)。

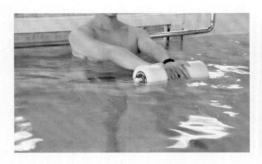

图 2-5-20　核心训练

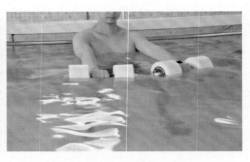

图 2-5-21　哑铃训练

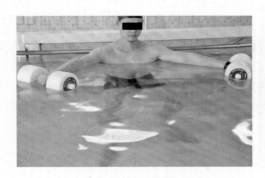

图 2-5-22　蝶式运动

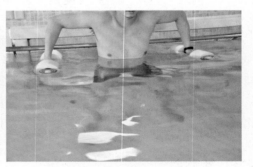

图 2-5-23　箱式运动

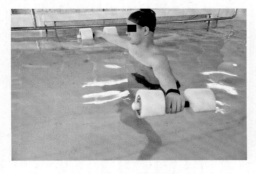

图 2-5-24　不靠池壁训练

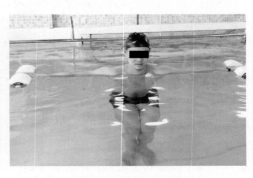

图 2-5-25　双腿并拢进行稳定训练

（2）下肢远端活动：患者双脚踝部绑上漂浮设备站立在水中（可微屈膝），后背靠住水池壁，双手放于身体两侧（也可贴放在池壁上），一侧腿伸直做前屈动作（图 2-5-26）、直腿外展动作、环转动作。整个过程要求后背贴住池壁，保持身体稳定，以充分激活核心稳定肌群的收缩。进阶训练可选择不靠住池壁进行以上动作。

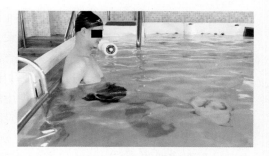

图 2-5-26　水中步行训练

（3）浮板坐位训练：治疗师将浮板放于患者臀下和大腿后部，指导患者缓慢"向后倒"，将浮板压入水中，感受浮板的阻力，同时保持躯干中立位，以充分激活核心肌群的收缩，学会腹部用力而不是小腿用力。进阶训练可在患者浮板上坐稳后，指导其做一些上肢屈伸运动，以更大破坏稳定性，激活核心肌群收缩。

2. 水中步行训练　当患者的静态稳定性达到要求，体会到躯干核心肌群的收缩后，可以进行水中的步行训练。水中步行相比静态稳定需要更多的肌肉参与，更涉及动态的身体重心转移。水中行走有向前行走、向后行走、侧向行走、一字行走等很多方向。其中，向后行走是最常用来训练腰背核心稳定的。向后行走时，为了保持稳定，除了核心稳定肌群，屈髋肌群应保持足够长度，以使背部不出现弯曲的现象，所以治疗师应在患者进行向后行走训练时提醒其保持后背的挺直状态。进阶训练可以在患者的脚踝部绑上漂浮设备，以增加步行时的阻力（图 2-5-27）。

也可以结合患者日常的生活情况，设计特殊的水中步行训练，如端水行走（图 2-5-28）。

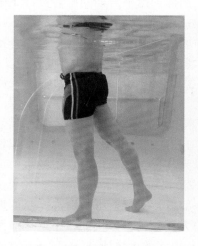

图 2-5-27　进阶的水中步行训练

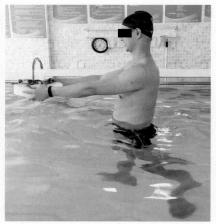

图 2-5-28　水中步行训练

第三节　下背痛水疗技术实例

一、水疗实例

1. 基本信息　患者，男性，50 岁。反复腰痛 10 余年，1 年来出现左腿后部不适，经过按摩等治疗症状缓解；近半年来左臀和腿后部不适，逐渐加重，按摩治疗未见好转，甚至影响到坐和工作。现独居，住三楼，无电梯，因为反复疼痛，情绪低落，公司工作繁重，压力较大。

2. 临床诊断 腰椎间盘突出症、腰椎管狭窄。

3. 检查及康复评定 腰椎 MRI 显示多节段腰椎间盘退变并伴有腰椎管狭窄，L_4-L_5 椎管狭窄最严重。腰前屈范围缩小，直腿抬高 60°；小腿三头肌肌力 4 级，足外缘有针刺感，但感觉正常，反射正常。患者在过去 4 个月中就诊 15 次，最初在陆上进行了评估，并保守治疗 1 周。陆上治疗的进展因为疼痛而受限，因此转移到了水中环境治疗。

4. 制订水中康复治疗原则 康复方案必须个体化。当制订康复计划时，重要的是认识到患者生理性和心理性需求存在差异。例如，高竞技水平的运动员需要在他们的康复训练中通过不同的训练方案以维持极高的灵活性、力量和有氧能力；娱乐性体育运动人群的需求可能是更灵活多变的；竞技性运动员需要特定的训练计划表和目标，以便在特定的竞技周期内高效完成比赛；而每周运动的人群通常不需要严格制订训练计划。特定患者的目标需要使他们的病情和康复计划与运动需求相适应。

对脊柱损伤患者作出准确的诊断，并且观察其对陆上训练初始反应，有助于制订进一步的运动训练方案。从陆上训练转移到水中训练，消除了陆上训练的风险，建立了一个支持性训练环境，提供了一种新的治疗性活动，降低了外周关节损伤的风险，并且可以进行脊柱损伤前的运动。如果患者不能耐受轴向的或重力的负荷，需要在力量较弱或本体感觉缺乏下增加支撑，或由于骨密度降低而存在压缩性骨折的风险，也应当考虑从陆上转移到水中训练环境。如果陆上训练环境使症状加重，或患者更倾向于水疗的环境，保持在水中环境训练是最适合的。如果患者在水中康复进行顺利，但考虑到其必须返回到陆上训练以更有效地适应功能性训练需求，并且最终达到康复的目标，就应当从水中训练转移到陆上训练。

陆上训练中的脊柱稳定性原则同样适用于水中训练。一些不能在陆上进行的训练可以在水中进行，可以为不能耐受陆上训练或是陆上训练到达平台期的患者设计水中训练。本章涉及的治疗计划包括让患者学习核心控制所进行的一系列挑战性运动。通过练习，患者可以参与更高水平的训练，并且能在陆上训练中取得进展。训练应当根据患者特有的脊柱病理情况、相关的肌肉骨骼功能障碍以及水中环境的舒适度而进行个体化制订。例如，关节置换患者在水中的体位需要特别留意，因为外科手术金属物可以改变浮力中心，并且由于高比重导致患者下沉。

患者应置于水中特定的深度，以满足减重需求和浮力水平。水深应足够减轻疼痛，或为训练提供适当的挑战性。当掌握一种训练后，应在水中进行更高水平的训练，以使患者过渡到陆上训练。如果患者不能耐受陆上训练，可以为其特异性制订高水平的水中训练。如果需要进行一项游泳训练，需要细心调整现有的泳姿，并同时取消某些泳姿。如果患者想继续水中训练，并不要求游泳作为训练结束阶段的一部分。实际上水中直立体位的训练更加舒适，并且能更好地模拟陆上治疗以及日常生活中大部分的身体机能状态。疼痛缓解的效果可以持续到陆上，使得在不损伤功能的情况下进行更多的无痛活动。

本章节内容对于水中康复计划的综述是基于腰椎核心稳定性的训练。核心稳定可以帮助患者获得节段性脊柱压力的动态控制，消除对运动节段的重复损伤，以及促进受损运动节段的愈合。当前的研究强调在核心训练中纳入本体感觉训练的重要性。水中稳定性训练可帮助改善灵活性、力量以及身体机能，以便顺利过渡到水中稳定性游泳训练或其他水中脊柱稳定性运动。

二、水疗康复方案

(一) 第一阶段

1. 热身 每个动作 2min。

（1）向前行走。

（2）向后行走。

（3）侧步行走。

（4）水中自行车。

2. 拉伸训练 每个动作重复 6 次且保持 10s。

（1）小腿拉伸。

（2）腘绳肌拉伸。

（3）膝盖抬起臀大肌拉伸。

（4）坐位梨状肌拉伸。

（5）腰部拉伸。

3. 强化训练 每个动作 8~12 次。

（1）膝盖向胸部屈伸训练。

（2）水平位侧向弯曲训练。

（3）水平位反向下压下肢训练。

（4）骨盆倾斜训练。

（5）站立位躯干旋转训练。

（6）脊柱前屈后伸训练。

（二）第二阶段

1. 热身 每个动作训练 2min，同第一阶段热身外，增加 4 个动作。

（1）向前行走。

（2）向后行走。

（3）侧步行走。

（4）水中自行车。

（5）直腿髋关节前屈。

（6）直腿髋关节后伸。

（7）直腿髋关节内收外展。

（8）骨盆运动。

2. 拉伸训练 每个动作重复 5 次且保持 20s。

（1）站立位梨状肌拉伸。

（2）腹股沟韧带拉伸。

（3）腘绳肌拉伸。

（4）臀大肌拉伸。

（5）腰部拉伸。

3. 强化训练 每个动作做 8~12 次

（1）膝盖向胸部屈伸训练。

（2）水平位侧向弯曲训练。

（3）水平位反向下压下肢训练。

（4）躯干左右旋转训练。

（5）站立位"仰卧起坐"训练。

（6）站立位"左右仰卧起坐"训练。

（7）脊柱前屈后伸训练。

（三）第三阶段

1. **热身**　动作同第二阶段,每个动作训练 2min。

2. **拉伸训练**　动作同第二阶段,每个动作重复 5 次且保持 30s。

3. **强化训练**　每个动作重复 3 组,每组训练 8~12 次。

（1）大腿侧弯。

（2）助力带前屈。

（3）屈髋屈膝旋转。

（4）助力带侧屈。

（5）浮板旋转。

（6）浮力球交叉旋转。

（7）双杠仰卧起坐。

（四）第四阶段

1. **热身**　每个动作训练 2min,动作同第三阶段。

2. **拉伸训练**　每个动作重复 5 次且保持 45s,动作同第三阶段。

3. **强化训练**　每个动作重复训练 4 组,每组训练 8~12 次。

（1）双杠内交叉仰卧起坐。

（2）双抬腿。

（3）屈髋屈膝。

（4）深水练习。

三、疗效分析

经水中运动训练 4 周,患者腰部、左臀和腿后部不适感减轻,腰椎活动度增加,步行时感觉轻松,小腿三头肌肌力 4⁺ 级,足外缘针刺感减轻。

从陆上训练转移到水中训练消除了陆上训练的风险,建立了一个支持性训练环境,水中直立体位的训练更加舒适,并且能更好地模拟陆上治疗以及日常生活中大部分的身体机能状态。疼痛缓解的效果可以持续到陆上。

（王中莉　孙亚　劳方金）

【参考文献】

［1］MANUSOV EG. Evaluation and diagnosis of low back pain［J］.Primary Care,2012,39(3):471-479.

［2］MELEGER AL,KRIVICKAS LS. Neck and back pain:musculoskeletal disorders［J］. Neurologic Clinics,2007,25(2):419-438.

［3］魏鹏绪,张景. 下背痛康复与核心稳定性[J]. 中华临床医师杂志,2011,5(21):6375-6377.

［4］WILLSON JD,DOUGHERTY CP,IRELAND ML,et al.Core stability and its relationship to lower extremity function and injury［J］. Journal of the American Academy of Orthopaedic Surgeons,2005,13(5):316-325.

［5］FREEDMAN MD,WOODHAM MA,WOODHAM AW. The role of the lumbar multifidus in chronic low back pain:a review［J］. Journal of Injury,Function,and Rehabilitation,2010,2(2):142-146.

［6］YAHIA A,JRIBI S,GHROUBI S,et al. Evaluation of the posture and muscular strength of the trunk and inferior members of patients with chronic lumbar pain［J］. Joint Bone Spine,2011,78(3):291-297.

［7］赵敬璞,吴建贤,王斌等 . 智能能量消耗和日常活动记录仪对腰部活动执行能力定量评估的信度研究[J]. 中国康复医学杂志,2009,24(2):122-125.

［8］STRINE TW,HOOTMAN JM. US National prevalence and correlates of low back and neck pain among adults［J］. Arthritis Rheum,2007,57(4):656-665.

［9］GRAY DT,DEYO RA,KREUTER W,et al. Population-based trends in volumes and rates of ambulatory lumbar spine surgery［J］. Spine,2006,31(17):1957-1963.

［10］POLLARD H,FERNANDEZ M. Spinal musculoskeletal injuries associated with swimming:a discussion of technique［J］. Australas Chiropr Osteopathy,2004,12(2):72-80.

［11］MCLEAN SP,HINRICHS RN. Influence of arm position and long volume on the center of buoyancy of competitive swimmers［J］. Research Quarterly for Exercise and Sports,2000,71(2):182-189.

［12］STANDARET CJ,HERRING SA. Expert opinion and contrversies in musculoskeltal and sports medicine:stabilization as a treatment for low back pain［J］. Archives of Physical Medicine and Rehabilitation,2007,88(12):1734-1736.

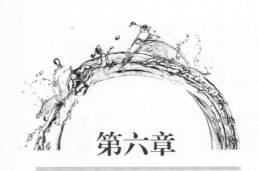

第六章

常见上肢肌肉骨骼损伤水疗康复

第一节　常见上肢肌肉骨骼损伤概述和评定

上肢肌肉骨骼损伤是骨科较常见的损伤,伤后多数患者会出现不同程度的肢体运动功能障碍,从而影响生活和劳动。造成上肢疼痛、活动受限的原因很多,上肢过度使用、退化、骨折等均会引起上肢活动受限。浮力可以减轻上肢重量,为上肢早期锻炼提供一个可以不负重的环境,利于上肢功能恢复。

一、肩关节及周围疾病

肩关节(shoulder joint)由肱骨头与肩胛骨、关节盂构成,是典型的球窝关节。它由六个关节组成,分为肩肱关节、盂肱关节、肩锁关节、胸锁关节、喙锁关节、肩胛胸壁间关节。近似圆球的肱骨头和浅而小的关节盂,虽然关节盂的周缘有纤维软骨构成的盂唇来加深关节窝,仍仅能容纳关节头的 1/4~1/3。肩关节的这种结构形状增加了运动幅度,但也降低了关节的稳定性,因此关节周围的肌肉、韧带对其稳固性起了重要作用。

肩关节囊薄而松弛,其肩胛骨端附着于关节盂的周缘,肱骨端附于肱骨解剖颈,在内侧可达肱骨外科颈。关节囊的滑膜层可膨出形成滑液鞘或滑膜囊,以利于肌腱的活动。肱二头肌长头腱就在结节间滑液鞘内穿过关节囊。关节囊的上壁有喙肱韧带,从喙突根部至肱骨大结节前面,与冈上肌腱交织在一起并融入关节囊的纤维层。囊的前壁和后壁也有数条肌腱的纤维加入,以增加关节的稳定性。囊的下壁最为薄弱,故肩关节脱位时肱骨头常从下方滑出,发生前下方脱位。

肩关节为全身最灵活的关节,可作三轴运动,即冠状轴上的屈和伸,矢状轴上的收和展,垂直轴上的旋内、旋外及环转运动。臂外展超过 40°~60°时,常伴随胸锁与肩锁关节的运动及肩胛骨的旋转运动,继续抬高可达 180°。肩关节的灵活也带来了关节的易损。随着新设计的人工替代物进展,肩关节损伤的外科修复治疗效果也得到不断改善。

（一）锁骨骨折

1. 锁骨骨折的解剖特点　锁骨为一弧形管状骨，横置于胸壁前上方外侧，侧架于胸骨与肩峰之间，内侧端形成胸锁关节，外侧端形成肩锁关节，而将肩胛带间接地连于躯干上部，不仅支持且使肩部组织离开胸壁参与上肢运动，而且能保持肩关节处于正常位置，保护臂丛神经和锁骨下血管。

2. 锁骨骨折的损伤机制　锁骨骨折是临床上常见的骨折之一，青少年多见。常为间接暴力所致，一般为侧方摔倒，肩部着地或前侧以手、肘部着地，受暴力而致锁骨发生骨折。儿童常常为青枝骨折，而成年人多为斜形或粉碎性骨折，以好发部位在锁骨中段最为常见。直接暴力可造成同部位的骨折，严重的骨折或移位可造成位于锁骨下的动脉和臂丛神经损伤。

3. 锁骨骨折的临床特点

（1）有明显外伤史：患者一般有明显外伤史。

（2）锁骨处体征：锁骨处出现肿胀、瘀斑、局部隆起或畸形，用手可触及骨折端或骨擦感、骨擦音，局部压痛明显，上肢不能上举或后伸。在儿童的青枝骨折发生后，上述体征不明显，一定要通过 X 线检查，防止漏诊。特别要注意骨折移位严重的患者，要检查其上肢血管的搏动及神经的感觉等情况，防止合并损伤的遗漏检查。

（二）肩关节脱位

1. 肩关节脱位的解剖特点　肩关节脱位占全身关节脱位的 40% 以上，多见于青壮年，男性多于女性。肩关节由肩盂和肱骨头构成，肩盂小而浅，肱骨头呈半球形，其面积为盂的 4 倍，且活动范围大，稳定性差，肩关节囊薄弱松弛，活动范围大，易发生脱位。可由直接暴力和间接暴力引起，当跌倒时掌或肘着地，上肢内旋后伸，由于传导暴力或杠杆外力的作用，随暴力大小可分别造成盂下、喙突下或锁骨下脱位。根据受伤的时间可分为新鲜脱位和陈旧性脱位；根据肱骨头脱出的位置又可分为前脱位和后脱位。

2. 肩关节脱位的损伤机制　肩关节前脱位者多见，常因间接暴力所致。如跌倒时上肢外展外旋，手掌或肘部着地，外力沿肱骨纵轴向上冲击，肱骨头自肩胛下肌和大圆肌之间薄弱部撕脱关节囊，向前下脱出，形成前脱位。肱骨头被推至肩胛骨喙突下，形成喙突下脱位。如暴力较大，肱骨头再向前移至锁骨下，形成锁骨下脱位。后脱位少见，多由于肩关节受到由前向后的暴力作用或在肩关节内收内旋位跌倒时手部着地引起。后脱位可分为肩胛骨下和肩峰下脱位。肩关节脱位如在初期治疗不当，可发生习惯性脱位。

3. 肩关节脱位的临床特点

（1）有明显外伤史：患者一般有明显外伤史。

（2）肩部特征：肩部疼痛、肿胀和功能障碍，伤肢呈弹性固定于轻度外展内旋位，肘屈曲，用健侧手托住患侧前臂。外观呈"方肩"畸形，肩峰明显突出，肩峰下空虚。在腋下、喙突下或锁骨下可摸到肱骨头。伤肢轻度外展，不能贴紧胸壁，如肘部贴于胸前时，手掌不能同时接触对侧肩部。上臂外侧贴放一直尺，可同时接触到肩峰与肱骨外上髁。应注意检查有无并发症，肩关节脱位的病例 30%~40% 合并大结节骨折，也可发生肱骨外科颈骨折或肱骨头压缩骨折，有时合并关节囊或肩胛盂、缘自前面附着处撕脱，愈合不佳可引起习惯性脱位。肱二头肌长头腱可向后滑脱，造成关节复位障碍。腋神经或臂丛神经内侧束可被肱骨头压迫或牵拉，引起神经功能障碍，也可损伤腋动脉。

后脱位临床症状不如前脱位明显，主要表现为喙突明显突出，肩前部塌陷扁平，在肩胛下部可以摸到突出的肱骨头。上臂略呈外展及明显内旋的姿势。肩部头脚位 X 线片可明确显示肱骨头向后脱位。

（三）肱骨外科颈骨折

1. 肱骨外科颈骨折的解剖特点　肱骨外科颈位于解剖颈下 2~3cm,即肱骨大结节之下、胸大肌止点之上,也就是肱骨干坚质骨与肱骨头松质骨交界处。臂丛神经和腋动脉在其内侧通过,最易发生骨折,故名为外科颈骨折。此种骨折好发于中年人和老年人,尤其是骨质疏松者发生率较高。

2. 肱骨外科颈骨折的损伤机制　多为间接暴力所致。多因跌倒时以手掌或肘部着地,暴力向上传导至肱骨外科颈处而造成骨折。也可因直接暴力作用于肩部而发生骨折,但较少见。因受伤姿势及暴力的大小不同,骨折后的移位情况不同。

3. 肱骨外科颈骨折的临床特点

（1）有明显外伤史:患者一般有明显外伤史。

（2）患肩体征:患肩肿胀,前内侧常出现瘀血斑。骨折有错位时,上臂较健侧略短,可有外展或内收畸形。大结节下部骨折处有明显压痛,肩关节活动受限。若骨折端有嵌插,在保护下可活动肩关节。注意与肩关节脱位鉴别。如合并臂丛、腋动静脉及腋神经损伤,可出现相应体征。

（四）肱骨干骨折

1. 肱骨干骨折的解剖特点　肱骨干骨折是指肱骨外科颈以下 1~2cm 至肱骨髁上 2cm 之间的骨折。肱骨干骨折发病率占全身骨折的 3%~5%,多发生于 30 岁以下的成年人。肱骨干上起胸大肌的止点上缘,下达肱骨髁上部,上半部呈圆柱形,下半部前后方向逐渐变为扁平状。前外面为三角肌止点,三角肌向下为桡神经沟,其内桡神经紧贴骨面行走。上臂前后有两个肌间隔。肱二头肌、肱肌与喙肱肌位于前肌间隔内,肱动静脉、正中神经、肌皮神经和尺神经沿肱三头肌内缘向下走行。后肌间隔包括肱三头肌和桡神经。肱骨营养动脉自肱骨中段穿入肱骨下行,因此肱骨干下段骨折常损伤营养动脉而影响骨折愈合。桡神经靠近肱骨且活动度小,肱骨中下段骨折容易合并桡神经损伤。

2. 肱骨干骨折的损伤机制

（1）病因:①直接暴力,常发生于交通事故及工伤事故,多见于中 1/3,多为粉碎或横行骨折。②间接暴力,跌倒时因手掌或肘部着地所致,多见于下 1/3,骨折线为斜形或螺旋形。③旋转暴力,常发生于新兵投掷训练中,好发于中下 1/3 处,骨折线为螺旋形。

（2）发病机制:肱骨干骨折段的移位,除与暴力方向及肢体重力有关外,更与肌肉的收缩直接有关。当骨折位于肱骨干上部三角肌止点之上时,骨折近端受胸大肌、背阔肌和大圆肌的牵拉向前内移位,远端受三角肌牵拉向上外移位。肱骨干中部骨折,骨折处位于三角肌止点以下时,近端因三角肌和喙肱肌收缩向外前移位,远端因肱二头肌、肱三头肌收缩向上移位。肱骨干下部骨折,两端肌肉拉力基本平衡,移位方向取决于外力方向、肢体所处位置及重力等。

3. 肱骨干骨折的临床特点

（1）有明显外伤史:患者一般有明显外伤史。

（2）骨折局部体征:骨折局部肿胀,可有短缩、成角畸形,局部压痛剧烈,有异常活动及骨擦音,上肢活动受限。合并桡神经损伤时出现腕下垂等症状。

（五）臂丛神经损伤

1. 概述　臂丛一般由下 4 对颈神经前支和第 1 胸神经前支第大部分纤维组成,此为正常臂丛组成方式,占 88.4%。组成臂丛的各脊神经前支称为臂丛的根。臂丛 5 个根的纤维先合成上、中、下三干。每干又分为前、后两股。上干和中干的前股合成外侧束,位于腋动脉外侧;下干前股独自成一束,在腋动脉后方下行至其内侧,形成内侧束;三干的后股联合由腋动脉上方行至其后方,构成后束。

2. 临床特点

(1) 臂丛神经上干损伤:臂丛神经上干由 C_5、C_6 神经根联合构成。当上干损伤时,腋神经、肌皮神经与肩胛上神经出现麻痹,桡神经与正中神经出现部分麻痹。上干损伤后的主要表现为肩不能外展,肘不能屈曲。

(2) 臂丛神经中干损伤:臂丛神经中干由 C_7 神经单独构成,独立损伤极少见,如有损伤处伸肌群肌力有影响外,一般无临床症状和体征。诊断依据主要为在臂丛神经损伤中有无背阔肌瘫痪的症状,如果上干或下干损伤出现背阔肌瘫痪,可诊断有中干损伤。

(3) 臂丛神经下干损伤:臂丛神经下干由 C_8、T_1 神经根联合构成。损伤后尺神经、臂内侧皮神经出现麻痹,桡神经与正中神经出现部分麻痹。表现为手的功能丧失或发生严重障碍,肩、肘、腕关节活动尚好。检查可见:手内在肌全部萎缩,出现"爪形手"或"扁平手"畸形,手指不能屈曲或有严重障碍,拇指不能外展,前臂及手部尺侧感觉缺失。

(4) 全臂丛神经损伤:是指臂丛神经束从 C_5 到 T_1 都有不同程度的损伤。较严重者出现整个上肢下运动神经单位性瘫痪及感觉障碍、腱反射消失。

(六) 腋神经损伤

1. 概述　腋神经又称为旋肱神经,起自臂丛后束,纤维来自第5、第6颈神经前支。该神经经桡神经外侧、腋动脉后方、肩胛下肌前面,在肩胛下肌下缘处弯向后方。在肩关节囊下方与旋肱后动脉伴行,向后穿四边孔,在三角肌的深面分为前、后两支。前支与旋肱后动脉伴行,向后绕肱骨外科颈,在三角肌深面行至其前缘。除发分支支配三角肌外,还发数条皮支穿该肌,分布到覆盖在三角肌下部的皮肤。后支分布于小圆肌和三角肌的后部。到小圆肌的分支上常有一个膨大存在,称为假神经节。后支在三角肌后缘下方穿出深筋膜,延续为臂外侧皮神经,分布于三角肌下部和肱三头肌长头上部表面的皮肤。腋神经本干还发出分支到肩胛下肌深面的肩关节。

2. 临床特点　主要表现为三角肌瘫痪,肩关节外展无力或不能,三角肌萎缩,肩关节半脱位,方肩畸形,腋后及三角肌表面皮肤感觉障碍。

(七) 肩周炎

1. 概述　肩关节周围炎简称肩周炎,俗称肩凝症、漏肩风、冻结肩、五十肩,是指肩关节周围肌肉、肌腱、滑囊以及关节囊的慢性损伤性炎症。好发于 40~50 岁患者,以女性居多。因肩关节内外发生无菌性炎症而致粘连,所以活动时以疼痛、功能障碍为临床特点。

2. 临床特点

(1) 临床表现:本病女性多于男性,左侧多于右侧。肩部逐渐出现疼痛,与动作、姿势有明显关系,随病程延长,疼痛范围扩大,同时伴肩关节活动受限。部分患者夜间因翻身移动肩部而痛醒。

(2) 临床分期:肩周炎大致可分为疼痛期、冻结期和恢复期三个阶段。

1) 疼痛期:又称为急性期,持续时间 15~36 周。该期主要的临床表现为肩关节周围的疼痛。

2) 冻结期:又称为慢性期或僵硬期,持续时间 4~12 个月。该期患者疼痛症状减轻,但压痛范围仍较为广泛,关节粘连明显,肩关节活动受限。

3) 恢复期:又称为解冻期或功能恢复期,持续时间 5~26 个月。该期疼痛逐渐消减,肩关节的活动范围逐渐增加,大多数患者的肩关节功能恢复到正常或接近正常。

(八) 肩袖损伤

1. 概述　肩袖是覆盖于肩关节前、上、后方之肩胛下肌、冈上肌、冈下肌、小圆肌等肌腱组织的总称。位于肩峰和三角肌下方,与关节囊紧密相连。肩袖的功能是上臂外展过程中使肱骨头向关节盂方向拉近,维持肱骨头与关节盂的正常支点关节。肩袖损伤将减弱甚至丧失这一功能,严重影响上肢外展功能。本病常发生在需要肩关节极度外展的反复运动中,如棒球、自由泳、仰泳、蝶泳、举重等。

2. 临床特点　本病多见于 40 岁以上患者,特别是重体力劳动者。伤前肩部无症状,伤后肩部有一时性疼痛,隔日疼痛加剧,持续 4~7 天。患者不能自动使用患肩,当上臂伸直,肩关节内旋、外展时,大结节与肩峰间压痛明显。肩袖完全断裂时,因丧失其对肱骨头的稳定作用,将严重影响肩关节外展功能;肩袖部分撕裂时,患者仍能外展上臂,但有 60°~120° 疼痛弧。

二、肘关节及周围疾病

肘关节(elbow joint)是由肱骨下端与尺、桡骨上端构成的复关节,包括三个关节。①肱尺关节:由肱骨滑车和尺骨滑车切迹构成。②肱桡关节:由肱骨小头和桡骨头的关节凹构成。③桡尺近侧关节:由桡骨环状关节面和尺骨桡切迹构成。上述三个关节包在一个关节囊内,肘关节囊前、后壁薄而松弛,两侧壁厚而紧张,并有韧带加强。囊的后壁最薄弱,常见桡、尺两骨向后脱位,移向肱骨的后上方。

肘关节的运动以肱尺关节为主,允许作屈、伸运动,尺骨在肱骨滑车上运动,桡骨头在肱骨小头上运动。因肱骨滑车的内侧缘更为向前下突出,超过外侧缘约 6mm,使关节的运动轴斜向下内,当伸前臂时前臂偏向外侧,与臂形成提携角。肘关节的提携角使关节处于伸位时,前臂远离正中线,增大了运动幅度;关节处于屈位时,前臂贴近正中线,有利于生活和劳动的操作。肘关节能作屈、伸、旋前、旋后运动。桡尺近侧关节与桡尺远侧关节联合可使前臂旋前和旋后。

(一)肱骨髁上骨折

1. 肱骨髁上骨折的解剖特点　肱骨髁上骨折是指肱骨干与肱骨髁交界处发生的骨折。该处前后扁薄而内外宽,呈鱼尾状,这是易在此处折断的原因之一。肱骨干轴线与肱骨髁轴线之间有 30°~50° 的前倾角,这是容易发生肱骨髁上骨折的解剖因素。肱骨下端关节面向外侧倾斜,当肘伸直时形成前臂较上臂向外偏斜 5°~15° 的提携角。提携角过大称肘外翻,过小而成负角者称肘内翻。

肘内、外翻畸形是肱骨髁上骨折易发生的晚期并发症。肱骨内、外上髁与尺骨鹰嘴突三点之间连线,当肘屈 90° 时构成一个等腰三角形,当肘伸直时三点在一条直线上。此关系有助于鉴别诊断。肱骨下段前面有大血管和神经干通过,骨折后需注意有无伤及。多发于 10 岁以下儿童。根据暴力来源及方向可分为伸直型和屈曲型。

2. 肱骨髁上骨折的损伤机制　由间接暴力造成较多。多因跌倒时以手掌或肘部着地,暴力向上传导至肱骨外科颈处而造成骨折。

3. 肱骨髁上骨折的临床特点

(1) 有明显外伤史:患者一般有明显外伤史。

(2) 症状:伤后患肢疼痛肿胀,活动受限,髁上部位压痛明显,并可触及骨擦感和反常活动。肘关节骨性标志肘后三角关系正常时,关节正侧位片可显示骨折的类型和移位程度。同时应常规检查有无肱动脉、正中神经、尺神经和桡神经损伤。

(二)肱骨外上髁炎

1. 概述　肱骨外上髁炎是一种肱骨外上髁处、伸肌总腱起点附近的慢性损伤性炎症。因早年发现网球运动员易发生此种损伤,故称网球肘。本病发病缓慢,一般无明显外伤史,多见于 35~50 岁中年男性,男多于女(约 3：1),右侧多见。当前臂过度旋前或旋后时,被动牵拉腕伸肌和主动收缩腕伸肌将对肱骨外上髁处的伸肌总腱起点产生较大张力,如果长期反复出现这种动作,即可引起该处的慢性损伤,像网球、乒乓球、羽毛球运动员,木工、油漆工、钳工、砖瓦工和家庭妇女都容易发生。肱骨外上髁炎的基本病理变化是肘部慢性损伤性炎症。

2. 临床特点　本病多数发病缓慢,网球肘的症状初期,患者只是感到肘关节外侧酸痛,自觉肘关节外上方活动痛,疼痛有时可向上或向下放射,感觉酸胀不适,不愿活动。手不能用力握物,握锹、提壶、拧毛巾、织毛衣等运动可使疼痛加重。一般在肱骨外上髁处有局限性压痛点,有时压痛可向下放散,甚至在伸肌腱上也有轻度压痛及活动痛。局部无红肿,肘关节伸屈不受影响,但前臂旋转活动时可疼痛。严重者伸指、伸腕或执筷动作时即可引起疼痛。有少数患者在阴雨天时自觉疼痛加重。

三、腕关节及周围疾病

腕关节(wrist joint)又称桡腕关节,是典型的椭圆形关节,由手舟骨、月骨和三角骨的近侧关节面作为关节头,桡骨的腕关节面和尺骨头下方的关节盘作为关节窝而构成。关节囊松弛,关节的前、后和两侧均有韧带加强,其中掌侧韧带最为坚韧,所以腕的后伸运动受限。桡腕关节可做屈、伸、展、收及环转运动。

(一) 桡骨远端骨折

1. 桡骨远端骨折的解剖特点　桡骨远端骨折为桡骨远端关节面近端 2~3cm 以内的骨折,包括 Colles 骨折、Barton 骨折,Smith 骨折等。一般以 Colles 骨折和 Smith 骨折居多。

2. 桡骨远端骨折的损伤机制　多由于间接外力引起,摔倒时肘部伸直,前臂旋前,腕部背伸,手掌着地。应力作用于桡骨远端而发生骨折。多横形骨折,粉碎性骨折亦不少见。

3. 桡骨远端骨折的临床特点

(1) 有明显外伤史:患者一般有明显外伤史。

(2) 症状:手腕疼痛肿胀,尤其以掌屈活动受限。分为伸直型骨折(Colles 骨折)和屈曲型骨折(Smith 骨折),伸直型骨折多见。骨折移位严重者,Colles 骨折可出现"餐叉样"畸形和"枪刺样"畸形,即腕部背侧隆起,掌侧突出。尺骨茎突轮廓消失,腕部增宽,手向桡侧移位。尺骨下端突出,桡骨茎突上移达到或超过尺骨茎突水平。桡骨远端有压痛,可触及向桡背移位的骨折端。粉碎骨折可触及骨擦音。

(二) 桡神经损伤

1. 概述　桡神经是臂丛最大的分支,绝大多数起于臂丛后束,含第 5~8 颈神经和第 1 胸神经前支的纤维。在腋窝处位于腋动脉第三段的后方,肩胛下肌、大圆肌及背阔肌的前方,经腋窝底至臂部,先后伴肱深动脉和桡侧副动脉斜行绕过肱骨后面,处在肱三头肌内侧头和外侧头之间,然后在肱三头肌外侧头深面的桡神经沟内下行,在肱骨外上髁上方穿外侧肌间隔,至肱肌与肱桡肌之间下降,再行于肱肌与桡侧腕长伸肌之间,至肱骨外上髁前方分为浅、深两支。在前臂,浅支位于肱桡肌深面,与桡动脉伴行,主要是感觉神经,分布于手背桡侧皮肤和桡侧 2 个半手指的背面。深支经过肱桡肌深面穿过旋后肌到前臂背侧,依次分出旋后肌支、指总伸肌、小指固有伸肌、尺侧腕伸肌、拇长展肌、拇短伸肌、拇长伸肌和示指固有伸肌。

2. 临床特点　桡神经损伤后,因前臂伸肌群麻痹,出现垂腕、垂指畸形,腕关节不能背伸,示指、中指、环指和小指的掌指关节不能伸直,拇指不能伸直,手背桡侧皮肤感觉障碍。但因桡神经走行较长,不同损害部位表现亦不同。

（三）正中神经损伤

1. 概述 正中神经由内侧根和外侧根两个根合成，两根夹持腋动脉第三段向下，在其前外侧呈锐角合成正中神经干。外侧根起自臂丛外侧束，含第5、6、7颈神经前支纤维；内侧根起自臂丛内侧束，含第8颈和第1胸神经前支纤维。在臂部，正中神经沿肱二头肌内侧沟下行，在喙肱肌止点附近由外向内跨过肱动脉前方，沿肱动脉内侧下行至肘窝。从肘窝向下穿旋前圆肌两头之间进入前臂，在腕部穿屈肌支持带的深面，从桡侧腕屈肌腱与掌长肌腱之间，掌腱膜的深面至手掌。

2. 临床特点 正中神经在肘以上无分支，因此从正中神经主干形成至肘部发出旋前圆肌支的近侧任何一个部位损伤，临床表现均相似，即旋前障碍，腕屈力下降且尺偏，屈拇指、示指不能，对掌功能障碍，指浅屈肌瘫痪。检查时近侧指间关节屈曲不能或受限。手掌桡侧3个半手指的感觉障碍，示指远端的感觉功能不会被邻近神经代偿，是正中神经的绝对支配区。对于屈指动作，需做单独检查，因为环、小指屈指深肌由尺神经支配，而屈指深肌之间又有腱性连接，因此尺侧手指的屈曲可以带动中指。如果旋前圆肌和手的大鱼际肌功能正常，手的感觉也正常，只有屈腕和屈肌群功能障碍，说明正中神经的骨间掌侧神经损伤，部位在肘以下；如果只有手部大鱼际肌运动障碍而屈肌正常，说明正中神经在骨间掌侧神经分支以下损伤或腕部损伤。正中神经腕部及前臂下段损伤，临床表现仅为拇对掌功能障碍，拇指不能外展、完成对掌及对指，并存在大鱼际肌萎缩，指间关节伸直无力或不能，称为"猿手"。手掌桡侧半或桡侧3个半手指感觉障碍。

（四）尺神经损伤

1. 概述 尺神经起自臂丛内侧束，包含第7、8颈神经及第1胸神经前支纤维。自胸小肌下缘发出，在腋窝内位于腋动脉和腋静脉之间的后方；在臂上部位于肱动脉内侧，并与其伴行；在臂中部离开肱动脉行向内侧，穿内侧肌间隔至臂后区；在肱三头肌内侧头前面下行至肘后区；在肱骨内上髁与尺骨鹰嘴之间与尺侧上副动脉伴行。在肘区行走在肱骨内上髁后方的尺神经沟内。然后在尺侧腕屈肌两个头间进入前臂尺侧，沿指深屈肌的表面下行，近侧部被尺侧腕屈肌覆盖，下半部则位于尺侧腕屈肌的桡侧，在此仅被皮肤和筋膜覆盖。在前臂上1/3，尺神经和尺动脉间有一定的距离，向远侧尺神经紧贴尺动脉内侧行走。约在腕上5cm处，尺神经发出一手背支后，主干继续向远侧行走，在屈肌支持带前面、豌豆骨的外侧、尺动脉的后内侧，与尺神经一起经屈肌支持带前面进入手掌，并分为掌深支和掌浅支。

2. 临床特点

（1）腕部损伤：小鱼际肌、骨间肌和第3、4蚓状肌萎缩，环指、小指的掌指关节呈过伸位，各指间关节呈屈曲位，出现所谓的"爪形手"畸形，尺侧1个半手指的感觉丧失，但手背感觉存在。

（2）肘上肌肘部损伤：除上述临床表现外，根据损伤部位在尺神经发出尺侧腕屈肌及屈指深肌肌支的上、下可分别表现为这两块肌肉的累及或不累及、手背尺侧半及尺侧1个半手指的感觉丧失。肘关节以上尺神经损伤，可致尺神经运动与感觉功能部分或完全丧失，但由于无环、小指指深屈肌的牵拉，"爪形手"畸形反而不明显。

（3）尺神经损伤的定位：如果尺侧腕屈肌功能正常，损伤部位在前臂；如果尺侧手背感觉正常，损伤部位在腕部；如果只有手部内在肌运动障碍，而支配区感觉正常，说明只有深支损伤；如果只有感觉功能障碍，说明只有浅支损伤。尺神经损伤可表现为 Froment 征（+）。

四、康复评定

（一）肌力评定

MMT 肌力分级如下：

0级,无可测知的肌肉收缩;

1级,有轻微肌肉收缩,但不能引起关节活动;

2级,解除重力的影响,能完成全关节范围的运动;

3级,能抗重力完成关节全范围运动,但不能抗阻力;

4级,能抗重力及轻度阻力,完成关节全范围运动;

5级,能抗重力及最大阻力,完成关节全范围运动。

（二）关节活动度检查

通过量角器分别检查肩关节（屈、伸、外展、内旋、外旋）、肘关节（屈、伸、旋前、旋后）、腕关节（屈、伸、尺侧偏、桡侧偏）的关节活动度,并左右对比检查。

（三）肌电图检查

在周围神经损伤后,在第14~20天做肌电图检查比较合适。如果条件允许,可以在受伤后不同时间作神经传导速度和肌电图检查的动态分析,判断神经损伤范围程度、吻合后恢复情况及预后。

（四）疼痛评价

运动时疼痛和夜间疼痛多见,疼痛的评价采用VAS评分,疼痛的量化便于对病情变化和治疗效果的评价。

（五）周径测量

用皮尺测肌肉周径,了解肌肉萎缩程度,并做左右对比检测。测量之差就是关节肿胀或肌肉萎缩的程度值。

五、上肢肌肉骨骼水疗的意义

运动损伤或手术治疗后不久,人体关节的活动能力会在一定程度上受到损伤的影响。能力的受损或影响使得动作的生物力学特征发生改变,运动损伤或手术治疗后不久,人体关节的活动能力会在一定程度上受到损伤的影响。人体关节的活动能力的受损或影响使得动作的生物力学特征发生改变,技术动作变形,运动能力无法达到损伤前的水平。借助不同的水深对关节活动能力进行恢复,不失为一种较为理想的康复手段与措施。肩关节、肘关节、腕关节等上肢部位功能的恢复,可在齐肩深的水中进行,利用水中运动可起到较好的恢复效果。水可以提供接近无重力的环境,为患者早期康复提供帮助,患者利用水的机械及化学作用,借助水的浮力、助力及阻力作用,做上肢的屈、伸、内收、外展、内旋、外旋等运动,牵伸肌肉软组织,改善关节活动度及肌肉力量。动作设计时,应根据水中运动动作、速度与动作幅度,由伤者情况而定。一般而言,肩袖损伤患者,前屈、外展的受限严重,自由泳的姿势受限更严重,因此需要强化自由泳姿势及蛙泳的训练。训练频率根据患者的情况,一般每周至少3次的水中运动训练。

第二节　常见上肢肌肉骨骼损伤水疗技术

一、肩部水中运动技术

（一）徒手训练

1. 胸部伸展运动（图 2-6-1）　主要运动肌:胸肌、菱形肌、斜方肌、三角肌。

（1）手心朝上,将手臂伸展抬高至胸前与肩齐平。

（2）水平外展双臂,促使两侧肩部远离。

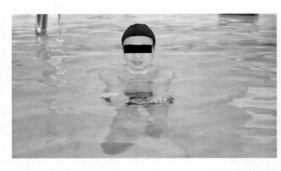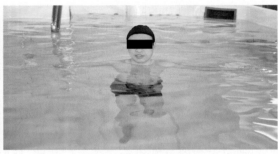

图 2-6-1　胸部伸展运动

（3）保持手心朝上。

（4）保持，然后放松并回到初始位置。

2. 耸肩运动（图 2-6-2） 主要运动肌：斜方肌、菱形肌、肩胛提肌、背阔肌。

（1）上提两侧肩部向双耳靠近并保持。

（2）渐渐放下肩部。

（3）保持，然后放松。

3. 旋肩运动图（2-6-3） 主要运动肌：斜方肌、菱形肌、三角肌后部、胸肌。

（1）双手指尖置于锁骨，双肘水平抬起朝向外侧。

（2）双肘缓慢向下移动并内收内旋肩关节，直到双肘相互触及。

（3）保持，然后放松。

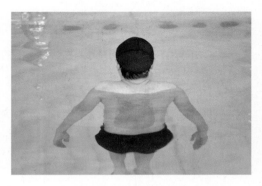

图 2-6-2　耸肩训练

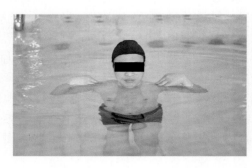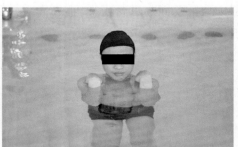

图 2-6-3　旋肩运动

4. 肩部环转运动（图 2-6-4） 主要运动肌：斜方肌、肩胛提肌、菱形肌、胸肌、背阔肌、前锯肌。

（1）双手自然下垂于左右两侧。

（2）想象着用肩部画一个圆，肩部依次向前、向上、向后、向下运动。

（3）然后相反的方向运动一次，来回重复。

5. 拥抱伸展运动（图 2-6-5） 主要运动肌：斜方肌、菱形肌、冈下肌、大圆肌、小圆肌。

（1）双手水平外展。

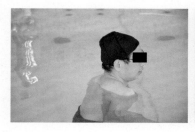
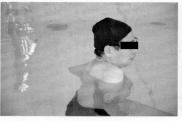
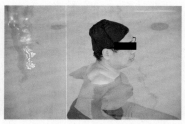

图 2-6-4　肩部环转运动

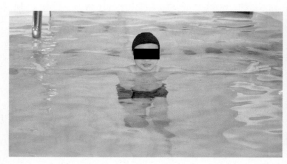
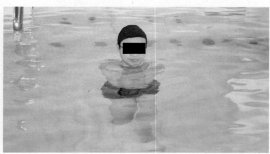

图 2-6-5　拥抱伸展运动

（2）然后双手置于对侧肩上。

（3）向胸部内收下颌，直到颅骨后侧有拉伸的感觉（斜方肌的起点）。

（4）双肘缓慢向上抬起，在后背的上中部可以感受拉伸。

（5）保持，然后放松。

6. 越肩伸展运动（图 2-6-6）　主要运动肌：斜方肌、菱形肌、冈下肌、大圆肌、小圆肌、三角肌后部。

（1）右手伸直并水平抬起。

（2）左手扶住右手肘部，并把右手向左侧、胸侧推。

（3）保持，然后放松。

（4）交换左右手并重复进行。

7. 肩后伸运动（图 2-6-7）　主要运动肌：胸小肌、三角肌前部、肱二头肌。

（1）在背侧双手伸直相扣。

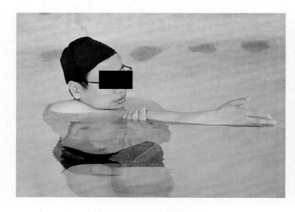
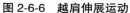

图 2-6-6　越肩伸展运动

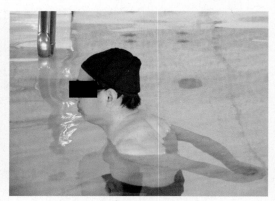

图 2-6-7　肩后伸运动

（2）躯干、肘部伸直，逐渐地将抓紧的双手后伸上举。

（3）保持，然后放松。

8. 肩前屈上举运动（图 2-6-8）　主要运动肌：喙肱肌、三角肌前部、胸大肌锁骨部和肱二头肌。

（1）双手在胸前握紧。

（2）躯干、手臂伸直，然后前屈举起双臂至尽可能高的位置。

（3）保持，然后慢慢放下手臂并放松。

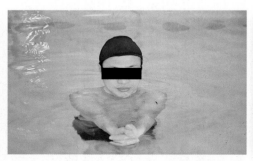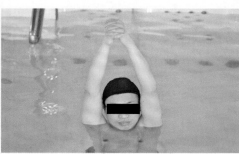

图 2-6-8　肩前屈上举运动

9. 肩内旋拉伸运动（图 2-6-9）　主要运动肌：冈上肌、肱二头肌长头。

（1）右手手心朝向背侧。

（2）屈曲肘关节并将右手置于后背，此时掌背贴于后背。

（3）然后将右手尽可能向上背部抬高，直至肩关节前部有拉伸感。

（4）保持，然后放下并放松。

10. 诱导拉伸运动（图 2-6-10）　主要运动肌：胸大肌、背阔肌、大圆肌。

（1）将左手上臂手心朝上置于水池平台边缘。

（2）躯干远离水池边缘，同时将头颈部向左侧手臂倾斜，至上臂下侧有拉伸感。

（3）保持，然后放松。

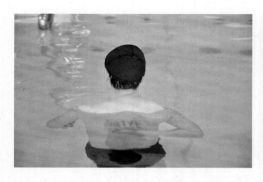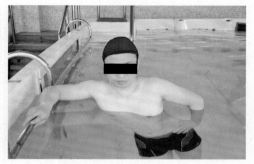

图 2-6-9　肩内旋拉伸运动　　　　图 2-6-10　诱导拉伸运动

11. 胸肌三角肌拉伸运动（图 2-6-11）　主要运动肌：胸肌、三角肌前部。

（1）双腿伸直，面部、手心朝墙站立，未参与手的肘部屈曲，参与手肘部水平伸直。

（2）双手保持静止，慢慢地旋转未参与手肩部远离墙面，参与手朝墙面方向移动。

（3）保持，然后放松。

12. 肩伸肘屈运动(图 2-6-12) 主要运动肌:胸肌、肱二头肌、三角肌前部。

(1) 背对水中单杠。

(2) 肩关节内旋后伸,肘屈曲,掌心朝后下方握紧单杠。

(3) 双脚与肩同宽。

(4) 双膝逐渐屈曲,将身体重心降低,直至肩部有拉伸感。

(5) 保持,然后放松。

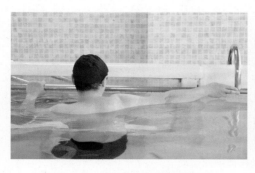

图 2-6-11 胸肌三角肌拉伸运动

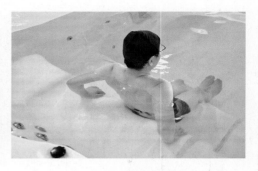

图 2-6-12 肩伸肘屈运动

13. 肩伸肘伸运动(图 2-6-13) 主要运动肌:胸肌、肱二头肌、三角肌前部。

(1) 肩外旋后伸,掌心向前下方握住单杠。

(2) 慢慢向前跨出一步,上部躯干伸直,水平向前用力,直至肩部感受到拉伸感。

(3) 保持,然后放松。

14. 池角拉伸运动(图 2-6-14) 主要运动肌:胸肌。

(1) 站在离泳池角落 2~3 步的位置,双手抬起与肩齐平,左右手掌扶住池角左右两侧墙面。

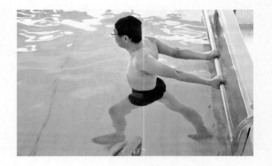

图 2-6-13 肩伸肘伸运动

(2) 屈曲肘关节并保持水平,躯干向池角倾斜,直到胸部感受到拉伸。

(3) 保持,然后放松。

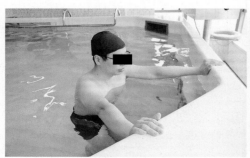

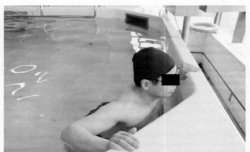

图 2-6-14 池角拉伸运动

(二)操棒训练

在操棒训练中,未训练手协助训练手以达到最大训练角度。

1. 持棒肩前屈运动（90°）（图 2-6-15） 主要运动肌：胸小肌、三角肌前部、肱二头肌、喙肱肌。

（1）手臂伸直，双手握住木棒置于身前。

（2）举起手臂与水面平齐（肩前屈 90°）。

（3）保持，然后放下手臂并放松。

（4）重复以上动作。

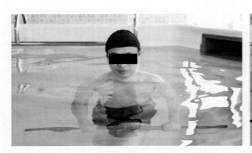

图 2-6-15 持棒肩前屈运动

2. 持棒肩后伸运动（图 2-6-16） 主要运动肌：背阔肌、大圆肌、肱三头肌、三角肌后部。

（1）双手握住木棒于背侧。

（2）向后举起手臂，直至训练手肩部有拉伸感。

（3）保持，然后放下手臂并放松。

（4）重复以上动作。

注意：利用浮力完成动作。

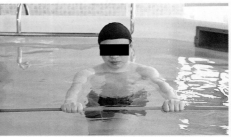

图 2-6-16 持棒肩后伸运动

3. 持棒侧方诱导肩外展训练（图 2-6-17） 主要运动肌：三角肌中部、冈上肌、三角肌前部、肱三头肌。

（1）双手伸直下垂于胸前，双手握住木棒，训练手手心朝上，辅助手手心朝下。

（2）辅助手推动木棒，协助诱导训练手外展至 90°，此时木棒保持与地面水平。

（3）尽量保持肩部浸泡于水中。

（4）保持，然后放下手臂并放松。

4. 持棒水平诱导肩内收训练（图 2-6-18） 主要运动肌：三角肌、胸肌、冈下肌、小圆肌、喙肱肌、背阔肌、大圆肌、肱二头肌。

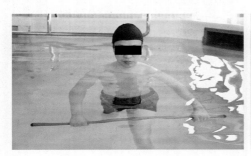
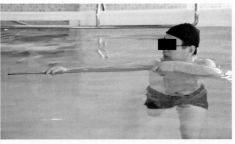

图 2-6-17 持棒侧方诱导肩外展训练

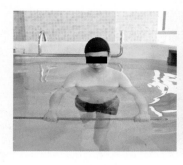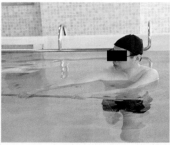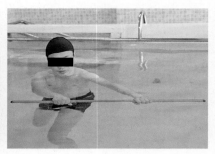

图 2-6-18　持棒水平诱导肩内收训练

（1）手心向下,握住木棒两端置于胸前,抬起手臂至肩部水平方向。

（2）辅助手水平推动木棒穿过身体中部于训练手侧,诱导训练手肩部处于水平位置并保持。过程中躯干不发生旋转。

（3）将木棒水平拉回至辅助手侧,此时训练侧肩部处于水平内收位置。

（4）保持,然后回到初始位置。

5. 持棒肩外旋训练(图 2-6-19)　主要运动肌:背阔肌、冈上肌、胸大肌、冈下肌、小圆肌、三角肌、肱二头肌。

（1）背对水池墙面站立。

（2）双手握住木棒,训练手心朝上,辅助手心朝下。

（3）保持训练手肘关节屈曲 90°并紧贴于身体。辅助手向训练手侧推动木棒,诱导训练侧手臂外旋。

（4）保持,然后回到初始位置。

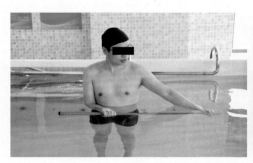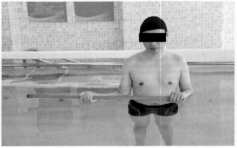

图 2-6-19　持棒肩外旋训练

6. 持棒功能性肩内外旋训练(图 2-6-20)　主要运动肌:背阔肌、冈上肌、胸大肌、小圆肌、冈下肌、大圆肌、三角肌、肱二头肌长头。

（1）站立位下,一只手手心朝后下垂,屈曲肘关节,将手背靠于后背腰部,此时手心朝后。

（2）另一只手握住木棒一端举过头顶,屈曲肘关节,将手置于脑后,此时手心向前。

（3）双手握住木棒垂直于后背。

（4）向上提拉木棒,牵伸下方内旋手臂,保持然后放松。

（5）向下拉动木棒,牵伸上方外旋手臂,保持然后放松。

（6）重复,并交换左右手。

注意:此运动患者还可处于仰卧位训练,让患者颈部、腰部、踝关节感受到水面的浮力。

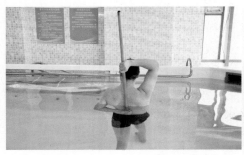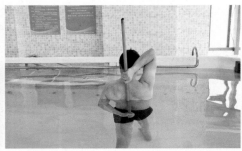

图 2-6-20 持棒功能性肩内外旋训练

（三）抗阻训练

1. 肩下沉运动（图 2-6-21） 主要运动肌:斜方肌、胸小肌、背阔肌、三角肌。

（1）双手握水中哑铃于身体前方,屈曲肘关节将哑铃提起至胸部水平。

（2）双手下沉,伸展肘关节。

（3）回到初始位置。

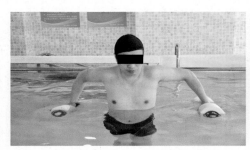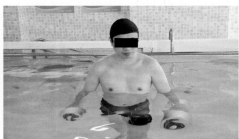

图 2-6-21 肩下沉运动

2. 肩抗阻内收外展运动（图 2-6-22） 主要运动肌:内收,包括胸大肌、背阔肌、小圆肌、肱二头肌短头、肱三头肌短头;外展,包括三角肌中部、冈上肌、三角肌前部、肱三头肌。

（1）手持抗阻板,肘关节伸展,双上肢外展至与肩同一水平。

（2）肘关节伸展,双上肢内收直至抗阻板接触臀部。

（3）整个过程中保持身体正对前方。

（4）外展肩关节回到初始位置。

注意:在肩关节外展过程中,改变抗阻板的朝向可以调整训练的难度。

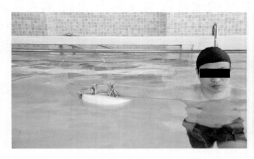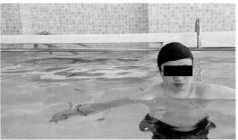

图 2-6-22 肩抗阻内收外展运动

3. 肩抗阻前屈运动（图 2-6-23）　主要运动肌：三角肌前部、胸小肌、肱二头肌、冈上肌。

(1) 手持水中哑铃自然下垂。肘关节伸直，掌心朝前。

(2) 训练手朝水面方向前屈肩关节，肘关节微屈。

(3) 回到初始位置。

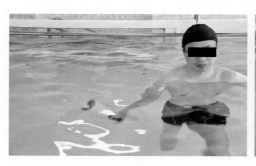
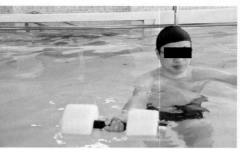

图 2-6-23　肩抗阻前屈运动

4. 肩抗阻后伸运动（图 2-6-24）　主要运动肌：背阔肌、大圆肌、肱三头肌、三角肌后部。

(1) 手持抗阻板自然下垂，肘关节伸直，掌心朝后。

(2) 训练手朝身后水面方向后伸肩关节，肘关节微屈。

(3) 回到初始位置。

5. 肩水平抗阻内收外展运动（图 2-6-25）主要运动肌：水平外展，包括三角肌中部、三角肌后部、冈下肌、小圆肌、背阔肌、大圆肌；水平内收，包括三角肌前部、胸大肌、胸小肌、喙肱肌、肱二头肌。

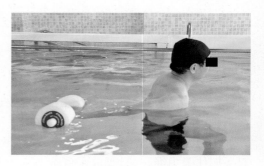

图 2-6-24　肩抗阻后伸运动

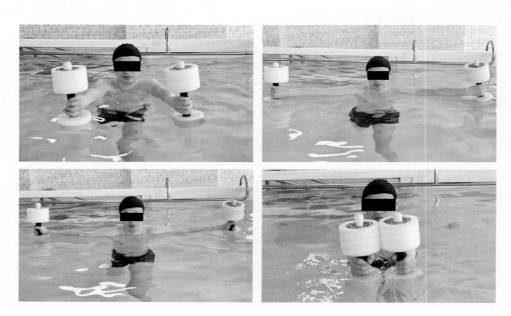

图 2-6-25　肩水平抗阻内收外展运动

（1）手持水中哑铃于身体前方，抬高至肩部水平，肘关节微屈。

（2）然后掌心相对，双上肢外展远离身体中线（外展）。

（3）将掌心朝向身体前方，双上肢内收回到身体中线（内收）。

6. 肩抗阻内旋外旋运动（图2-6-26） 主要运动肌：内旋，冈上肌、大圆肌、三角肌前部、胸小肌、肱二头肌；外旋，包括冈下肌、小圆肌、三角肌后部。

（1）训练侧上肢紧靠身体，肘关节屈曲90°，手持水中哑铃于胸前。

（2）逐渐向外侧旋转肩关节，并保持上臂紧贴身体，前臂于地面保持平行。

（3）然后向内侧旋转肩关节，手掌穿过身体前部中心线。

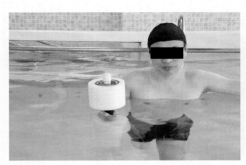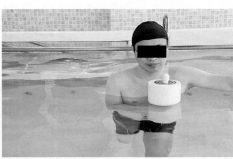

图2-6-26　肩抗阻内旋外旋运动

7. 绳带抗阻训练（图2-6-27） 主要运动肌：背阔肌、菱形肌、斜方肌、三角肌后部。

（1）用一根安全弹力绳固定于梯子，面对梯子双手握住弹力绳，一只脚放于台阶上。

（2）轻轻将把手向胸部水平方向拉伸，使得肘关节和肩胛骨内收。

（3）回到初始位置。

8. 绳带臂侧外展外旋拉伸训练（图2-6-28） 主要运动肌：三角肌中部、冈上肌、三角肌前部、肱三头肌。

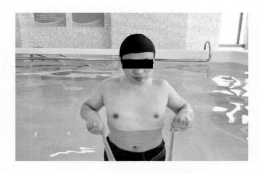

图2-6-27　绳带抗阻训练

（1）用一根安全弹力绳固定于梯子，未训练侧身体于梯子旁。

（2）未训练手扶着梯子作为固定。

（3）训练手于梯子侧握住弹力绳且肘关节伸直，穿过身体中线外展肩关节。

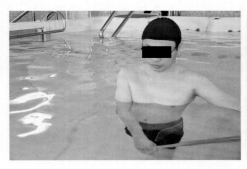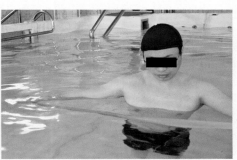

图2-6-28　绳带臂侧外展外旋拉伸训练

（4）回到初始位置。

二、肘部水中运动技术

（一）肘和前臂伸展运动

1. 肱二头肌伸展运动（图2-6-29）　主要运动肌：肱二头肌、肱肌、肱桡肌、桡侧腕屈肌、尺侧腕屈肌、三角肌。

（1）双手置于身体两侧，腕背伸掌心朝向池底。

（2）肘关节伸直，双上肢后伸，直至整个手臂有拉伸感。

（3）保持，然后放松。

2. 肱三头肌伸展运动（图2-6-30）　主要运动肌：肱三头肌。

（1）抬高训练手至脑后，掌心抚于颈部。

（2）尽可能沿脊柱向下移动。

（3）对侧手扶住训练手肘部，向下逐渐施加压力，以帮助肱三头肌伸展。

（4）保持，然后放松。

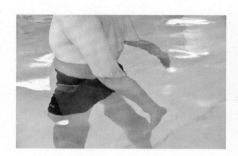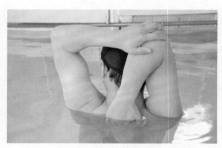

图 2-6-29　肱二头肌伸展运动　　　　　图 2-6-30　肱三头肌伸展运动

3. 肱三头肌中部拉伸运动（图2-6-31）　主要运动肌：肱三头肌。

（1）训练侧上肢肘关节屈曲，将手掌放置于同侧肩上。

（2）抬高训练上肢肘关节至肩部水平。

（3）未训练手将训练手肘关节向上推，并保持训练手置于肩上不移位。

（4）保持，然后放松。

4. 前臂拉伸运动（图2-6-32）　主要运动肌：桡侧腕屈肌、尺侧腕屈肌、桡侧腕长伸肌、桡侧腕短肌、尺侧伸腕肌。

（1）双手放置于身体前方，左手握住右手，掌心朝下。

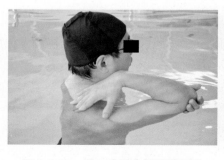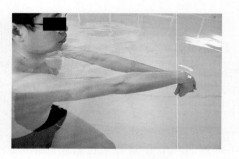

图 2-6-31　肱三头肌中部拉伸运动　　　　　图 2-6-32　前臂拉伸运动

（2）屈曲腕关节，直至前臂有拉伸感。

（3）保持，然后放松。

（二）肘和前臂屈曲运动

1. 肱二头肌屈曲抗阻训练（图2-6-33） 主要运动肌：肱二头肌、肱肌、肱桡肌、肱三头肌。

（1）将弹力绳固定于阶梯上，一手持弹力绳背对阶梯站立。

（2）肘关节贴近身体，全范围屈曲肘关节。

（3）回到初始位置。

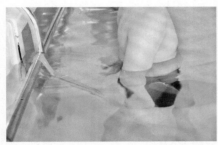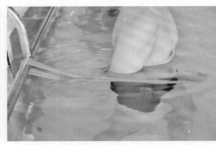

图2-6-33　肱二头肌屈曲抗阻训练

2. 前臂旋前翻掌训练（图2-6-34） 主要运动肌：旋前圆肌、旋前方肌、旋后肌、肱二头肌。

（1）肘关节屈曲90°，紧贴身体。

（2）掌心朝上，前臂旋前直至掌心朝下。

（3）在手中握一体操棒可提高训练难度。

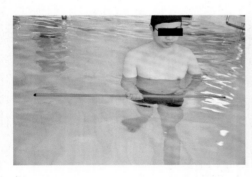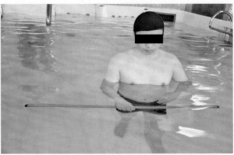

图2-6-34　前臂旋前翻掌训练

3. 联合屈肘运动（图2-6-35） 主要运动肌：肱二头肌、肱肌、肱桡肌、桡侧腕屈肌、尺侧腕屈肌、肱三头肌、旋前圆肌、旋前方肌、旋后肌。

（1）双手置于身体两侧，掌心朝前。

（2）屈曲肘关节，直至手掌触及两侧肩部。

（3）前臂旋前至掌心朝前下方。

（4）伸展肘关节并保持上肢紧靠身体两侧。

4. 肱三头肌拉伸运动（图2-6-36） 主要运动肌：肱三头肌。

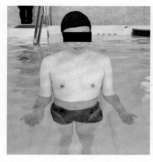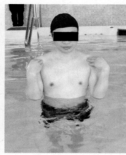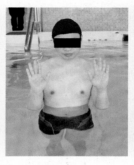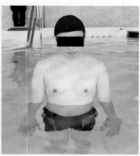

图 2-6-35 联合屈肘运动

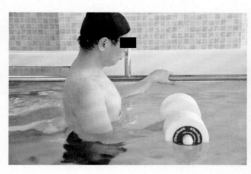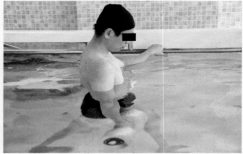

图 2-6-36 肱三头肌拉伸运动

（1）训练手肘关节前屈 90°，手持水中哑铃，掌心朝下。

（2）另一侧上肢扶水池边缘保持平衡。

（3）前臂伸展并保持上肢紧贴身体同侧。

（4）回到初始位置。

三、腕部水疗技术

（一）腕掌基本运动

1. 腕屈伸运动（图 2-6-37） 主要运动肌：桡侧腕屈肌、尺侧腕屈肌、桡侧腕长伸肌、桡侧腕短伸肌、尺侧腕伸肌。

（1）手轻握成拳，慢慢屈曲腕关节至最大角度并保持。

（2）逐渐伸展腕关节至最大角度并保持。

2. 指内收外展运动（图 2-6-38） 主要运动肌：骨间背肌、小指展肌、骨间掌肌、拇长展肌、拇短展肌、拇收肌。

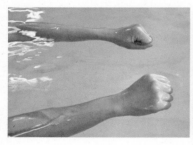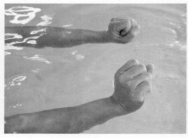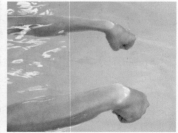

图 2-6-37 腕屈伸运动

（1）手指外展分开并保持。

（2）慢慢五指聚拢并保持。

（3）重复以上动作。

3. 指屈曲伸展运动（图2-6-39）　主要运动肌：指内收外展所涉及肌肉、指浅屈肌、指深屈肌、小指伸肌、拇指对掌肌、小指对掌肌。

（1）最快速度将手指伸展并外展分开。

（2）慢慢将手指聚拢并握实拳。

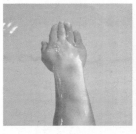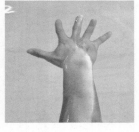

图2-6-38　指内收外展运动

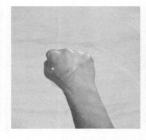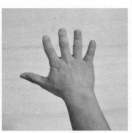

图2-6-39　指屈曲伸展运动

4. 掌侧屈运动（图2-6-40）　主要运动肌：桡侧腕屈肌、尺侧腕屈肌、指浅屈肌、指深屈肌。

（1）训练手掌心朝上于身体前方，另一手横握训练手四指。

（2）屈曲肘关节放松并紧靠身体两侧。

（3）另一手拉伸腕关节和四肢，使训练手腕关节侧屈并保持。

（4）逐渐拉伸，保持然后放松。

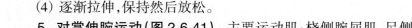

图2-6-40　掌侧屈运动

5. 对掌伸腕运动（图2-6-41）　主要运动肌：桡侧腕屈肌、尺侧腕屈肌、指浅屈肌、指深屈肌、肱二头肌、三角肌。

（1）双手掌心合十，指尖朝上，置于胸前。

（2）双掌下沉，此时两侧肘关节抬高。

（3）保持，然后放松。

6. 背掌屈腕运动（图2-6-42）　主要运动肌：桡侧腕长伸肌、桡侧腕短伸肌、尺侧腕伸肌。

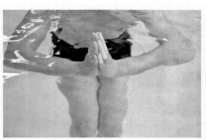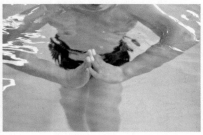

图2-6-41　对掌伸腕运动

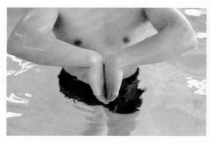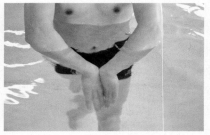

图 2-6-42　背掌屈腕运动

（1）双手置于身体前下方,掌背合十,指尖朝下。

（2）双掌向上抬起至胸部水平,左右肘关节下沉。

（3）保持,然后放松。

7. 旋后肌拉伸运动（图 2-6-43）　主要运动肌:旋后肌、肱二头肌。

（1）训练手的肘关节屈曲 90°。

（2）肘关节紧靠身体侧面,掌心朝下。

（3）将另一手握住训练手背面。

（4）将训练手掌向内侧旋转拉伸。

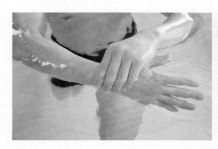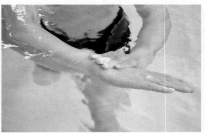

图 2-6-43　旋后肌拉伸运动

8. 旋前肌拉伸训练（图 2-6-44）　主要运动肌:旋前方肌、旋前圆肌。

（1）训练手的肘关节屈曲 90°。

（2）肘关节紧靠身体侧面,掌心朝上。

（3）辅助手掌心朝上,夹持训练手小指侧中部。

（4）辅助手将训练手向外侧旋转拉伸。

9. 屈指运动（图 2-6-45）　主要运动肌:蚓状肌、指浅屈肌、指深屈肌。

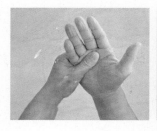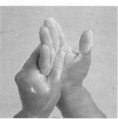　　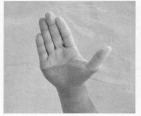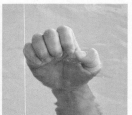

图 2-6-44　旋前肌拉伸训练　　　　　　　图 2-6-45　屈指运动

（1）举起上臂。

（2）保持掌指关节伸直，中部及远端指间关节屈曲。

（3）保持，然后放松。

（二）腕掌其他运动

1. 腕关节环转运动（图2-6-46）　主要运动肌：腕屈肌、腕伸肌、指浅屈肌、指深屈肌、肱二头肌、肱三头肌、三角肌。

（1）手臂在身体侧面抬起。

（2）保持前臂不动，慢慢沿顺时针方向旋转腕关节一圈。

（3）然后沿逆时针方向旋转腕关节一圈。

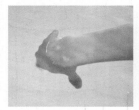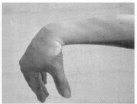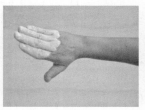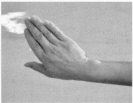

图2-6-46　腕关节环转运动

2. 拇指运动（图2-6-47）　主要运动肌：拇短屈肌、拇长屈肌、拇短伸肌、拇长伸肌、拇短展肌、拇长展肌、拇对掌肌、小指对掌肌。

（1）拇指与示指指尖对拢，如"O"状。

（2）拇指关节做最大程度环转运动，然后反方向进行一次。

（3）用拇指指腹触摸示指到小指的掌指关节。

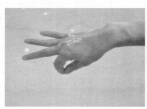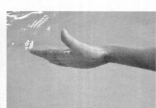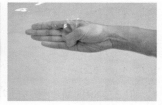

图2-6-47　拇指运动

3. 腕关节伸展运动（图2-6-48）　主要运动肌：桡侧腕长伸肌、桡侧腕短伸肌、尺侧腕伸肌。

（1）训练手持水中哑铃，掌心朝向水面，肘关节屈曲90°。

（2）慢慢伸展腕关节至最大程度。

（3）回到初始位置。

（4）重复动作。

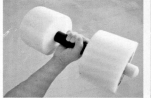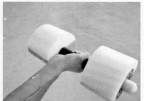

图2-6-48　腕关节伸展运动

4. 腕关节屈曲运动（图2-6-49）　主要运动肌：桡侧腕屈肌、尺侧腕屈肌。

（1）训练手持水中哑铃，掌心朝向水池底部，肘关节屈曲90°。

（2）辅助手扶训练手前臂。

（3）慢慢屈曲腕关节至最大程度。

（4）回到初始位置。

（5）重复动作。

5. 腕关节桡侧偏和尺侧偏运动（图 2-6-50） 主要运动肌：桡侧腕屈肌、桡侧腕长伸肌、桡侧腕短伸肌、尺侧腕屈肌、尺侧腕伸肌。

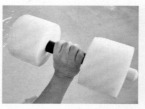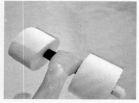

图 2-6-49 腕关节屈曲运动

（1）辅助手扶训练手前臂，肘关节屈曲 90°，上臂紧靠身体侧面。

（2）训练手持水中哑铃于中立位。

（3）腕关节屈曲内旋至最大角度，然后背伸外旋至最大角度。

（4）训练过程中前臂不旋转移动。

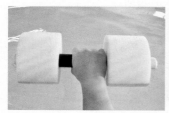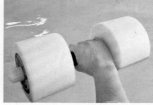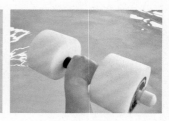

图 2-6-50 腕关节桡侧偏和尺侧偏运动

6. 腕关节旋转运动（图 2-6-51） 主要运动肌：旋后肌、旋前圆肌、旋前方肌。

（1）训练手持水中哑铃，掌心朝上，肘关节屈曲。

（2）保持哑铃浸泡在水中，旋转前臂直至掌心朝向水底。

（3）回到初始位置。

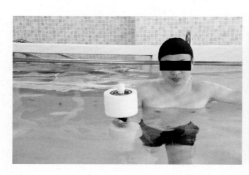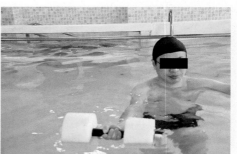

图 2-6-51 腕关节旋转运动

四、上肢姿势控制运动

（一）聚集运动（图 2-6-52）

主要运动肌：旋前圆肌、肱三头肌、三角肌、肱二头肌。

（1）双脚前后站立。

（2）辅助手抬高至肩部水平，肘关节微屈。

（3）训练手上臂靠于身体侧面，肘关节屈曲 90°，前臂旋后掌心朝上。

（4）将训练手前屈内收内旋，抬高至辅助手同一水平，肘关节微屈。

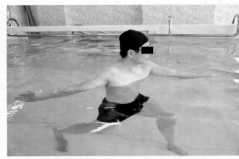
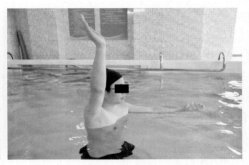
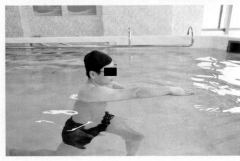

图 2-6-52　聚集运动

(5) 保持,然后放松。

(二) 水平不对称运动(图 2-6-53)

主要运动肌:冈上肌、三角肌、肱二头肌。

(1) 双脚前后站立。

(2) 双手抬高至肩部水平,肘关节微屈。

(3) 向左右两侧旋转躯干,此时双上肢随躯干一起左右运动。

(4) 保持平衡,然后回到初始位置。

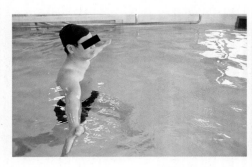
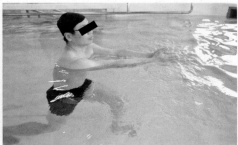

图 2-6-53　水平不对称运动

(三) 侧向旋转运动(图 2-6-54)

主要运动肌:三角肌、肱二头肌、肱三头肌。

(1) 两脚分开站立。

(2) 双肘微屈,对掌前屈 45°于身体中线。

(3) 躯干向左侧旋转并屈曲左侧膝关节,右侧膝关节伸直。

(4) 双手随同躯干旋转左侧伸展。

(5) 保持,越过中线转向右侧。

(6) 保持,然后回到中线。

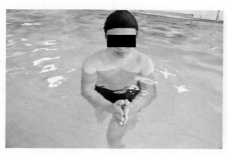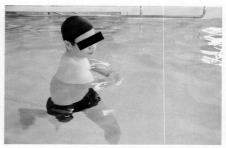

图 2-6-54　侧向旋转运动

（四）"开"运动（图 2-6-55）

主要运动肌：三角肌、肱二头肌、肱三头肌、旋后肌、旋前圆肌、旋前方肌。

（1）双脚前后站立。

（2）前腿膝关节屈曲，后腿伸直，足尖着地，足跟离地，上部躯干前屈 15°。

（3）双上肢前屈 45°，肘关节微屈，掌心朝下。

（4）双上肢后伸外展外旋，屈曲肘关节，掌心朝上。

（5）躯干伸展，双足着地。

（6）保持然后放松。

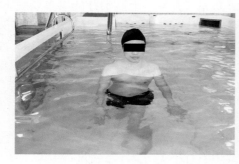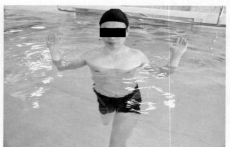

图 2-6-55　"开"运动

（五）环绕躯干旋转运动（图 2-6-56）

主要运动肌：三角肌、肱二头肌、肱三头肌、胸大肌。

（1）双脚左右分开站立，膝关节微屈。

（2）双上肢内收内旋，肘关节屈曲 60° 于身体前。

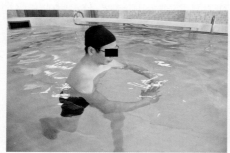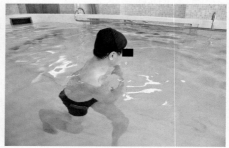

图 2-6-56　环绕躯干旋转运动

(3) 双掌十指相扣,掌心朝下。

(4) 旋转躯干,将双手向左侧移动伸展。

(5) 保持,然后越过身体中线向右侧伸展。

五、上肢涡流浴槽

(一) 设备

涡流浴槽多用不锈钢或全塑料制成,水的温度与涡流刺激作用的强弱和治疗时间均能自动控制调节。在市场上出售的涡流浴装置有以下三种类型:

1. 上肢用涡流浴装置   浴槽较浅,水容量小,槽内有 1 个喷水嘴,只能容纳一只手臂或两只手臂进行治疗。

2. 上、下肢两用涡流浴装置   浴槽较浅,水容量较大,槽内有 3 个喷水嘴,前面 2 个适合于腰部,后面 1 个适合跟腱部分进行治疗。

3. 全身用涡流浴装置   浴槽深,水容量大,能容纳整个人体进行治疗。槽内亦有 3 个喷水嘴,前面 2 个,后面 1 个。用途同上、下肢两用涡流浴装置。

这三种装置的槽底是防滑的,槽内的喷水嘴都可以根据治疗部位多方位转动,以利于发挥水流机械刺激作用。

(二) 操作方法

根据患者治疗部位选择大小适合的涡流浴装置,并检查装置各部是否完好。将浴盆中注入 2/3 容量浴水,温度 37~42℃,打开涡流开关和充气开关。上肢治疗的患者要脱去上衣,下肢治疗的患者要脱去鞋袜、衣裤,以免被水浸湿。患者要采取舒适体位,将肢体浸入水中进行治疗。在涡流浴治疗中,温度是一个重要因素。对大多数患者,应维持在 39℃ 左右的温度。治疗关节炎温度可以高些,治疗开放性损伤温度则应低些。全部治疗过程温度宜保持恒定,水流强度要适中。治疗从始至终应使患者全身感觉舒适,精神爽快,无疲劳。治疗时间一般为 5~20min。

第三节   上肢肌肉骨骼损伤水疗技术实例

一、水疗实例

1. 基本信息   患者,女性,56 岁。主诉:右肩疼痛 1 年余,肩袖术后半个月。患者 1 年前不慎从楼梯上摔伤后出现右肩部疼痛、肿胀、活动受限,当时未重视,未就诊,1 年来上述症状一直存在,无肢体麻木,无胸闷、心悸等。后就诊我院骨科门诊,右肩 MR 检查:右侧肩关节肩袖(肩胛下肌肌腱)变性,关节上盂唇慢性损伤,肩胛下隐窝及喙突下滑囊积液,右肱骨头骨髓水肿。建议患者手术治疗,后患者前往某医院进一步治疗,诊断为"右肩撞击综合征",完善检查后在全麻下行"右肩关节镜下肩峰成形术 + 关节清理术",手术顺利。今为求进一步康复,前来我科就诊,拟以"肩袖损伤"收住入院。

2. 诊断   右肩袖损伤;右肩撞击综合征。

3. 体格检查   关节活动度(ROM):肩屈曲 90°/180°,伸展 45°,外展 60°/180°,外旋 45°,内旋 35°。肌力:因疼痛而无法检查。感觉:无明显异常。ADL:不能做过头的日常生活活动。其他:VAS 4/10。

二、水疗方案

（一）水疗康复目标

1. 减轻疼痛 1~2 分。

2. 增加关节活动度 20°，改善运动功能。

（二）水疗康复计划

1. 水温 37℃。

2. 治疗方案

第一阶段：①上肢最大幅度摆动前行。②肩外展内旋，侧方移动。③双手搭栏杆，双肩伸展牵伸。④手拉栏杆，肩部外旋。⑤肩后伸牵伸。⑥肩前屈 70°~90°，屈曲肘关节训练。

第二阶段：①采用浮力板进行肩屈伸抗阻训练。②肘关节屈伸练习。③下压浮力板。④手握浮力板进行大幅度摆臂前行。⑤肩水平外展、内外旋。

第三阶段：①手握浮力哑铃，进行功率自行车训练。②不使用体操棒的快速力量训练及使用体操棒缓慢运动。③双手拉住栏杆，双膝屈曲下蹲，增加肩部伸展。④使用体操棒，右手握住体操棒置于身后，左手从左上方拉体操棒。⑤增大幅度的运动。

三、疗效分析

经水中运动训练 3 周，患者右肩关节屈曲、外展各增加 20°；疼痛减轻 2 分；生活可以自理。

患者在温水中运动训练，温热作用减轻了疼痛，浮力作用可以使负荷减轻，增加患者的活动度，水的黏滞性提供阻力，可以改善患者的肌力，增加关节活动度。

（林斯捷　林在龙　李 岩）

【参 考 文 献】

［1］柏树令，应大君. 系统解剖学［M］. 8 版. 北京：人民卫生出版社，2013.

［2］张昆龙，徐莉. 水中运动技术在康复治疗中的新进展［J］. 中国疗养医学，2013，22（7）：577-580.

［3］ANDREW CJ，BRUCE BE. Comperehensive aquatic theray.［M］2nd. Oxford：Butterworth-Heinemann，2003.

［4］BRUCE S，VALENTIN A，FORSSBLAD M，et al. Idiopathic adhesive capsulitis of the shoulder：a review［J］. Knee Surg Sports Trumatol Arthrosc，2007，15（8）：1048-1054.

［5］ROBINSON CM，AKHTAR A，MITCHELL M，et al.Complex posterior fracturedislocation of the shoulder：Epidemiology，injury patterns and results of operative treatment［J］. Journal of Bone & Joint Surgery，2007，89（7）：1454-1466.

［6］MANTONE JK，BURKHEAD WZ，NOONAN J. Nonoperative treatment of rotator cuff tears［J］. Orthopedic Clinics of North America，2000，31（2）：295-311.

［7］KIBLER WB. Role of the scapula in the overhead throwing motion［J］. Contemporary Orthopaedics，1991，22：525-532.

［8］ANDREW JC，BRUCE EB. Comprehensive aquatic therapy［M］. 2nd. Churchill：Livingstone，1988.

［9］燕铁斌. 物理治疗学［M］. 2 版. 北京：人民卫生出版社，2013.

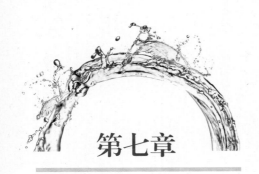

第七章

常见下肢肌肉骨骼损伤水疗康复

第一节　常见下肢肌肉骨骼损伤概述和评定

一、髋部损伤

（一）股骨颈骨折

股骨颈骨折是指股骨头下至股骨颈基底部之间的骨折,是临床常见病、多发病,是髋部最常见的损伤,各个年龄段均可见,以中老年人群发病率最高。年轻人的股骨颈骨折多因车祸或高处摔伤等强烈暴力引起。

1. 一般检查

（1）视诊:外伤后早期患侧髋部疼痛剧烈,局部不肿胀,患肢多有轻度屈髋屈膝及外旋畸形。

（2）触诊:髋部除有自发疼痛外,移动患肢时疼痛更为明显。

（3）叩诊:在患肢足跟部或大转子部叩击时,髋部也感疼痛,在腹股沟韧带中点下方常有压痛。

（4）听诊:外伤后可闻及骨摩擦音。

（5）量诊:患侧肢体变短,大转子上移变高。

2. 特殊检查

（1）中立位试验:见股骨头骨折部分。

（2）大腿滚动试验:又称高芬（Gauvain）征。患者仰卧,双下肢伸直,检查者以手掌轻搓大腿,使大腿内外旋滚动。若该髋关节周围肌肉痉挛,则运动受限、疼痛,并见该侧腹肌收缩,即为阳性。此试验主要用来检查髋关节炎、结核、股骨颈骨折、粗隆间骨折等。

（3）Trendelenburg 试验:又称单腿独立试验。在正常情况下,用单腿站立时,臀中小肌收缩,对侧骨盆抬起,臀皱褶向上提起,为本征阴性。反之,若对侧骨盆及臀皱褶下降,为本征阳性。见于臀中小肌麻痹、髋关节脱位、股骨头颈切除术后、髋内翻、陈旧性股骨颈骨折等。

3. 辅助检查

（1）X 线检查：可明确骨折的类型和移位情况。股骨颈骨折最后确诊需要髋关节正侧位X 线检查，尤其对线状骨折或嵌插骨折更为重要，可作为骨折的分类和治疗上的参考。股骨颈骨折的分型较多，目前国际上较通用的分类是 Garden 分型法，还有 Pauwels 分型、AO 分型、按照股骨颈骨折部位分类法。

1）Garden 分型：其依据是骨折的移位程度，分为 Ⅰ~Ⅳ 型。

Ⅰ型，不完全骨折，或股骨头呈外展嵌插骨折。

Ⅱ型，无移位的完全骨折。

Ⅲ型，部分移位的完全骨折。

Ⅳ型，完全移位的完全骨折，两骨折片完全分离。

其中Ⅰ型、Ⅱ型者因为骨折断端无移位或移位程度较轻，骨折损伤程度较小，属于稳定型骨折；Ⅲ型、Ⅳ型者因骨折断端移位较多，骨折损伤较大，属于不稳定骨折。

2）Pauwels 分型：Pauwels 在 1935 年第一次描述了股骨颈骨折的生物力学分型，根据骨折线和水平面形成的角度以及所受暴力机制，将股骨颈骨折分为三种类型。

Ⅰ型，骨折线与水平面成 30°，轴线压缩应力是主要暴力。

Ⅱ型，骨折线与水平面成 50°，损伤过程中有剪切暴力作用，可能对骨折愈合有不良影响。

Ⅲ型，骨折线更加垂直走行，超过水平面 70°，损伤过程中剪切暴力起主要作用，并合并有明显的内翻暴力，致骨折明显移位和内翻畸形。

3）AO 分型

B1 型，头下型股骨颈骨折，轻度移位，分为：①嵌插并有 ≥15° 外翻；②嵌插并有 <15° 外翻；③无嵌插。

B2 型，经颈型股骨颈骨折，分为：①基底部；②颈中部并内收；③颈中部并剪切。

B3 型，有移位无嵌插的股骨颈骨折，分为：①内收、外旋的中度移位；②垂直、外旋位的中度移位；③有明显移位。

4）按照股骨颈骨折部位分类曾在国内应用较多，缺点是不能描述移位程度，故应用较少。分为 3 型：头下型、经颈型、基底型（关节外骨折）。

（2）CT 检查：能更清楚地显示股骨颈骨折时骨折的碎片数目以及骨折面的情况，CT 的三维重建图像逼真，并且可以任意角度旋转图像而获得最佳暴露部位，从而能更好地决定患者后期的治疗与预后。

（3）MRI 检查：可以清晰地显示骨折断端以及确定外伤后有无韧带、神经、血管损伤等髋关节周围软组织损伤。

（二）股骨转子间骨折

股骨转子间骨折是指股骨颈基底至小转子水平以上部位所发生的骨折，亦为老年人常见的损伤。由于转子部血液循环丰富，骨折后极少不愈合。转子间骨折可因间接暴力或直接暴力作用引起。在跌倒时，身体旋转，在过度外展或内收位着地，或跌倒时侧方倒地，大转子直接受到撞击，均可发生转子间骨折。此处是骨囊性病变的好发部位之一，因此也可发生病理性骨折。

1. 一般检查

（1）视诊：大腿近端和髋部出现肿胀、淤血、淤斑，下肢外旋畸形明显，可达 90°，下肢活动受限，不能站立、行走。

（2）触诊：转子间压痛。

（3）叩诊：有足跟轴向叩击痛。

（4）听诊：外伤后可闻及骨摩擦音。

（5）量诊：见股骨颈骨折部分。

2. 特殊检查　中立位试验见股骨头骨折部分。

3. 辅助检查

（1）X线检查：一般可明确骨折的类型和移位情况，但在一些特殊的骨折类型如不完全性骨折、疲劳性骨折中，由于骨折无移位，仅有不规则裂隙，X线片上不能显示。另外，X线片重叠了股骨大、小转子和转子间线、转子间嵴等骨褶皱影以及软组织影，骨折极易漏诊。转子间骨折的分型较多，比较常用的有Evans分型及AO分型。

1）Evans分型：是根据骨折后的初始稳定性以及复位后的稳定性进行分型，比较合理。该分型主要分为顺转子间线的Ⅰ型和逆转子间线的Ⅱ型。其中Ⅰ型又分为四个亚型，除Ⅰa、Ⅰb型外，其余均为不稳定型骨折。改良的Tronzo-Evans分型只是不区分骨折线走向，将逆转子间线的Ⅱ型顺延排为第Ⅴ型，与最初的Evans分型没有本质的区别。由于改良的Tronzo-Evans分型更为简便、易记，临床上被广泛应用。

2）AO分型：按照股骨近端骨折AO分型。A为转子部骨折，B为股骨颈骨折，C为股骨头骨折，转子间骨折以数字31A表示。亚型如下：

A1，经转子的简单骨折：①沿转子间线；②通过大转子；③通过小转子。

A2，经转子的粉碎骨折：①有一内侧骨折块；②有数块内侧骨折块；③在小转子下延伸超过1cm。

A3，反转子间骨折：①斜形；②横断；③粉碎。

（2）CT检查：可明显降低股骨颈基底或转子间裂隙骨折的漏诊率，能显示骨皮质连续性及骨断层层面内部结构。但由于股骨颈基底或转子间骨不规则、滋养血管影干扰、漏扫层面等因素，也给诊断造成一定的困难。

（3）MRI检查：明显优于X线及CT检查，可确定外伤后有无韧带、神经、血管损伤等髋关节周围软组织损伤。对于股骨颈基底或转子间裂隙骨折中不完全性骨折、疲劳性骨折等无法为X线显示的骨折类型，MRI检查具有明显优越性。

（三）髋关节脱位

髋关节脱位是一种严重的高能量损伤，因为髋关节结构稳固，需要强大外力才能引发脱位。单纯性髋关节脱位较少见，脱位的同时软组织损伤同样较严重，且常合并髋臼、股骨头和股骨颈等骨折及其他部位的多发损伤。此类患者多为青壮年。髋关节脱位一般分为前脱位、后脱位及中心脱位3种类型。脱位后股骨头位于Nelaton线（髂坐结节连线）之前者为前脱位；于该线之后者为后脱位；股骨头被挤向中线，冲破髋臼而进入骨盆者为中心脱位。临床上以后脱位最为常见。

1. 一般检查

（1）视诊：外伤后患髋肿胀，活动受限。后脱位，患髋屈曲、内收、内旋、短缩畸形。前脱位，患髋外展、外旋和屈曲畸形，患肢短缩。但如合并髋臼后壁或后柱骨折，患肢的畸形并不明显。中心脱位，患肢短缩畸形。

（2）触诊：患处压痛明显。在臀部摸到脱出的股骨头，大转子上移明显，为后脱位。腹股沟处肿胀压痛，可以摸到股骨头，为前脱位。髋部压痛、活动障碍，大腿上段外侧方往往有大血肿，为中心脱位。有坐骨神经损伤或股神经损伤者，相应支配区感觉功能障碍。

（3）叩诊：足跟轴向叩击痛阳性。

（4）听诊：可无异常表现。

（5）量诊：一般脱位后患肢缩短。中心脱位时，肢体短缩情况取决于股骨头内陷的程度。测量方法同股骨颈骨折部分。

2. 特殊检查　无。

3. 辅助检查

（1）X 线检查：大部分的髋关节脱位 X 线片都能正确显示，可以了解脱位情况以及有无骨折。但是髋关节结构复杂，前后结构重叠，有时难以显示合并骨折的确切程度、确切部位、股骨头移位的确切方向以及与关节囊的关系，容易漏诊。

（2）CT 检查：包括常规 CT 和三维 CT（3D-CT）。

1）常规 CT：对大多数的髋关节脱位均能作出正确的诊断，较 X 线片优势在于能清楚显示脱位的方向与程度，更重要的是能清晰、准确地显示髋关节内是否有碎骨片的存在，这将影响患者的治疗方案与预后。如果嵌入关节内的碎骨片不能及时发现与清除，随着时间的延长，患者股骨头缺血坏死、创伤性关节炎的发生率明显上升。

2）3D-CT：三维重建最大的优点在于立体地显示了关节的表面，图像逼真，并且可以任意角度旋转而获得最佳暴露部位。但 3D-CT 检查也有不足之处：①在髋关节的三维重建过程中可出现"假骨折"征；②三维重建空间分辨率差，重建过程中容易丢失图像的细节，移位不明显的线性骨折（<2mm）不易显示；③对关节内碎骨片亦可出现漏诊。

（3）MRI 检查：可确定髋关节脱位后有无韧带、神经、血管损伤等髋关节周围软组织损伤。

（四）股骨头缺血性坏死

股骨头坏死是指股骨头血供中断或受损，引起骨细胞及骨髓成分死亡及随后的修复，继而导致股骨头结构改变、股骨头塌陷、关节功能障碍的疾病。常见病因有创伤性和非创伤性两大类，前者主要由股骨颈骨折、髋关节脱位等髋部外伤引起，后者在我国的主要发生原因有应用皮质类固醇药物及酗酒。此外，还包括儿童股骨头骨骺的缺血性坏死（又名 Legg-Calve-Perthes 病、扁平髋等）。由于在认识、诊断股骨头坏死的过程中不断有新的检测手段应用，故其分类分型也有多种，且在不断改进。

1. 一般检查

（1）视诊：可见跛行。导致跛行的原因有疼痛、髋关节功能受限。跛行的特点是患肢不敢负重踩地，患侧足部刚一踏地便立即抬起，即健足落地重而时间长，患足落地轻而时间短，功能受限。除疼痛、患肢短缩外，患髋内收，患侧膝关节紧紧向健侧靠拢，甚至两膝之间相互摩擦。

（2）触诊：局部深压痛，内收肌止点压痛，髋关节周围、大腿内侧、前侧、外侧压痛。

（3）叩诊：某些患者患肢纵向叩击痛。

（4）量诊：股骨头坏死患者外展、外旋、内旋活动均可受限，患肢可缩短，肌肉萎缩，甚至有半脱位体征。可进行关节活动度、双下肢长度、双下肢肌肉围度测量。

2. 特殊检查　可进行"4"字试验、Allis 征、Trendelenburg 征的检查。

3. 辅助检查　股骨头缺血性坏死通常借助影像学检查可以明确诊断。

（1）X 线检查：早期可没有阳性发现，随着病情进展，于负重区出现骨小梁紊乱、中断，以后股骨头软骨下骨囊性变、夹杂硬化。病情演变，修复障碍，病变区出现线性透亮区，围以硬化骨，呈现"新月征"。晚期出现塌陷、变形、半脱位、关节间隙变窄。X 线可以确定病变的范围，排除骨的其他病变，具有简单、方便、经济和应用范围广泛等优点，是股骨头坏死的基本检查方法。

（2）CT 检查：对判断股骨头内骨质结构改变优于 MRI，对明确股骨头坏死诊断后塌陷的预测有重要意义。因此,CT 检查也是常用的方法。早期股骨头负重面骨小梁紊乱,部分吸收、囊性变,部分增粗、融合,部分硬化。CT 可显示"新月征"为三层结构:中心为死骨,且被一透亮的骨吸收带所环绕,最外围则是新生骨硬化骨。晚期股骨头出现塌陷变形,中心有较大低密度区,关节软骨下出现壳状骨折片,可有关节变形。

(3) MRI 检查:可早期发现骨坏死灶,能在 X 线和 CT 检查发现异常前作出诊断。股骨头坏死 MRI 的多样信号改变反映不同层面病变组织的代谢水平。T2 加权像呈高信号的病理特征是骨和骨髓的坏死引起的修复反应,以骨髓水肿、局部充血、渗出等急性炎症病理改变为主要特征;T1 加权像多为低信号。T2 加权像显示为混合信号,高信号提示炎症充血、水肿,低信号的病变组织多为纤维化、硬化骨;T1 加权像为新月形、边界清楚的不均匀信号。如果 T2 加权像显示中等稍高信号,周围不均匀稍低信号环绕,则呈典型的双线征,位置基本与 CT 的条状骨硬化一致。

(4) 放射性核素骨扫描(emission computed tomograph,ECT):也是能做到早期诊断的检查手段。

(5) 影像学分类:临床上根据影像学表现,对股骨头坏死的分期进行评定,用于指导临床评估股骨头坏死的程度,从而选择合适的治疗方法并判断预后。目前广泛应用的分期方法有 Marcus 法、Ficat-Arlet 法、Steinberg 法、国际骨循环研究学会(Association Research Circulation Osseous,ARCO)法以及日本骨坏死研究学会分期。

(五) 髋关节骨关节炎

髋关节骨关节炎是髋关节发生一定的退行性变、软骨软化等造成的骨关节炎症。按有无确切病因分为原发性和继发性两类。原发性指发病原因不明,患者无遗传缺陷,没有全身代谢和内分泌异常,髋关节没有外伤、感染、先天性畸形等病史。多见于 50 岁以上肥胖患者,常为多关节受累,发病缓慢,预后较好。继发性主要由以下原因引起:①先天性髋关节发育不良;②创伤后遗症;③机械性磨损;④股骨头坏死;⑤结晶沉积性关节病(痛风、焦磷酸盐沉积关节病);⑥代谢异常使软骨变形(褐黄病、血色病、Wilson 病);⑦其他所致软骨磨损。

1. 一般检查

(1) 视诊:常常伴有跛行。严重患者可出现关节屈曲、外旋、内收畸形。

(2) 触诊:髋关节前方及内收肌处可有压痛甚至肌肉萎缩。

(3) 叩诊:足跟轴向叩击时,严重者可有疼痛,提示髋关节负重区关节面破坏,且为晚期。

(4) 听诊:无特殊。

(5) 量诊:严重患者关节活动度明显受限,以内收、外展、旋转活动受限更为明显。

2. 特殊检查　可有托马斯(Thomas)征及此关节滚动试验阳性表现。

3. 外周血液检查　骨关节炎的实验室检查通常基本正常。对一些严重的患者,C 反应蛋白、红细胞沉降率可轻微升高。

4. 辅助检查　影像学检查,特别是 X 线片,可为中至重度的髋关节炎提供确诊的依据。

由于 X 线对于骨关节炎诊断的局限性,新的影像学技术如增强磁共振软骨成像技术已作为发现软骨结构缺陷的一种方法,有助于年轻患者关节变化的早期发现。

髋关节骨关节炎临床分期常见的有 Kellgren-Lawrence 分期。此分期依据 X 线将髋关节骨关节炎分为以下 5 级:

0 级,正常。

1 级,关节间隙可疑狭窄,似有骨赘。

2 级,关节间隙轻度变窄,有明显骨赘。

3 级,关节间隙明显变窄,有中等量骨赘,软骨下骨质轻度硬化或磨损,范围小。

4级,关节间隙明显变窄,有大量骨赘,软骨下骨质严重硬化,关节肥大及明显畸形。

5. 髋关节骨关节炎分类标准　美国风湿病学会1995年修订的诊断标准如下:

(1) 临床标准:①近1个月大多数时间有髋痛;②髋内旋<15°;③红细胞沉降率<45mm/h;④髋屈曲<115°;⑤髋内旋>15°;⑥晨僵时间≤60min;⑦年龄>50岁;⑧内旋时疼痛。

具备①~③,或①、②、④,或①、⑤~⑧项,可诊断。

(2) 临床与放射学诊断标准:①近1个月大多数时间有髋痛;②红细胞沉降率<20mm/h;③X线股骨或髋臼有骨赘形成;④X线显示髋关节间隙狭窄。

具备①~③,或①、②、④,或①、③、④项,可诊断。

(六) 髋关节置换

人工髋关节置换术是在原始的髋关节成形术的基础上经历无数次试验逐渐发展而成的。近40年来人工髋关节置换术的适应证不断扩大,由最初的退行性关节炎、类风湿关节炎和股骨头无菌性坏死,逐渐扩大到髋臼发育不良、髋臼周围肿瘤、股骨颈骨折、特殊疾病引起的骨坏死、感染性疾病(化脓性感染、结核)等。随着术后假体在体内存留时间的延长和翻修手术技术的日益完善,患者年龄可放宽至50岁以下。随着术后康复技术、麻醉技术及术中检测手段的不断发展,高龄不再是手术禁忌证。人工髋关节的手术方式包括人工全髋关节置换术、人工股骨头置换术和人工髋关节表面置换术。各种手术根据固定方式的不同又分为骨水泥固定、非骨水泥固定和混合固定。不同手术的术后并发症稍有不同,但术后康复评定无明显差别。

1. 一般检查

(1) 视诊:髋部是否肿胀,双下肢有无不等长,患肢有无内收、外展畸形,步态姿势是否异常,有无各种病理性步态(如髋关节强直、臀中肌无力步态、止痛步态、痉挛型步态、臀大肌瘫痪步态等)。

(2) 触诊:皮温是否正常,髋关节周围、大腿内侧、前侧、外侧有无压痛。

(3) 叩诊:足跟轴向叩击痛引出者,见于髋部炎症。

(4) 量诊:髋关节置换术前及术后均要进行关节活动度、双下肢长度、双下肢肌肉围度测量。

2. 特殊检查　髋关节旋转试验即仰卧位、屈髋屈膝位内外旋转髋关节,引起疼痛者为阳性,提示髋关节有炎症,或存在无菌性假体松动。

3. 辅助检查

(1) X线检查:包括双侧髋关节的正侧位片和患髋蛙式位片,要与健侧对比。正常情况下,人工全髋关节置换术后正位片上,髋臼假体的倾斜角(即髋臼角)为40°±10°,股骨假体的颈部应与大、小粗隆连线平行,股骨假体柄应位于股骨髓腔中央;在侧位片上,股骨假体应保持5°~10°的前倾角或中立位。

髋关节正侧位X线片可观察周围骨组织及术后假体的情况,对于观察假体松动及假体周围的骨溶解、骨丢失有重要意义。

1) 异位骨化:通过髋关节正位片观察,采用Brooker5级分级进行评定。

0级,X线片上未见异位骨化灶形成。

1级,髋周软组织内骨岛形成。

2级,骨盆或股骨近端骨赘形成,骨与骨之间有>1cm的空隙。

3级,骨盆或股骨近端骨赘形成,骨与骨之间有≤1cm的空隙。

4级,上述骨赘相互融合,髋部骨性强直。

2) 股骨柄下沉程度:在双髋正位片上,将两侧坐骨下缘或闭孔下缘连线(若坐骨下缘骨质增生,可选择闭孔下缘连线),测量小转子上缘至该线的垂直距离。将随访不同时期拍摄的 X 线片进行比较,观察变化情况,确定股骨柄下沉程度。

3）股骨柄和髋臼杯各区透亮线宽度测量:①股骨柄松动的放射学测量方法。1979 年 Gruen 等提出将股骨近端在正位和侧位片上分为 7 个区,即将近端股骨分为 7 个区,内侧与外侧各 3 个区,柄尖端 1 个区。其中,1 区是自股骨近端至小转子下缘,2 区是自小转子下缘至其以远 10cm,3 区为自 2 区以下至股骨远端。然后分析这些区域中在柄和骨水泥界面、骨水泥和骨界面中出现的骨水泥碎裂和放射透亮线等情况,包括放射透亮线的长度和宽度变化、硬化性的骨反应、破碎骨水泥间隙的扩大和碎块形成以及柄的移位。应该按照时间顺序动态地进行放射学评价测量。②全髋置换术后髋臼杯的放射学定量分析测量方法。1976 年 Delee 和 Charnley 提出以股骨头中心点为中心,作水平和垂直线,将髋臼杯分为 1 区、2 区和 3 区。在 10% 的放大率下,测量 X 线片髋臼杯骨水泥周围的放射透亮线宽度。他们将宽度的测量值分为四组:<0.5mm、<1mm、<1.5mm 和 >1.5mm。当宽度不均时,记录最宽的距离。除宽度的测量外,放射透亮线沿髋臼杯的分布也很重要。

4）骨水泥固定型假体松动的 X 线评定:①股骨柄松动的 X 线表现。全髋关节置换术后,X 线片上假体柄、骨水泥以及骨组织出现下列放射学征象时,提示可能或已经发生股骨假体松动:金属假体柄特别是外侧上 1/3 处与骨水泥之间出现透明带并呈进行性发展,说明假体与骨水泥之间发生不连、假体可能发生变形;股骨柄位置发生改变,主要为内翻位偏移;股骨柄或股骨柄骨水泥同时下沉,下沉大于 2mm 时有临床意义,下沉 4mm 显著性提示假体松动;髋关节正侧位 X 线片上假体有变形;柄体不全或完全断裂。骨水泥断裂,特别发生在假体柄远端附近;位于柄体内上方和股骨颈之间出现骨水泥碎片;骨水泥层出现稀疏区;骨水泥外鞘下沉;骨水泥分界,即骨水泥外围部分或全部为透亮带包裹。骨水泥与骨界面之间透亮带大于 2mm 或透亮带呈进行性增宽,高度提示假体松动。股骨颈或股骨近端骨质吸收;骨髓腔出现稀疏区,特别在假体柄远端附近;骨内膜有空洞形成;柄体远端 1/3 的周围骨皮质增厚;大转子不连接或撕脱,若原有钢丝固定者,则钢丝出现断裂;股骨骨折。②髋臼假体松动的 X 线表现。出现下列情况者,可怀疑或诊断髋臼的松动:骨水泥周围出现一个或几个大于 2mm 宽的 X 线透亮带,在术后 6 个月或更长的时间内表现为透亮带进行性发展者,考虑髋臼假体松动;髋臼假体、骨水泥向骨盆方向偏移大于 4mm,或髋臼在骨盆 X 线上旋转大于 4°;髋臼底壁骨折;髋臼假体外展,前倾角度有变动;断裂钢丝进入关节;髋臼聚乙烯衬垫过大磨损;髋臼假体或骨水泥出现断裂。

5）非骨水泥型假体松动的 X 线评定:对这种假体松动的 X 线评估方法尚不明确。一般认为,如果假体没有下沉,假体周围没有或只有轻微的透亮带,多孔涂层与骨组织间有小的斑点状骨岛连接,提示有骨组织长入假体多孔表面,有些病例在柄体的远端可出现皮质骨增生,表明生物性固定良好;如果无假体进展性移位,但假体周围有一薄层不透 X 线的致密带包绕,宽度在 1mm 左右,股骨皮质没有局部增生现象,则提示纤维组织长入假体多孔涂层,假体固定良好;如果假体明显移位、下沉,柄体部分被不规则的不透 X 线的致密带包绕,在股骨距下方和柄体远端的皮质骨密度增高、增厚,表明假体应力传递缺乏一致性,提示假体不稳定。

（2）CT 检查:可清楚地显示关节内的骨赘和剥脱骨碎片,也可显示骨质改变情况。因为伪影的影响,人工髋关节术后一般不做 MRI 检查。

（3）骨密度测定:髋关节置换术术前及术后均应对患者进行骨密度测定。术前骨密度测定有利于与术后抗骨质疏松治疗后的结果进行比较,指导术后用药。另外,术前骨密度测定有助于选择假体。术后股骨假体周围骨密度的测定可以帮助早期诊断假体松动。进行结果分析时,包括两方面的比较,即横向比较和纵向比较。横向比较是指同一时间手术侧与正常侧股骨同一部位的骨密度比较,以确定手术侧较正常侧骨丢失的程度。纵向比较是指不同时间手术侧同一部位的骨密度的比较,以了解随着时间的推移骨密度丢失的程度。

二、膝部损伤

(一) 股骨髁上骨折、髁间骨折

股骨远端骨折约占股骨骨折的 6%,是一种较严重、难以处理的复杂外伤,严重者可导致长期残疾。主要包括股骨干骺端(髁上)及其关节面 15cm 以内(髁间)的骨折。

1. 一般检查

(1) 视诊:外伤后早期患侧肿胀,疼痛剧烈,患膝因疼痛,功能严重受限,下肢可出现屈曲、内收、外旋畸形。股骨远端骨折多数是高能量损伤造成的,因此患者完整的全身体格检查是必需的,尤其应注意髋部和骨折部以下的小腿检查,以排除其他四肢损伤,同时应评价小腿及足部的运动、感觉功能。检查结果通常显示股骨远端及膝部肿胀变形,要仔细鉴别开放性骨折的开放伤口。

(2) 触诊:骨折部位压痛,检查腘动脉、足背动脉、胫后动脉的搏动来判断肢体血供情况,注意局部皮肤的温度、湿度、张力及弹性,同时应评价小腿及足部的运动、感觉功能。

(3) 叩诊:叩击膝部引起疼痛。

(4) 听诊:外伤后可闻及骨摩擦音。

(5) 量诊

1) 下肢周径的测量:通过测量肢体的周径,可以反映肢体肌肉萎缩和关节肿胀的程度。膝关节的周径可以在髌骨上缘、髌骨中部和髌骨下缘进行测量。测量膝关节周围肢体周径时,应注意两侧肢体取相对应的同一水平位测量。一般情况下采取髌骨上缘 10~15cm 测量大腿的周径,取髌骨下缘 10~18cm 测量小腿的周径。

2) 下肢轴线的测量:下肢轴线为膝关节伸直位时从髂前上棘经过髌骨的中点至第 1、2 足趾之间的连线。如果髌骨的中点位于该连线的内侧,说明存在膝外翻畸形;如果髌骨的中点位于该连线的外侧,说明存在膝内翻畸形。

2. 辅助检查

(1) X 线检查:常规 X 线检查需拍摄患侧股骨远端及膝部的标准正侧位片;同时为排除合并伤,应对骨盆、同侧髋部、股骨干行 X 线检查。

(2) CT 检查:一般用来协助鉴别复杂的关节内骨折和软骨损伤,同时可以协助完善术前准备。CT 较 X 线检查更能明确所有的关节内骨折类型,但对怀疑合并关节韧带、半月板等软组织损伤时,应行 MRI 检查。

(3) MRI 检查:确定外伤后有无韧带、神经、血管损伤等膝关节周围软组织损伤以及是否有骨组织病变。

(二) 髌骨骨折

髌骨骨折一般由外伤引起,占所有骨折的 1%,经常发生在 20~50 岁人群中,男性发病率高于女性。髌骨骨折患者应查看有无潜在的髋关节脱位,还需要检查同侧股骨颈和股骨干的情况以及股骨远端与胫骨近端有无损伤。

1. 一般检查

(1) 视诊:直接损伤产生疼痛、肿胀和肌力减退;若患肢保持内旋或外旋位,提示存在其他损伤。间接损伤会存在疼痛、肿胀、患肢不能直腿抬高,支持带撕裂的髌骨骨折可能产生大量的关节积血。髌骨骨折存在时如不能伸膝,则表明内、外侧支持带撕裂。

（2）触诊：髌骨触诊有明显压痛点，是骨缺损或骨折块移位的依据。

（3）叩诊：叩击膝部引起疼痛。

（4）听诊：外伤后可闻及骨摩擦音。

（5）量诊：下肢周径的测量。

2. 特殊检查   可行抗重力直腿抬高试验。要注意与髌腱断裂和股四头肌肌腱断裂的区分。

3. 辅助检查

（1）X 线检查：髌骨骨折应该通过以下特征来评价。①侧位片有无骨折粉碎与分离；②屈膝 90°时，髌骨上极是否位于股骨体前表面的下方；③髌骨是否位于股骨滑车沟中线上方；④髌骨高度（小于 2mm）以髌骨下极为基础，是否位于远端股骨髁连线以上。

（2）MRI 检查：可以清晰地显示骨折断端以及确定外伤后有无韧带、神经、血管损伤等膝关节周围软组织损伤。

（三）胫骨平台骨折

胫骨平台骨折主要是外力的直接轴向压力造成的，常合并外翻或内翻应力及间接剪切应力等。胫骨平台的关节外骨折通常是由继发的股骨干骺端直接折弯应力所致。骨质疏松、年龄偏大的患者，软骨下骨抵抗轴向负荷的能力下降，易致压缩型骨折。年轻患者软骨下骨密度较高，更容易导致劈裂骨折和韧带断裂。

1. 一般检查

（1）视诊：接诊时详细询问患者的受伤机制及经过，是否有轴向负荷或内、外翻应力的病史。迅速出现大量关节积液，提示关节内骨折，可能出现膝关节不稳定。评价髌骨和股四头肌的功能，以排除伸膝装置的损伤。关节内常伴有积血，如伴有关节囊破裂，积血会外渗至周围皮下软组织。仔细查看并记录肢体远端皮肤及肿胀情况，警惕并必须排除筋膜间隔综合征。

（2）触诊：重点检查患处的皮肤及远端的感觉、运动和血运情况，包括可能的骨折和韧带损伤的局部压痛点。如未能触及肢体脉搏，可行多普勒检查。一旦发现筋膜间隔综合征的临床症状（疼痛与症状不符或被动牵拉痛），必须立即监测筋膜间室压。

（3）叩诊：有叩击痛，但无明确位置。

（4）听诊：外伤后可闻及骨摩擦音。

（5）量诊：见股骨髁上骨折、髁间骨折部分。

2. 辅助检查

（1）X 线检查：包括前后位与侧位，临床用于骨折分类和判断有无侧副韧带损伤。腓骨头撕脱和外侧关节囊撕脱（Segond 征）是腓侧副韧带损伤的指征，而后期见到的沿胫侧副韧带钙化（Pellegrini-Stieda 综合征）则表示胫侧副韧带损伤。

（2）CT 检查：可以清楚地显示累及关节的骨折块的大小、准确位置和移位情况，对骨折精确分型、制订治疗方案非常有帮助。CT 扫描的矢状面重建不但可以提高胫骨平台骨折诊断的准确性，还可以帮助分析关节面的压缩情况。

（3）MRI 检查：可鉴别是否有隐性骨折，膝关节韧带、半月板或软骨损伤，及病理性骨折。

（四）膝关节脱位

膝关节脱位是指胫骨和股骨的关节面不相关节，主要由于运动伤或交通事故造成。膝关节脱位不仅伤及前交叉韧带（ACL）或后交叉韧带（PCL），而且绝大多数患者还会伴有一条侧副韧带断裂；合并损伤也很常见，包括后内侧和后外侧半月板损伤、关节面损伤、神经血管损伤。

1. 一般检查

（1）视诊：患者不能行走，极度疼痛，并且伴有明显的神经血管损伤体征。仔细观察患者的伸膝功能、寻找开放伤口、评估血管神经损伤非常重要。

（2）触诊：患处触痛明显。

（3）叩诊：轴向叩击痛阳性。

（4）量诊：下肢周径的测量。

2. 辅助检查

（1）X 线检查：需要拍摄膝关节前后位、侧位和斜位 X 线片。此外，为排除髋关节和膝关节损伤，还需要拍摄胫骨和股骨全长的 X 线片。手法复位后必须复查。

（2）MRI 检查：可以明确韧带、肌腱的损伤情况。检查前必须固定好患肢。

（3）血管造影：由于膝关节脱位时，腘动脉损伤的发生率为 32%~45%，建议给膝关节脱位的患者行血管造影检查，明确损伤程度、动脉痉挛情况。

（五）髌骨脱位

髌骨脱位包括半脱位，多见于儿童和运动员，是指损伤引起髌骨在股骨滑车关节面上移位和旋转，同时造成周围软组织结构受损。外伤后由于合并周围软组织韧带结构、半月板及关节软骨损伤，加上髌骨脱位后有时能自动复位，故脱位及半脱位易被忽视。

1. 一般检查

（1）视诊：患者关节肿胀、疼痛。若关节腔内有积血逐渐增多，提示髌骨脱位后发生肌腱、关节囊及支持带撕裂或软骨骨折。

（2）触诊：患处触痛明显。

（3）叩诊：叩击痛阳性。

（4）量诊：下肢周径的测量。

2. 特殊检查

可行髌骨恐惧试验，即将髌骨向侧方推动时，患者突然感觉恐惧而拒绝推动，表明髌骨可能有复发脱位的倾向。

3. 辅助检查

（1）X 线检查：常规取正、侧位和轴位拍摄。轴位像可有髌骨与股骨髁关节面不等宽。侧位片如显示髌骨边缘有撕脱骨折或切线软骨骨折，则提示已发生过髌骨脱位或半脱位。

（2）关节镜检查：主要评估髌股关节软骨损害的程度，根据软骨损伤的程度决定手术方式。软骨损伤分为 4 级：Ⅰ级，软骨变软；Ⅱ级，软骨表面有龟裂或毛糙；Ⅲ级，软骨层的部分损伤；Ⅳ级，软骨全层损伤，软骨下骨暴露。

（六）膝关节骨关节炎

1. 一般检查　膝关节骨关节炎起病缓慢且病程较长，主要症状是肿胀、疼痛、畸形、功能障碍。

（1）视诊：患者可有疼痛表情，同时伴活动受限。大部分患者伴有不同程度的关节肿胀，原因为脂肪垫肥大、滑膜增厚、骨质增生、滑液分泌增多等。部分患者可见于腘窝处形成关节囊肿，为大量关节积液在关节囊薄弱部分突出形成；同时可见肌肉萎缩，尤其是股四头肌内侧头萎缩明显；骨关节炎晚期，可伴发膝屈曲内翻畸形或外翻畸形。

（2）触诊：膝关节骨关节炎早期可表现为髌骨软骨面压痛、腘窝部压痛、股骨髁部压痛或者内、外侧关节间隙压痛，且以内侧关节间隙压痛最为常见。在膝关节屈曲 90° 时膝关节间隙的变化最容易触摸到，也有膝关节骨关节炎患者早期症状以髌股关节为主，特异性体征为髌骨周围压痛，且触摸时可感觉到髌骨下摩擦感。关节肿胀积液时，膝关节浮髌试验阳性。

（3）听诊：膝关节骨关节炎发展到晚期，可清晰地听到关节活动过程中的摩擦声，这是因为关节内有游离体,或半月板破裂时可出现关节绞锁,特别是在伸膝过程中可闻及清晰的弹响声。

(4) 量诊:由于肌肉萎缩、关节功能障碍等原因,在测量轴线、肢体长度、肢体周径、关节活动度等方面都会与正常一侧不同。关节功能障碍一般以屈曲受限为主。

2. 特殊检查 膝关节骨关节炎长病程患者由于长期反复与髁间骨赘摩擦可发生断裂,特殊检查表现前交叉韧带为前抽屉试验和 Lachman 试验阳性。髌股关节骨关节炎时,常出现髌股关节摩擦感阳性,抗阻力伸膝痛。

3. 辅助检查

(1) X 线检查:由于重力原因,直立状态拍摄的膝关节间隙狭窄或者畸形程度要重于卧位拍摄的 X 线片所显示的病变,可行站立时膝关节前后位、侧位片,必要时拍摄双下肢全长 X 线片;拍髌骨轴位片,患者取仰卧屈膝位,以更准确地反映膝关节的力线和畸形程度。必要时可加拍应力位片,以检查外侧或内侧副韧带的完整性。膝关节骨关节炎 X 线检查典型特征包括关节间隙狭窄、软骨下骨硬化和骨赘形成。膝关节骨关节炎的分级多采用 Ahlback 和 Kellgren-Lawrence 放射学分级标准。

(2) CT、MRI、超声检查:CT 检查只能显示骨组织,而关节软骨、半月板等并不能显示;MRI、超声检查适用于评价关节软骨、韧带、滑膜、半月板以及其他平片不能显示的关节结构。

(七) 半月板损伤

1. 一般检查 根据半月板损伤的部位和不同病理特点,半月板损伤可分为半月板撕裂、盘状半月板损伤、半月板过度活动、半月板变性(半月板周围炎)及半月板囊肿。本章主要介绍半月板撕裂伤。

(1) 视诊:少数患者具有典型的绞锁存在,易确诊。慢性期的半月板损伤患者可见股四头肌萎缩,以股四头肌内侧头萎缩明显。

(2) 触诊:半月板囊肿在膝关节屈曲 45°时易触及。半月板损伤后疼痛的典型表现为恒定出现在内侧或外侧的某一固定位置。

(3) 量诊:由于肌肉萎缩、关节功能障碍等原因,在测量轴线、肢体长度、肢体周径、关节活动度等方面都会与正常一侧明显不同。

2. 特殊检查 可行麦氏(McMurray)检查、摇摆试验和膝提拉研磨试验(Apley 试验)、鸭步试验。

3. 辅助检查

(1) X 线检查:因为膝关节正侧位和髌骨轴位 X 线检查都不能观察到半月板的损伤情况,故 X 线检查不用于半月板损伤与骨关节炎、髌骨软骨软化等疾病的鉴别。

(2) MRI 检查:是诊断膝关节半月板损伤的首选影像学检查方法,具有准确度高、假阳性和假阴性率低、无创伤等优点。半月板的磁共振形态学特征在矢状面上,内侧半月板后角的关节囊距胫骨后方关节软骨边缘应小于 5mm,外侧半月板的前、后角接近一致,内侧半月板后角大于前角;冠状面上,半月板的体部最清晰,直径约 15mm。

(3) 超声检查:因超声检查为非创伤性检查,患者易于接受,对半月板损伤有一定的临床应用价值。

(八) 膝关节韧带损伤

1. 一般检查 一般患者都有明确的外伤史。

(1) 视诊:外伤后早期因小血管破裂、出血,患者一般可出现局部血肿及肿胀。

(2) 触诊:局部压痛为韧带损伤患者的典型临床表现,牵拉韧带时疼痛加剧。

2. 特殊检查　膝关节韧带的检查参照本章"膝关节特殊手法检查"。

3. 辅助检查

(1) X 线检查:检查者关注因韧带牵拉引起的撕脱骨折,并注意有无胫骨平台骨折。应力 X 线检查对韧带损伤和不稳定的诊断有价值,如膝关节 0°位内翻或外翻应力下摄片,注意观察相应内或外侧间隙改变。

(2) MRI 检查:注意各层面显示的组织结构完整性,特别是异常信号。

(3) 关节镜检查:有助于观察交叉韧带、半月板、侧副韧带、关节囊韧带损伤和骨软骨骨折。

(九) 膝关节置换

1. 辅助检查

(1) 视诊:观察患者皮肤颜色是否发红;膝关节的力线、关节活动度、关节积液和韧带的稳定性,跛行步态和膝关节横向不稳大都提示韧带不稳或力线不良。足部的过度外旋或内旋均提示胫骨假体旋转不良。

(2) 触诊:结合视诊结果,注意检查患者有无皮温增高。

(3) 叩诊:膝关节周围压痛点的检查可以帮助诊断滑囊炎、肌腱炎和皮下神经瘤(Tinel 征阳性)。Tinel 征阳性是指叩击神经损伤或神经损害的部位或其远侧,出现其支配皮区的放电样麻痛感或蚁走感,代表神经再生的水平或神经损害的部位。

(4) 听诊:骨折处是否可闻及骨摩擦音。

(5) 量诊:膝关节置换术前及术后均要进行关节活动度、双下肢长度、双下肢肌肉围度的测量。

2. 辅助检查

(1) X 线检查

1) 对膝关节置换术后的患者,应选择双膝关节常规或者应力下 X 线检查。行膝关节负重正侧位 X 线检查,评估假体的位置、大小、固定情况以及是否存在假体失败致假体周围骨溶解。

2) 髌骨轴位片可以帮助评估髌骨的位置和轨迹。

3) 下肢全长 X 线检查可以帮助排除膝关节远端是否存在骨肿瘤、不愈合和应力性骨折发生,这在常规局部膝关节 X 线检查中是容易被忽略的。

4) 患者术后疼痛需要回顾分析膝关节术前 X 线检查,帮助确定疼痛的确切原因;术后每次随访时间点都要进行 X 线检查,便于发现假体固定界面透亮线的进行性发展、假体移位以及骨溶解和其他的影像学表现。

5) 术后膝关节不稳、关节松动及磨损:通过多次 X 线检查可见聚乙烯垫进行性变窄,常见于内侧。

6) 假体周围骨折有以下几种分类:髌骨假体周围骨折分型方法由 Goldberg 等提出,分为 4 型;股骨髁上骨折分型由 Rorabeck 等提出,按骨折有无移位与假体的固定情况分为 3 型;胫骨假体周围骨折由 Felix 等提出,按照骨折部位分为 4 型。

7) 应力下 X 线检查有利于检测韧带不稳。内翻或外翻应力下行 X 线检查便于分析侧副韧带的稳定性。

(2) CT 检查:可判断骨溶解的位置和程度以及假体旋转对线情况,对胫骨假体周围骨溶解的诊断要优于髌骨假体和股骨假体。

(3) 关节造影:仅用来判断膝关节置换术后有无假体松动,特别是对胫骨假体松动诊断的准确性较高。

三、小腿、踝和足骨折与脱位

（一）一般检查

1. 视诊

（1）软组织：外伤后早期和恢复期均需观察损伤局部有无软组织肿胀。注意肿胀的部位和程度，特别注意水肿是否为双侧；早期局部水肿情况，常见于炎性病变和应力性骨折，恢复期水肿需注意是否合并有下肢深静脉血栓形成。

（2）皮肤：外伤后早期观察局部皮肤和软组织是否完整，皮肤色泽是否正常，有无感染征象。对于恢复期患者，观察皮肤色泽、软组织损伤，如有皮瓣移植更需关注伤口愈合情况，有无创面、伤口及窦道，伤口及窦道的深度与范围，肉芽组织是否新鲜，有无脓性分泌物，有无瘢痕以及瘢痕成熟程度。

（3）活动：外伤后早期观察肢体有无畸形和异常活动。如胫腓骨骨折会出现局部畸形，形成假关节活动；跟骨的外翻畸形可引起痛性扁平足畸形。恢复期需观察患者能否用足负重站立、行走、下蹲等，肢体有无异常活动或活动功能障碍，有无异常步态及是否借助助行器步行。

（4）肌肉：外伤后早期和恢复期均应观察有无肌萎缩、挛缩及足下垂畸形等，以确定是否伴有血管神经损伤。

2. 触诊

（1）外伤后早期，需注意骨折部位及周围的骨质、韧带起止点、肌肉软组织是否有压痛，如有压痛，需考虑是否合并其他部位骨折或韧带损伤等：①在胫骨干局部压痛，用手触之可有异常活动，需怀疑胫骨干骨折；②在胫腓骨之间有压痛，要怀疑胫骨前骨筋膜室综合征；③在小腿后方有压痛，要怀疑跟腱部分断裂或完全断裂、浅表性血栓性静脉炎等；④注意局部皮肤温度、湿度、张力及弹性，触摸足背动脉搏动，排除血管及神经损伤。

（2）恢复期，注意伤口愈合情况，伤口局部是否有压痛，皮肤、肌肉、肌腱、韧带等软组织的温度、湿度、弹性，肢体肿胀或水肿的部位、性质和程度，瘢痕及其与深部组织有无粘连，肌容积两侧有无差异。

3. 叩诊

（1）胫骨骨折可利用轴向叩击痛（传导痛），即叩击足部引起骨折部位疼痛。

（2）怀疑踝管、跗管内神经或跖间神经病变时，可叩击该部神经干走行处，在神经支配区远侧可有闪灼性麻痛感，即为 Tinel 征阳性，应怀疑该部神经有病变或压迫。

（3）还需注意检查跟腱反射（$S_1 \sim S_2$），该反射可能随年龄增长而减退，在年老者中甚至可能消失。同时也应该注意巴宾斯基征及胫后肌腱反射等病理反射的检查。

4. 听诊　肢体活动时出现的响声，如腱鞘炎等；肢体骨折时，以听诊器检查骨传导音的改变，并进行双侧比较，可听见伤侧骨传导音减弱。

5. 量诊

（1）长度：肢体长度可因疼痛或骨折移位而有改变。测量小腿长度时，须在解剖位测量从膝关节外侧间隙到外踝的距离；足长是踝关节中立位时从足跟末端到第 2 趾末端的距离。

（2）周径：肢体周径可因局部肿胀而增大或肌肉萎缩而缩小。对于小腿、踝和足骨折与脱位的患者，需测量大腿和小腿的围度。

（3）轴线：存在踝关节脱位，需测量胫骨轴线和外踝轴线。胫骨轴线是顺胫骨长轴的直线，正常情况下应正对踇趾和第 2 趾之间，如有足内、外翻畸形、平足或踝关节脱位，此轴线会发生变化。外踝轴线是在小腿侧面经外踝向下的垂直轴线，正对足外侧长度之后 1/3 处，踝关节脱位时此轴线发生变化。

（二）辅助检查

1．X 线检查

（1）骨折对位对线及分型：骨折端的对线要考虑有无移位、成角、旋转、短缩或分离，骨折线相对于骨长轴的方向是否有特殊征象，如嵌插、压缩或凹陷等，是否有相关异常，如骨折伴脱位及特殊类型骨折。

1）胫腓骨骨干骨折：在全身长骨骨折中发生率最高，占人体骨折的 10%~13%，以胫腓骨双骨折、粉碎性骨折及开放性骨折居多，常合并皮肤软组织损伤，治疗复杂。A 型，简单骨折：A1 螺旋形骨折、A2 斜形骨折（≥30°）和 A3 横形骨折（<30°）。B 型，楔形骨折：B1 螺旋楔形骨折、B2 弯折楔形骨折和 B3 粉碎楔形骨折。C 型，复杂骨折：C1 螺旋形骨折、C2 多段形骨折和 C3 不规则形骨折。单纯腓骨骨折较少见，腓骨骨折如为腓骨头下骨折时，应注意有无腓总神经损伤。

2）踝关节骨折：是关节内骨折，多为多方向的间接暴力损伤所致，常合并下胫腓联合损伤，距骨可发生斜形、螺旋形或粉碎性骨折，甚至脱位或半脱位。踝关节骨折后极易发生创伤性关节炎而需进一步手术处理。踝关节骨折还可以分为单踝、双踝、三踝及四踝骨折。

踝关节骨折分类临床上常用 Lauge-Hansen 分型及 Danis-Weber 分型，其中前者为首选。Lauge-Hansen 分型根据踝关节骨折在不同受伤体位、不同类型和不同程度暴力下的骨折移位的病理形态，将踝关节骨折分为 4 型：旋后内翻型、旋后外旋（外翻）型、旋前外展型、旋前外旋型。每型根据韧带和骨折情况再进行分度。"旋后"是指足受伤时的位置，与前臂的旋后类似，跖底朝向前内；"外旋"是指距骨遭受外力方向，以内后为轴在踝穴中外旋。其中，最常见的类型是旋后外旋（外翻）型，占 40%~75%。包括四个亚型：Ⅰ度，为下胫腓前韧带断裂；Ⅱ度，为外踝短斜或螺旋形骨折；Ⅲ度，为下胫腓后韧带断裂或后踝骨折；Ⅳ度，为内踝骨折或三角韧带断裂。

3）胫骨 Pilon 骨折：多由高能损伤所致，是累及胫距关节面的胫骨远端骨折。约75%Pilon 骨折伴有腓骨骨折及软组织损伤，易出现软组织坏死、感染、骨不连以及复位不良引起的创伤性关节炎。X 线片要拍摄踝关节标准正位、侧位和踝穴位，并加拍外旋45°正位片，以显示胫骨的后外侧面。CT 检查有助于判断骨折，对冠状面和矢状面的重建更有帮助。

目前广泛使用的是 Ruedi-Allgower 分型，根据损伤程度将 Pilon 骨折分为 3 型：Ⅰ型，波及关节面，无移位；Ⅱ型，关节面骨块有移位，无粉碎；Ⅲ型，胫骨远端粉碎性骨折伴压缩。

4）距骨骨折：单纯距骨骨折在临床上较少见，常合并距下关节脱位或距骨体脱位，是足部较严重的损伤，治疗较为困难，预后不理想。根据骨折的部位不同将距骨骨折分为距骨颈骨折、距骨体骨折、距骨后突骨折。距骨颈骨折多见，距骨体和距骨后突骨折较少见。距骨体骨折常波及踝关节及距下关节，导致关节生物力学改变，易发生创伤性关节炎。

临床常用 Hankins-Canale 分型：Ⅰ型，距骨颈骨折，无移位；Ⅱ型，距骨体从踝和距下关节之一轻度脱位；Ⅲ型，距骨体从踝和距下关节脱位；Ⅳ型，包括距骨头脱位、体向两侧脱位、体完全脱出。

5）距骨脱位：较少见，但易引起无菌性坏死。距骨脱位分为距骨全脱位及距骨周围脱位。距骨全脱位是指距骨完全脱离原位，当足部受到使其高度内旋及内收的暴力作用时，距下关节间韧带断裂，距骨向外脱离胫距关节及距下关节发生移位，常合并开放性损伤。距骨周围脱位是指当足受到强力外翻或内翻时距骨以下的跟骨或舟骨以及以远诸骨与关节可同时向内侧或外侧脱位，而胫距关节保持正常。

6）跟骨骨折：是足部最常见的骨折，损伤严重时可致畸形愈合，因平足或继发创伤性关节炎而致残。跟骨各个部分均可发生骨折,可分为波及距下关节和不波及距下关节两类。未波及距下关节面的骨折结果好于累及关节者。跟骨骨折常为高速嵌入暴力所致,从高处跌下跟骨着地最为常见。

跟骨骨折的 Sanders 分型目前被广泛应用于临床,对治疗与预后的判断均具有重要意义。该分型是依据跟骨冠状面 CT 扫描为依据,将跟骨骨折分为 4 型:Ⅰ型,所有无移位骨折;Ⅱ型,两部分骨折;Ⅲ型,三部分骨折;Ⅳ型,四部分骨折。但该分型系统对骨折的其他方面缺乏描述,如跟骰关节、跟骨体、跟骨结节的受累情况、跟骨高度、宽度以及周围软组织损伤等。

7) 跖骨骨折:多为直接暴力如重物砸伤、车轮碾压引起,少数为疲劳性骨折。第 5 跖骨基底部常发生撕脱性骨折;第 2、3 跖骨和第 5 跖骨干近端易发生应力性骨折。根据骨折的部位可分为跖骨基底部骨折、跖骨干骨折、跖骨颈骨折。

8) 趾骨骨折:多为重物压砸或踢碰硬物所致,前者常为粉碎性骨折,后者为斜形骨折。

(2) 骨折愈合情况和胫骨骨不连:X 线检查对监测骨折的愈合与创伤后并发症有极其重要的作用。骨折术后需定期复查 X 线,以便评价骨折愈合期与愈合并发症及其他并发症。如果 X 线结果不明确,则应进一步选择 CT 检查。骨折愈合包括愈合、延迟愈合、不愈合和畸形愈合。

1) 骨折愈合:小腿、踝足骨折的愈合时间一般为,胫腓骨骨折 2.5~3 个月,踝部骨折为 1.5~2.5 个月,距骨骨折 1~1.5 个月。

2) 畸形愈合:X 线检查显示骨折片位置不良。

3) 延迟愈合:是指骨折在一定时间内(为 16~18 周,依患者年龄及骨折部位而不同)不愈合。

4) 不愈合:是指骨折愈合失败。目前没有广泛认可的胫骨骨不连的确切定义,一般认为胫骨骨折超过 6 个月、X 线片上连续 3 个月未见骨折愈合的表现可考虑为骨不连。在 X 线片上,不愈合的特征为边缘圆;末端光滑与硬化(象牙质样),骨折片间可见分隔间隙;两骨折片之间有运动(可由透视或常规 X 线照相与应力位照相间比较显示)。踝关节骨折后骨折不愈合最常见于内踝骨折。内踝骨折不愈合的诊断标准是伤后 6 个月 X 线仍可见到清晰的骨折线,骨折断端硬化或骨折断端间距离大于 2~3mm 且持续存在半年以上。外踝骨折不愈合较少见。如有既往做过内固定手术,则可能出现内固定断裂、螺钉松动等 X 线表现。

(3) 骨折术后并发症

1) 失用性骨质疏松:轻度与中度的骨质疏松一般定义为骨质的减少,常发生于骨折或脱位后由于疼痛或石膏制动导致肢体失用引起。在 X 线片上,失用性骨质疏松可表现为骨皮质变薄与骨小梁萎缩导致的骨密度降低,可见于愈合或不愈合的骨折。

2) 创伤后骨化性肌炎:胫腓骨骨折、踝关节骨折或足距骨骨折、脱位,甚至软组织轻度创伤后,在创伤部位可能发生骨化性肌炎。其中踝关节骨折合并距骨脱位发生率较高,多发生在踝关节后侧结构。在创伤的第 3~4 周肿块内开始出现钙化与骨化,在第 6~8 周肿块的周围可见明确的、规则的皮质骨。骨化性肌炎早期在 X 线片上并无特殊表现,中期可出现分层状"蛋壳样"骨化,晚期则表现为骨化团块。

3) 距骨坏死:在距骨骨折或脱位后易发生距骨体或距骨颈的骨坏死。病变早期,X 线片上无特异表现或表现为坏死距骨体的骨密度增加,坏死骨周围骨质疏松;随着病情进展,可出现距骨的萎缩塌陷和周围关节的退变。

4) 创伤后关节炎:波及关节面的骨折,如 Pilon 骨折、踝关节骨折、距骨骨折等,可使关节面变得不规则,从而导致异常应力,加速关节退行性改变的出现。X 线表现为关节间隙变窄,软骨下骨质硬化,骨小梁断裂,有硬化和囊性变,边缘骨赘形成。后期骨端变形,关节面凹凸不平。关节内软骨剥落,骨质碎裂进入关节,形成关节内游离体。关节脱位后也可出现类似的并发症。

2. CT 检查 对急性可疑骨折患者,有条件时需做 CT 检查。CT 检查可清楚显示复杂性骨折骨碎片的位置与骨折线的范围,评价骨折愈合过程与并发症等情况,尤其适用于体内留有金属内置物以及多次手术有植骨的患者。CT 扫描是目前诊断骨折不愈合的"金标准",CT 平扫以及 CT 三维重建可明确显示胫骨骨不连。

踝关节的 CT 平扫可很好地显示踝关节骨折的部位、骨碎片、移位及周围血肿等,CT 三维重建能更清楚、直观地显示骨折的类型、距离和空间的位置,尤其是内、外踝及后踝脱位的空间关系及骨折断端移位情况。足部 CT 对于整个跟骨、距骨、足部的复杂骨折脱位的判断非常重要,可详细描绘跗跖关节、距舟关节、跟骰关节的关系以及距骨顶、踝穴、距下关节的情况。

3. MRI 检查 胫腓骨骨折后,MRI 检查在胫骨干骨折的诊断和评估方面作用不大,但是可显示骨挫伤、隐匿性骨折、疲劳骨折,对于骨髓炎的显影较好。踝关节与足部的 MRI 检查不仅可以发现踝足部位的隐匿性骨折,还可以发现踝关节韧带损伤情况、是否合并滑膜炎等,是临床常用的辅助检查手段。同时,踝足部位 MRI 检查在距骨骨折脱位恢复期和早期诊断距骨坏死时具有重要作用。

(1)隐匿性骨折:踝关节与足部周围由于骨结构多在 X 线片上易重叠,骨折线和骨折移位不明显,容易发生隐匿性骨折。MRI 检查可以有效发现 X 线片漏诊的隐匿性骨折,且同时可有效诊断韧带损伤。

(2)骨髓炎:在 MRI 上显示为 T1WI 上骨髓信号降低,T2WI 上骨髓信号增强。

(3)距骨坏死:MRI 可对距骨坏死进行早期诊断。MRI 可显示坏死早期距骨内不规则条状带低信号影,边缘混杂少许高信号,伴渗出、水肿等表现。目前广泛应用的是 Horst 等制订的距骨坏死分期标准,具体如下:1 期,只有在核素骨扫描或 MRI 上才能发现阳性改变;2 期,出现软骨下硬化,但无距骨塌陷,X 线片上可见这种改变;3 期,距骨体塌陷,但不合并胫距关节和距下关节的退变;4 期,距骨体塌陷同时伴有胫距关节或(和)距下关节的退变。

4. 超声检查 具有无创、便捷、快速、廉价、无放射、可动态观察正常组织及病变部位的血流分布状态的优点,临床应用日益广泛。

(1)踝关节积液:化脓性关节炎导致踝关节积液时,关节囊扩张,关节囊内出现液性特区。由于踝关节的解剖特点,关节积液常在关节后侧。

(2)骨折愈合情况:有经验的超声科医生可根据骨折愈合过程的 3 个阶段不同的声像图随访骨折愈合情况。

(3)骨化性肌炎:典型的超声表现为在肌肉损伤的周边出现钙化强回声,随着骨化的进展,后方声影逐渐变得明显。肌肉病变局限在骨化范围之内,体积随时间逐步缩小,邻近骨皮质的骨膜完整,病变不侵犯骨组织。

四、跟腱损伤

(一)一般检查

1. 视诊 急性损伤患者可见跖屈无力、跛行,足跟部逐渐肿胀,也有部分患者疼痛较轻或无肿胀。注意跟腱部有无伤口,有无跟腱外露。对于手术后患者,需注意跟腱缝合处皮肤色泽、切口愈合情况,有无创面、伤口及窦道,伤口及窦道深度、范围,有无肉芽组织、分泌物等情况;有无瘢痕及瘢痕成熟程度,与深部组织有无粘连。

2. 触诊　触诊跟腱断裂处有无凹陷,是否有压痛。如果伤后时间较长,局部肿胀较严重,不易触摸清楚跟腱断端。

3. 叩诊　叩击跟腱处是否有疼痛产生。需注意检查跟腱反射(S_1~S_2),该反射可能随年龄而减退,在年老者中甚至可能消失。同时也应该注意病理反射的检查,包括 Babinski 征、Chaddock 征、Oppenheim 征和 Gordon 征。

4. 量诊　跟腱断裂后患者运动功能下降,出现肌肉萎缩,需要测量大腿和小腿周径,做双侧对比。

（二）特殊检查

1. 汤普森挤压试验（Thompson 试验）　又名紧握挤压试验,用于确定跟腱断裂。患者俯卧位或者跪在椅子上,脚伸出床沿或椅子沿。嘱患者放松,检查者挤压其腓肠肌。如果在挤压时足不能跖屈,则为试验阳性,提示有跟腱断裂（三度损伤）。应当注意的是,当患者在不负重的情况下足如果能够跖屈,并不能说明没有跟腱的断裂,因为趾长屈肌此时也能够完成跖屈的动作。

2. 跟腱敲击试验　患者俯卧位,膝关节屈曲 90°,检查者用叩诊锤敲击跟腱远端 1/3 处,疼痛感增强并且跖屈（跟腱反射）消失为跟腱断裂的体征,但需鉴别诊断以排除神经性病变。

3. 屈膝试验　患者俯卧于检查床,主动屈曲膝关节到 90°,如果跟腱断裂,该侧踝关节成为中立或背伸位。

4. 针刺试验　又称 O'Brien 针试验,将一个注射器针头经皮插入跟骨后上结节上 10cm 小腿后侧中线内侧,刚刚进入跟腱即可,让患者跖屈、背伸踝关节。如果背伸时针指向远端,则针以远的肌腱存在连续性;如果针指向近端,则针和跟腱止点之间失去连续性。

5. 提踵试验　提踵运动是由强大的小腿三头肌、胫后肌与腓长、短肌牵伸所致。但提踵运动的足跟抬起角度因不同肌肉动作而不同。抬起足跟 60° 是胫后肌和腓长、短肌的作用,抬起 30° 是跟腱、小腿三头肌的作用。跟腱断裂者只能提踵 60° 而不能提踵 30°,需左右侧同时提踵对比。

（三）辅助检查

1. X 线检查　可识别伴随的骨折,在侧位像上有一些间接征象（如 Kager 三角和 Toygar 角）的变化可协助诊断跟腱断裂。

2. MRI 检查　是评价创伤性软组织损伤最好的影像学方法,可显示跟腱全断裂、部分断裂及断裂平面。跟腱断裂的 MRI 表现为正常低强度信号走行的跟腱失去连续性,两断端分离,有时其间见血肿存在。MRI 还可显示跟腱断裂的部位（是否在跟腱内、跟腱的附着部或者肌肉跟腱分界处）、两跟腱断端间隙的大小、断裂处血肿的大小以及有无炎症。

3. 超声检查　可以帮助医生判断跟腱断端间隙。最常见部位为跟骨附着点上方 2~6cm 处,部分跟腱断裂可发生于肌腱内部,声像图表现为跟腱内部出现部分纤维中断或低回声区,也可延伸至肌腱表面并有腱旁组织炎。完全撕裂表现为跟腱完全连续性中断和血肿,并常伴有 Kager 脂肪垫疝入断裂部位。

五、功能评定

（一）运动功能

1. 肌力（见第一部分第四章）

2. 关节活动度

（1）主要采用主动与助力手法测主动关节活动度。在恢复期可采用抗阻手法和器械评定,以确定关节活动度的恢复情况。

（2）通过量角器检查髋关节活动范围。

3. 周径测量　用皮尺测肌肉周径,了解肌肉萎缩程度,并左右对比检测。测量之差就是关节肿胀或肌肉萎缩的程度值。

4. 平衡功能　评定的方法包括主观评定和客观评定两个方面。主观评定以观察法和量表法为主,客观评定多用平衡仪测试。

（1）观察法:通过观察被评定对象在静止状态和运动状态下的平衡表现作出评定。虽然观察法过于粗略和主观,缺乏量化,但由于其应用简单,可以对具有平衡功能障碍的患者进行粗略的筛选,因此目前在临床上广为应用。

（2）量表法:虽然属于主观评定,但由于不需要专门的设备,应用方便,且可以进行定量评分,因而临床普遍使用。信度和效度较好的量表有 Berg 平衡量表、Tinnetti 活动能力量表以及 TUG 计时测试。

（3）平衡仪测试法:是近年来国际上发展较快的定量评定平衡能力的一种测试方法,它采用高精度的压力传感器和电子计算机技术,整个系统由受力平台,即压力传感器、显示器、电子计算机及专用软件构成,包括静态平衡测试和动态平衡测试。

（二）感觉功能评定

1. 感觉　对于髋部损伤合并坐骨神经或（和）股神经损伤者,感觉检查对于伤情评估十分重要。坐骨神经损伤后臀部、大腿后侧、小腿后外侧和足的外侧面皮肤常出现感觉障碍,股神经损伤后大腿前面和小腿内侧面皮肤出现感觉障碍。检查者可通过不同区域感觉的异常来判断是坐骨神经损伤还是股神经损伤。感觉检查包括浅感觉检查、深感觉检查和复合感觉（皮质感觉）检查。

2. 疼痛　疼痛的评定是在临床诊断基础上进行的,慢性疼痛比急性疼痛更复杂,疼痛评定不但有助于鉴别引起疼痛的原因、选择正确的康复治疗方法,还能比较各种疗法的治疗效果。常用压力测痛法、视觉模拟评分（VAS）、口述分级评分法（VRS）、数字评分法（NRS）、简化 McGill 疼痛问卷（SF-MPQ）、疼痛行为记录评定等疼痛评定方法。

（三）关节功能评定

针对髋关节的功能障碍是否影响活动、日常生活能力等问题,可选用的评估有髋部骨折的总体功能评分系统,包括肌肉骨骼评分系统（MFA）、美国老年资源服务评分系统（OARS）和下肢测量评分（LEM）。此外,基于疼痛、日常生活活动能力等问题的评估还有 Harris 髋关节评分系统、JOA 髋关节评分系统、Charnley 髋关节评分标准等。在众多膝关节功能检查和数字化的膝关节评价系统中,有一些是针对特定人群（如运动员）的,或是用于特殊状态,或是评价手术效果。每一种膝关节评价系统之间都有微小的差别,这就要求检查者要清楚每一个评价体系的覆盖面和优缺点,选择科学、恰当的检查或评分表。对膝关节的功能进行评价时,由于医疗尺度和患者尺度使用的权重不同,出现了多种记录和评价系统。常用量表有:一般膝关节损伤患者的疗效评估系统;Irrgang 膝关节评分系统;英国骨科协会研究小组膝关节功能评价系统;Iowa 膝关节评分系统;Hungerford 膝关节评分系统;JUDET 膝关节屈曲度评价系统。由于踝关节参与人体的负重和运动,因此评估系统中对于疼痛（特别是负重和行走痛）、僵硬和运动能力的评估非常重要。临床使用较多的评估系统是 Olerud-Molander 踝关节骨折评分系统（Olerud-Molander ankle score,OMAS）和 Cedell 踝关节骨折疗效评分系统。OMAS 系统以临床表现为主,Cedell 系统增加了踝关节活动评分和影像学评估,结果相对客观,但实际操作相对复杂。美洲国家常用美国足踝外科医师协会（AOFAS）踝与后足功能评价标准进行踝部骨折疗效评估。AOFAS 制订的踝与足关节的功能评定标准根据足的结构分为踝与后足功能评分、中部足功能评分以及踇趾跖趾关节、趾间关节功能评分和小趾跖趾关节、趾间关节功能评分。日本康复医学部也制订了 JOA 足部疾患治疗效果评定标准。

（四）心理功能评定

心理功能评定主要为焦虑、抑郁，使用汉密尔顿抑郁量表、汉密尔顿焦虑量表。

（五）日常生活能力评定

由于患者关节运动功能下降，使其日常生活活动部分受限。ADL 评定采用改良 Barthel 指数、Katz 指数、PULSES 指数、功能独立性评定（FIM）等。

（六）社会参与能力评定

由于关节活动度减少、肌力下降等症状最终会影响患者的生存质量、劳动、就业和社会交往等能力，主要进行生存质量评定、劳动力评定和职业评定。

第二节　常见下肢肌肉骨骼损伤水疗技术

一、髋关节水中运动训练

（一）单腿侧向踢腿（图 2-7-1）

主要运动肌：臀中肌、臀小肌、阔筋膜张肌、梨状肌、缝匠肌。

1. 患者直立水中，健侧足单足站立，健侧手扶杆固定身体，患侧上肢靠近躯干。

2. 患侧髋关节直立位，膝关节伸直位，踝关节背屈位；髋关节沿冠状面做水平外展动作至最大范围，维持 10s，缓慢恢复起始直立位。

3. 逐渐增加外展角度及速度，增加维持时间，延长外展最大角度恢复至起始位时间，从而加强外展肌群力量及控制能力。在运动过程中避免躯干侧弯代偿。

4. 逐渐减少健侧上肢辅助，保持身体直立，单足完成动作，增强躯干肌群的控制能力。

（二）单腿前踢腿（图 2-7-2）

主要运动肌：髂腰肌、缝匠肌、阔筋膜张肌、股直肌、长收肌、耻骨肌。

1. 患者直立水中，健侧足单足站立，健侧手扶杆固定身体，患侧上肢靠近躯干。

2. 患侧髋关节直立位，膝关节伸直位，踝关节背曲位；髋关节沿矢状面做髋关节屈曲至最大范围，维持 10s，缓慢恢复起始直立位。

3. 逐渐增加前屈角度及速度，增加维持时间，延长屈曲最大角度恢复至起始位时间，从而加强屈髋肌群力量及控制能力。在运动过程中避免躯干前屈代偿。

4. 逐渐减少健侧上肢辅助，保持身体直立，单足完成动作，增强躯干肌群的控制能力。

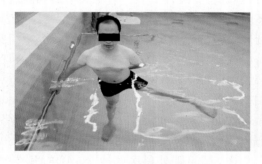
图 2-7-1　单腿侧向踢腿

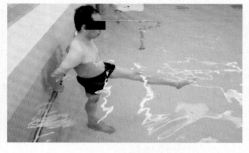
图 2-7-2　单腿前踢腿

（三）单腿后踢腿（图 2-7-3）

主要运动肌：臀大肌、腘绳肌、大收肌后侧头。

1. 患者直立水中，健侧足单足站立，健侧手扶杆固定身体，患侧上肢靠近躯干。

2. 患侧髋关节轻度外展位，膝关节伸直位，踝关节跖屈位；髋关节沿矢状面做髋关节后伸至最大范围，维持 10s，缓慢恢复起始直立位。

3. 逐渐增加后伸角度及速度，增加维持时间，延长后伸最大角度恢复至起始位时间，从而加强伸髋肌群力量及控制能力。在运动过程中避免躯干后伸代偿。

4. 逐渐减少健侧上肢辅助，保持身体直立，单足完成动作，增强躯干肌群的控制能力。

（四）旋转髋关节（图 2-7-4）

主要运动肌：髂腰肌、股直肌、阔筋膜张肌、臀大肌、腘绳肌、梨状肌、闭孔内肌、上孖肌、下孖肌、股方肌、闭孔外肌。

1. 患者直立水中，健侧足单足站立，健侧手扶杆固定身体，患侧上肢靠近躯干。

2. 患侧髋关节轻度外展位，膝关节伸直位，踝关节跖屈位；进行髋关节旋转画圈运动。

3. 逐渐增加画圈速度和半径，在运动过程中避免躯干摇晃代偿。

4. 逐渐减少健侧上肢辅助，保持身体直立，单足完成动作，增强躯干肌群的控制能力。

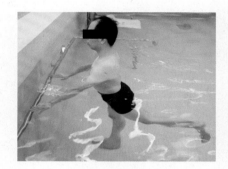 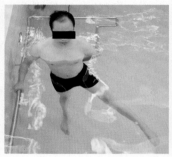 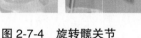

图 2-7-3　单腿后踢腿　　　　　　　图 2-7-4　旋转髋关节

（五）摆腿训练——内收外展（图 2-7-5）

主要运动肌：臀中肌、臀小肌、阔筋膜张肌、梨状肌、缝匠肌、耻骨肌、长收肌、短收肌、大收肌、股薄肌。

1. 患者直立水中，健侧足单足站立，健侧手扶杆固定身体，患侧上肢靠近躯干。

2. 患侧髋关节直立位，膝关节伸直位，踝关节跖屈位；进行以髋关节为顶点的钟摆样内收外展动作，使内收肌群和外展肌群协调运动。

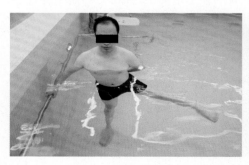 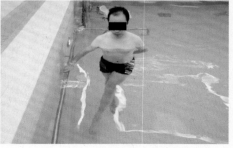

图 2-7-5　摆腿训练——内收外展

3. 逐渐增加摆动的幅度和频率,在运动过程中避免躯干摇晃代偿。

4. 逐渐减少健侧上肢辅助,保持身体直立,单足完成动作,增强躯干肌群的控制能力。

（六）仰卧或俯卧分腿训练（图 2-7-6）

主要运动肌:臀中肌、臀小肌、阔筋膜张肌、梨状肌、缝匠肌、耻骨肌、长收肌、短收肌、大收肌、股薄肌。

1. 患者双上肢固定于泳池池壁,躯干及下肢平躺于水面上,保持身体水平漂浮。

2. 双侧髋、膝关节水平位,踝关节背伸位;在水平面上作下肢外展内收动作。

3. 逐渐增加外展内收角度及速度,运动过程中躯干始终漂浮在水面上,保持相对静止。

4. 随着功能提高,可佩戴脚蹼增加运动阻力。

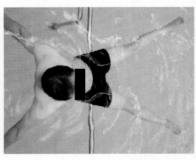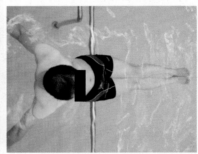

图 2-7-6　仰卧或俯卧分腿训练

（七）池边侧卧交叉腿训练（图 2-7-7）

主要运动肌:臀中肌、臀小肌、阔筋膜张肌、梨状肌、缝匠肌、耻骨肌、长收肌、短收肌、大收肌、股薄肌。

1. 患者双上肢固定于泳池池壁,躯干及下肢倾斜漂浮于水中,髋、膝关节处于 0° 位,踝关节处于跖屈位。

2. 双下肢在水中进行外展内收动作,在运动末端保持 10s,整个运动过程中足不接触池底。

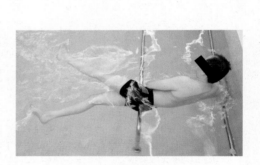

图 2-7-7　池边侧卧交叉腿训练

3. 逐渐增加运动角度及速度,增加运动末端保持时间。

4. 运动过程中躯干保持固定,防止躯干旋转。

（八）仰卧屈腿训练（图 2-7-8）

主要运动肌:髂腰肌、缝匠肌、阔筋膜张肌、股直肌、长收肌、耻骨肌。

1. 患者双上肢固定于泳池池壁,躯干及下肢平躺于水面上,保持身体水平漂浮。

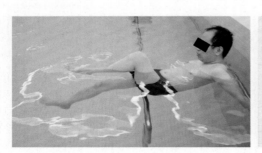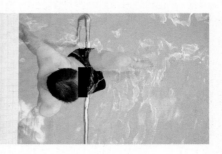

图 2-7-8　仰卧屈腿训练

2. 双侧髋、膝关节水平位,踝关节背伸位;进行屈髋屈膝运动,在关节活动末端维持10s,然后恢复到起始位。

3. 逐渐增加运动角度及速度,增加运动末端保持时间。

4. 运动过程中躯干保持固定,防止躯干旋转。

(九) 仰卧髋后伸 - 仰卧,腰部套上救生圈(图 2-7-9)

主要运动肌:臀大肌、腘绳肌、大收肌后侧头。

1. 患者颈部带浮漂,腰部套救生圈,患者平躺于水面上,髋、膝关节水平位,踝关节背屈位。

2. 患者向下弯曲患侧膝关节,后伸髋关节,使患侧下肢沉入水中,健侧下肢保持直立位,在活动末端维持 10s,恢复起始位置。

3. 逐渐增加患侧下肢下沉深度及维持时间,增加肌肉力量及肌肉控制能力。

4. 健侧下肢及躯干保持伸直体位,防止躯干发生旋转。

二、膝关节水中运动训练

(一) 直立屈、伸膝训练(图 2-7-10)

主要运动肌:股四头肌、股二头肌、半腱肌、半膜肌。

1. 患者直立于水中,健侧手扶池壁扶手。

2. 患者重心偏向健侧,逐渐屈曲患侧膝直至最大角度后停止,之后伸直患侧膝。

3. 运动时保持身体平衡,保持身体重心位于身体健侧。

4. 患侧肢体运动速度可逐渐加快。

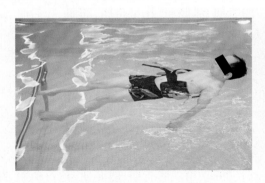
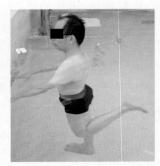

图 2-7-9　仰卧髋后伸 - 仰卧,腰部套上救生圈　　图 2-7-10　直立屈、伸膝训练

(二) 坐位屈伸膝训练(图 2-7-11)

主要运动肌:股四头肌、股二头肌、半腱肌、半膜肌。

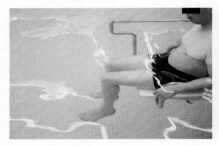
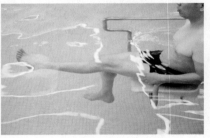

图 2-7-11　坐位屈伸膝训练

1. 患者在泳池浅水区长坐位,踝关节处于中立位,健侧手扶栏杆固定躯干。

2. 患者逐渐屈曲患侧膝直至最大角度后停止,之后伸直患侧膝。

3. 患侧肢体运动速度可逐渐加快。

（三）坐位抱膝训练（图 2-7-12）

主要运动肌:股四头肌、股二头肌、半腱肌、半膜肌。

1. 患者在泳池浅水区长坐位,踝关节处于中立位。

2. 患者双下肢屈髋屈膝,双上肢环抱双膝。

3. 患者可逐渐增加屈髋屈膝角度,使双腿紧贴腹壁。

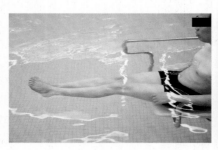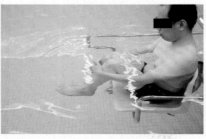

图 2-7-12　坐位抱膝训练

（四）下蹲训练（图 2-7-13）

主要运动肌:股四头肌、股二头肌、半腱肌、半膜肌、髂腰肌、缝匠肌、阔筋膜张肌、股直肌、胫骨前肌、趾长伸肌、蹈长伸肌、第三腓骨肌、腓肠肌、比目鱼肌、跖肌、胫后肌、趾长屈肌、蹈长屈肌。

1. 患者直立于水中,双足与肩同宽,重心位于身体中央,双上肢扶杆固定躯体。

2. 缓慢屈髋屈膝,保持身体平衡。

3. 双手可逐渐脱离扶手,逐渐增加屈髋屈膝角度与速度。

三、踝关节水中运动训练

（一）踝泵训练（图 2-7-14）

主要运动肌:胫骨前肌、趾长伸肌、蹈长伸肌、第三腓骨肌、腓肠肌、比目鱼肌、跖肌、胫后肌、趾长屈肌、蹈长屈肌。

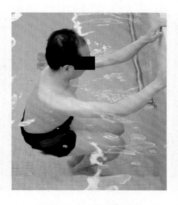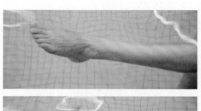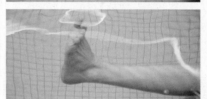

图 2-7-13　下蹲训练　　　　图 2-7-14　踝泵训练

1. 患者在泳池浅水区长坐位,踝关节处于中立位,健侧手扶栏杆固定躯干。

2. 患侧髋、膝关节固定,踝关节从直立位缓慢运动至背屈最大角度,在活动末端保持5s,然后由背屈最大位开始运动至跖屈最大角度,并在末端保持3s。

3. 如患肢存在肿胀,可在深水区健侧足单足站立下进行,借助静水压力促进淋巴回流,达到消肿目的。

4. 逐渐增加踝关节的运动角度及速度,延长末端保持时间。

(二) 踝关节环绕训练(长坐位)(图 2-7-15)

主要运动肌肉:胫骨前肌、趾长伸肌、姆长伸肌、第三腓骨肌、腓肠肌、比目鱼肌、跖肌、胫后肌、趾长屈肌、姆长屈肌、腓骨长肌、腓骨短肌。

1. 患者在泳池浅水区长坐位,踝关节处于中立位,健侧手扶栏杆固定躯干。

2. 固定髋、膝关节,进行踝关节顺、逆时针方向圆圈运动。

3. 可逐渐提高环绕速度。

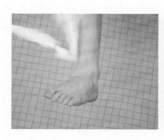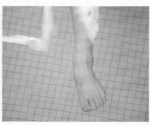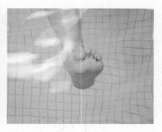

图 2-7-15　踝关节环绕训练(长坐位)

(三) 提踵训练(图 2-7-16)

主要运动肌:腓肠肌、比目鱼肌、跖肌、胫后肌、趾长伸肌、姆长伸肌。

1. 患者直立于水中,双足与肩同宽,重心位于身体中央。

2. 髋、膝关节处于直立位,双侧足跟缓慢离开池底,达到最大角度后缓慢落下。

3. 随着能力提高,可逐渐增加提踵速度,或进行单足提踵训练。

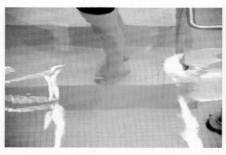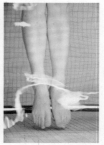

图 2-7-16　提踵训练

(四) 仰卧蹬池壁训练(图 2-7-17)

主要运动肌:腓肠肌、比目鱼肌、跖肌、胫后肌、趾长屈肌、姆长屈肌。

1. 患者颈部带浮漂,腰部套救生圈,平躺于水面上,屈髋屈膝,踝关节中立位。

2. 双足紧贴池壁,用力完成伸髋伸膝,使身体远离池壁。

3. 治疗师将患者恢复起始体位,重复此动作。

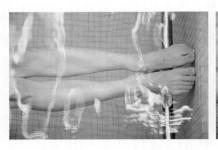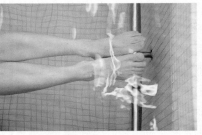

图 2-7-17　仰卧蹬池壁训练

四、下肢多关节运动训练

(一) 水中步行(图 2-7-18)

主要运动肌:股四头肌、股二头肌、半腱肌、半膜肌、髂腰肌、缝匠肌、阔筋膜张肌、股直肌、胫骨前肌、趾长伸肌、姆长伸肌、第三腓骨肌、腓肠肌、比目鱼肌、跖肌、胫后肌、趾长屈肌、姆长屈肌。

1. 患者直立于水中,双足与肩同宽,重心位于身体中央。
2. 向前行走并维持身体平衡。
3. 可逐渐加快行走速度。

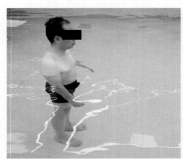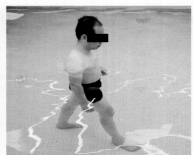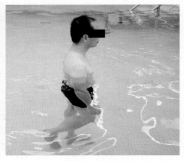

图 2-7-18　水中步行

(二) 边划手,边行走(图 2-7-19)

1. 患者直立于水中,双足与肩同宽,重心位于身体中央。
2. 向前行走同时前后摆动手臂。

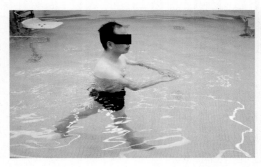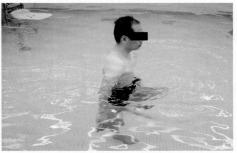

图 2-7-19　边划手,边行走

3. 可逐渐加快行走及手臂摆动速度。

（三）单腿抱膝水中步行（图 2-7-20）

1. 患者直立于水中，双足与肩同宽，重心位于身体中央。

2. 一侧肢体屈髋屈膝，使双手抱住膝盖后放下，双侧连续交替进行。

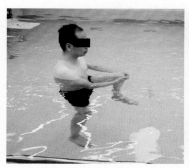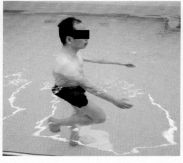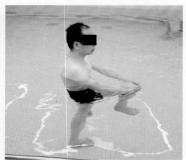

图 2-7-20　单腿抱膝水中步行

（四）抬腿步行（图 2-7-21）

1. 身体保持直立，一侧下肢屈髋伸膝状态迈出，落下后另一侧肢体交替进行。

2. 两侧上肢保持于身体两侧自然摆动。

（五）沉肩步行——加强沉肩抬腿步行（图 2-7-22）

1. 在齐胸位水位站立，屈髋屈膝使肩部低于水平面。

2. 向前行走使肩部始终低于水平面。

（六）横向行走（图 2-7-23）

1. 身体保持直立面向池壁，将一侧下肢保持伸髋伸膝位向身体侧方迈出，另一侧肢体保持伸髋伸膝位跟进。

2. 可逐渐增快移动速度或改变运动方向。

（七）倒退行走（图 2-7-24）

1. 患者直立于水中，双足与肩同宽，重心位于身体中央。

2. 向后迈步并维持身体平衡。

3. 可逐渐加快行走速度。

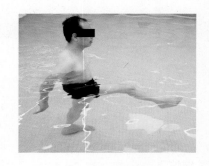

图 2-7-21　抬腿步行

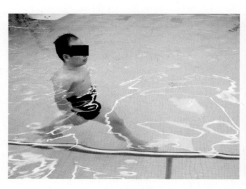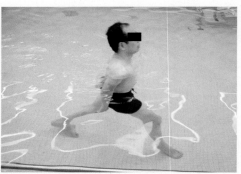

图 2-7-22　沉肩步行——加强沉肩抬腿步行

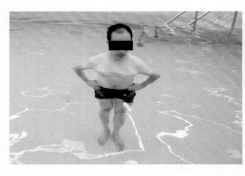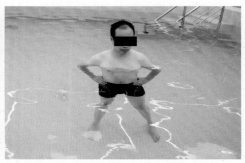

图 2-7-23　横向行走

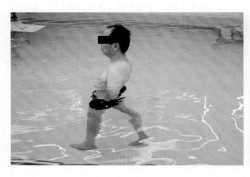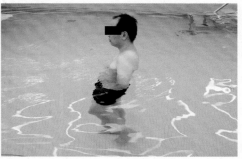

图 2-7-24　倒退行走

（八）一字步行走（图 2-7-25）

1. 患者直立于水中，双足与肩同宽，重心位于身体中央。

2. 一侧下肢向前行走时足跟落于另一侧脚尖，之后双侧交替进行，行走时双脚保持直立位。

3. 行走时双侧上肢可辅助维持平衡。

4. 可逐渐加快行走速度。

（九）跨步行走（图 2-7-26）

1. 患者直立于水中，双足与肩同宽，重心位于身体中央。

2. 一侧下肢向前迈步到最大距离，之后双侧交替进行。

3. 可逐渐加快行走速度。

4. 行走时双侧上肢可辅助维持平衡。

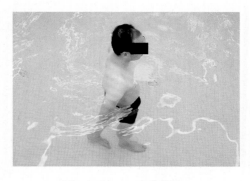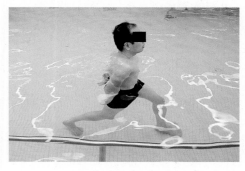

图 2-7-25　一字步行走　　　　　　图 2-7-26　跨步行走

五、水中跳跃

(一)原地跳跃(图 2-7-27)

1. 患者直立于水中,双足与肩同宽,重心位于身体中央。
2. 屈髋屈膝蓄力后原地跃起。
3. 双上肢辅助保持平衡。

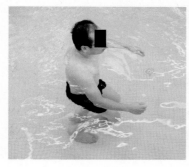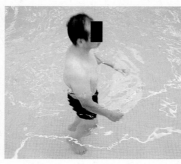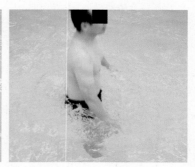

图 2-7-27　原地跳跃

(二)水中兔子跳(图 2-7-28)

1. 患者直立于水中,双足与肩同宽,重心位于身体中央。
2. 双下肢同时屈髋屈膝后向前跃起,如此重复。
3. 双上肢辅助保持平衡。

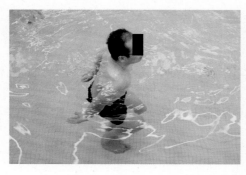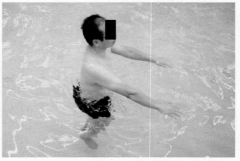

图 2-7-28　水中兔子跳

六、水中慢跑

(一)泳池自由跑(图 2-7-29)

1. 身体保持直立,腰背部自然伸直,两臂屈肘贴住身体以肩为轴前后摆动,向前跑出。
2. 跑动时屈髋角度不宜超过 90°,落地时脚跟先着地,然后过渡到前脚掌。
3. 落地时膝关节保持略屈。
4. 可逐渐提高速度。

(二)免负重自由跑(图 2-7-30)

1. 戴上浮漂使身体离开池底。
2. 两臂屈肘贴住身体以肩为轴前后摆动。

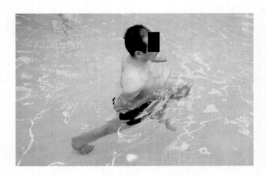
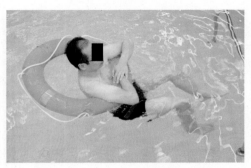

图 2-7-29   泳池自由跑   图 2-7-30   免负重自由跑

3. 双下肢浮于池底,作水中跑步动作。

4. 跑动时维持身体运动姿势并保持平衡。

七、水中站立

（一）俯卧 - 站立（图 2-7-31）

1. 身体俯卧漂于水面,屈髋屈膝同时双上肢向前伸出,使双腿立于池底,之后逐渐抬头,伸直躯干,转变为站立位。

2. 双侧需同步发力保持身体平衡。

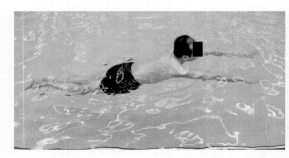
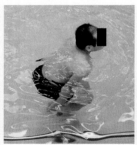
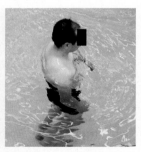

图 2-7-31   俯卧 - 站立

（二）仰卧 - 站立（图 2-7-32）

1. 身体仰卧漂于水面,旋转身体到俯卧位。

2. 屈髋屈膝同时双上肢向前伸出,使双腿立于池底,之后逐渐抬头,伸直躯干,转变为站立位。

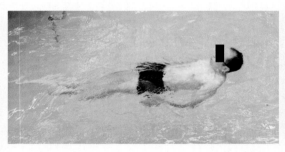
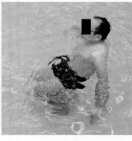
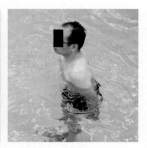

图 2-7-32   仰卧 - 站立

3. 双侧需同步发力保持身体平衡。

八、下肢多点开链训练

（一）池边侧卧剪刀腿训练（图 2-7-33）

1. 一侧身体侧卧于池底，卧于池底的一侧上肢维持身体平衡。

2. 另一侧下肢伸髋伸膝位摆动。

（二）自由泳、仰泳腿打水训练（图 2-7-34）

1. 身体俯卧位漂浮于水中，双手握住池边扶手维持身体位置。

2. 双下肢上下摆动，双膝尽量保持伸直位。

3. 可逐渐增大幅度拍打水面。

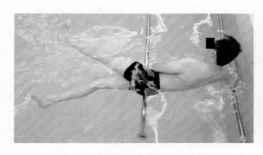 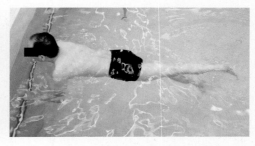

图 2-7-33 池边侧卧剪刀腿训练　　　　　**图 2-7-34 自由泳、仰泳腿打水训练**

（三）池边蹬腿训练（图 2-7-35）

1. 坐位于池边，双膝屈曲自然放松。

2. 一侧肢体增大屈髋角度抬离池壁，随后蹬踏进水面，双侧交替进行。

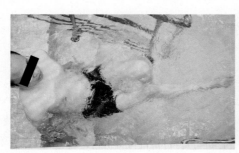 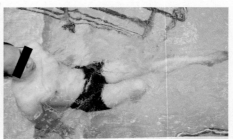

图 2-7-35 池边蹬腿训练

（四）仰卧蹬腿训练（图 2-7-36）

1. 身体绑浮漂仰卧漂浮于水面，双下肢伸髋伸膝位。

2. 一侧下肢屈髋屈膝，保持足底中央位于泳池水平面，伸髋伸膝，双侧交替进行。

（五）自行车蹬腿训练（图 2-7-37）

1. 身体绑浮漂仰卧漂浮于水面，双下肢伸髋伸膝位。

2. 一侧下肢屈髋屈膝，随后伸膝伸髋，足跟运动轨迹画圆，双侧交替进行。

（六）仰卧蛙泳腿训练（图 2-7-38）

1. 身体绑浮漂仰卧漂浮于水面，双下肢伸髋伸膝位并拢。

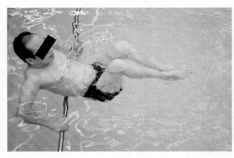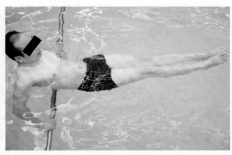

图 2-7-36　仰卧蹬腿训练

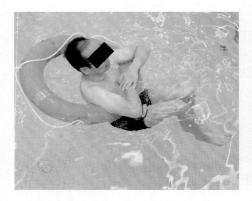

图 2-7-37　自行车蹬腿训练

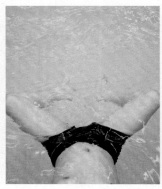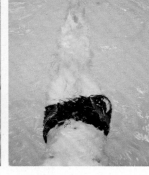

图 2-7-38　仰卧蛙泳腿训练

2. 双侧下肢同时外展外旋屈膝,随后伸膝内收内旋至双腿并拢,如此交替进行。

第三节　下肢肌肉骨骼损伤水疗技术实例

一、水疗实例

1. **基本信息**　患者,男性,40 岁,因"外伤后左膝关节术后活动受限 2 个月余"入院。2 个月前不慎发生车祸,当时双膝部着地,局部擦伤,无明显出血,尚可行走,左膝关节疼痛,活动受限,无恶心、呕吐,无腰腹部疼痛,无尿血、尿痛,无肢体麻木,无意识障碍,无二便障碍,就诊某医院,行膝关节 MRI 示:"左膝关节前后交叉韧带损伤、内侧副韧带损伤、右膝股骨内侧髁骨折、右膝内侧副韧带半月板损伤",诊断"左膝关节前后交叉韧带损伤、内侧副韧带损伤、右膝股骨内侧髁骨折、右膝内侧副韧带半月板损伤"。患者在腰麻下行"左膝关节镜检查 + 左膝内侧副韧带及后交叉韧带重建术",手术过程顺利,病情稳定后出院。患者回家自行康复训练,仍感到左膝不适,膝关节活动受限,扶拐行走,无肢体麻木,无发热,今来诊康复治疗。

2. **临床诊断**　左膝关节前后交叉韧带损伤、内侧副韧带损伤、左膝关节僵硬。

3. **康复评定**　左膝关节活动度:屈曲 45°/60°,伸直 15°/0°。肢体围度:膝关节髌上缘 10cm 处周径,左侧 36cm,右侧 38cm。膝关节髌下缘 10cm 周径,左侧 31cm,右侧 31cm。肌力测定:左下肢股四头肌、胫前肌、小腿三头肌肌力 4 级。肌张力测定:双下肢肌张力正常。平衡功能测定:坐位平衡 3 级,站立平衡 3 级。

二、水疗方案

（一）水疗康复目标

1. 增加关节活动度。

2. 改善运动功能。

（二）水疗康复计划

水温 37℃。

第一阶段：①直立屈伸膝训练。②坐位屈伸膝训练。③坐位抱膝训练。④下蹲训练。⑤水中步行。⑥边划手，边行走。

第二阶段：①单腿抱膝水中步行。②抬腿步行。③沉肩步行——加强沉肩抬腿步行。④横向行走。⑤倒退行走。⑥一字步行走。⑦跨步行走。

第三阶段：①原地跳跃。②水中兔子跳。③水中慢跑。④泳池自由跑。⑤免负重自由跑。

三、疗效分析

经水中运动训练6周，患者左膝关节活动度提高：屈曲 90°/120°，伸直 –5°/0°；左下肢股四头肌、胫前肌、小腿三头肌肌力 4$^+$ 级，可不扶拐杖独立步行，但在陆地上不能跑步。

水疗温热效应能显著缓解主观疼痛症状，对步行能力也有很好的改善。水中步行及跳跃对关节的压迫减轻，产生的冲击力更小，由于水的黏滞作用，水中运动更倾向于闭链运动，可以很好地改善平衡及步行功能。

（赵 岳 李 岩）

【参 考 文 献】

［1］柏树令, 应大君 . 系统解剖学［M］. 8 版 . 北京：人民卫生出版社, 2013.

［2］南登昆 . 康复医学［M］. 4 版 . 北京：人民卫生出版社, 2011.

［3］ANDREW JC, BRUCE EB. Comperehensive aquatic therapy ［M］. 2nd. Oxford：Butterworth-Heinemann, 2003.

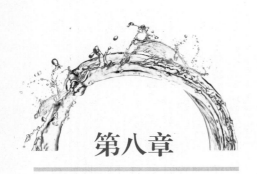

第八章

周围神经损伤水疗康复

第一节　周围神经损伤概述和评定

周围神经是指中枢神经(脑和脊髓)以外的神经成分,通常分为与脊髓相连的脊神经,与脑相连的脑神经以及内脏神经。各种原因导致的周围神经损害,统称为周围神经病。

一、周围神经解剖和生理

脊神经共 31 对,其中颈神经 8 对,胸神经 12 对,腰神经 5 对,骶神经 5 对和尾神经 1 对。每根脊神经由前根和后根组成,前者为运动性,与脊髓的前脚相连;后者为感觉性,由发自脊神经节中假单极神经元的中枢突组成。在 T_1~L_3 的脊神经前根内有来自脊髓侧角运动神经元的支配内脏运动的交感纤维,而 S_2~S_4 脊神经前根内有支配内脏运动的副交感纤维。

脊神经是混合神经,包括 4 种成分:①躯体运动纤维,支配骨骼肌的运动;②躯体感觉纤维,分布于皮肤、骨骼肌、肌腱和关节等,将皮肤的疼痛和温度以及肌肉、肌腱和关节的深部感觉冲动传入中枢;③内脏运动纤维,支配平滑肌和心肌的运动,控制腺体的分泌;④内脏感觉纤维,分布于内脏血管和腺体。

神经纤维由位于中央的轴突及外周的髓鞘和神经外膜组成,根据髓鞘的有无可分为有髓鞘纤维和无髓鞘纤维。周围神经的髓鞘不仅对轴突有保护作用,而且有绝缘作用。有髓鞘神经纤维的传导是由一个郎飞结到另一个郎飞结的跳跃式传导,其速度明显快于无髓鞘纤维。无髓鞘纤维通常发自后根神经节和自主神经节。

二、周围神经病的病因和发病机制

各种原因累及周围神经均可导致周围神经病。

1. 前角运动细胞病变　如脊髓灰质炎或脊髓侧索硬化症等,可引起相应周围神经的轴索变性。

2. 结缔组织病变　可通过影响神经的滋养血管而导致周围神经损害,局灶性血管炎可使滋养血管闭塞引起单神经病。自身免疫也可通过小静脉周围炎引起周围神经损害。

3. 自身免疫介导的周围神经病 如吉兰 - 巴雷综合征、慢性炎性脱髓鞘性多发性神经根神经病及多灶性运动神经病等。

4. 中毒性周围神经病 包括工业毒物、金属中毒和药物等引起的周围神经病。

5. 营养缺乏和代谢性异常 可选择性损害周围神经的轴索或髓鞘。

6. 遗传性疾病 因酶系统缺乏、构成髓鞘或轴索的必需成分缺乏等所致的周围神经损害。

三、周围神经病的病理

周围神经的病理改变主要有以下 4 种：

1. 华勒变性 指各种创伤、缺血和牵拉等原因引起的轴索断裂后,远端神经纤维发生轴索和髓鞘变性。

2. 轴索变性 通常由中毒、营养缺乏和代谢障碍等原因引起,使细胞体合成蛋白质等物质发生障碍,或轴浆运输阻滞,远端轴索不能得到必要的营养而导致变性。由于变性从远端向近端发展,故称为"逆行性死亡"。

3. 神经元变性 是神经细胞体损害坏死后继发的轴索丧失和髓鞘破坏,其病变类似于轴索变性,与轴索变性不同的是,一旦神经元坏死,其轴索全长在短期内变性和解体,称神经元神经病。可见于后根节感觉神经元神经病,如有机汞中毒和癌性感觉神经元病、运动神经元病和脊髓前角灰质炎等。

4. 节段性脱髓鞘 是累及 Schwann 细胞引起的病理改变,髓鞘破坏而轴索相对保存。可见于吉兰 - 巴雷综合征、遗传性感觉运动性周围神经病及白喉中毒性周围神经病等。

四、周围神经病的症状学

运动障碍表现为肌肉无力和萎缩,分布特点是下肢重于上肢,远端重于近端。肌肉无力和肌肉萎缩的程度可以不平行。还可见肌束颤震、肌颤搐和肌肉痛性痉挛等。

感觉障碍常见的主观症状包括疼痛(针刺样、闪电样和酸痛等)、麻木、蚁走感、烧灼感、踩棉花感、感觉过度等感觉异常。客观体征包括短外套或长裤套样分布的痛温觉、触觉、音叉震动觉和关节位置觉减退或消失及感觉性共济失调等。还可有神经干压痛。分布多为双侧、对称性,下肢重于上肢及远端重于近端。单神经病时,感觉障碍的分布与受累神经是一致的。节段性感觉障碍见于带状疱疹等引起的神经病。

自主神经障碍包括出汗异常、体位性低血压、阳痿和括约肌功能障碍等。还有皮肤粗糙、干燥、变薄、发亮及指(趾)甲松脆等。自主神经受累常见于遗传性周围神经病、糖尿病性周围神经病及全自主神经功能不全等。

腱反射改变病变早期腱反射可正常,随着病情进展腱反射减低或消失,以跟腱反射减低或消失最为常见。

五、周围神经病的分类

目前尚无统一的分类标准,临床上常见的分类包括按病理、病因、起病形式及受累神经分布的范围等分类,各种分类之间有重叠。

1. 根据病理分类 ①轴索变性:常见于中毒、营养缺乏及代谢异常、遗传性运动感觉性周围神经病、结节性多动脉炎和急性间歇性卟啉病等原因所致的周围神经病。②脱髓鞘性:常见于 GBS、CIDP、MMN、HMSN I 型、遗传性压迫易感性神经病、部分糖尿病性多发性周围神经病及部分癌性神经病。

2. 按病因分类   包括炎性多发性神经根神经病、中毒性周围神经病、营养缺乏和代谢性周围神经病、遗传性周围神经病、副肿瘤综合征、免疫介导的周围神经病及结缔组织病所致的周围神经病等。

3. 按受损神经的功能分类   ①感觉性周围神经病:见于麻风、部分糖尿病性、淀粉样变性、癌性和遗传性感觉性周围神经病。②运动性周围神经病:GBS、铅中毒、白喉、遗传性感觉运动性神经病、CIDP 及 MMN 等。③自主神经病:全自主神经功能不全及部分运动感觉性周围神经病伴自主神经功能不全。

4. 按受累神经分布形式或范围分类   ①单神经病:指某一神经干或神经丛的局部病变,病因通常为机械损伤、血管病变、肉芽肿、新生物或其他浸润性病变等所致。②多发性单神经病:同时或先后累及两条或两条以上单独的、非邻近的神经干,多见于血管炎、结缔组织病和炎性脱髓鞘等。③多发性周围神经病:指广泛分布的、双侧对称性的四肢远端受累为主的周围神经病,通常由中毒、营养缺乏、代谢异常及免疫功能障碍等所致。

六、临床常见周围神经损伤

(一) 急性炎性脱髓鞘性多发性神经病

急性炎性脱髓鞘性多发性神经病是一种可能与感染和免疫介导有关的急性或亚急性多发性神经根神经病,又称吉兰 - 巴雷综合征(Guillain Barré syndrome,GBS)。其特征性的病理改变是周围神经和神经根的脱髓鞘及小血管周围淋巴细胞及巨噬细胞的浸润。本病的确切病因目前尚不清楚,约 70% 患者病前数天至数周有上呼吸道或胃肠道感染史,或其他病毒感染如巨细胞病毒、EB 病毒、肺炎支原体感染、流感病毒、乙型肝炎病毒、Echo 病毒、柯萨奇病毒、人类免疫缺陷病毒等,近年来对空肠弯曲菌感染越来越重视。10% 患者发生在手术后 1~4 周,这些患者大多数有手术后感染并发症。近年来有学者认为本病是自身免疫性疾病,发病是由于病原体某些组分及周围神经某些组分相似,机体免疫系统发生错误识别,产生自身免疫性 T 细胞和自身抗体,产生针对周围神经组分的免疫应答,引起周围神经脱髓鞘。

1. 临床表现

(1) 前驱症状:半数以上患者病前 1~4 周有上呼吸道或胃肠道感染症状,少数有疫苗接种史。前驱症状与发病之间的时间大多在 1~3 周。起病呈急性或亚急性,多于数日至数周达到高峰,病情危重者在 1~2 天内迅速加重。

(2) 运动障碍:主要表现为四肢对称性弛缓性瘫痪,偶有不对称者。大多数自双下肢开始,也有起于上肢的。通常起病时近端无力重于远端,但随病情发展远端无力超过近端,并可波及躯干。严重者呼吸肌受累,可致呼吸麻痹,危及生命。腱反射减低或消失,病理反射阴性,病变严重发生轴索变性者可有肌萎缩。

(3) 感觉障碍:通常比运动障碍轻,主观感觉异常较客观体征明显。主要症状有肢体远端麻木、针刺样疼痛、蚁走感和烧灼感等,可伴有肌肉酸痛。客观检查体征不明显,可有轻度的短手套或短袜套样感觉减退或缺失,下肢可有音叉震动觉和关节位置觉减退或消失,部分患者腓肠肌可有压痛或握痛。

(4) 脑神经障碍:少数患者可出现面神经麻痹,双侧面瘫最常见,而且程度不同。偶有视盘水肿,但视力通常不受影响。

(5) 自主神经功能障碍:表现在多个方面,可能在某一时期有交感和副交感神经功能缺陷,而在另一段时期又可表现为亢进。主要表现有窦性心动过速、体位性低血压、高血压、心律失常、出汗增多或减少、体温调节障碍、短暂大小便失禁或潴留、胃扩张、麻痹性肠梗阻等。

2. 实验室检查

(1) 脑脊液检查:绝大多数患者脑脊液蛋白含量增高而细胞数正常。脑脊液蛋白增高多于发病后 1 周出现,至第 3 周最高,而后逐渐下降,一般为 1~5g/L,在后期可达 28g/L。鞘内 IgG 合成率增高,可发现单克隆球蛋白带,脑脊液细胞数大多正常,脑脊液的蛋白细胞分离现象对 GBS 的诊断有特定意义。

(2) 肌电图检查:GBS 为神经根的节段性脱髓鞘病变,EMG 早期可有 F 波或 H 反射反应延长,继之出现传导速度减慢、末段潜伏期延长及波幅降低等。Asbury(1990)提出诊断脱髓鞘病的 4 条标准,符合其中 3 条者考虑为髓鞘脱失:①2 条以上运动神经的传导速度减慢,如波幅高于正常下限的 80% 时,传导速度低于正常下限的 80%;如波幅低于正常下限的 80% 时,传导速度低于正常下限在 70%。②1 条或 2 条运动神经的传导阻滞或异常的一过性离散,腓骨头至踝间的腓神经、肘至腕间的正中神经或尺神经的任何一条均可。③2 条以上神经的末端潜伏期延长,如波幅高于正常下限的 80% 时,潜伏期延长需超过正常上限的 125%;如波幅低于正常下限的 80% 时,潜伏期延长需超过正常上限的 150%。④F 波消失或 2 条以上运动神经 F 波轻微的潜伏期延长,如波幅高于正常下限的 80% 时,F 波潜伏期延长应高于正常上限的 120%;如波幅低于正常下限的 80% 时,F 波潜伏期延长应高于正常上限的 150%。

3. 诊断标准 目前广为应用的是 Asbury(1990)关于 GBS 的诊断标准:

(1) 肯定诊断:①双侧上肢和下肢进行性无力。②腱反射消失。

(2) 强烈支持诊断:①数日至 4 周进行性的病程。②力弱的相对对称性。③轻度的感觉症状和体征。④脑神经特别是双侧面神经的损害。⑤病程停止进展后 2~4 周开始恢复。⑥自主神经功能障碍。⑦发病时不伴发热。⑧脑脊液蛋白增高而细胞数 $<10 \times 10^6$/L。⑨典型的电生理改变。

(3) 可疑诊断:①有可疑肉毒中毒、肌无力、脊髓灰质炎或其他中毒性神经病。②卟啉代谢异常者。③白喉近期感染者。④不伴力弱的纯感觉综合征。

4. 鉴别诊断 主要应考虑疾病的临床过程和肌无力的类型,包括压迫性脊髓病、横贯性脊髓炎、重症肌无力、基底动脉闭塞、癌性脑膜炎、癌性神经病等。此外,尚需与低磷酸盐血症、重金属中毒、含有神经毒素的鱼中毒、肉毒中毒、蜱麻痹等进行鉴别。

(二) 糖尿病性周围神经病

糖尿病是常见的全身性代谢性疾病,基本的病理生理为绝对或相对的胰岛素分泌不足所引起的代谢紊乱。糖尿病性周围神经病(DN)是糖尿病常见的并发症之一,临床常见。可呈对称性复发性神经病、单神经病或复发性单神经病,可累及感觉、运动和自主神经,多以感觉性症状为主。

1. 病因与发病机制 糖尿病性周围神经病的发病机制至今未明。目前认为,与高血糖导致的代谢异常,多元醇代谢异常,异常血脂与氨基酸代谢,超氧化物和自由基的作用,蛋白糖化,微血管异常与 NO 的功能异常,前列腺素代谢、肉毒碱代谢、神经生长因子和非酶促蛋白糖基化等因素有关。但是认为高血糖导致代谢异常是神经病变发病的潜在启动与关键因素,主要包括以下内容:

(1) 代谢性学说:由于山梨醇、果糖增多和肌醇减少导致神经细胞、轴索和髓鞘发生病理及电生理方面的改变。

(2) 糖化血红蛋白学说:糖化血红蛋白是由血红蛋白与细胞内外的蛋白质结合而成,可反映近期(1~3 个月)的血糖代谢状况。高血糖通过使脂蛋白糖基化,促使动脉硬化形成。

（3）血管性学说：高血糖可使血管结构蛋白和胶原蛋白发生非酶性糖基化，使小动脉和毛细血管的内皮细胞增生，内膜、基膜增厚，毛细血管通透性增加。轻则影响微循环，使神经组织损伤；重则引起管腔变窄，血液黏度增高，血流淤滞，甚至形成血栓，使神经组织缺血、缺氧。大血管病变主要为动脉粥样硬化，是糖尿病性脑血管病的主要原因。与非糖尿病者相比，糖尿病性脑血管病起病较早，进展较快，病情较繁重。微血管病变可能是造成糖尿病性神经病变的重要原因之一。

（4）血管活性因子减少：糖尿病患者神经内膜的平滑肌舒张功能受损，可能与血管舒张因子的耗竭及其内膜对其敏感性的降低有关；2型糖尿病患者一氧化氮（NO）水平的下降与长期代谢紊乱有关。

（5）脂代谢异常：糖尿病时血浆低密度脂蛋白、胆固醇、三酰甘油等增多，高密度脂蛋白降低。

（6）其他：高血压、高龄、高脂血症、肥胖、遗传、吸烟、酗酒均可使血糖进一步增高，而导致神经结构和功能的异常。

2. 病理改变　糖尿病性周围神经病的病理改变在糖尿病多发性神经病，即可见轴索变性，亦可见节段性脱髓鞘的混合性损害，以轴索变性为主，细神经纤维受累显著。病程较久的慢性患者有髓纤维明显减少。可累及自主神经，可见交感神经链的节细胞增大、变形，有髓纤维数量减少，内脏大神经曾见节段性脱髓鞘。糖尿病性肌萎缩主要为血管性因素，可能由于感染（免疫）性血管炎而致神经纤维缺血后变性。

3. 分类　糖尿病性周围神经病按照受累神经所在部位分为3类。

（1）脊神经病变：包括远端神经病变、近端神经病变和单神经病变。

（2）脑神经病变：包括单脑神经病变和多脑神经病变。

（3）自主神经病变：按照临床表现分为以下2型。

1）亚临床型：亚临床型糖尿病神经病变有神经功能异常，感觉或运动神经传导速度减慢，感觉神经阈值升高，但无临床神经病变的症状和体征。

2）临床型：临床型糖尿病神经病变是指有神经病变的症状体征或临床可检查到的神经功能异常。临床神经病变为1个或一些特异性的临床综合征，表现为弥漫性或局灶性改变。

4. 临床表现　若以周围神经传导速度或临床判断，糖尿病性周围神经病的发病率为47%~90%。青少年和新诊断的糖尿病患者神经并发症少于久病者，发病>25年者，约半数伴发周围神经病。诊断依据，临床有糖尿病基础，存在周围神经损害的症状、体征或电生理检测的异常（即亚临床DN），并排除其他原因引起的肢体麻木、无力、疼痛。

（1）感觉性神经病：表现为肢体远端对称的多发性神经病，大多起病隐匿，自下向上进展，下肢较重。主要症状包括肢体麻木和疼痛，多为隐痛、刺痛、烧灼感，夜间尤甚。体检可发现袜套、手部感觉减退或缺失，跟、膝腱反射减弱或消失。小纤维受累为主者，常有痛温觉和自主神经功能减弱，可在感觉障碍较严重的部位即趾骨、足跟、距小腿关节等处发生溃疡，形成经久难愈的"糖尿病足"，给患者造成极大的痛苦。有的患者趾关节、跖趾关节发生退行性病变，形成Charcot关节。大纤维受累为主者，可表现为行走不稳、容易跌倒等感觉性共济失调。

（2）运动性神经病：多为亚急性或慢性疾病，可对称，也可单发，有的表现为远端肌力弱和肌萎缩，可表现为下肢力弱和疼痛。

（3）自主神经性神经病：慢性长病程的糖尿病患者几乎都有自主神经功能障碍，病理及临床症状明显，患者的交感和副交感神经的传入和传出纤维均可受累。表现如下：

1）心率调节反应：患者在活动、深呼吸时对心率的调节反应减弱，甚至完全性心脏失神经,心率固定,故应限制活动。

2) 直立性低血压:由于交感缩血管神经变性,站立时窦弓反射减弱,心率增加不明显,不能调节动脉压的明显降低,发生直立性低血压。严重者产生头晕、黑矇、晕厥等症。

3) 迷走神经对消化道的调节功能减弱:可引起食管蠕动和胃排空能力减弱,表现为上腹不适、饱胀、恶心、呕吐、腹泻、便秘等。由于胆囊收缩功能减弱,易发生胆石症、胆囊炎。

4) 出汗异常:可有下肢无汗而头、手、躯干大量出汗,吃饭时明显,即所谓的"味觉性出汗"。

5) 泌尿生殖系统的异常:如尿意减弱、排尿次数减少、膀胱容量增大,形成低张力性膀胱,排尿困难,易发生尿路感染和肾功能障碍;男性患者常见阳痿、逆行射精等性功能障碍。

5. 其他表现　糖尿病患者脑神经麻痹的发生率明显高于非糖尿病患者,以动眼神经麻痹最为多见,可单发,也可双侧受累,其次为滑车神经、展神经、面神经麻痹,可表现为多种脑神经受损。嵌压性神经病,常见挤压部位易患性增加,可出现多处压迫性麻痹,如腕管综合征、肘管综合征、跖管综合征。

6. 诊断　1988年美国糖尿病协会与神经病变协会提出一套重要的诊断与检测糖尿病神经病变的方案,提出每个患者至少应从以下方面进行检测,包括症状、体征、定量感觉检查、自主神经功能测试,电诊断研究。

临床检查包括检查足外观是否有皮肤干、胼胝、裂纹、感染或畸形,是否有溃疡、踝反射减弱和蹈趾背部的震动觉减弱。肌电图检查对诊断糖尿病性神经病可提供较好的依据。尽管临床上糖尿病患者出现肌肉病变样的改变或肌肉萎缩,但是肌电图上常见的是受累肌肉失神经支配的表现,出现肌肉最大收缩时动作电位显著减少,伴随出现自发电位,如纤颤电位和正锐波。在轴索损害明显时,运动单位电位减少明显,出现自发性电活动。纤颤电位的出现是神经源性损害的早期改变,在合并远端型感觉性神经病的患者,即使临床上没有肌无力和肌萎缩,在肌电图上也可经常检测到纤颤电位,提示存在亚临床运动神经病变。神经传导速度改变,特别是感觉神经传导速度的异常,是糖尿病神经损害的早期表现,而且是亚临床型神经病变的最常见改变,包括感觉神经传导速度下降、动作电位波幅减小和动作电位时限延长。

糖尿病的病程越长,运动神经传导速度的下降越明显。而运动神经传导速度的下降幅度与神经病变的严重程度相关。神经传导速度的改变与神经损害的类型有关,对于合并对称性感觉性神经病的患者,最常见的改变是腓总神经动作电位的脱失,主要是感觉神经纤维。当运动、感觉性神经病同时存在时,运动神经传导速度的减慢最为显著。在单神经病变的患者,传导速度的改变仅见于临床上受累的神经。神经纤维节段性脱髓鞘是造成神经传导速度下降的主要因素。

(三) 外伤性周围神经病的康复

1. 腋神经损伤　多由于肩关节骨折脱位造成,肩后部的撞伤及腋拐使用不当也可以致腋神经损伤。主要表现为三角肌麻痹、萎缩,肩外展受限,三角肌皮肤中央部位可有直径2cm左右的感觉减退区。

2. 正中神经损伤　多发生在前臂,以切割伤多见,肱骨下段骨折也为常见原因。损伤若发生在肘关节以上时,出现桡侧屈腕肌、掌长肌、旋前圆肌、旋前方肌、拇长屈肌、指浅屈肌及指深屈肌的桡侧一半的麻痹。手掌部拇指对掌肌、拇短展肌、拇短屈肌及第1、2蚓状肌均可麻痹,并有以上肌萎缩。表现为桡侧屈腕受限,拇指外展及第1~3指远端指间关节屈曲不能。同时桡侧3个半手指掌面感觉减退或消失。

3. 尺神经损伤　常见于前臂切割伤及肱骨内上髁骨折,引起尺侧腕屈肌、指深屈肌、小鱼际肌、拇短屈肌、骨间肌及第3、4蚓状肌麻痹。尺侧屈腕受限,骨间肌萎缩,第4、5掌指关节、指间关节半屈曲状,第2、3指间关节不能完全伸展,拇指间关节半屈曲,呈"爪形手",可能出现第4、5指感觉消失。

4. 桡神经损伤 肱骨干骨折、肘关节附近骨折脱位以及切割伤可引起桡神经损伤,致肱三头肌、肱桡肌、桡侧腕长伸肌、指总伸肌、尺侧腕伸肌、拇长伸肌、示指伸肌、拇长展肌、拇短屈肌麻痹。主要为垂腕,感觉障碍不明显,可能有第1骨间肌背面皮肤感觉减退区。

5. 臂丛损伤 臂丛由 C_5~C_8、T_1 组成,可由暴力、车祸、产伤各种原因外伤所致的臂丛受到牵拉而致损伤。上臂丛(C_5~C_7)损伤时三角肌、肱二头肌、肱肌、肩胛下肌、冈上下肌、大圆肌、肩胛提肌、大小菱形肌、桡侧腕屈肌、肱桡肌、旋前圆肌、旋后肌麻痹,表现为肩不能外展上举,肘关节不能屈曲而能伸展,上肢伸侧感觉大部分缺失。下臂丛(C_8、T_1)损伤时,尺侧腕屈肌、指屈肌、大小鱼际肌、蚓状肌、骨间肌麻痹,手的功能几乎全部丧失,手小肌萎缩明显,可呈爪形手或猿手,前臂及手的尺侧感觉缺失。

6. 下肢神经损伤 坐骨神经、胫后神经、腓总神经的损伤常见于牵拉、压迫、切割及火器伤,肌内注射部位不当也常致坐骨神经损伤。坐骨神经支配股屈侧肌群、小腿前侧肌群及外侧肌群以及足部肌肉,损伤时小腿不能屈曲,足与足趾运动丧失,足下垂,小腿外侧感觉缺失。胫神经支配小腿屈肌及足底肌,损伤时屈膝无力,足不能跖屈、内翻,小腿肌萎缩,小腿后侧及足外侧感觉障碍。腓总神经支配小腿伸肌、足背肌,损伤时足不能背屈及外翻,呈下垂内翻足,小腿前外侧及足背感觉缺失。

7. 面神经损伤 常见为 Bell 麻痹,多波及一侧颜面,为神经失用。发病5~10d内 EMG 检查多正常,18d 内也少有自发纤颤电位的出现。对于完全麻痹者,由于阻滞不能引出运动单元电位,若变性反应不严重,在乳突外侧刺激面神经可获得正常的动作电位潜伏期。

七、周围神经病的诊断

周围神经病的诊断与其他疾病一样,主要依据病史、临床表现和辅助检查。在辅助检查方面,主要介绍特征性的周围神经的辅助检查。

（一）病史和临床表现

详细询问病史是病因诊断不可缺少的依据。有明确的家族史或缓慢发展的病程,应考虑遗传性周围神经病。进行性病程伴有全身消瘦,应考虑代谢性、全身疾病的表现或副肿瘤综合征等。有明确的毒物接触史和群体发作,首先应考虑中毒性周围神经病。

（二）肌电图和神经传导速度测定

肌电图和神经传导速度测定是诊断周围神经病最常用的客观检测手段。肌电图有助于鉴别神经源性损害和肌源性损害,发现亚临床病灶特别是早期的病变。如肌萎缩侧索硬化症早期临床没有明显的症状和体征时,肌电图可以提供重要的辅助诊断依据。神经传导速度的测定除客观反映周围神经的传导功能外,还可以帮助鉴别轴索损害、髓鞘损害以及损害的程度;传导速度的改变通常反映髓鞘的变化,节段性脱髓鞘时可表现为神经传导速度减慢。而轴索损害没有累及髓鞘时,表现为神经动作电位或复合肌肉动作电位的波幅降低。

（三）周围神经活检

周围神经活检属有创检查,主要适应证是原因不明的周围神经病,有助于诊断血管炎,如结节性多动脉炎、原发性淀粉样变性、风湿性神经炎、多葡聚糖体病、蜡样脂褐质沉积病、感觉性神经束膜炎、恶性血管内淋巴瘤及一些遗传代谢性周围神经病。无助于鉴别以髓鞘脱失为主的周围神经病如吉兰-巴雷综合征和以轴索损害为主的周围神经病如糖尿病性周围神经病和酒精中毒性周围神经病等。

（四）其他

小纤维神经病的检测手段还有感觉定量测定、皮肤交感反射和皮肤活检病理检查等。

八、周围神经损伤的严重程度分级

周围神经损伤根据严重程度分为 5 级：

Ⅰ级：受损局部出现暂时性传导阻滞，纤维完整性无损，无变性，常于 3~4 周内完全恢复。

Ⅱ级：轴突中断，但轴突周围结构完好，故轴突可以以 1~2mm 的速度再生。

Ⅲ级：轴突中断，神经内膜管损伤，但神经束膜改变极少，故神经束的连续性尚完整。伴有一些轴突缺失。由于神经内膜有不同程度的纤维化，影响再生和恢复，故虽可自行恢复，但恢复不完全。

Ⅳ级：比Ⅲ级更严重，轴突数量明显减少，所有神经束膜广泛受累，瘢痕化严重，不能自行恢复，需手术切除瘢痕后重新缝接吻合。

Ⅴ级：神经干完全断裂，两端完全分离，需手术才能恢复。

九、康复评定

由于周围神经干是由运动、感觉和自主性神经纤维组成的，因此周围神经损伤后将引起该支配区的运动、感觉和自主性神经功能障碍。周围神经损伤的康复首先是对于损伤状况的评定，正确了解周围神经损伤部位、程度以及一些自然状况。

（一）特殊畸形观察

当周围神经完全损伤时，所支配的肌肉主动功能消失，肌张力消失并呈松弛状态，肌肉逐渐发生萎缩。由于与麻痹肌肉相对的正常肌肉的牵拉作用，使肢体呈现特有畸形。如上臂部桡神经损伤后，因伸腕肌、伸指肌和伸拇肌发生麻痹，而手部受正常的屈腕肌、屈指肌和屈拇肌的牵拉，使手呈现典型的垂腕和垂指畸形。腕部尺神经损伤后，其所支配的小鱼际肌、第 3 与第 4 蚓状肌和所有骨间肌发生麻痹，由于手部正常的屈、伸指肌的牵拉，使环指和小指的掌指关节过伸、指间关节屈曲，呈现典型的爪形指畸形。

（二）运动评定

神经完全损伤后肌肉的肌力完全消失，但在运动神经不完全损伤的情况下，多表现为肌力减退。伤病后的神经恢复或手术修复后肌力可能逐渐恢复。首先应进行 MMT 检查，正确评定肌力。目前临床上仍采用 Lovett 提出的肌力评定标准（详见第一部分第四章）。

有些病例可用关节活动度检查（ROM-T）评定关节、肌肉、软组织挛缩程度。肢体麻痹范围广的病例也可行日常生活活动能力（ADL）测试，确定肢体运动能力。

（三）感觉评定

周围神经损伤后，其分布区的触觉、痛觉、温度觉、振动觉和两点辨别觉可完全丧失或减退。由于各皮肤感觉神经有重叠分布，所以其分布区的皮肤感觉并不是完全丧失，而是局限于某一特定部位，称为单一神经分布区（或称绝对区）。正中神经损伤，开始时为桡侧 3 个半手指，即拇指、示指、中指和环指桡侧有明显感觉障碍，后来仅有示指和中指末节的感觉完全丧失，即为正中神经单一神经分布区。尺神经损伤后，开始是小指和环指尺侧感觉发生障碍，后来只有小指远端两节感觉完全丧失，即尺神经单一神经分布区感觉丧失。桡神经单一神经分布区是在第 1、2 掌骨间背侧的皮肤。

在神经不全损伤的情况下，神经支配区的感觉（触觉、痛觉、温度觉、振动觉和两点辨别觉）丧失的程度不同。在神经恢复过程中，上述感觉恢复的程度也有所不同。目前临床上测定感觉神经功能多采用英国医学研究会（BMRC）1954 年提出的评定标准。

S0：神经支配区感觉完全丧失。

S1：有深部痛觉存在。

S2：有一定的表浅痛觉和触觉。

S3：浅痛触觉存在，但有感觉过敏。

S4：浅痛触觉存在。

S5：除 S3 外，有两点辨别觉（7~11mm）。

S6：感觉正常，两点辨别觉≤6mm，实体觉存在。

感觉检查包括浅感觉（痛、温、触）、深感觉（关节位置、震动、压痛）和复合觉（数字识别、两点辨别、实体），还要根据病例特点询问有无主观感觉异常（异常感觉、感觉错觉等）。

（四）自主神经功能评定

神经损伤后，由交感神经纤维支配的血管舒缩功能、出汗功能和营养性功能发生障碍。开始时出现血管扩张，汗腺停止分泌，因而皮肤温度升高、潮红和干燥。2周后血管发生收缩，皮温降低，皮肤变得苍白。其他的营养性变化有皮肤变薄、皮纹变浅、光滑发亮，指甲增厚并出现纵行的嵴、弯曲和变脆，指（趾）腹变扁，由于皮脂分泌减少，皮肤干燥、粗糙，有时皮肤可出现水疱和溃疡。骨骼可发生骨质疏松，年幼患者神经损伤侧肢体可出现生长迟缓。

（五）神经干叩击试验

神经干叩击试验（Tinel）在神经损伤和神经再生的判断方面有一定的临床价值，方法简单易行。在神经断裂后，其近侧断端出现再生的神经纤维，开始无髓鞘，如神经未经修复，即使近段已形成假性神经瘤，叩击神经近侧断端可出现其分布区放射性疼痛，称为 Tinel 征阳性。通过这一试验可以判定断裂神经近端所处的位置。断裂的神经在经过手术修复以后，神经的纤维生长会沿着神经内膜管向远端延伸，此时沿着神经干缝合处向远端叩击，到达神经轴突再生的前沿时，即出现放射性疼痛，通过这一试验，可以测定神经再生的进度。

（六）周围神经电生理学评定

对于周围神经损伤的诊断，通过询问病史、临床检查，作出正确的诊断并不困难。但对于神经损伤部位、程度和损伤神经修复后恢复情况的判断，则需要周围神经电生理学检查作为辅助的检查手段，为评定提供更加准确的客观依据。低频电刺激使用电变性检查（RD）很方便。不过为了准确判定损伤程度，最好使用 i/t 曲线、时值、肌电图检查和神经传导速度测定等。

1. 古典电诊断　主要根据神经肌肉对直流电、感应电的反应来评定神经肌肉变性反应的程度（表 2-8-1）。

表 2-8-1　神经肌肉变性（直流电、感应电）反应的判断表

	项目	部分变性反应	完全变性反应	绝对变性反应
感应 电流	单极刺激运动点	反应弱	无反应	无反应
	双极刺激肌肉	反应弱	无反应	无反应
直流 电流	单极刺激运动点	反应弱	无反应	无反应
	双极刺激肌肉	收缩迟缓，可能阳通＞阴通	迟缓反应，可能阳通＞阴通	无反应
预后	恢复所需时间	3~6 个月	1 年以上或不能恢复	不能恢复

注：阳通、阴通分别代表阳极通电时的收缩强度（ACC）和阴极通电时的收缩强度（CCC）。

2. 肌电图检查　周围神经损伤时的肌电图表现大致如下：

（1）部分失神经损害松弛：①松弛时有纤颤电位、正锐波等失神经电位，或出现束颤电

位,插入电极可诱发失神经电位,插入电位延长,病变后期插入电位可减弱;②轻收缩时多相电点位增加,超过总动作电位的10%;③动作电位平均时限延长,>15ms;④最大收缩时,不出现干扰型而仅出现混合型或单纯型。①~④4项中必须有①、②2项诊断方可成立。

(2) 完全失神经损害:①松弛时有纤颤电位、正相波等失神经电位,插入电极时可诱发上述电位,病变后期插入电位可减弱或消失;②不能完成最大收缩,即使做有意识收缩时也可无任何动作电位。

3. 神经传导速度检查　神经传导速度是神经系统周围部分病变的敏感指标,使用广泛,而且不以受试者的意志为转移,因而较为客观、可靠。运动神经传导速度的检查多采用两点刺激法,这样可以减少共同误差,提高准确性。计算公式为:运动神经传导速度(m/s)=两刺激点间距离(mm)/两刺激点潜伏时之差(ms)。

4. 诱发电位检查　周围神经病的常规电生理学检查是感觉和运动传导速度测定和肌电图。在某些情况下体感诱发电位(SEP)有所帮助。

(1) 周围神经:与感觉神经传导速度测定比较起来,SEP的优点是能查出严重伤病后残存的感觉神经兴奋与传导功能。

(2) 神经丛:SEP对神经丛损伤的诊断价值主要在于确定是否有神经撕脱。若有SEP,则表示并无撕脱,不需要手术缝合,但不排除神经松解的必要。至于损害的定位诊断,可根据神经根、神经干、神经束的支配范围选择适当的刺激点以鉴别。

(3) 神经根:常规SEP对诊断椎间盘的神经根挤压征无益,因为传导路径太长而病变仅数毫米。改进的办法是皮神经刺激、节段刺激和运动点刺激。皮神经刺激的距离太远,节段片区皮肤刺激的SEP太小,运动点刺激比较理想。SEP检查不能代替常规的EMG,只在感觉症状重而肌电图正常时,异常SEP有助于诊断,但正常SEP也不能完全排除神经根受压。

(4) 神经节病:SEP和感觉神经传导速度均不能测出。

5. 完全离断时神经吻合术后对神经再生的估计　一般于吻合后4周出现神经干动作电位,后者出现数周后才可查出诱发电位,诱发电位的出现又早于临床上的功能恢复。

神经吻合后3个月如能测出体感诱发电位(SEP),多表示预后良好。如能测出感觉神经动作电位(SNAP),则痛觉、触觉可以完全恢复,反应过度现象消失。恢复效果良好者,SEP波幅可恢复到健侧的65%左右;运动神经传导速度可恢复到健侧的80%左右,但术后十几年无法恢复到100%。

6. 周围神经损伤后运动功能恢复的分级　英国医学研究委员会曾将其分级标准化,具体内容如下:

0级(M0):肌肉无收缩。

1级(M1):近端肌肉可见收缩。

2级(M2):近、远端肌肉均可见收缩。

3级(M3):所有重要肌肉能抗阻力收缩。

4级(M4):能进行所有运动,包括独立的或协同的。

5级(M5):完全正常。

7. 周围神经损伤后感觉功能恢复的分级

0级(S0):感觉无恢复。

1级(S1):支配区皮肤深感觉恢复。

2级(S2):支配区浅感觉和触觉部分恢复。

3级(S3):皮肤痛觉和触觉恢复,且感觉过敏消失。

4级(S3⁺):感觉达到S3水平外,两点辨别觉部分恢复。

5级(S4):完全恢复。

第二节　周围神经损伤水疗技术

一、周围神经病水疗康复的一般原则

水疗已经被推荐作为治疗周围神经病功能障碍患者的康复手段,以下是设计周围神经系统病损水疗方案的最主要因素。

(一)水深

浮力具有很大的治疗作用。在浸入水中时,重力可能部分或全部被抵消,所以只有肌肉的扭转力作用于骨折的位置,允许主动的关节活动范围内的助力活动、温和的肌力训练甚至步态训练。同样,因下肢问题而有负重限制的患者可于一定水深处,在这种情况下几乎不可能超出其负重限制。由于浮力随身体没入水中的深度增加而增大,站立困难的患者在深水中活动变得更容易。因此,训练首先在深水中进行,逐渐转移到更浅的深度。上肢训练例外,在浅水中活动上肢或抗阻划水训练时可以避免上肢完全浸入水中而产生浮力辅助。

(二)单侧与双侧运动

当水中运动时,患者越努力运动,躯干和临近部分越不稳定。如果患者仅仅运动单个肢体,需要的动力就相应减少,尤其是其他肢体提供额外稳定性的情况下,如扶住水池边或站在水池底上。当患者的稳定能力提高后,开始尝试作双侧肢体运动。考虑到水中运动的阻力和提供身体近中央部分的稳定性,执行非对称性的双侧运动(例如,右肩前屈同时左肩后伸)相对于对称性的双侧运动(例如,双肩同时前屈)通常更容易。

(三)远端稳定性

患者身体运动部分的远端接触到具有稳定性的物体得到支撑,从而为执行水中活动增加稳定性。因此,远端稳定比运动状态(远端没有支撑)更容易完成水中动作。提供稳定支撑的物体不一定是固定不动的,如不是固定到水池上漂浮的浮力圈依然具有稳定作用。远端稳定的水中动作包括一手放在浮板上,在肩水平的水面上作外展内收划水动作,或者应用Bad Ragaz法(BRRM)中的大多数动作。远端自由的水中动作没有外界物体的支撑,如游泳动作或者深水跑步。

(四)水中运动的速度和幅度

人在水中只要增加一点运动速度就能感受到明显的水阻力,同样患者增加关节运动范围,水中活动的难度也会增加。患者开始训练时应从慢速和小活动范围开始,当能力提高时再逐渐增加。通常原则是指导患者在舒适正确完成动作的情况下尽可能快速运动,如果出现运动模式异常,说明患者的动作速度和范围过量了。

(五)患者体位

与在陆地类似,在水中特定的体位下控制身体更容易。但是在允许的情况下多数患者自然地选择了最不稳定的体位。Campion描述的水池训练法有4种:球式、立方式、三角式、杆式。这些体位顺序从最稳定到不稳定。尽管球式体位是最稳定的,但临床中很少使用,立方式是最常用的,身体浸入水中取类似坐姿,双上肢伸展,此种体位下躯干和四肢受到水浮力支撑最大。随着技能提高,患者能够越来越独立,可以尝试三角式或杆式,身体浸入的深度减小,水浮力的支撑力减小。技能差的患者首先在更稳定的体位下训练,随着技能提高再

过渡到不稳定的体位。

二、周围神经病的水疗常用技术

参见第五章、第六章、第七章相关训练方法。

第三节 周围神经病水疗技术实例

一、水疗实例

1. 基本信息 患者,男性,45岁,四肢乏力、活动障碍半个月。患者半个月前感冒、头痛,同时感觉眼花、复视,双下肢无力,活动不利,左上肢亦感乏力。4~5天后双下肢完全瘫痪,左手不能持物。来院就诊,入住神经内科。查体:神清,双侧瞳孔等大等圆,光反应正常,双眼球不能外展,向其他方向运动正常。双侧面神经核下性瘫痪。其他脑神经未查出异常。双上肢轻瘫,左侧较重。双下肢完全瘫痪。双上肢肌力4级,双下肢肌力0级,四肢肌张力低。双上肢前臂中部以下痛觉减退,深感觉正常。双下肢膝关节以下痛觉减退,深感觉减退。腓肠肌握痛(+)。腱反射减弱。未引出病理反射。诊断为急性炎症性脱髓鞘性多发性神经病(GBS)。经治疗后好转,转入康复医学科行功能康复治疗。

2. 临床诊断 急性炎症性脱髓鞘性多发性神经病(GBS)

3. 康复评估

(1)运动功能恢复评定:2级(M2)。

(2)感觉功能恢复评定:1级(S1)。

(3)平衡功能评定:患者需要中等程度辅助完成重心转移,坐位平衡需要最小辅助,坐姿差,头部向前,躯干前屈,保持姿势最长1min。

(4)步态分析:使用助行器可以在平台上行走25步,患者双下肢均能迈步,但需要辅助右下肢伸直膝关节,双腿摆动时内收。

(5)生活自理能力评定:改良Barthel评定65分,中度功能障碍。

(6)水中适应性评价:患者一直喜欢游泳,也是应用水疗的合适人选,因其能听从指令,有动机,适应水环境。

二、水疗方案

(一)水疗康复目标

1. 近期目标

(1)在水中患者能够独立转移站立,改善日常生活活动能力依赖。

(2)患者能够独立坐在1m深的水中,保持直立坐姿。

(3)在水中无辅助下独立步行10m。

2. 远期目标 功能恢复,回归日常生活。

(二)水疗计划

1. 水温 34~36℃。

2. 治疗方案

(1)每个动作训练2min:①水中站立;②向前行走;③向后行走;④侧步行走。

(2)拉伸训练,每个动作重复6次且保持10s:①小腿拉伸;②腘绳肌拉伸;③膝盖抬起臀大肌拉伸。

（3）强化训练，每个动作做 8~12 次：①膝盖向胸部屈伸训练；②水平位侧向弯曲训练；③水平位反向下压下肢训练；④躯干左右旋转训练。

三、疗效分析

经水中运动训练 2 个月，患者在水中能够独立转移站立，无辅助下水中独立步行，日常生活活动能力轻度依赖；陆上坐位平衡 3 级，站立平衡 2 级，可以借助踝足矫形器独立步行 10m。

水中站立及步行训练，利用水的黏滞作用，患者在水中不容易跌倒，利于平衡反应的建立。水中运动可以很好地改善平衡及步行功能。

（王月丽　何雯雯）

【参 考 文 献】

［1］朱镛连，张皓，何静杰 . 神经康复学［M］. 2 版 . 北京：人民军医出版社，2010.

［2］王新德 . 现代神经病学［M］. 北京：人民军医出版社，2008.

［3］VOGTLE LK，MORRIS DM，DENTON BG. An apuatic program for adults with cerebral palsy living in grouhomes［J］. Physical Therapy Case Reports，1998，1（5）：250-259.

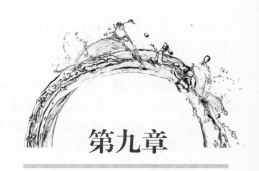

截肢水疗康复

第一节　截肢概述和评定

一、截肢定义

截肢是指将没有生命和功能或因局部疾病而严重威胁生命的肢体全部或部分截除的手段,包括截骨(肢体截除)和关节离断(从关节分离)两种。

二、截肢康复

截肢术后康复以假肢装配和使用为中心,重建丧失肢体的功能,防止或减轻截肢对患者身心造成的不良影响,使其早日回归社会。创伤、肿瘤、周围血管疾病和感染是截肢最常见的原因。截肢的目的是将已失去生存能力、危害生命安全或没有生理功能的肢体截除,以挽救患者的生命,并通过残肢训练和安装假肢,代偿失去的功能。截肢康复是指从截肢手术前到术后的处理、康复训练、临时假肢与正式假肢的安装和使用,直到重返家庭和社会的全过程。

三、截肢的诊断要点

1. 患者病史　如外伤史、血管疾病(如外围动脉供血不足)、肿瘤(如骨肉瘤)、感染(如残端坏死或坏死性筋膜炎)、脉管炎、糖尿病等病史。

2. 肢体症状　如幻肢痛、肢体缺失、残端肿胀、感染、瘢痕等。

3. 体征　残端肿胀、局部压痛、肢体功能活动障碍等。

4. 影像学检查　确定截肢平面及骨残端情况的常规检查。

四、截肢术后的常见并发症

良好的残肢条件对假肢的穿戴与功能代偿起着重要的作用,但临床中常因截肢技术、术后处理不当等多种原因而导致各种并发症的出现,会对假肢的穿戴和功能康复产生不良的影响,需预防或及早处理相关并发症。

(一)常见早期并发症及其处理方法

1. 出血和血肿   出血和血肿是造成感染和皮肤坏死的主要原因,一般是由于手术处理不当而引起。截肢术后床边常规备止血带,少量出血可加压包扎,大量出血需用止血带或手术进行止血。血肿可穿刺抽血并加压包扎。

2. 皮肤坏死   小面积坏死可进行敷药处理,大面积坏死则需要进行游离植皮或皮瓣移植等手术处理。

3. 感染   手术清创不彻底或伴有糖尿病、血管疾病等原发病是造成感染的主要原因。一旦感染,应及时应用抗生素和彻底清创引流,同时配合超短波等物理因子方法进行治疗。

(二)后期并发症及其处理方法

1. 截肢外形不良   一般为手术不适当或术后残端塑形不良所致,可影响假肢接受腔的适配。

2. 残肢肿胀   主要是由于静脉及淋巴回流障碍等原因所导致。

3. 残端皮肤红肿、瘢痕和皮肤增生角质化   患肢皮肤常因假肢接受腔壁的压迫和摩擦,受到机械性磨损,皮肤容易破溃,不容易愈合而留下瘢痕,影响假肢的日常穿戴与功能性使用。

4. 关节挛缩畸形   关节挛缩多发生于上臂截肢后肩关节内收挛缩,前臂截肢后肘关节屈曲挛缩,大腿截肢后髋关节屈曲、外展、外旋挛缩,小腿截肢后膝关节屈曲挛缩,足部截肢后踝关节马蹄内翻等畸形。不同的挛缩程度会对假肢的穿戴产生不同程度的不良影响,从而可能产生穿戴后肢体的损伤、假肢错误使用或对假肢的重新再调试。术后尽早进行功能锻炼是预防挛缩的最有效方法。挛缩畸形的常见纠正方法:加强关节主动及被动活动;调整体位,用沙袋加压关节;严重者需要手术治疗。

5. 残肢痛常见原因   神经断端刺激、神经瘤粘连或位于瘢痕内受到牵拉造成的疼痛;残端骨刺导致疼痛;残端血液循环障碍导致疼痛;残端肌肉异常紧张导致疼痛。

6. 幻肢及幻肢痛   截肢术后患者出现已被截除肢体的幻觉称为幻肢,发生在幻肢的疼痛称为幻肢痛。幻肢痛常表现为痒、针刺状、火灼感、冰冷感、蚁走感、电击感、麻木感等。幻肢痛会不同程度地影响患者的活动。常见幻肢痛的处理方法如下:

(1)物理治疗:超声波治疗、低中频电疗、热疗法和水疗法等。

(2)应用中枢性镇痛药物:可用三环类抗抑郁药,如阿米替林、卡马西平等。

(3)应用中医传统疗法:如针灸、推拿、拔罐疗法等。

(4)运动疗法配合镜像治疗及尽早穿戴假肢等。

(5)心理治疗:利用催眠、松弛、合理情绪疗法等。

五、截肢的评定

(一)躯体状况

1. 一般情况   如患者年龄、性别、截肢部位、原因、截肢水平、截肢时间、伤口处理情况等,特别是截肢原因。外伤引起的截肢,患者相对年轻,全身情况较好;肿瘤、糖尿病等疾病引起的截肢,患者往往全身状况较差,给假肢安装及训练带来不利影响。

2. 是否存在合并伤   如电击伤所致前臂截肢患者常伴臂丛神经损伤,枪弹伤所致髋离断截肢患者常伴内脏器官损伤。

3. 是否伴有其他系统的疾病   如心脑血管疾病、糖尿病、神经精神性疾病等。

4. 是否伴有其他肢体功能障碍　其他肢体的功能对患侧假肢装配与训练产生显著影响。如一侧大腿截肢患者,若伴有对侧上臂截肢,由于其对称平衡功能破坏,患者无法扶拐行走,穿脱假肢也变得非常困难。

（二）心理状况

截肢对人体造成重大创伤,尤其是外伤性截肢,患者毫无心理准备,突然的打击使患者极度痛苦,悲观绝望,甚至无法适应生活,不同年龄患者截肢后的心理特点不同。

（三）不适合安装假肢的情况

具有以下情况的人群不适合安装假肢:体质极度衰弱;平衡与协调功能严重障碍;严重出血倾向患者;严重心脏病;严重高血压、低血压;意识障碍或无表达意思能力;严重的精神神经性疾病,如精神疾病、癔症、癫痫;对树脂过敏。

（四）截肢平面与功能丧失百分率的评定

1. 上肢截肢平面与功能丧失的关系（表 2-9-1）

表 2-9-1　上肢截肢平面与功能丧失的关系

上肢截肢平面	功能丧失 /%			
	手指	手	上肢	整个人
肩离断			100	60
肘离断			100	57
全部 MP		100	90	54
拇指 MP	100	40	36	21.6
示指 MP	100	20	18	10.8
中指 MP	100	20	18	10.8
环指 MP	100	10	9	5.4
小指 MP	100	10	9	5.4
拇指 IP	50	20	18	10.8
示指 PIP	80	16	14.4	8.6
中指 PIP	80	16	14.4	8.6
环指 PIP	80	8	7.2	4.3
小指 PI	80	8	7.2	4.3
示指 DIP	45	9	8.1	4.9
中指 DIP	45	4.5	4	2.4
环指 DIP	45	4.5	4	2.4
小指 DIP	45	4.5	4	2.4

注:MP,掌指关节;IP,指间关节;PIP,近端指间关节;DIP,远端指间关节。

2. 下肢截肢平面与功能丧失的关系（表 2-9-2）

（五）残肢评定

残肢是指残缺肢体或不全肢体。残肢的形成原因分先天性、后天性,但无论何种原因造成的残肢,若要安装假肢,都需具备一定的条件,如残肢长度要适合、关节无严重畸形、残端血液循环良好等。残肢评定就是对患者的残肢情况如长度、关节活动度、形状、皮肤等进行全面、综合的检查,为评估患者是否适合安装假肢或哪种类型的假肢提供直接依据,预测患者预后。

表 2-9-2   下肢截肢平面与功能丧失的关系

下肢截肢平面	功能丧失 /%			
	足趾	足	下肢	整个人
半侧骨盆切除			100	50
髋关节离断			100	40
大腿截肢（距坐骨结节 7.6cm 以内）			90	40
大腿截肢			90	36
膝离断截肢			90	36
小腿截肢（距股骨内髁切迹 7.6cm）			70	36
小腿截肢		100	70	28
赛姆（Syme）截肢		75	53	28
利斯佛朗（Lisfranc）截肢		30	21	14
皮果罗夫截肢		30	21	8
蹞趾跖趾关节切除	100	18	13	5
蹞趾趾间关节切除	75	14	10	4
第 2~5 趾跖趾关节脱位切除	100	3	2	1
第 2~5 趾 PIP 切除	80	2	1	0
第 2~5 趾 DIP 切除	45	1	1	0

注：PIP，近端指间关节；DIP，远端指间关节。

1. 残肢长度   是指残肢起点与残肢末端之间的距离。残肢末端分骨末端与软组织末端，通常所说的残肢末端是指软组织末端。

假肢功能的发挥需要依赖于残肢，因此残肢长度对假肢装配很重要。总的来说，残肢应有适当的长度，残端应有适度的软组织覆盖，保证有足够的杠杆和良好的肌肉控制力量。残肢太短，不但造成装配假肢困难，而且影响假肢稳定性以及功能的发挥；残肢太长，会造成残肢供血不足，尤其是针对缺血性疾病截肢患者，另外由于假肢关节需要占用一定空间，残肢太长有可能造成两侧肢体不等长或关节不对称，影响外观。

常见测定的内容包括上臂残肢长度、肘离断残肢长度、前臂残肢长度、腕离断残肢长度、手掌残端长度、手指残端长度、大腿残肢长度、膝离断残肢长度、小腿残肢长度、赛姆截肢残肢长度、跗骨残端长度、距骨残端长度及足趾残端长度。

2. 残肢围度   是指残肢的周径或周长。其测量方法如下：

（1）上臂截肢围长：以腋下为起点，每隔 3cm 测量到残肢末端的围长。

（2）肘离断截肢围长：同上臂围长的测量。

（3）前臂截肢围长：以肘屈曲皱纹处为起点，每隔 3cm 测量到残肢末端的围长。

（4）腕离断截肢围长：同前臂围长的测量。

（5）髋离断截肢围长：测量髂嵴以及骨盆水平位置的围长。

（6）大腿截肢围长：以坐骨结节处为起点，每隔 3cm 测量到残肢末端的围长。

（7）膝离断围长：同大腿截肢围长的测量。

（8）小腿截肢围长：以髌韧带中间点（MPT）为起点，每隔 3cm 测量到残肢末端的围长。

（9）赛姆截肢围长：同小腿截肢围长的测量。

注意事项：皮尺不要拉太紧或太松，以皮肤没有起皱褶为准。①皮尺在肢体前、后、内、外保持水平,不能高低不一。②注意晨起后围长的变化,一般早上起床后残肢围长会稍微增加。③观察残肢有无水肿,如果有水肿,测量后的尺寸偏大。④测量后的尺寸注意与健侧对比。

3. 残肢肌力　是指残肢肌肉的最大主动收缩力。进行残肢评定时,应对各关节主要肌群肌力进行检查,如髋关节的伸肌、屈肌、外展肌,膝关节的伸肌(股四头肌),肘关节的屈肌(肱二头肌),前臂伸腕肌等。常用肌力评定方法有徒手肌力评定及应用等速仪器的评定。徒手肌力评定采用 Lovett 提出的肌力评定标准(详见第一部分第四章)。

4. 残肢关节活动度　又称残肢关节活动范围,是指残肢关节从起点到终点的运动弧。上肢截肢主要评定肩关节有无正常活动度等;下肢主要评定髋关节屈伸、内收外展、内旋外旋以及膝关节的屈伸运动范围。残肢关节活动度与常规关节活动度测量相同。

5. 残肢外形与畸形　残肢外形有很多种,如圆柱形、圆锥形、沙漏状、折角状、鳞茎状等。为适应现代全面接触、全面承重接受腔的安装,理想的残肢外形是圆柱形,而不是圆锥形等其他形状。正常残肢无畸形。若截肢后残肢摆放不当或长时间缺少运动,则有可能导致关节挛缩或畸形。大腿截肢容易出现髋关节屈曲外展畸形、小腿截肢容易出现膝关节屈曲畸形。

6. 皮肤情况

(1) 有无病理性瘢痕:正常时无。若有病理性瘢痕或大面积瘢痕存在,应检查瘢痕的部位、大小、厚度、成熟度、是否愈合等。

(2) 有无皮肤粘连:正常时无。若有皮肤粘连存在,应检查皮肤粘连的范围、程度及对关节活动的影响。

(3) 有无皮肤内陷:正常时无。若有皮肤内陷存在,应检查其内陷深度。

(4) 有无开放性损伤:若有开放性损伤存在,应检查其大小、形状、渗出物等。

(5) 有无植皮:若有植皮,注意植皮的部位、类型、愈合程度。

(6) 有无皮肤病:正常时无。若有皮肤病存在,应先治疗皮肤疾病,而后安装假肢。

7. 残肢感觉

(1) 残肢感觉减弱甚至缺失,通常发生于合并神经损伤时。

(2) 残肢感觉过敏,多见于残肢残端。

(3) 残肢痛:截至患者在术后一段时间残留肢体存在疼痛。引起残肢痛的最常见原因是神经瘤。

(4) 幻肢痛:截肢患者在术后一段时间对已经切除的肢体存在着一种虚幻的疼痛感觉。疼痛多为持续性的,以夜间多见,其特点和程度不一,少有剧烈疼痛。

第二节　截肢水疗技术

一、截肢水疗的目的和机制

截肢患者常见的肢体症状有幻肢痛、残端肿胀、感染、瘢痕等,而在体征方面常存在残端肿胀、局部压痛、肢体功能活动障碍等情况。因此,针对截肢患者的症状及各种体征表现,可利用水疗的方式进行症状的缓解及功能的锻炼,从而提高患者的功能水平。

截肢水疗是利用一系列水的物理特性如热效应、静水压力、机械作用、水中浮力和阻力的应用及成分等物理特性和化学作用,以不同形式如水中浸浴、水中运动或结合涡流气泡的机械刺激作用于截肢患者,用以预防和治疗疾病或功能恢复,达到治疗和康复目的的方法。

截肢水疗最常见的训练内容是肿胀消除训练、水中自我牵伸、残端感觉脱敏与承重训练及水中残肢肌力训练。

二、截肢水疗的水中操作技术

（一）肿胀消除训练

肿胀消除训练是指借助水的温热及冷疗作用及静水压力作用于残肢及残肢末端，结合水中主动运动及静力性收缩而达到肢体肿胀消除的方法。

1. 温热作用及水中主动运动

（1）治疗方式：采用四肢涡流浴槽或全身浴槽/池，水温控制在38~40℃范围内。嘱患者把残肢或全身浸浴至治疗槽内，在水中进行残肢残端周围肌群及周围关节主动活动训练（图2-9-1）。

（2）作用原理：利用水的温热作用促进残肢周围血管扩张，使残肢末端血液循环、淋巴回流、炎性组织吸收及周围软组织延展性提高，然后加以残肢残端周围肌群及周围关节的主动活动，从而使残端肿胀消除。

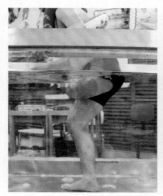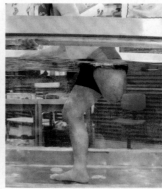

图 2-9-1　残肢水中主动运动训练

2. 冷热交替浴及水中主动运动和静力性收缩训练

（1）治疗方式：采用2个四肢涡流浴槽或2个全身浴槽/池，治疗槽水温分别控制在8~10℃与40~42℃。嘱患者把残肢或全身浸浴至治疗槽内，在冷浴槽中进行肢体残端周围肌群静力性收缩，其中静力性收缩维持时间15~20s/组，组间休息10s。2min后嘱患者把肢体或全身浸浴至热浴槽中，在水中进行残肢残端周围肌群及周围关节主动活动训练，维持7min。冷热治疗槽交替进行，共20min。

（2）作用原理：利用水的冷热交替浴作用，先用冷疗法使残肢周围肌群及血管处收缩状态，再转而进行热疗法，使残肢周围肌群及血管处扩张与延展性提高，使残肢残端建立泵的作用，从而使残肢肿胀消除。

（二）水中自我牵伸训练

截肢患者常因术后体位摆放错误或关节挛缩畸形，常伴有残肢周围肌群挛缩的情况，严重影响生活质量及康复功能锻炼的进展。水中自我牵伸训练是指借助水的温热作用，使患者在温热水中进行自我牵伸训练，从而提高挛缩肌群延展性，提高关节活动度。

因截肢情况众多，现以较常见的上臂截肢后肩关节内收挛缩、前臂截肢后肘关节屈曲挛缩、大腿截肢后髋关节屈曲外展外旋挛缩、小腿截肢后膝关节屈曲挛缩及足部截肢后踝关节马蹄内翻畸形为例，进行阐述。

1. 上臂截肢后肩关节内收挛缩

（1）治疗池选择：全身浴槽/池。

（2）水温控制：38~39℃。

（3）参考治疗方式：①在温热水中，借助水中哑铃或浮标，肢体残端固定于漂浮物，截肢侧肩关节行外展动作；②借助水中肩梯或墙壁，肢体残端靠近肩梯或墙壁，截肢侧肩关节行外展动作。行牵伸训练时,嘱患者把疼痛强度控制在可耐受范围内。

2. 前臂截肢后肘关节屈曲挛缩

(1)治疗池选择:全身浴槽/池。

(2)水温控制:38~39℃。

(3)参考治疗方式:①在温热水中,借助水中哑铃或浮标,肢体残端固定于漂浮物,截肢侧肩关节行水平外展,肘关节行伸展动作;②借助水中肩梯或墙壁,肢体残端靠近肩梯或墙壁,截肢侧行水平外展,肘关节行伸展动作。行牵伸训练时,嘱患者把疼痛强度控制在可耐受范围内。

3. 大腿截肢后髋关节屈曲外展外旋挛缩

(1)治疗池选择:全身浴槽/池。

(2)水温控制:38~39℃。

(3)参考治疗方式:在温热水中,借助水中台阶或水中凳子,嘱患者健侧腿在前,患侧腿固定于水中台阶或水中凳子,行前压弓步动作,以牵拉髋关节屈曲肌群;同理,可以同样方式行髋关节外展、外旋挛缩肌群的水中自我牵伸动作。行牵伸训练时,嘱患者把疼痛强度控制在可耐受范围内(图 2-9-2)。

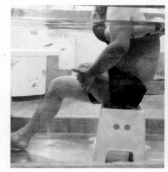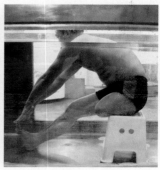

图 2-9-2 水中髋周肌群自我牵伸训练

4. 小腿截肢后膝关节屈曲挛缩

(1)治疗池选择:全身浴槽/池。

(2)水温控制:38~39℃。

(3)参考治疗方式:①在温热水中,借助水中台阶或水中凳子,嘱患者站立位,把患侧腿固定于水中台阶或水中凳子,膝关节维持 0°位,行水中屈膝肌群自我牵拉;②在温热水中,患者长坐位,嘱患者水中躯干前屈,双膝关节维持 0°位,行水中屈膝肌群自我牵拉训练。行牵伸训练时,嘱患者把疼痛控制在可耐受范围内。

5. 足部截肢后踝关节马蹄内翻畸形

(1)治疗池选择:下肢涡流浴槽。

(2)水温控制:39~42℃。

(3)参考治疗方式:在温热水中,嘱患者先行踝关节主动跖屈、背伸、内翻、外翻动作,然后嘱患者进行水中站立位,以自身重力进行踝关节马蹄内翻畸形自我牵伸训练。行牵伸训练时,嘱患者把疼痛可耐受范围内。

(三)残端感觉脱敏(图 2-9-3)**与承重训练**(图 2-9-4)

截肢患者术后残端常伴有残肢感觉减弱、残肢感觉过敏、残肢痛等一系列麻木、电击、蚁走等异常感觉,同时也可能因感觉异常、骨折端不良或残端疼痛等原因而伴有肢体

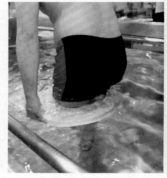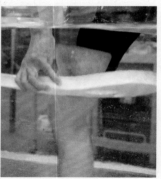

图 2-9-3 残端感觉脱敏

残端承重能力下降的现象。残端感觉的改善与承重能力的提高影响着往后穿戴假肢的效果。治疗方式如下：

（1）根据患者皮肤的各种情况而采用不同的材料（如纱布、细沙、米粒、豆子等）在温热水（38~39℃）中对残端进行挤压、擦拭等训练。

（2）从近心端到远心端对残肢肌肉进行按摩。

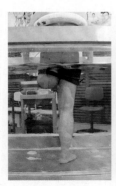

图 2-9-4　承重训练

（3）嘱患者把残端感觉异常区域放置在水池涡流气泡附近进行感觉刺激训练。

（4）利用水中泡沫板等道具进行水中残端承重训练。

（四）水中残肢肌力训练（图 2-9-5~ 图 2-9-7）

充足的肌肉力量是截肢患者使用假肢完成功能活动的基础。只有良好的肌力，才能很好地带动和控制假肢，所以需要对肌力进行强化训练。上臂截肢者主要进行肩关节周围肌肉增强力量的训练，前臂截肢者主要对肘关节屈伸肌群肌力进行训练，髋关节离断者对腰背肌及腹部肌群及髂腰肌的肌力进行训练，大腿截肢者主要对臀大肌、臀中肌和内收肌肌群的肌力进行训练，小腿截肢者主要对股四头肌的肌力进行训练。另外，还需要对躯干肌的肌力进行训练。

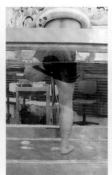
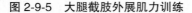

图 2-9-5　大腿截肢外展肌力训练

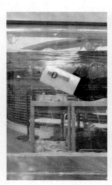
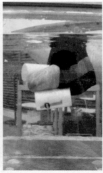
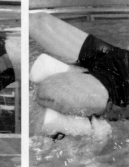

图 2-9-6　大腿截肢髋后伸肌力训练

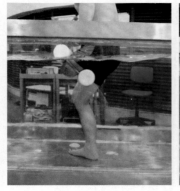
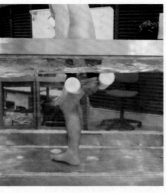

图 2-9-7　水中残肢肌力训练

第三节　截肢水疗技术实例

一、水疗实例——前臂截肢

(一) 基本信息

患者,男性,45岁,因"右前臂及左手热压伤,右腕截肢术后4个月"入院。患者于工作时右手及右前臂被热机器压伤,自述被压2~3min,机器温度180℃,急送当地医院简单处理创面后转入某医院,予完善相关检查后行"右手创面清创+腹部带蒂皮瓣转移+右前臂清创+植皮术+右大腿去皮术"。因右手手指全部坏疽,在全麻下行"右手截肢术+腹部带蒂皮瓣修复术"。术后伤口愈合良好,按期拆线。患者右腕以远缺失,右肘关节活动轻度受限,右肘部各肌群肌力下降。为进一步康复及安装假肢,转入康复医学科康复治疗。患者自受伤以来精神、食欲一般,二便正常,体重无明显下降,日常生活活动(ADL)基本自理。

(二) 临床诊断

右腕截肢(术后);右前臂热压伤Ⅲ度6%。

(三) 康复评定

1. **ROM**　右前臂旋前25°/30°,旋后30°/35°。

2. **MMT**　右肩前屈、后伸及外展肌群肌力均为4$^+$级,右肱二头肌、肱三头肌肌力4级,右前臂旋前、旋后肌群肌力4$^-$级。

3. **肢体形态**　右腕以远缺失,右上肢明显肌萎缩。肌围度测量:鹰嘴上10cm L/R:22.0/24.0cm,鹰嘴下10cm L/R:18.0/21.5cm。

4. **疼痛**　右肢体残端有幻肢痛。

5. **生活自理能力下降**　MBI评分95分,为轻度受损;FIM评分120分,功能独立程度为基本独立,其中穿裤子、穿上衣、梳洗、洗澡等完成缓慢;家务能力评分80分,轻度受损,其中备餐、整理衣物、购物及家庭娱乐需在帮助下完成。

(四) 水疗方案

1. **水疗方式**　全身浴池/槽(水温38~39℃)。

2. **水疗方案**

(1) 水中肌力训练:固定阻力板于右前臂远端。①肩关节:肘关节伸直位下行肩前屈、后伸抗阻训练,15个/组×4组;②肘关节:肩关节前屈90°位下行肘关节屈伸抗阻训练,15个/组×4组。

(2) 残端承重能力训练:水中放置泡沫板(不同尺寸,从小到大循序渐进),嘱患者行伸肘动作,用残端麻木处把残端压至水中,15次/组×4组。

(3) 脱敏训练:①采用不同的材料(如纱布、海绵等),在水中对残端进行挤压、擦拭等训练;②从近心端到远心端对残肢肌肉进行按摩;③嘱患者把残端感觉异常区域放置在水池涡流气泡附近进行感觉刺激训练(图2-9-8)。

(五) 疗效分析

1. 经水中运动训练1个月,患者肩、肘关节周围大肌群肌力均提高1个等级;右侧肢体残端幻肢痛及麻木感得到缓解并残端承重能力提高。

2. 通过一系列功能锻炼,肢体功能提高。

3. 与陆上训练相比,水具有各种物理特性如浮力特性、黏滞性、热效应和水的机械刺

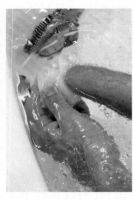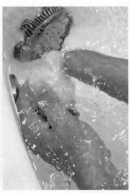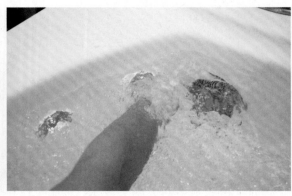

图 2-9-8　前臂截肢残端感觉训练

激,能对截肢患者水中肌力训练、残端承重能力训练及残端脱敏训练提供良好的训练条件,且水中肌力训练对肢体的阻力来源于自身肢体运动的速度,可让患者在水中进行更灵活、能自控强度的训练,达到安全和易于活动的效果。

二、水疗实例——右大腿中段截肢、右腕部离断伤合并其他多处损伤

(一) 基本信息

患者,男性,36 岁,因"重物压伤双上肢、右下肢,术后 6 个月"。患者于工作时不慎被重物压伤双上肢、右下肢,当即昏迷,无恶心、呕吐等,急诊行"右腕部清创 + 右股骨、胫骨骨折复位内固定 + 血管、神经、肌腱探查吻合术 + 血管移植修复 + 右桡、尺骨骨折内固定 + 尺骨茎突切除 + 血管神经肌腱修复 + 血管移植修复术 + 右小腿浅静脉切取术"。术后常规处理,后因右下肢出现坏死现象,遂在硬膜外麻醉下行"右大腿中段截肢术"。后在臂丛麻醉下行"左肱骨外科颈骨折切开复位内固定 + 肩关节脱位复位 + 肩袖修补术"。出院后自行家中康复,并定期门诊复诊及右腕部创面换药,现右腕及左肩关节活动度仍明显受限,步行能力下降,为进一步康复来康复医学科住院行康复治疗。

(二) 临床诊断

右大腿中段截肢(术后);右腕部离断伤(术后);左肱骨外科颈骨折并肩关节半脱位(内固定术后);右拇指离断损伤(术后);头面部皮肤挫裂伤(术后);鼻骨骨折(陈旧性);背部皮肤擦伤深Ⅱ°6%;全身多处软组织挫伤。

(三) 康复评定

1. **ROM**　左肩关节前屈、外展 95°,后伸 50°;右腕及右手各指无明显主动活动。

2. **MMT**　左肩关节周围各大肌群肌力 4 级。

3. **肢体形态**　右大腿自中段以远缺失,残端长约 28cm(股骨大转子下),可见轻度骨性突出,无明显压痛;右手尺偏畸形;左肩关节一长约 20cm 术瘢,轻度增生。

4. **感觉**　右手第 4、5 指浅感觉部分保留;右手示指掌侧浅感觉明显减退;左上肢无明显感觉减退

5. **疼痛**　左肩部无明显压痛,右腕部轻压痛。

(四) 水疗方案

1. **水疗方式**　全身浴池 / 槽(水温 38~39℃)。

2. **水疗方案**

(1) 水中肌力训练:①左肩关节,固定阻力板于左前臂远端,嘱患者肘关节伸直位下行肩

前屈、后伸、内收及外展抗阻训练,15 个 / 组 ×4 组;②右髋关节,固定阻力板于右股骨远端,嘱患者站立位下行髋关节前屈、后伸抗阻训练,15 个 / 组 ×4 组(图 2-9-6、图 2-9-7)。

（2）水中自我牵伸训练:①左肩关节,借助水中哑铃或浮标,左前臂远端固定漂浮物,肩关节行前屈、后伸、外展动作,各维持 15s/ 组 ×3 组,组间休息 10s;②借助水中肩梯或墙壁,左上肢扶肩梯或墙壁,肩关节行前屈、后伸、外展动作各维持 15s/ 组 ×3 组,组间休息 10s。行牵伸训练时,嘱患者把疼痛强度控制在可耐受范围内。

（3）感觉训练:嘱患者把右手第 4、5 指及示指掌侧置于水池涡流气泡口中进行感觉刺激,维持时间 10min。

（五）疗效分析

经水中运动训练 1 个月,患者左肩关节周围大肌群肌力均提高 1 个等级,右髋关节周围大肌群肌力提高 1 个等级,右肩关节前屈、外展及后伸活动度提高 30°~40°,右手第 4、5 指及示指掌侧皮肤浅感觉提高。患者在温热水中进行训练,能让关节周围软组织延展性提高,更利于降低患者牵伸时的疼痛表现及提高牵伸效果,且水中可进行涡流气泡刺激,使患者残端感觉异常区得到机械刺激,从而达到更良好的感觉训练效果。

（林俊毅　王　俊）

【参 考 文 献】

［1］王玉龙 . 康复功能评定学［M］. 北京:人民卫生出版社,2008.

［2］王颖,王丽华,贾柯其 . 临床康复［M］. 武汉:华中科技大学出版社,2012.

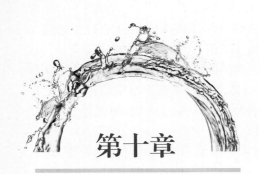

第十章

儿童水疗康复

第一节　儿童水疗康复概述和评定

以 James McMillan 为代表的先驱们早在 20 世纪 50 年代就开始着手从事残疾儿童水疗康复工作,此后数十年间水疗康复的良好效果越来越广为人知。现今国内水疗康复在儿童康复领域的应用也得到了广泛的认可。从事儿童水疗工作务必要记住的就是:"永远不要把儿童当成矮小的成年人看待。"

一、儿童与成年人的生理差别及水疗对策

(一) 呼吸系统

人以呼吸维持生命,呼吸一旦停止,生命就将终结。如何正确呼吸也是在水中运动时需要首先解决的问题。

呼吸系统由鼻、咽、喉、气管、支气管和肺等组成。从鼻到支气管是气体来往的通道,称呼吸道,其中鼻、咽、喉为上呼吸道,气管、支气管与肺为下呼吸道。肺是人体进行气体交换的地方。儿童的呼吸系统与成人有所不同,儿童的呼吸道管腔狭小,表面上的黏膜组织细嫩、脆弱,肌肉不发达。另外,儿童肺的弹性较差,肺泡数量较少,但儿童的间质发育旺盛,造成肺的含血量丰富而含气量相对较少,所以易被感染,并易引起间质性炎症、肺气肿或肺不张等疾病。由于儿童的胸廓比较狭窄,呼吸肌也比较弱,因而呼吸动作浅表,肺活量较小,呼吸量比成人少,呼吸节律性不强,往往是深浅呼吸相互交替,其原因是支配呼吸运动的神经中枢发育尚不健全。由于儿童的氧需求量大,新陈代谢旺盛,而呼吸运动较弱,所以儿童的呼吸次数相应增多。

儿童的颅骨由于还没有发育成熟,鼻道狭窄,鼻腔短,鼻毛也不发达,鼻黏膜又非常柔嫩,所以很容易感染,造成鼻黏膜充血、流涕而致鼻道阻塞、呼吸困难甚至鼻炎。鼻炎反复发作就会形成慢性鼻炎,据统计目前慢性鼻炎已成为未成年人的第二位常见病。鼻腔下部的黏膜海绵体 8~9 岁开始发育,到青春期时最发达,导致这段时期轻微碰撞就容易鼻出血,有

时甚至流血不止,严重者可造成贫血,因此水中运动时不可忽视对鼻子的保护。有些5~10岁儿童因咽部和鼻腔反复感染,会出现一种腺样体增殖症,表现为说话带鼻音,稍一运动就气喘,影响全身的氧气供应,严重者睡眠不安、呼吸困难、饮食无味等。

12~14岁是喉部的快速发育期,男性开始出现喉结。随着喉腔的扩大和声带的加长,男性、女性都要经历一段"变声期"。有少数少年变声特别强烈,出现声音嘶哑,发出假音,这是暂时现象,当喉部发育完善后就会恢复正常。这个时期的少年在水中运动时特别要注意勿大声喊叫,注意预防感冒。针对儿童呼吸系统功能的特点,游泳一方面能够增加肺活量,锻炼呼吸肌,提高呼吸中枢的神经调节功能,从而有利于早日形成深长而有节律的呼吸;同时在水中运动时也需要特别注意呛咳和呼吸道疾病的预防。水疗过程中不要饮食,边吃边嬉笑的行为更是需要严格禁止,以防造成窒息。水中和池边双重监护、佩戴鼻夹等也是必要和有利的安全措施。

(二) 循环系统

循环系统由血液、心脏和血管构成,功能是供给人体各组织器官所必需的氧气和营养物质,并把各器官所产生的二氧化碳和代谢物输送到有关脏器排出体外。

儿童的循环系统生理特征,一是血液量占体重的比例大于成年人,如新生儿约占体重的15%,1岁儿童占11%,14岁者占9%,而成年人仅占7%~8%。儿童的毛细血管数量大,血管内径也宽,所以毛细血管血液量比成年人多,这样就为全身各组织提供了丰富的营养。二是心血管受精神状态和情绪的影响较成年人明显。恐惧、焦虑、过度紧张等都会影响心血管的变化。如儿童往往会因小事而心跳加速,脸色苍白或潮红,这种症状在青春发育期表现最为突出。儿童血液内的白细胞数随年龄增大也有变化。初生儿的白细胞计数是成年人的2倍,几天内就下降到$10 \times 10^9/L$左右,13~14岁时绝大多数维持在$(4~9) \times 10^9/L$。在白细胞分类中,杀菌作用强的中性粒细胞数量比较少,而杀菌作用较差的淋巴细胞却较多,所以儿童更容易感染疾病。血液除血细胞外,其余的是血浆,血浆中90%以上是水分,血浆蛋白、碳水化合物、脂肪、维生素等物质不足10%,儿童血浆成分中的矿物质和纤维蛋白原含量较少,平时(包括水中运动时)应尽量避免外伤出血。

儿童的心脏发育尚不完善,心肌收缩力比较弱,每次收缩时输出的血量有限,心脏只有依靠增加每分钟收缩(或搏动)的次数才能满足旺盛的新陈代谢需要。因此,儿童的心率较快,且年龄越小心率越快,稍一运动心率就会明显增快。根据上述生理特点,在开展康复水疗前先要向家长了解孩子的心脏状况。不同年龄儿童好发的心脏疾病有所不同,5岁以下儿童以先天性心脏病较为多见,超过5岁者后天性心脏病更常见,如风湿性心脏病、心肌炎等。此外,儿童在水中运动时不宜长时间憋气,以免造成心脏过度疲劳而影响健康和发育。若治疗过程中出现乏力、疲劳、多汗、关节红肿、皮肤红斑、面色苍白、体温升高等症状,应及时终止水疗,并第一时间监测脉搏。

多呼吸新鲜空气,适当进行体育锻炼,保证充足的睡眠和合理的营养,是增强心脏功能、保证儿童生长发育的最好办法。但很多人(包括专业人士)都忽视了康复水疗室的空气质量可能造成的负面影响。在这方面,合理设计是前提,而勤通风、定期清理通风管道以及合规使用消毒剂是保证工作人员和患儿健康的必要措施。另外,为保证血液循环的通畅,儿童水疗时不宜戴过小且弹性差的泳帽,不宜穿过于紧身且弹性差的泳衣。

儿童的血压也是随着年龄增大而逐渐发生变化的。婴幼儿时期由于心搏出量较少,血管口径较粗,动脉管壁柔软,故血压较低;随年龄增长,血压逐渐升高。儿童血压推算公式是:收缩压=(年龄×2)+80(mmHg)。此数值的2/3为舒张压。收缩压高于此标准20mmHg为高血压,低于此标准20mmHg为低血压。

（三）运动系统

运动系统由骨、骨连结、骨骼肌三部分组成。骨由骨连结连接起来就构成了骨骼。骨骼肌附于骨表面并跨过关节，当骨骼肌收缩和松弛时，牵引骨骼改变位置就产生了运动。骨骼是运动的支架，肌肉是运动的动力，除了运动功能外，还起到支持身体、形成和保持体形、保护内脏等重要作用。与成年人相比，儿童的骨骼具有软骨多、骨干细短、骨化不完全等特点；骨的有机成分（主要是蛋白质）多，无机成分（钙、磷）少，儿童为 1∶1，而成年人为 3∶7。儿童骨骼具有弹性大、硬度小、不易骨折、易变形的特点。随着年龄的增大，儿童骨骼中钙、磷等无机成分逐渐增加，骨的硬度也会随之增强。儿童骨面上布满微血管，其数量比成年人多数倍，所以通过血液提供的营养物质和氧气非常丰富。一旦发生骨折或损伤时，其恢复过程比成年人快得多。

1. **颅骨**   由脑颅和面颅组成。新生儿头大、身体小、肢体短，呈"头重脚轻"状；之后四肢的增长速度快于躯干，逐渐变成头小、躯干粗、四肢长的成年人体型。婴儿头部高度占身高的 1/4，成年人头高占身高的 1/8。出生时的头围平均是 34cm，到 6~7 岁时头围才接近成年人大小，所以实施水疗时要给予头部特别的支撑和保护。

2. **躯干骨**   由胸骨、脊椎骨和肋骨组成。胸骨是由胸骨体、胸骨柄、剑突 3 块骨靠软骨连接在一起，直至 20 岁左右才骨化成一体。在给未成年人施行水疗时要避免重压此部位，以防影响心肺等内脏器官的生理活动而引发不适。

3. **四肢骨**   儿童四肢骨的长骨（如肱骨、股骨）结构与成年人相似，掌指（趾）骨与成年人有一定差别。上肢的腕骨、掌骨和指骨发育较晚，腕骨的 8 个骨块到 6 岁时才明显，11~13 岁才完成骨化。掌指骨、桡骨和尺骨的远端发育更晚，一般在 15~17 岁才完成，女孩比男孩早 1~2 年。足部有趾骨、跖骨、跟骨等，一般也要到 14~16 岁发育成熟。小儿过早下地站立、行走，长时间站立及肥胖都容易引起不同程度的扁平足，影响孩子的身心发育。而水中运动可以避免负荷过重或长时间行走造成的肌肉疲劳，从而成为最适合儿童参与的运动项目之一。

4. **关节**   儿童的关节在结构和功能上与成年人相似，但关节面软骨比较厚，关节囊较薄，囊周围用来保护关节的韧带比较松弛，骨骼肌也较细长，因此儿童关节的伸展性比成年人好，活动范围大，更具灵活性。弱点是儿童的关节不够牢固，在外力作用下很易脱臼，所以儿童进行水中运动时要做好准备活动，进行被动或辅助运动时要特别注意保护重点关节，以免造成损伤。

5. **骨骼肌**   儿童全身有 600 多块肌肉，但儿童的肌肉发育还不完全，其形状、成分与成年人相比有一定差别。肌肉的重量与体重的比例也比成年人低，新生儿的肌肉重量占体重的 20%，5 岁儿童占 35%，10 岁占 37%，14 岁男孩占 42%。儿童肌肉中所含的水分多，而蛋白质、矿物质比较少，所以能量储备少，但其肌肉弹性好、伸展性好，只是肌力和肌肉耐力较差，容易疲劳。然而少年儿童的新陈代谢相当旺盛，氧供应充足，疲劳后又很容易恢复。在水疗实践中，适合儿童的、有助于小肌群锻炼的水中运动项目包括抓握不同大小的浮球，用脚勾起沉在水中的圆环，用脚趾夹起沉在水中的毛巾或浮潜玩具等。

（四）消化系统

消化系统包括消化道和消化腺两部分。消化道和消化腺的活动都是在神经调节下进行的，因此水疗时保持儿童的精神愉快，对促进消化吸收具有积极的作用。

儿童消化道与成年人的区别：儿童消化道的黏膜非常细嫩，血管较多，消化功能较差，容易发生消化不良和胃肠道疾病。因而在水疗前有必要教育儿童不要故意口含治疗用水，更不允许饮用，在治疗中对类似行为也要做到及时发现并制止。相对而言，儿童的肠管比成年人长,肠道蠕动也比成年人弱,腹肌的推动力更是不足,这些原因造成食物通过比较慢,很容易引起消化不良、便秘、厌食等症状,水中运动可以使这些症状得以不同程度的改善。

(五)泌尿系统

人体的泌尿系统由肾脏、输尿管、膀胱和尿道组成。肾脏位于腹腔后上部的脊柱两侧。幼儿的年龄越小,肾脏相对越重,新生儿两肾重量约为体重的 1/125,而成年人是 1/220。婴儿期腰部较短,肝脏位置偏低,故肾脏位置亦低,约平第 1~4 腰椎,2 岁以后始达髂嵴以上。由于婴儿肾脏相对较大,位置又低,加之腹壁肌肉薄而松弛,故 2 岁以内健康儿童腹部触诊时肾脏容易扪及。肾脏的贮备能力很强,正常情况下,一个人只留一侧肾脏的 2/3 就能维持生命,但儿童这种能力较差。幼儿的肾脏中,不起作用和不成熟的肾单位还较多,因此幼儿患肾脏疾病将对肾脏的正常发育带来不利影响。输尿管是连接肾盂并将尿液输送到膀胱的管道。小儿输尿管长而弯曲,管壁肌肉弹力纤维发育较差,易扩张造成尿潴留及感染。膀胱是一个富有伸缩性的囊状储尿器官。儿童的膀胱位置较成人高,随年龄增大而逐步下降至小骨盆腔内。膀胱容积在 10 岁时约为 750ml,15 岁时达 1 000ml,接近成年人水平。幼儿的膀胱黏膜比较柔弱,肌肉很薄,弹力较差,储尿功能差,加之神经系统对排尿的调节作用不健全,不能很好地控制排尿,所以常会发生夜间尿床现象;有些儿童刚进小学时不适应正规的课堂学习,在课堂发生尿裤现象也是常有的事。儿童尿道短,特别是女孩尿道外口暴露,又与肛门接近,且尿道表面黏膜柔嫩,很容易受细菌污染。有些男孩有包茎存在,积垢后也易引起上行性泌尿系统感染。因此,保持阴部卫生能有效预防泌尿系统疾病。

综上所述,为防止可能发生的泌尿系统疾病,儿童水疗应注意如下事项:

1. 养成良好的习惯 水疗前后洗浴、如厕,治疗间歇期适当补充水分。

2. 保持泳装洁净卫生 泳衣泳裤专人专用,勤换洗,勤晾晒,避免阴干,更不提倡穿着未晾干的泳装,频繁水疗者最好准备两套泳装。对化纤类泳装,在新购或换新时要嘱咐家长注意观察有无局部皮肤刺激或过敏症状。

3. 注意预防肾炎 儿童水疗时要防止受寒,冬季水疗室在保温保湿的同时还要注意保持空气清新,夏季要注意避免空调冷风直吹人体,进出水疗室及出入治疗池等温度变化大的时候,要酌情适度增减衣物。若患有上呼吸道感染、扁桃体炎、咽炎、化脓性皮肤感染、猩红热等疾病,不应再进入水疗室,待治愈后再恢复水疗。

(六)生殖系统

儿童的生殖器官 10 岁以前发育甚微,到了 13~14 岁即进入青春期才突然迅速发育,内部结构也彻底改变,从此进入有功能的时期。这时女孩会逐渐变得声音响亮,乳腺发达,乳房隆起,盆骨宽大,胸、肩部皮下脂肪丰富,即出现第二性征的发育。女孩进入青春期的最主要标志是月经来潮。女孩第一次来月经称为初潮,初潮年龄有早有迟,早的 11~12 岁,迟的 17~18 岁,但一般是 13~15 岁。月经是 1 个月(28~38 天)1 次,但也有少数女孩初潮后停几个月(一般不超过 6 个月)再来。水疗师在遇到这个年龄段的女孩时应注意与家长沟通,并告知月经期停止水疗。

青春期男孩中包茎和包皮过长较常见。阴茎皮肤覆盖阴茎头称包皮。小儿的包皮完全包着阴茎头,到成年时只包少许或不包,如仍完全包着阴茎头者称包皮过长,如同时不能翻转到阴茎头后方称为包茎,两者都能发生包皮阴茎头炎症,还可继发尿道口狭窄,发生排尿困难。如时间过久则产生包皮垢,包皮垢不断刺激包皮,引起局部发炎、红肿、疼痛,长期刺激还会诱发阴茎癌。为了确保治疗用水的洁净和儿童的健康,在每次水疗前后都对外生殖器及肛门周围进行重点清洗,应作为常规要求,在首次水疗前郑重告知家长及儿童本人,并在平时加强监督。

（七）免疫系统

人体的免疫系统是由免疫器官、免疫细胞、免疫分子共同组成的机体防御系统。为了儿童的健康成长，加强对免疫系统的保健尤为重要。水疗时应注意如下事项：

1. 皮肤清洁与保护　皮肤是人体的第一道防线，皮肤通过汗液和皮脂排泄的脂肪酸形成的酸性环境能抑制致病菌的生长。只有清洁的皮肤才能成为防线，因此水疗前后应观察孩子皮肤的完整性，保持清洁并避免损伤。幼儿皮肤娇嫩，长时间浸泡后，脚部与治疗槽或池底接触并产生摩擦时极易造成皮肤损伤，在下肢痉挛、足部感觉障碍或足下垂儿童中尤为常见，预防的方法是穿专用鞋或普通袜子后再进行水中治疗。

2. 预防接种　是儿童防控疾病的重要措施，水疗师应对孩子的预防接种情况有所了解，防患于未然。

（八）感觉器官

感觉器官包括眼、耳、鼻、舌和皮肤等。感觉器官分别接受外来的不同类型的刺激（如光、声、味等），通过神经纤维传递到大脑，产生各种不同的感觉反应，使人体与外界发生联系。

1. 视觉器官　指人的眼睛，是人体的重要器官。刚出生的小儿眼轴较短，长 15~18mm，光线进入眼睛后落在视网膜的后边，形成远视。学龄前儿童大多因眼轴短而呈现生理性远视。随着年龄增加，眼球慢慢伸长，眼轴的长度也在增长，12~14 岁后眼轴长 23.5~24mm，以后不再增长，这时光线进到眼睛后正好落在视网膜上，形成正常的视力。此外，儿童时期晶状体的弹性好，调节能力强，调节范围广。水疗时对眼睛的防护非常重要，水疗室在保持光线充足的同时，也要注意避免光照过强，尤其要注意对水面反射光的控制。在水中运动池中做游戏、游泳和潜水训练时，要佩戴泳镜，近视及弱视矫正治疗期的儿童应佩戴特殊泳镜。水疗时不要用手揉眼，对于沙眼、红眼病等传染性眼病，一旦发现应立即隔离并采用相应消毒措施。不要使用细小且锐利的训练用具，也不允许将此类玩具带入治疗池或治疗槽。

2. 听觉器官　指人的耳朵。耳朵的发育尤其是内耳到 12 岁左右才完成，所以儿童更要注意耳的卫生。水疗时外耳道难免进水，多数情况下水可自行流出，不用特别处理。如果进水较多或时间过长，通常把头歪向进水侧耳朵方向，做同侧单腿支撑跳即可流出。必要时可用消毒干棉球放于外耳道口，以便拭干水分。最常见的水疗相关耳部疾病是中耳炎，通常是由化脓性细菌随着水进入耳道而引起，佩戴防水耳塞是有效的预防措施，但很多儿童会因不适感或影响听力而拒绝佩戴，具体操作中需要水疗师酌情考虑。一旦发现中耳炎，应及早到专科治疗，因为反复感染会引起听力损害，严重时还能引起脑膜炎、硬脑膜外脓肿等。此外，中耳炎的形成原因主要是急性上呼吸道感染引起耳咽管急性阻塞累及与之相通的中耳鼓室所致。儿童发生上呼吸道感染时应暂停水疗。

3. 嗅觉器官　人体的嗅觉器官是鼻，和眼睛一样，是十分娇嫩的器官，容易受伤害。儿童的嗅觉比成年人更敏锐，但分辨力差。儿童伤风感冒时引起鼻黏膜肿胀，或患鼻窦炎、慢性萎缩性鼻炎，可损伤鼻腔内的嗅细胞，使嗅觉减退，严重时可造成持久性嗅觉障碍。保持鼻腔清洁畅通可预防感冒，应该教育儿童水疗时如有鼻涕要及时清理，不挖鼻孔，提示家长及时治疗儿童的鼻窦炎、鼻炎，这些都是保持儿童正常的嗅觉功能的举措。

4. 温度觉　儿童比成年人更能体会到水所带来的快乐，一个有力的证据就是大多数儿童都喜欢玩水。从夏季路边的水坑到冬季汽车上的积雪，从温暖的洗澡水到凉爽的海水，都能看到孩子们兴高采烈的身影。什么样的水温才是儿童康复水疗的适宜水温呢？通常情况下，儿童偏爱的水温比成年人低。由此看来，成年人运动治疗池通常采用的 33.3~36.7℃水温对大多数儿童来说偏高了一些。James McMillan 也偏爱在较低温度的池水中（29℃左右）开展儿童水疗工作。他认为，在水中常见的肌张力降低现象不是由于水温高，而是由于水的浮力改变了基于重力的本体感觉输入所导致的,现代航空领域的研究也支持这种说法。此外,接受水疗的儿童中同时存在四肢肌张力高、痉挛与核心肌群虚弱的问题者较多,温热水疗有助于降低肌张力和缓解痉挛,但这种没有选择性的作用会导致所有被浸泡的肌肉张力均下降,从而导致本就虚弱的肌群更加无力。比起在抗痉挛方面取得的效果,这种负面作用往往引起更多的麻烦。考虑到这些因素,结合国内儿童康复水疗实践经验,推荐 30~34℃水温作为开展儿童水中运动训练的常规水温,在此范围内结合运动的种类、时间、强度等灵活调整,但具有体温调节障碍、有疼痛问题以及手术恢复期儿童例外。对于个别不耐低温的儿童,避免空腹下水、穿着防寒泳装、适当增加活动量、缩短活动时间都是可行方法。在水疗实践中,水疗师要注意观察儿童在水中的表现,哆嗦、寒战、起鸡皮疙瘩、口唇发紫都是水温过低的表现,而皮温过高、面颊通红、肌张力过低、虚弱无力、无精打采则是水温过高所致,这两种情况均需及时处理。

二、关注重点与禁忌证

(一) 关注重点

1. 二便控制 二便控制障碍的患儿不应全部被拒绝水疗,但是应该严格执行管理措施。例如,根据患儿的排便规律确定水疗时间,入水前排空二便和使用防失禁尿裤等。

2. 癫痫 了解癫痫的发作频率、程度、持续时间、最近一次发作时间及强度、诱发因素、好发时间、抗癫痫药物服用等情况。癫痫已被有效控制的患儿不应被拒绝水疗。

3. 皮肤完整性 确定有无皮肤破损、溃疡、感染、皮肤病等。银屑病患儿不应被拒绝水疗,但应做出妥善安排。

4. 其他病史 有吸入性肺炎病史者要有相应预防措施。患有风湿免疫病、糖尿病及血液病(如血友病)等的患儿,要特别注意对皮肤、关节的保护。不稳定性的骨科创伤,如能妥善保护伤处、确保不进水则仍可水疗。

5. 过敏史 需要关注氯制剂过敏和橡胶过敏,后者在脊柱裂患儿中发生的比例较高(18%~40%)。可采取的措施包括谨慎使用含有橡胶的泳镜、泳圈、玩具等训练用具和辅助具。

6. 认知与交流 精神状态如何,有无躁狂、攻击行为,有无抑郁、焦虑、自残及自杀倾向;交流意愿如何,有无失语症,有无不适、疼痛、如厕、求救等需求的表达能力。

7. 相关水中运动经历 有无恐水心理,有无溺水经历,能否游泳,水中运动能力以及对水疗的喜爱程度。

(二) 禁忌证

1. 发热。

2. 呼吸道感染。

3. 严重的呼吸功能障碍(肺活量 <1L)。

4. 中耳炎。

5. 急性卡他性结膜炎(红眼病)。

6. 皮肤感染。

7. 严重的心肌病。

8. 未经控制的癫痫。

9. 持续性腹泻。

10. 未愈合的开放性伤口、烧伤创面及手术切口、瘘管等。

11. 月经期。

三、评价与记录

(一)评价步骤

标准的水疗康复决策过程:评估→确定目标→制订水疗方案→实施→评估疗效→修改水疗方案。儿童水疗评估是为评价和了解儿童在不同水疗阶段的功能状态,为制订和修改水疗方案提供依据。

1. 初次评价　了解、评估患儿的功能状况、主要障碍、发展潜力,为制订水疗目标、水疗计划提供依据。

2. 中期评价　是对水疗训练进行的阶段性评估,判定是否需要调整水疗目标,改进训练方法,观察患儿的进步和康复疗效,为下一步训练提供依据。

3. 末期评价　是在一个集中和强化的水疗康复阶段结束时进行的全面评估,针对阶段训练判定实施效果。同时还需要根据患儿当前的状态,为将来生活中的水中运动提供建议。

(二)评价内容

在施行水疗时应定期对患儿进行评定,并在病程记录中详细描述水疗过程。一般来说,水疗评定包括陆上评定和水中评定两大部分。其中,陆上评定内容及方法与常规陆上运动疗法基本一致,只是在项目选择上更为精简。需要注意的是,陆上评定无法反映浮力对运动的影响,无法阐明身体处于水中同时受到向下的重力和向上的浮力影响的受力状态,因而必须进行必要的水中评定。但陆上评定也十分必要,因为很多评定无法在水中进行,水中训练结果的评判也需要参照陆上运动状况,因此水疗师必须掌握陆上评定的细节。

在水中运动能力评价方面推荐使用 Alyn 水中适应性测试量表(Water Orientation Test of Alyn,WOTA)。该量表分为 WOTA-1 和 WOTA-2 两个版本,前者专为功能受限并伴有认知障碍者以及不能听从简单指令的儿童设计,简便易行,是绝大多数儿童水中运动能力评价的理想选择。WOTA-1 量表共 13 项,分 4 级评分,得分越高,功能越好。此方法具有良好的信度和效度,且与 GMFM 相关性高,是目前水疗领域应用较广的评定量表。

四、理想的工作模式

以一对一(1 名水疗师对应 1 名患儿)为基础的小组训练模式是目前最理想的训练模式。本文中介绍的许多水中训练技巧既可一对一单独实施,也可在治疗小组内实施。需要强调的是,儿童和水疗师之间一对一的训练关系在小组训练中可以实现,并且是患儿水中小组训练的主要模式。小组训练模式的优势在于,进行社会化活动时,在对共同目标的追求过程中彼此间正面、积极地影响。一对一形式构成的小组训练模式能提高脑瘫患儿的日常生活活动能力和精细运动能力。对于残疾儿童来说,这很可能是他们有生以来加入的第一个小社团。

(一)水疗小组的功能

对共同目标的追求和团队化、社会化模式是小组活动宝贵的组成部分。通过小组活动,儿童可以更好地强化集中注意力的能力,更好地提高和保持康复热情。在日常生活中,残疾儿童往往不可避免地受到社会和他人的特殊关注,并在很多方面与正常儿童区别对待,健全儿童自然发育中被认为理所当然获得的经验和应从事的活动通常被认为不适用于残疾儿童,这在陆地活动中表现得尤为明显。但在水中进行小组活动时,这种情况通常会有所变化。残疾儿童不再需要被特殊对待,而是作为集体的一部分,与他人共同参与水中活动。事实上水中小组活动通常会成为残疾儿童的第一次团队活动经历。虽然残疾儿童在第一次接触小组活动时往往不能全力参与,但小组其他成员的表现和赞许对他们会起到正向激励作用,从而促使他们更加积极参与小组活动。

小组活动为康复水疗提供了一个舒适而安全的环境。这种舒适和安全的环境还可通过小组领导者的能力以及不断完善的规划得到极大的提升。这种和谐的氛围对所有参与者都有益,也为实现"寓教于乐"的目标提供了适宜的条件。

（二）水疗小组的规模

从水疗康复的角度来说,组内患儿的数量以 6~8 人为宜。水疗实践中影响小组规模的重要因素是训练池的大小、深度和形状。6~8 个儿童可能意味着需要 6~8 个水疗师或家长协助训练,此时需要考虑的是训练池的大小和深浅是否能满足 12~16 人的需要。此外,水疗师是否有与之相配的控制能力,能否控制如此规模的小组活动,使患儿始终保持专注度和凝聚力,包括语音声量大小能否超过集体活动时产生的噪声。这些都是在构建小组时需要考虑的问题。

（三）分组原则

组建水疗小组的第一个原则要保证入组儿童在水中有近似的水平和能力。在此特别强调两点原则:首先,不能仅仅靠观察儿童在陆地上的表现来决定他们的水平是否近似,而应依据他们在水中的能力来判断能否划入同一小组;允许入组儿童之间存在适当的差距,一定程度的差距能激励儿童,并有助于他们摆脱依赖,从而尽快在水中独立。第二个原则是要把组内儿童之间的年龄差异控制在合理范围内,年龄差距过大对年长和年幼儿童均不利,这点特别是在需要付出较多体力的活动中表现得更加明显。年龄跨度过大也不利于小组领导者统一安排训练内容和训练项目。

五、儿童水疗基本程序

（一）心理调适

良好的心理状态是迅速适应水疗并掌握高水平水中运动技能的基础。要达到完全心理适应,通常要从以下几个方面入手。

1. 监护人的理解、支持与配合 "为什么我的孩子需要水疗?""水疗将带给我的孩子什么好处?"父母只有明白了这些,才会对水疗持续投入关注与热情,才能更好地配合水疗师,让孩子尽快适应水疗。胎儿是生活在液体环境中的,因此出生后的婴儿其实并不怕水,事实上洗澡水温暖柔和的感觉是给初生婴儿带来快乐的源泉之一。洗澡或游泳时撩水、踢水以及在水里玩玩具更是儿童日常生活中运动学习和获取快乐的重要方式之一。当看着自己的孩子在水中快乐玩耍时,类似"如果他(她)能学会游泳,那该有多好!"这样的想法就会不由自主地出现在我们的脑海之中。游泳无疑是一种非常好的锻炼方式,同时也是一种重要的求生技能。从小就开始学习游泳有很多好处,不仅可以避免意外溺水的危险,更能带来心理、身体、娱乐和社交行为等全方位的锻炼、发展和提高的机会。

如果说在水中玩耍和学习游泳是健全孩子生活不可缺少的组成部分的话,那么同样也应该是残疾儿童生活的一部分,并且应该是比健全儿童更重要的组成部分,因为对于残疾儿童来说,水可能是唯一能让他们实现完全独立的环境。在水中他们可以完成很多了不起的动作,而同样的动作如果在陆地上完成对他们来说往往就异常艰难。从另一个角度来看,每个孩子都需要通过积极的运动体验来促进其成长发育。缺乏必要的运动体验是阻碍残疾儿童生长发育的一个重要因素,水作为运动的一种媒介,是残疾儿童拓展这种体验的最有效的方式。

2. 对水疗环境的熟悉和认可 优美的环境与舒适的氛围都是儿童能否迅速适应并喜爱水疗的重要因素,这就要求水疗室的装修与装饰理念、温度与湿度管理、光线与噪声控制等能充分贴近儿童身体特点与心理需要。

3. 对治疗场地设备、治疗用水的适应和认同　可爱的造型与配色、柔和可变换的灯光、熟悉的童谣或儿歌、温暖舒适的水体都有助于快速提升儿童心理认同感,并使他们身体放松。一个通用的技巧是先选择小型治疗槽,最好是照料者和儿童一同进入,水深控制在站立儿童的腰部附近,这样可以最大限度地增加儿童的安全感和舒适感。治疗槽最好位于大型运动池附近,以便让孩子随时观察到运动池中的同龄人训练和玩耍的热烈场面,这样有助于提升儿童参与群组运动的渴望与热情,加快孩子的心理适应过程。需要注意的是,任何改变都要在儿童精神和身体方面均有充分准备的情况下进行,以免前功尽弃。一个突然喷水的喷头就足以使一名本来兴高采烈的儿童瞬间哇哇大哭。

4. 对水疗师的亲近和信任　患儿对水中活动的适应性在很大程度上直接与其和水疗师的关系有关,故而儿童和水疗师的关系就显得十分重要。对于绝大多数患儿来说,最初进入水中训练都会使其感到焦虑不安。原因一方面来自对陌生人和环境的恐惧,另一方面来自对水的性质和特点不确定所导致的在水中缺乏稳定和难以保持平衡。一个优秀的儿童水疗师必须具备如下基本素质,才能让患儿尽快适应并乐于接受水疗:首要前提是他必须乐于下水,不愿意进入水中的水疗师是不太可能让自己的治疗对象安心入水的;其次,缺乏接触或扶持不正确会严重影响儿童初次入水的体验,因此水疗师必须掌握正确的接触和精准的扶持技巧,这是建立儿童良好的水中感觉的基础。儿童水疗师还应具有丰富的想象力和创造性,能持续不断地根据儿童特点开发并完善活动及游戏的方法和方式,包括选择节奏适合的歌谣或音乐,不仅有助于缓解紧张情绪,更有助于提高水疗疗效。

某些儿童可能会变的过于依赖某个或某种性别的水疗师,在多数情况下应该避免这种情况发生。一个好办法是最初就组织群体活动,并在活动进行中把儿童从一个治疗师交到下一个治疗师。然而在某些特定情况下,由同一个治疗师持续为一个儿童康复也是可取的。例如,治疗师和一个存在沟通障碍的儿童已建立了融洽和有效的沟通手段,在整个水疗过程中应保持他们之间的关系。儿童取得的进步应得到认可,学会一个技能,无论是吹一个气泡或捡起池底的物品,如果执行正确,就应该得到承认和称赞,这可以增进儿童和治疗师之间的关系。

5. 呼吸控制　水中呼吸控制能力对儿童来说尤为重要,绝大多数水中运动技能和训练技巧都要求儿童有良好的呼吸控制能力作为保障。此外,呼吸控制也是心理调适的延续,如果没有熟练掌握呼吸控制技能,就意味着心理调适工作没有圆满完成。高效的呼吸控制有赖于良好的口腔运动技能,呼吸控制技能的提高反过来也是口腔运动技能提高的标志,而这也将对进食和言语表达能力产生积极的影响。掌握水中呼吸控制,对心肺功能、言语、吞咽以及有效咳嗽等都有重要意义。令人欣慰的是,大多数儿童,甚至是那些存在认知和运动障碍,看似难以参加水中运动的儿童,最终也能学会把脸和嘴没入水中(图2-10-1)。

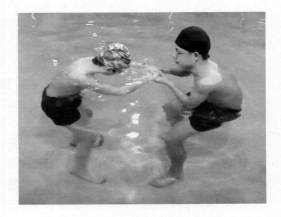

图 2-10-1　将脸和嘴没入水中

（二）水中运动训练的开展

标准的儿童水中运动训练模式应遵循热身准备、与疾病和障碍有关的技能训练和整理放松三个阶段。

1. 热身准备 接受水疗的绝大多数患儿常因功能障碍和不良生活方式等因素导致不同程度的关节挛缩、活动受限、肌张力异常、疼痛等,正式运动前进行热身准备活动作为一种预防受伤和提高运动表现能力的有效方法,一直得到广泛认可和专家大力推荐。热身运动应以慢节奏的运动为主,要兼顾全身各个部位,持续时间以 5~10min 为宜,逐渐增加强度,配合水温把肌肉温度调节到最佳水平。具体项目举例如下:

(1)手握池边扶手或扒住池边,脚不接触池底,移动身体。

(2)在浅水区双手撑池底,呈俯卧位,在下肢漂浮状态下移动身体。

(3)从相同水深过渡到不同水深,进行水中行走。

(4)可与辅助者面对面站立,并抓住辅助者的双手上下跳跃,也可以利用浮力棒玩"骑马"游戏,还可以比赛"兔子跳"。

(5)在仰卧位或俯卧位,有或无漂浮辅助具的情况下,做自由泳式踢腿动作,强调关节活动范围要尽可能大。

(6)俯卧和仰卧滑行,要注意滑行时身体的对线以及停止时如何变换体位。

(7)辅助或主动身体旋转训练,包括矢状旋转、横向旋转、长轴旋转以及联合旋转训练。

这些活动对于调节肌张力、拉伸和激活相关肌肉、提高协调性等都有促进作用,在水疗实践中应根据治疗目标灵活取舍。

2. 与疾病和障碍有关的技能训练 水疗师的主要任务就是根据评价结果,找出与功能性陆上活动密切相关的问题,据此规划水中训练项目,完成水疗目标。针对儿童的水中训练安排,应该遵循以下原则:

(1)主动性原则:强调引导儿童主动参与,激发其主动运动。

(2)娱乐性原则:"儿童的活动就是玩",儿童主要通过他们与环境的相互作用和影响以及玩耍来获得运动技巧。通过儿童觉得快乐和感兴趣的游戏和活动,更容易改善他们日常生活所必需的技能。水疗师在制订方案时需要充分发挥他们的创造力和想象力,将治疗和娱乐结合在一起,寓教于乐,让儿童在水中游戏时忘却烦恼和病痛,锻炼和改善身体功能,把水池变成欢乐的海洋。

(3)激励原则:对孩子的任何进步都要及时予以鼓励或奖赏。需要强调的是,这种激励不仅适用于个体,同样适用于群组。对群组的激励和奖赏能强化儿童的集体意识和团队荣誉感,进而培养其对团结协作精神的理解和对社会责任感的认知。这些对儿童的成长至关重要。

3. 整理放松 每次训练结束前应安排 5min 左右的整理活动,以放松身体、缓解压力和疲劳。具体内容可以是类似于准备活动的主动或辅助运动。如果有条件的话,整理活动最好在 33℃ 以上的温水中进行,这样可以更好地保持牵伸活动的效果。

六、基本训练技术

(一)进出水池

水疗师首先需要教会儿童的技巧就是如何进出水池,从而使其尽可能独立完成。以水中运动训练池为例,可供选择的出入方式如下:

1. 台阶/坡道出入 新建的水池多数都设计了无障碍坡道或台阶。尽管如此,还是需要制订安全出入方案并在水疗实践中遵照执行。具体内容包括:必须抓握扶手;禁止跪立,未经允许不得爬行或倒行;先下后上,依次出入,禁止抢行。必须有水疗师或看护人在身边提供帮助或保护,监护人的最佳位置是在远离栏杆和扶手的一侧,且应位于儿童的侧后方;这是因为一旦意外时失手,儿童向前跌倒造成的伤害通常比向后跌倒时小。在此基础上应尽量鼓励儿童独立出入水池。

2. 坐位出入运动训练池　对于下沉式治疗池,坐位出入是安全有效的进出形式。掌握这种技术既能解决行动问题,又能提高控制技巧。

(1) 入水进阶训练:①开始阶段,儿童面对水池,坐于池边,双手搭在治疗师的肩部,治疗师在儿童躯干两侧提供支持,引导儿童重心前移,完成入水;②儿童面对水池,坐于池边,上身前屈,双臂前伸,治疗师扶持其双手,引导儿童重心进一步前移,完成入水;③儿童面对水池,坐于池边,治疗师选择稍远离儿童的位置,面对并向其伸出双臂,指令儿童上身前屈、双臂前伸来够治疗师的手,完成入水,并在儿童身体入水后提供保护;④指令并引导儿童入水后迅速翻转身体至仰卧位,以便让口鼻露出水面。

(2) 出水进阶训练:①儿童面对池边,站于水中,双手搭上池岸,治疗师在其身后利用身体和双手提供支持和辅助;②指令儿童用双手支撑池岸,并引导身体爬出水池,治疗师辅助手随之逐渐下移;③待儿童膝关节接近池沿时,指令其翻身并辅助其坐起。

3. 升降机出入　无论作为标准的无障碍设施,还是作为紧急情况下必要的移送辅助装置,现代康复水疗室都应该配备此类装置。从天轨吊装式到池边固定式,乃至池底地板升降式,升降机种类繁多,需要根据场地条件、患者类型和预算资金加以选择和装配。

使用这些设备前,治疗师必须对水疗对象进行评估,以明确是否需要,并牢记"最好让儿童独立完成"这一基本原则。需要注意:必须由专人严格按操作规程使用,为此必须张贴警示标志和图示;任何形式的升降设备在其运行过程中,下部和移动范围内不得出现任何人或物体,为此必须预先清场;不用时应当从治疗池或治疗槽中移出,以免影响训练。

4. 普通阶梯出入　由于目前在绝大多数普通泳池中,特别是在泳池的深水区,普通阶梯依然是唯一的出水方式。为了适应实际生活需要,只要存在可能性,治疗师就应该教会儿童如何正确使用普通泳池配备的阶梯出入水池。基础训练包括上、下肢力量训练及攀爬训练,在此基础上为了确保儿童安全出水,治疗师应紧跟在出水儿童身后,并随时准备提供支持与保护。

(二) 心理调适的技巧

1. 利用"亲子依恋",促进依恋转移　"亲子依恋"是指抚育人在日常生活中满足儿童的需要和愿望,使其感到安全,从而在儿童与抚育人之间建立起来的依恋关系。婴幼儿的亲子依恋最初在 6、7 个月大时明显表现出来,到 2 岁时这种依恋的程度会逐渐加重,如果与家长分离就会哭闹。研究表明,适中的亲子依恋有助于幼儿社会性行为和情感的发展,而过重的依恋则弊大于利。纵观儿童水疗实践,当家长把儿童刚送来水疗时,儿童都表现出不同程度的焦虑,往往还表现出诸多抗拒行为,常见哭闹不止、不参与活动、排斥他人、自我封闭等;持续时间快则数天,慢则可能需要一到数月方能完全适应水疗,通常前两周最为明显。那么治疗师如何利用"亲子依恋"让儿童尽快适应水疗呢? 最有效的办法是尽快实现情感转移,把幼儿建立在抚育人身上的依恋情感转移到治疗师身上,为此应该从以下方面着手:

(1) 对儿童的态度要始终慈爱、温和、亲切,这是实现情感转移的基础。只有让儿童对治疗师产生信任感和亲近感时,儿童才能产生依恋动机。对于"亲子依恋"较重的儿童,应予以重点关注,必要时需要倾注不亚于其父母的爱。绝不能表现出不耐烦,更不能训斥、恐吓孩子。

(2) 创设轻松、自然、贴近生活的环境氛围。单纯强调以儿童为中心的环境布置和陈设往往不够,治疗师还应为儿童创建轻松、自然、贴近生活的氛围,包括轻松的音乐、熟悉的儿歌、可靠的浮具、鲜艳的玩具等,以及同伴间愉快的沟通、玩耍和游戏,这些对于儿童的心理调适都非常重要。

（3）家长参与，亲情游戏。充分发挥游戏的作用，利用传递玩具的形式逐渐拉近彼此之间的距离；利用握手和帮助擦除脸上的水珠等方式增加抚摸和接触的机会；利用"开小船"等游戏，自然完成从父母到治疗师之间传递等。

2. 利用游戏，释放压抑情绪　在经历最初的抗拒后，儿童已经意识到恢复原状是不可能的，但对水疗还是不太适应，此时内心会存在既无奈又不满的矛盾情绪，从而进入压抑阶段，典型的行为表现是表情淡漠、情绪忧伤、攻击他人、咬手指、头晕、神经性呕吐等。此时治疗师应采取允许儿童宣泄的办法，帮助其走出心理阴影。具体方法举例如下：

（1）调适情绪的水中钻爬游戏：用水枪设置水门，让儿童依次通过"水门"；用水桶设置水帘，让儿童利用倾倒间隙迅速通过"水帘洞"；让儿童努力爬上、爬下大型浮板的"小乌龟爬山"等游戏。利用这些生动有趣的水中游戏，吸引儿童主动参与。

（2）宣泄情绪的恶作剧游戏：要做到努力控制情绪、压抑情感对于儿童（特别是个性强的儿童）比较困难，而且也容易加剧儿童的紧张心理。只有用适当的方式把情绪释放出来，合理宣泄，才能使其身心处于平衡状态。恶作剧游戏就是调控情绪的弹簧，如让儿童努力把各种浮具压到水下的"大力士"游戏，用水枪攻击漂浮目标的"打猎"游戏，用气锤攻击从水下浮到水面的"打水老鼠"游戏等。

3. 建立新的平衡　儿童适应水疗的时间长短取决于其能否与水疗环境和治疗师建立和谐、信任的关系。如果儿童与治疗师和水疗同伴间建立了依恋情感，那么重新适应的愿望就会变得强烈，适应时间就短，反之时间就长。指导策略如下：

（1）角色、情感性强的水中游戏：目的是在游戏中建立相应的规则意识，为治疗师今后开展针对性训练打好基础。如"老鸭带小鸭"游戏，治疗师扮演老鸭，儿童扮演小鸭，让其听哨声或铃声行动，可以指定规则，如声音慢代表在水中行走，声音变快代表在水中蹦跳，声音急促代表游泳，响一声代表直立，响两声代表俯卧漂浮，响三声代表仰卧漂浮等，让儿童学会听从指令做动作。

（2）以大代小：治疗师可采用"大小结对"的形式，以大代小，以强带弱，充分利用儿童模仿能力强的特点，鼓励儿童之间进行情感交流，有水疗经历的儿童往往能给新来的儿童起到良好的示范作用。

（三）呼吸控制训练

对于初次入水的儿童来说，主要的紧张源是非常害怕水会进鼻子或者进入呼吸道。只有掌握了正确的呼吸方法，才能彻底摆脱对水的恐惧，进一步开展水中康复治疗。

由于在陆上是受气压影响，而在水中要克服的则是水压，因此人在空气中的呼吸习惯与水中截然不同。一个典型的例子就是水中呼吸主要由嘴来完成，而陆上呼吸通常用鼻子。此外，水中换气时往往要抬头或转头，以便把口鼻露出水面。受重力影响，头露出水面的时间不可能太长，所以水中呼吸（特别是游泳时）还要根据技术要求调整节奏，慢呼快吸，吸气后还要有一个短暂的屏气阶段。初学游泳的儿童由于害怕呛水，以至于每次换气都"猛然地"抬高头部，认为这样鼻子和嘴就可以离开水面"足够安全"的距离，但这样做会使腿部下沉，从而难以保持应有的俯卧姿势，失去原有的稳定和平衡会让儿童感到游得很费力。通过下面几个步骤，可以非常安全地在水中运动时呼吸，并把呛水的可能降到最小。

1. 陆上呼吸训练

（1）陆上呼吸操（表2-10-1）

（2）水碗训练法：平时可以让家长在家中准备一个盛着温水的大碗，碗下面可以放一块大小合适的镜子，按照下面的步骤每天让儿童练习呼吸。①把下颌放到水里，每次呼吸时用鼻子或嘴呼气，用嘴吸气，并观察呼吸时水面的变化。每次练习至少要持续30s，直到感觉非

表 2-10-1　陆上呼吸操训练表

节数	具体内容
第一节	预备姿势:站立或坐直,双手叉腰
口令1	张嘴吸气
口令2	闭嘴闭气
口令3	拉长声喊"坡"
第二节	预备姿势:站立或坐直,双臂向前平伸,掌心向下
口令1	张嘴吸气
口令2	闭嘴闭气,弯腰低头抱膝
口令3	拉长声喊"坡",同时恢复预备式
注意	吸气要深,吐气要慢

常自然。②用鼻子和嘴唇接触水面,并尝试通过嘴角边的小小空隙来呼气。③睁大眼睛,把脸浸入水中,张开嘴,但不要吐气,儿童往往会惊奇地发现水并不会像想象中那样进入嘴或者鼻子。④把脸抬离水面,让儿童体会即使水还在嘴边和鼻子边向下滴,但吸气还是很轻松。在接下来的练习中反复尝试几次,并试着在吸气时保持鼻尖始终接触水面。⑤把脸浸入水中,从鼻子里轻轻地呼气泡,并尝试改变气流的大小和快慢节奏。气泡吹得越慢,就越能证明可以在水中坚持吐气更长的时间。直到抬头吸气,再重复练习用嘴吐泡泡。⑥当儿童可以从容并熟练做完以上练习时,就可以进入到"有节奏的呼吸"训练部分:将脸浸入水中,向外吐泡泡,心里默数到 4 或者 5,抬头之后吸气,并默数一下,重复几次。⑦有趣的挑战,变换呼气方式,用嘴吐一次泡泡,再用鼻子吐一次泡泡,反复做这个练习,直到儿童能做到随心所欲。

2. 水池中的呼吸训练

(1) 溅水练习:鼓励儿童用手打水,用腿踢水,目的是让儿童在面部溅水时也不会畏惧。

(2) 池边练习

1) 呼吸操练习:方法同陆上呼吸操。

2) 池边呼吸练习:普通练习时,手放松,放在体侧或者抓住池边扶手,把脸浸入水中,并慢慢地持续吹泡泡,然后抬头吸气(头不应抬起过高)(图 2-10-2);深呼吸练习时,要求深吸气后把脸更深地浸入水中,注意力集中在持续、稳定地吐泡泡上。在嘴露出水面的同时,爆发式吐完残余气体,然后立即深吸气,吸气过程要连贯自然,回到水中后再次开始吐泡泡。

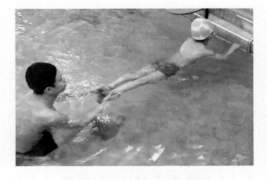

图 2-10-2　池边呼吸练习

3) 池边竞赛:谁闭气能到达规定的时间,谁吐泡泡的时间长,谁的泡泡吐得大,谁吐泡泡的声音大,谁能一口气把乒乓球吹得更远,谁能用最快的速度把迷你小船吹得底朝天,谁能尽快捡起正在下沉的玩具等,都是儿童喜欢的比赛项目。

(3) 远离池边的练习

1) 诱导儿童离开池边的呼吸练习:吹乒乓球比赛是非常适宜的方法,具体做法是让儿童背靠池边站立于齐胸深的水中,双臂向前伸直、平举,与肩同宽,浮于水面作为航道,把一个乒乓球置于儿童头部正前方其双臂之间的水面,让其用嘴把乒乓球吹到对侧池边。

2) 韵律呼吸法:有助于初学游泳者换气,同时也兼具水上自救的功能。该训练分两步:

首先,让儿童离开池边,站于水池中间,水深以浸没儿童颈部为宜,治疗师面对儿童站好,用双手扶持儿童的双手,并帮助其保持双臂向前平举浮于水面,让儿童用嘴深吸一口气;然后屈膝,在身体下沉的同时慢慢用嘴吐气,在水没过鼻子时停止下沉,待气吐完后双脚用力蹬池底,使身体向前上方跳跃,平举的双手同时向下压,口鼻出水后用嘴吸气,治疗师随之后退。重复下沉和跳跃动作,治疗师引领儿童从水池中央移动到池边。治疗师换到儿童身后辅助其直立并悬浮于水中,待其身体放松后,让其双臂向前伸直平举,同时用嘴深吸一口气。治疗师轻轻放手,让儿童的身体下沉,此时儿童应慢慢用嘴吐气,在脚碰到池底时下肢屈曲直至口鼻入水,待气吐完后双脚用力蹬池底,使身体向前上方跳跃,平举的双手同时向下压水,口鼻出水后用嘴吸气。重复下沉和跳跃动作,让身体从较深的水域移动到较浅水域,从水池中央移动到池边。

3）过水门:让儿童钻过两个成人搭建的水门。

（四）水中独立性训练

掌握了呼吸控制技术后,治疗师要面临的问题就是如何让儿童逐渐摆脱对辅助者的依赖,实现水中独立运动。这是一个不小的挑战,也是每个接受水疗的儿童必须经历的过程。以下训练通常可以帮助儿童顺利实现目标:

1. **矢状旋转控制**　矢状旋转是沿矢状轴在冠状面内向左右两侧的转动（图 2-10-3）,如脊柱任何位置的侧屈以及四肢的内收和外展。水中姿势保持、侧向移动和变换运动方向等活动都需要良好的矢状旋转控制能力。矢状旋转在直立位最具功能性,但也见于坐位、仰卧位或侧卧位。相对于其他类型的旋转,矢状旋转通常幅度较小,可在任何功能位置下进行,如站立位或坐位,主要关注点是重心转移。在水疗实践中,矢状旋转常用于松动和稳定脊柱,拉伸躯干（通过躯干侧屈动作）,促进视觉翻正反射和平衡反射,锻炼上、下肢的外展,或者进行左右方向的体重转移。

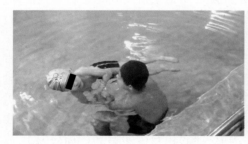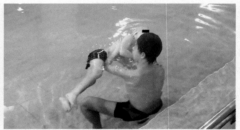

图 2-10-3　矢状旋转控制

2. **横向旋转控制**　横向旋转是指沿冠状轴在矢状面内向前后方向的转动,是围绕身体横轴的动作。从直立位转换体位到仰卧位漂于水面,再从仰卧漂浮位恢复到直立位,就是典型且实用的水中横向旋转技术（图 2-10-4）。对于横向旋转的训练必须循序渐进,先要在一个小而可控的阶段逐渐增加患者的运动幅度,最终达到向前和向后翻跟斗这样的终极横向旋转控制。可从小动作开始训练,如要求儿童在直立位低头吹泡泡,在开始沿前后方向进行重心转移时,横向旋转就变得更具有功能性,此时通常将其与上肢伸展及手部活动相结合。横向旋转控制的另一个应用是坐下或蹲下成“椅状”位置,再恢复站立。椅状位置是直立与仰卧之间这一重要位置改变的训练起点。在这项训练中,把第 11 胸椎作为重力与浮力平衡转换的临界解剖标志（重力占优时会产生下肢控制效应,而浮力占优时则产生头部控制效应）,并据此调整水深,标准是坐下时第 11 胸椎要没入水下。给儿童的简单指令是“把这

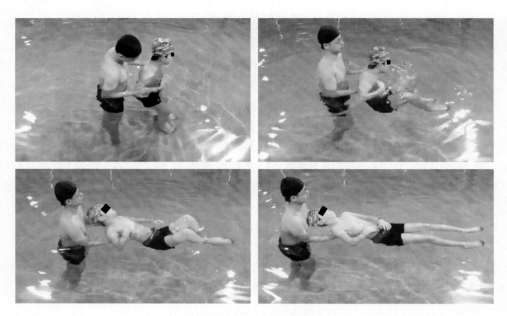

图 2-10-4　横向旋转控制

里想象成一间教室,现在坐在椅子上,并把双手放到课桌上"。再次站起来是该动作的第二阶段。

在水中,仰卧位最安全,因为此时口、鼻都能保持在水面以上。但仰卧漂浮时失去平衡或感觉要失去平衡,都可能引发大量病理性平衡反射。双脚与地面的联系消失了,正常的视觉输入改变了,交流也变得更加困难(因为耳朵浸入水中),恐惧感随之增加。因此,教会儿童如何独立地站起来就显得尤为重要,如果儿童能随心所欲地恢复到稳定的垂直位,那么所有的恐惧都将消失。控制横向旋转的关键:闭气,低头弯腰,上肢伸展,髋、膝关节屈曲,待身体垂直后下肢伸展,尝试站起。

3. **纵向旋转控制**　纵向旋转是指沿垂直轴在横断面内的转动(图 2-10-5),可在直立位或水平卧位进行。例如,直立位原地转动(向后、向左、向右等),从面部浸入水下的俯卧漂浮位转换到面朝上的仰卧漂浮位,自由泳时旋转躯干以进行呼吸,两腿交替屈伸使身体沿垂直轴转动等。纵向旋转沿身体纵轴或中线发生。这种旋转在仰卧位最为重要,但通常应从直立位开始训练。例如,让儿童们在水中站立并围成一圈,相互传递物品(重心转移),或在水中行走时指令其转身。在接下来的仰漂位训练中,首先要进行的第一个动作是缩小半径(将上肢贴于体侧并保持双腿并拢)的对称动作。治疗师可以在平衡点(第 2 腰椎附近)提供支持。让儿童通过头部旋转带动上下肢越过身体中线实现主动旋转,最终完成 360° 旋转回到仰卧位。这是实现水中独立的一项重要的安全技能,因为仰卧位被认为是呼吸的安全位置。纵向旋转控制的治疗应用是可以易化头 - 躯干翻正反射。旋转时被激活的腹肌是重要的旋转肌,提高它们的功能是纵向旋转的一个重要目标,因为这些肌肉无论对于游泳还是步行都很重要。纵向旋转还可以用于降低躯干部位的肌张力,如腰方肌和背阔肌。

4. **联合旋转控制**　是指将上述三种旋转动作任意结合的能力,包括在向前转动时进行横向和纵向旋转和在向侧方转动时进行矢状和纵向旋转等。这项训练的最终目的是让人在失去平衡时能迅速摆脱困境并以仰卧位结束。相比于单个旋转模式,混合旋转可能看起来要更难实现,但实际上更容易,因为它只是先前已经掌握的模式的结合而已。掌握了联合旋转控制,就能让游泳者在水中控制各个自由度的运动。在水中进行的所有旋转都带有联合

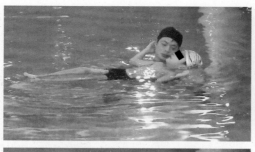
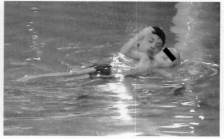
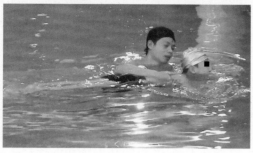

图 2-10-5　纵向旋转控制

的特性。例如，从池边坐位进入泳池向前漂浮并旋转至仰卧漂浮位，向前倒下时旋转躯体恢复至仰卧位，抓住池边的扶手并站起来，游向池边时改变方向等。联合旋转控制最重要的治疗应用是教授患者如何应对跌倒并重新站起来。水环境可以让人在没有疼痛和受伤风险的情况下失去平衡，从而让人们更加"敢于犯错"。

5. **下潜与上浮**　这阶段的训练是保证人在水中安全且随心所欲活动的基础。人类的惯性思维都认为身体到了水中就会沉下去，该阶段的主要任务就是要让儿童相信水能让自己漂起来。其理论依据：在浮力的作用下，任何比重小于 1 的物体浸于水中时都会上浮，人体的平均比重约为 0.974，因此绝大多数人都能漂浮在水面上。但仅仅有理论支持还远远不够，特别是对儿童来说更是如此。许多儿童还是会担心呛水或者在需要时无法呼吸。这时就需要利用一些简单的活动，如让儿童在水中做兔子跳（用脚蹬离池底并且感受到水可以将其托起来）；让儿童作池底拾物训练（吸一口气再捡起沉到池底的玩具），以体会被浮力托举向水面的感觉（图 2-10-6）；做潜水艇游戏，体会潜水是多么艰难。当儿童能理解并通过实践相信了这一理论时，他们通常就能在水中自由活动了。

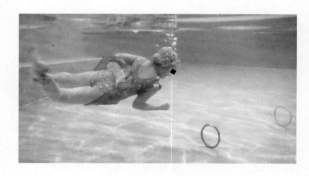

图 2-10-6　池底拾物

6. **静态平衡**　"先平衡、后运动"，良好的平衡控制是其他活动的基础。它要求儿童在精神及身体控制上都达到独立。静态平衡是指在水中保持一个静止放松的身体位置及姿势并能维持一段时间。该阶段的训练可在各种体位进行，如仰卧位（患者可能需要支持）、俯卧位、坐位、直立位等。也有人称此阶段为"抑制阶段"，即通过抑制不必要的运动来保持平衡和姿势稳定。漂浮是静态平衡的一个例子，如水平位漂浮、垂直漂浮和蘑菇漂浮。蘑菇漂浮是指双手抱膝背朝上漂浮于水面（图 2-10-7）。当儿童的静态平衡能力提高到一定程度时，治疗师可利用湍流或定倾中心效应对其进行干扰，如儿童保持沿中线对称的漂浮位或直立站立位,治疗师通过制造湍流对其进行干扰,并嘱其尽量保持不动。

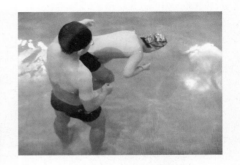

图 2-10-7 蘑菇漂浮

7. 湍流中滑行 是紧跟静态平衡的"动态"成分。进行湍流中滑行时,治疗师面对仰漂于水面的儿童,站立于其头顶上方,用手在肩部下方制造湍流,然后自身向后移动,通过湍流带动仰漂于水面的儿童跟随移动。治疗师和儿童之间没有任何肢体接触,运动完全通过湍流的引导来实现(图 2-10-8)。滑行中儿童必须保持脊柱对线良好、髋关节伸展以及躯干对称,要有效控制不必要的身体转动、侧屈和外展,且不能作任何推进动作,要专注于保持静态平衡。

8. 简单推进 是指作简单的推进动作,可以是上肢、下肢或躯干的运动。例如,水平仰卧位下通过两手划水或腿部上下打水来向前推进(图 2-10-9)。当儿童能够在湍流中滑行中控制姿势、保持平衡时,治疗师就可以向其介绍推进动作。最初是双手的对称动作,在水中从头端经体侧向骨盆划水。这个动作的推进效率并不高,其目的是训练在保持对头部和躯干控制的情况下进行外周运动。与湍流中滑行的不同之处在于,儿童必须同时控制中枢稳定和推进动作。这一双重任务比先前的要求又提高了一步。

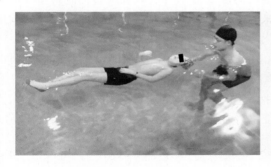

图 2-10-8 湍流中滑行

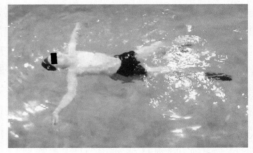

图 2-10-9 简单推进

通过上述步骤,儿童能达到在水中独立运动的阶段目标。

(五)游泳训练

人们选择在水中的活动通常有两个原因:锻炼和游泳。从小就开始学习游泳,不仅可以防止溺水危险、习得求生技能,而且还能带来心理、身体、娱乐和社会交往等多方面的益处。以康复为目的的游泳是为了最大程度缓解患者的病症。像蝶泳这类难度较大的游泳方式在此不做讲述,这类高难度游泳动作通常不适用于水疗康复训练,更不适用于儿童。

1. 基本泳姿 即仰卧位漂浮于水面上,手臂对称划动,下肢非对称踢水,上、下肢的运动是持续不断的。如果需要休息,游泳者可以以流线型体位滑行,即手臂置于躯干两侧,掌心朝向大腿,髋微内收,膝部伸直,足跖屈。这种泳姿下,身体除了臀部与手臂略低于头部与肩部,其余皆平行于水面,耳朵浸入水中,面部露出水面。

(1)上肢运动:肩关节与肘关节置于身体两侧中立位,前臂于旋前旋后中立位,掌心与中线相对。前臂旋前,腕伸展,肩外展,然后前臂旋后,腕关节屈曲至中立位,前臂旋前向下推水,作八字形运动。

(2)下肢运动(扑动踢水):①下肢的恢复性阶段,腿向下伸展至池底,膝、踝关节放松。

②下肢的力量性阶段,髋关节屈曲带动膝关节屈曲,膝关节迅速伸展伴随足踝跖屈。踢水产生的力量是向上的,就像踢掉脚上的海藻一样。足背表面和小腿产生的对水的反作用力最终成为推进力。

（3）呼吸:在整个过程中面部均处于水面上,游泳者可以轻松呼吸。

（4）姿势协调要点:此项泳姿要保持前臂与腿持续运动。扑动踢水是持续性的,由臀部的交替运动开始。踝关节在运动中保持放松。感觉就像一条腿在恢复性阶段,另一条腿在力量性阶段。

（5）难度等级和受众儿童:这是非常简单的一种泳姿,头面部露出水面可以自由呼吸,肢体的远端靠近中线运动,适用于初学者、运动控制和协调能力较差的儿童以及疼痛患者。

（6）治疗目标:上、下肢远端力量,脊柱稳定性、耐力训练,放松训练,缓解疼痛。

2. 初级仰泳　是仰卧式泳姿,伴随对称性的上下肢共同运动。游泳者身体呈流线型姿势,前臂置于躯干两侧,中立位,掌心朝向大腿,髋部轻微内收并拢,膝关节伸展,足部跖屈。耳朵浸入水中,面部置于水外。除臀部与下肢略微低于头部与肩关节,身体与水面平行。

（1）上肢运动:①上肢恢复性阶段,在滑行姿势下双手沿躯干行至腋窝,肩关节内旋外展,肘关节屈曲直至双手移动到腋窝。肩关节外旋,肘关节伸展,以令双手划向远端。肩关节外展至约90°~120°。肘关节伸展至最大范围。②上肢力量性阶段,双臂下拉内收,保持肘关节轻微屈曲,腕关节屈曲至伸展,前臂内旋至外旋,以令掌心面向中线。

（2）下肢运动（打水）:①下肢恢复性阶段,动作起始于膝关节屈曲,髋关节外展。要求两膝分开,与臀同宽或略宽（根据患者的表现）,脚后跟向臀部运动。恢复性阶段末期,足踝背屈外翻。踝关节在过程中置于水下,而膝关节或许会略高于水面。后背与臀部处于滑行姿势中几乎相同的位置。②下肢力量性阶段,恢复性阶段末期就是打水动作的开始,髋部内旋,以带动足部停止于膝关节外侧。然后足背和小腿一起用力打水,同时膝关节伸展,髋关节外旋内收至漂浮姿势。膝关节几乎完全伸展,双脚几乎并拢,踝关节终止于跖屈位。在整个力量性阶段中,下肢应在水面以下。

（3）呼吸:整套动作中,头部均露出水面,对于游泳者来说较易呼吸。应在力量性阶段呼气,在恢复性阶段吸气,这样可以防止用力而导致水进入鼻腔。

（4）姿势协调性要点:在恢复性阶段上肢先于下肢进行运动,在力量性阶段上、下肢则是共同运动。上、下肢在恢复性阶段时缓慢移动,在力量性阶段时迅速移动。下肢在恢复性阶段和力量性阶段之间是没有停顿的。身体的滑行阶段出现在力量性阶段之后、恢复性阶段之前,此时身体呈流线型姿态,患者滑行至冲力减缓。在整个动作中,髋关节处于靠近水面的位置,上肢置于水中。

（5）难度等级和受众儿童:这是简单的泳姿,面部露出水面可以轻松呼吸,双侧肢体对称运动,包含大幅度的屈曲和伸展,适用于初学者、运动控制和协调性较差的儿童。

（6）治疗目标:上下肢力量,扩胸,脊柱稳定性,耐力训练,放松训练,缓解疼痛。

3. 侧向游泳　是侧卧式泳姿,上、下肢不对称运动。滑行姿态是侧卧式,头部略高于水面,保证口鼻在水面外即可。耳朵的下缘应该在水中。游泳者的头、后背、下肢和上肢应呈一条直线。身体近乎水平,除了下肢比头部略低,低于水面。躯干轻微侧屈,下肢伸展,踝关节跖屈。前臂旋前,掌心向下。

（1）上肢运动:从滑行姿势开始,下侧上肢下拉,力量性阶段开始。肩关节移动至内收位,肘关节屈曲至约90°。手划至胸部上方。在下侧上肢的力量性阶段期间,上侧上肢开始恢复性阶段,肩关节内收,肘关节屈曲直至手运动到与下侧肢体的肩部,掌心向下。下侧上肢的恢复性阶段是伸展至滑行体位。此时上侧上肢进入力量性阶段,向足端划水至伸展滑行体位。

（2）下肢运动：①下肢恢复性阶段，从滑行体位结束、双下肢的恢复性阶段开始。髋、膝关节屈曲，脚后跟向臀部移动，下肢准备开始踢水。上侧下肢踝关节背屈，同时下侧下肢踝关节跖屈，髋、膝关节伸展。力量性阶段开始前，上侧下肢髋关节屈曲，膝关节屈曲，踝关节中立位。同时下侧下肢髋关节伸展，膝关节屈曲，踝关节跖屈。②下肢力量性阶段，上侧下肢向后运动，髋关节伸展，踝关节跖屈。同时下侧下肢向前运动，髋关节屈曲，膝关节伸展，踝关节跖屈。推动力来源于上侧足的足底和下侧足的足背。双下肢止于滑行阶段。

（3）呼吸：在整个过程中嘴都露出水面，呼吸比较容易。在上侧上肢的恢复性阶段吸气，在上侧上肢的力量性阶段呼气。

（4）姿势协调性要点：从滑行阶段末期开始，动作由下侧上肢的力量性阶段开始，此时上侧下肢处于恢复性阶段。然后动作交替。

（5）难度等级和受众儿童：这是难度较大的一种泳姿，四肢都需要作较复杂的运动。对于不能脊柱侧屈和髋关节伸展的儿童，踢水难度较大，需要良好的自我意识来维持合适的躯干位置和上、下肢运动协调性。

（6）治疗目标：促进身体两侧分离运动，耐力训练，上、下肢力量及主动活动，牵伸躯干下侧面。

4. 蛙泳 是俯卧式泳姿，上、下肢运动对称。滑行姿势是俯卧式流线型体位。髋、膝关节伸展，踝关节跖屈。上肢于头顶屈曲，在水面以下双手并拢，前臂旋前，掌心向下。水线位于前额发际线处。躯干应处于中立位，与上、下肢近似水平。

（1）上肢运动：①上肢力量性阶段，肩关节内旋，腕关节旋前，掌心向外与水面呈 45° 夹角。随着肘关节伸展，肩关节内收，手掌侧向运动直至略宽于肩。此时，肘关节屈曲，手向斜下方发力至肘位，前臂与身体垂直。然后前臂旋后，掌心画圆并向上运动至下额部及面部。通过力量性阶段，肘尖向外高于手的位置、低于肩关节的位置。②上肢恢复性阶段，力量性阶段结束瞬间，肩关节水平内收，双肘抱水，掌心相对。将手伸过头顶，前臂旋前，掌心向下，进入滑行姿势。

（2）下肢运动：①下肢恢复性阶段，恢复性阶段始于髋、膝关节屈曲，髋关节轻微外展。脚后跟踢向臀部，膝关节等宽或略宽于髋关节（根据游泳者喜好而定）。在恢复期阶段末，髋关节屈曲至约 125°，躯干位置与滑行姿势几乎相同。②下肢力量性阶段，始于髋关节内旋，此时足在膝关节上方。然后用足背和下肢中下部分打水，髋、膝关节伸展、旋转、内收至滑行姿势。膝关节几乎完全伸展，踝关节跖屈。下肢在整个力量性阶段应位于水下。

（3）呼吸：在上肢力量性阶段，游泳者抬头吸气，然后缓慢将面部放入水中并缓慢用嘴吐气。在上肢恢复性阶段末期，游泳者吐掉一次性所有余气然后将头抬起，进行下一次呼吸。

（4）姿势协调性要点：上肢力量性阶段由滑行姿态开始。在上肢力量性阶段末期，游泳者抬头吸气并开始下肢的恢复性阶段。在换气后，游泳者应立即降低面部高度进入水中，开始上肢恢复性阶段，此时下肢已完成恢复性阶段。上肢在头顶屈曲时，正好是下肢完成踢水的时间点。游泳者应当简短的滑行，失去冲力后开始下一个动作。

（5）难度等级和受众儿童：这是较难的泳姿，呼吸环节较难。对颈部和后背受伤等不能忍受脊柱伸展的患儿造成影响。对肩关节损伤尤其是不能忍受重复活动的患者造成压力。会增加下腰部和膝关节的张力，尤其是髋关节旋转不利的患者，难以完成踢水动作。需要较好的协调性，对没有这种泳姿经验的患者来说是个挑战，需要良好的自我意识和躯干稳定性。

（6）治疗目标：上、下肢力量及主动活动，脊柱稳定性进阶，耐力训练，呼吸控制。

5. 自由泳 又称爬泳,是一种俯卧式且四肢不对称运动的泳姿。在整个游泳过程中,躯干像滚木一样左右摆动并且脊柱保持在中立位置。滚木式摆动由三个动作构成:处于恢复性阶段的高举一侧的上肢,处于力量性阶段的向下划水的上肢,下肢与剩余的身体一起摆动打水。身体保持流线型会帮助完成呼吸动作,并能改善整体的动作节律性。下肢将浮出水面打水。头部与下肢共同随身体摆动来保持良好的流线型姿态。

(1) 上肢运动:①上肢力量性阶段,上肢从头顶入水,肩关节屈曲内旋。肘关节屈曲,入水时的曲度是全部伸展后的 3/4;前臂旋前,拇指与示指先行入水,肘关节最后入水。入水时上肢全范围伸展,向后、外侧划水,前臂保持旋前。然后肘关节屈曲至约90°,上肢向后划手,前臂旋前,使上肢正好在胸部以下并垂直于胸。由此开始,上肢完成向后侧方的伸展滑动过程,止于大腿侧方。上肢的划动路线为"S"形,左右上肢交替。②上肢恢复性阶段,上肢上举抬出水面,肘关节率先出水,手出水面时小指最先。身体在这时到达旋转幅度最大位置,以便上肢可以更轻松抬起。随后肩关节内收伸展位高举出水。提肘,前臂自然下垂。前臂放松,向前移动至力量性阶段入水点。

(2) 下肢运动:①下肢力量性阶段,髋关节屈曲,膝关节屈曲。然后膝关节快速伸展,踝关节被动跖屈内翻。踢水的力量是向池底方向,就像甩掉脚上的水草。冲力来自脚面和下肢打水造成的水的反作用力。②下肢力量性阶段,下肢伸展至水面,到脚后跟刚出水面。膝、踝关节放松。

(3) 呼吸:呼吸动作在每一次上肢循环后或一次半循环后。出现在上肢力量性阶段的末期,恢复性阶段刚刚开始。头部与躯干共同旋转,对侧的耳朵留在水中,头部轻微侧屈进行换气。吸气后,游泳者将头部转入水中缓慢在水下吐气,直到下一次呼吸。

(4) 姿势协调性要点:上肢持续交替运动,当一侧上肢进入恢复性阶段,对侧上肢下拉。扑动踢水是持续性的交替运动,始于髋关节,踝关节应当在运动过程中保持放松。一侧下肢进入恢复性阶段时,对侧下肢进入力量性阶段。

(5) 难度等级和受众儿童:这是更难一级的泳姿,呼吸动作难度大,不对称的四肢运动,上肢划出水面并且远离中线。对颈部和颈部损伤者有可能造成压力,特别是不能忍受脊柱伸展和旋转的患儿。特别是对肩关节不能完全屈曲、伸展或内旋的患者,超过头的重复运动,对肩关节可能造成压力。需要良好的身体自我意识和躯干的稳定性,特别是伸展和旋转时。

(6) 治疗目标:上肢关节活动度与主动运动,上、下肢力量,身体两侧的分离运动,躯干稳定性、呼吸控制、耐力训练。

(六) 日常生活活动训练

康复水疗给儿童提供了一个训练自理能力以改善生活独立性的机会。水中独立性的提高可促进陆上相关功能目标的改善。治疗师有责任协助评估和训练儿童掌握与水疗相关的日常生活必备技能,这些技能如下:

1. 移动 包括床上翻身、坐起、轮椅移动及转移。移动障碍的原因包括关节活动受限、肌力低下、协调性障碍等,相关的水疗训练包括:

(1) 在 Hubbard 槽中的升降担架上练习抓住床缘、床挡或扶手坐起和翻身。

(2) 利用池边扶手训练支撑转移。

(3) 利用 Hubbard 的升降担架训练轮椅与床之间的转移。

(4) 利用池边升降椅训练椅子之间的转移。

2. 洗漱 包括进出浴盆或淋浴室;使用水龙头、肥皂、浴巾;相关活动还包括洗手和脸、拧毛巾、刷牙、梳头等。洗漱障碍的原因包括:上肢和颈部关节活动受限;上肢和颈部肌群肌力低下;上肢和颈部肌群协调性障碍;上肢偏瘫;认知和知觉障碍等。相关的水疗训练如下:

(1) 利用浮力对上肢的支持作用辅助患者完成移动上肢到头面部的训练。

(2) 利用软塑料容器或橡胶玩具设计水中挤压游戏,借以提高儿童挤牙膏等生活使用技能。

(3) 利用普通毛巾设计水中技巧性游戏(如水中拾物)和角力性游戏(如拔河、将毛巾绕在池边扶手上用健手拧干等),以提高毛巾的使用技巧。

(4) 在水中设计相关的碰触练习,以锻炼手能够触及身体的每一个部位。

(5) 进行利用扶手协助站起和坐下的训练。

(6) 进行健侧水疗康复训练,以利于辅助或代替患侧完成相关技能。

3. 更衣 穿上衣动作包括:将上肢放进袖口中,脱、穿套头衫;用手将衣服的后背部向下拉;解开或系上纽扣、开关拉链。穿裤子、鞋、袜主要动作包括:站着提裤子;抓住裤腰并系皮带;解开或系上扣子、开关拉链、系带。更衣障碍的原因有:相关关节活动受限,四肢和躯干相关肌群肌力低下,四肢肌群协调性障碍,认知、知觉及感觉障碍。相关的水疗训练如下:

(1) 每次水疗前后进行穿脱泳装(普通泳裤、连身潜水服、半身前开襟潜水服、泳帽等)、泳具(泳镜、耳塞、鼻夹、手蹼、脚蹼等)的训练,以达成独立完成的目标。

(2) 利用水中游戏进行手指对捏等精细动作训练,还可以进行适应性辅助用具的使用训练(如在潜水服的拉链上加上拉环,让手指对捏无力或不能者能够开关拉链)。

(3) 进行水中坐位平衡和站立平衡训练(包括在水中坐或站立时用手去触摸脚面等动作)。

(4) 肢体远端抗阻移动训练(使用手蹼和脚蹼)。

(金 龙 姚 斌 贾 威 萧敦武 崔 尧 李侑霖 丛 芳)

第二节　脑性瘫痪儿童水疗技术

一、脑性瘫痪概述

(一) 概念

脑性瘫痪(cerebral palsy,CP)简称脑瘫,是造成儿童残疾的常见原因之一,主要表现为运动障碍,伴有或不伴有感知觉和智力缺陷。脑瘫的定义没有完全统一,本文采用《中国脑性瘫痪康复指南(2015)》中有关脑瘫的定义:脑性瘫痪是一组持续存在的中枢性运动和姿势发育障碍、活动受限综合征,这是由于发育中的胎儿或婴幼儿脑部非进行性损伤所致。

(二) 病因

导致脑瘫的直接原因为发育不成熟的大脑、先天性发育缺陷或获得性等非进行性脑损伤。脑瘫的脑部病理改变主要有脑白质损伤、脑部发育异常、神经生化的改变、颅内出血、胆红素脑病、脑部缺氧、先天性感染引起的脑损伤等。

尽管许多脑瘫儿童的病因尚未明确,但有许多因素被认为是造成脑瘫的危险因素,按照时间段可以分为产前、围产期和出生后。产前的因素有宫内感染、妊娠中毒症、先兆流产、遗传因素等;围产期的因素有早产、低出生体重、窒息、缺氧缺血性脑病、核黄疸等;出生后的因素有外伤、感染等。

脑瘫的脑部病理改变从损伤部位来看主要分为三类:锥体系、锥体外系和小脑。锥体系损伤多为大脑皮质(灰质)、锥体束(白质)的不同部位损伤,可引起全身或部分的躯干及肢体的随意运动障碍,主要造成痉挛型脑瘫。锥体外系损伤的主要部位为基底节、丘脑、海马等部位,可引起全身的随意运动障碍、肌强直、肌张力突然变化或动摇不定,临床上多见于不随意运动型脑瘫。小脑损伤主要导致累及全身的共济失调、平衡障碍、震颤等，临床多见于共济失调型脑瘫。

（三）分型

根据《中国脑性瘫痪康复指南（2015）》，脑瘫的临床分型主要包括以下 6 种：

1. 痉挛型四肢瘫（spastic quadriplegia）　以锥体系受损为主，包括皮质运动区损伤。牵张反射亢进是本型的特征。四肢肌张力增高，上肢背伸、内收、内旋，拇指内收，躯干前屈，下肢内收、内旋、交叉、膝关节屈曲，剪刀步、尖足、足内外翻，拱背坐，腱反射亢进、踝阵挛、折刀征和锥体束征等。

2. 痉挛型双瘫（spastic diplegia）　症状同痉挛型四肢瘫，主要表现为双下肢痉挛及功能障碍重于双上肢。

3. 痉挛型偏瘫（spastic hemiplegia）　症状同痉挛型四肢瘫，表现在一侧肢体。

4. 不随意运动型（dyskinetic）　以锥体外系受损为主，主要包括舞蹈性手足徐动（choreoathetosis）和肌张力障碍（dystonic）。该型最明显特征是非对称性姿势，头部和四肢出现不随意运动，即进行某种动作时常夹杂许多多余动作，四肢、头部不停地晃动，难以自我控制。该型肌张力可高可低，可随年龄改变。腱反射正常，锥体外系征紧张性迷路反射（+）、非对称性紧张性颈反射（+）。静止时肌张力低下，随意运动时增强，对刺激敏感，表情奇特，挤眉弄眼，颈部不稳定，构音与发音障碍，流涎、摄食困难，婴儿期多表现为肌张力低下。

5. 共济失调型（ataxia）　以小脑受损为主，可合并锥体系、锥体外系损伤。主要特点是由于运动感觉和平衡感觉障碍造成不协调运动。为获得平衡，两脚左右分离较远，步态蹒跚，方向性差。运动笨拙、不协调，可有意向性震颤及眼球震颤，平衡障碍，站立时重心在足跟部、基底宽，醉汉步态，身体僵硬。肌张力可偏低，运动速度慢，头部活动少，分离动作差。闭目难立征（+），指鼻试验（+），腱反射正常。

6. 混合型（mixed types）　具有两型以上的特点。

（四）分级

目前多采用粗大运动功能分级系统（gross motor function classification system，GMFCS）对脑瘫儿童进行临床分级。GMFCS 是根据脑瘫儿童运动功能受限随年龄变化的规律设计的一套分级系统，完整的 GMFCS 分级系统将脑瘫患儿分为 5 个年龄组（0~2 岁、2~4 岁、4~6 岁、6~12 岁、12~18 岁），每个年龄组根据患儿运动功能从高至低分为 5 个级别（Ⅰ级、Ⅱ级、Ⅲ级、Ⅳ级、Ⅴ级）。

二、评定与治疗

脑瘫儿童的水疗作为脑瘫儿童物理治疗的一部分，其评定和治疗可采取 SOAPIER 原则和顺序，即主观评价（subjective assessment）、客观评价（objective assessment）、分析（analysis）、计划（plan）、干预（intervention）、评估（evaluation）、修正（revision）的流程。这 7 个部分作为一个整体，不断循环并贯穿于脑瘫儿童水疗的全过程。

在评定的过程中，需考虑到水环境的特殊性和水疗的治疗作用。在水环境的特殊性方面，应通过评定，明确是否需要采取相关的预防措施，以及是否存在水疗禁忌证，同时应考虑人体在水环境中的生理状况和受力情况与陆地不一致。在水疗的治疗作用方面，脑瘫儿童水疗的最终目标是提高其在陆地上的功能状况。因此，脑瘫儿童水疗的有关评定不能仅仅局限于在水中进行评定，还应了解脑瘫儿童在陆地上的相关情况。在评定之前应从相关医师和治疗师处了解该患儿的各种陆地上评定的结果，以及他们为该患儿所设定的治疗目标；同时，应视所获得信息的多少，补充开展一些必要的陆地上的评定。在后续分析患儿的问题点、设定计划、制订具体干预措施时,应基于水中和陆地两方面的评定结果进行考虑。

（一）主观评价

主观评价主要根据患儿及其家属提供的信息和从相关医师和治疗师处了解的信息,包括了解物理治疗的常规信息和水疗相关信息两部分。本文主要介绍获取水疗相关信息部分。该部分可进一步分为了解患儿以往水疗情况和筛查水疗禁忌证、注意事项两部分。

了解患儿以往水疗情况,主要了解患儿是否恐水以及既往水中活动的情况。筛查水疗禁忌证、注意事项,可以将国际功能、残疾和健康分类(International Classification of Functioning, Disability and Health, ICF)的身体功能和结构领域的一级类目作为框架,并借鉴美国物理治疗协会发布的物理治疗实践指南中的水中运动回顾系统(Aquatic Exercise Review Systems, AERS)和澳大利亚物理治疗协会发布的《关于水中物理治疗师在水疗池工作或(和)管理水疗池的澳大利亚指南》等其他文献。筛查的内容涉及心血管系统、呼吸系统、中枢神经系统、肌肉骨骼系统、胃肠道、泌尿生殖系统、内分泌和新陈代谢、传染病情况、皮肤、脚、眼、耳、心理状态等相关情况。根据筛查的结果,一方面可以采取一定的预防措施,确保脑瘫儿童水疗的安全性,如果存在禁忌证,则必须暂停脑瘫儿童的水疗,直到相应的禁忌证解除;另一方面,还可以根据筛查情况,考虑该患儿在水环境中的生理心理状况及力学情况,更好地规划治疗和判定疗效。

（二）客观评价

客观评价主要是对患儿实施进一步确认其健康状况(疾病或失调)的检查、陆地功能评定、水疗相关情况评定。

1. 健康状况(疾病或失调)相关检查　一般情况下,进行水疗的患儿的诊断已经明确。但作为物理治疗师,应该对治疗的患儿进行必要的检查,进一步确认患儿的健康状况(疾病或失调),防止漏诊或误诊。具体涉及脑瘫诊断与鉴别诊断的相关检查内容可参考《中国脑性瘫痪康复指南(2015)》,此处不进行详述。

2. 陆地功能评定　脑瘫儿童陆地功能评定可以结合 ICF 核心组合及相关经典评价量表,根据患儿的具体情况来选择评定内容,如能从相关医师和治疗师处得到评定结果,可以直接采用。脑瘫儿童往往存在着多种障碍,目前国际上脑瘫的评定方法种类繁多,常用的脑瘫评定方法主要包括痉挛的评定、运动功能的评定、综合能力评定、Gesell 发育诊断量表和言语语言评定等,但仍没有一个公认的用于全面评定和描述脑瘫儿童功能的量表。2007年发布的《国际功能、残疾和健康分类(儿童与青少年版)》(International Classification of Functioning, Disability and Health, Children and Youth Version, ICF-CY)以及随后于 2014 年发布的脑瘫儿童与青少年 ICF 核心组合则为全面评定和描述脑瘫儿童功能提供了一种可能。脑瘫儿童与青少年 ICF 核心组合包含 5 个版本,分别是综合版(135 个类目)、6 岁以下简明版(31 个类目)、6~14 岁(含 6 岁)简明版(35 个类目)、14~18 岁(含 14 岁)简明版(37 个类目)以及简明通用版(25 个类目)。脑瘫儿童与青少年 ICF 核心组合简明通用版包含类目最少,可用于 0~18 岁的脑瘫儿童和青少年,适用范围广泛,使用者还可根据需要从脑瘫儿童与青少年 ICF 核心组合综合版中选取需要的类目加入到脑瘫儿童与青少年 ICF 核心组合简明通用版中一起使用。ICF-CY 中没有描述个人因素的类目,建议在评定过程中增加对脑瘫儿童身体结构、功能、活动和参与产生积极或消极影响的性格特征描述,以及爱好、积极的态度和可以影响干预依从性的其他特征。脑瘫儿童与青少年 ICF 核心组合虽然提供了一个标准化的评定工具,但与 ICF 限定值相比,康复医学界已广泛使用的经典评价量表更具有临床实用性和良好的心理测量学特性,对于脑瘫儿童使用特定的评估方法如粗大运动功能评定量表(Gross Motor Function Measure, GMFM)可以使评估更为精确和有效。虽然将已有的经典评价量表与 ICF-CY 进行整合仍然面临很多挑战,但《中国脑性瘫痪康复指南(2015)》在这一方面提供了较好的指导。在实际工作中可以将脑瘫儿童与青少年 ICF 核心组合简明通用版作为框架,采用《中国脑性瘫痪康复指南(2015)》中对脑瘫儿童与青少年 ICF 核心组合简明通用版有关类目推荐的评价方法(表 2-10-2)了解脑瘫儿童陆地上的功能状况,从而更好地设定水中治疗的计划和判断水疗疗效。

表 2-10-2　脑瘫儿童与青少年 ICF 核心组合简明通用版及
《中国脑性瘫痪康复指南(2015)》推荐的评价方法对照表

部分	成分	领域	2 级类目	推荐的评价方法
功能和残疾	身体结构和功能	身体结构	s110 脑的结构	未推荐
		身体功能	b117 智力功能	智力发育里程碑、中国比内测验、韦氏智力量表、贝利婴幼儿发展量表
			b134 睡眠功能	未推荐
			b167 语言心智功能	语言发育里程碑、汉语版《S-S 语言发育迟缓评定法》
			b210 视功能	儿童神经系统检查方法、视觉诱发电位、眼科检查方法
			b280 痛觉	未推荐
			b710 关节活动功能	关节活动范围评定
			b735 肌张力功能	被动性检查、伸展性检查、肌肉硬度检查、痉挛评定量表、综合痉挛量表
			b760 随意运动控制功能	平衡:静态平衡和动态平衡评定、Fugl-Meyer 平衡功能评定法、Carr-Shepherd 平衡评定法、Semans 平衡障碍分级法、人体平衡测试仪评定 协调:观察法、协调性实验
	活动和参与		d415 保持一种身体姿势	粗大运动发育里程碑、粗大运动功能分级系统、粗大运动功能评定量表、Peabody 运动发育评定量表粗大运动部分、Alberta 测试量表、贝利婴儿发展量表
			d440 精巧手的使用	发育里程碑、PDMS 精细运动部分及操作部分、脑瘫儿童手功能分级系统、精细运动功能评定量表、上肢技能质量评定量表、精细运动分级、墨尔本单侧上肢功能评定量表、House 上肢实用功能分级法、Gesell 量表
			d450 步行	粗大运动发育里程碑、粗大运动功能分级系统、粗大运动功能评定量表、Peabody 运动发育评定量表粗大运动部分、Alberta 测试量表、贝利婴儿发展量表
			d460 在不同地点到处移动	粗大运动发育里程碑、粗大运动功能分级系统、粗大运动功能评定量表、Peabody 运动发育评定量表粗大运动部分、Alberta 测试量表、贝利婴儿发展量表
			d530 如厕	日常生活活动发育里程碑评定、残疾儿童能力评定量表中文版、儿童功能独立性评定量表
			d550 吃	日常生活活动发育里程碑评定、残疾儿童能力评定量表中文版、儿童功能独立性评定量表
			d710 基本人际交往	未推荐
			d760 家庭人际关系	未推荐

续表

部分	成分	领域	2 级类目	推荐的评价方法
背景性因素	环境因素		e115 个人日常生活用的用品和技术	未推荐
			e120 个人室内外移动和运输用的用品和技术	未推荐
			e125 通信用的用品和技术	未推荐
			e150 公共建筑用的设计、建设和建筑用品技术	未推荐
			e310 直系亲属家庭	通过询问家长、自制调查问卷等方式进行评定
			e320 朋友	未推荐
			e460 社会的态度	未推荐
			e580 卫生的服务、体制和政策	未推荐
	个人因素		ICF-CY 中无描述	

3. 水疗相关情况评定　开展水中评定的主要目的是了解脑瘫儿童的水中适应情况和水中运动能力,进而设定患儿水中运动的方式和目标,从而提高其水中适应性和陆地上的功能状况,包括评估患儿与水疗有关的形状和密度、了解患儿水中运动功能。目前评价脑瘫儿童水中运动功能常用的量表为 Alyn 水中适应性测试量表(Water Orientation Test of Alyn,WOTA)。该量表分 2 个版本:WOTA-1 和 WOTA-2。其中,WOTA-2 适用于能够理解并执行简单口令的患儿,而 WOTA-1 专为无法听从口头指令的儿童设计,适用于 4 岁以下及存在认知障碍或严重运动障碍的 8 岁以下儿童。目前中国康复研究中心已完成 WOTA-1 和 WOTA-2 的汉化工作。

(三) 分析

分析主要基于主观评价和客观评价得到的信息,核实患儿的健康状况,确定患儿陆地和水中的主要问题点。可通过使用康复问题解决表(Rehabilitation Problem Solving Form,RPS-Form)来确定患儿陆地上的主要问题点。该表以 ICF 为架构(图 2-10-10),基于上述主观评价和客观评价得到的信息,明确环境因素和个人因素中的阻碍因素和有利因素。从患儿及其家属和治疗师双方的角度,从功能和结构、活动、参与三个维度列出问题点,治疗师综合分析列出的信息,确定该患儿陆地上的主要问题点。治疗师通过分析该患儿水中运动功能评定的结果,确定患儿水中的主要问题点。

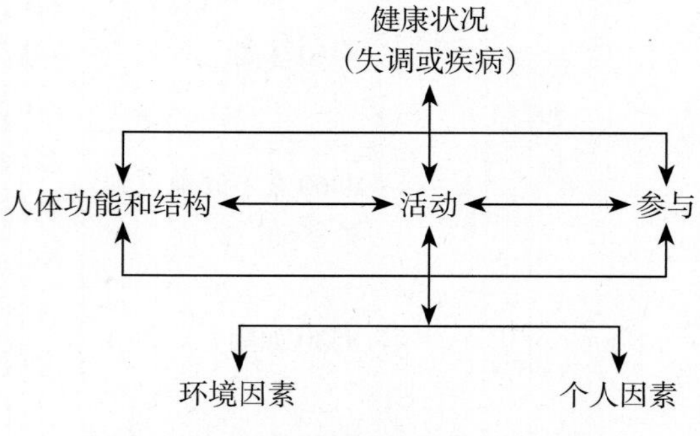

图 2-10-10　康复问题解决表的 ICF 架构

(四) 计划

计划方面包括寻找证据支持、基于 SMART 原则设定目标、基于目标选择干预方法、基于有关事项调整计划。

1. 寻找证据支持　基于循证医学开展治疗对患儿具有重要的意义。在寻找某一疾病水疗证据支持时,一般可基于 PICOT 的原则进行,即患者(patient population of interest)、干预(intervention or area of interest)、比较(comparison intervention or group)、结果(outcome)、时间(time)。具体到水疗对脑瘫儿童的治疗作用,与其他治疗相比,其优势已经在很多文献中得到证实。Ryu 等发现,与对照组和马术治疗组对比,单次治疗后脑瘫儿童对水疗表现出更大的兴趣,同时水疗能更好地改善脑瘫儿童的情绪状态。Roostaei 等对 6 个数据库中有关水疗对脑瘫儿童的粗大运动功能治疗作用的文献进行了回顾性分析,发现 11 篇文献均报道经过一段时间的水疗后脑瘫儿童的粗大运动功能得到提高,并且未发现副作用。Lai 等报道,经过 12 周的水疗,与对照组相比,水疗组脑瘫儿童的粗大运动功能显著提高,尤其是对 GMFCS 分级为 Ⅱ 级和痉挛型双瘫的作用更为明显;另外发现,水疗对于 GMFCS 分级为 Ⅳ 级的脑瘫儿童有着重要的意义;同时相较于常规的治疗项目,脑瘫儿童对水疗更感兴趣。Fragala-Pinkham 等发现,经过 14 周的水中运动治疗,脑瘫儿童的粗大运动功能和步行耐力都得到增强。Jorgić 等对 1990 年到 2011 年之间发表的有关脑瘫儿童和脑瘫青少年水疗的13 篇文献进行了分析,发现水疗可以改善脑瘫儿童和脑瘫青少年的身体健康和社会行为;并且指出,水疗的最佳持续治疗时程为至少 10 周,每周 3 次,每次 45min。Gorter 基于 ICF-CY 对 2005 年到 2011 年间的有关脑瘫水疗的 6 篇文献进行了分析,发现水疗对脑瘫儿童的身体功能、活动、参与等不同方面具有一定的治疗作用。本文对可提供证据支持的部分文献进行了汇总,供大家参考(表 2-10-3)。

表 2-10-3　文献报道的主要水中治疗方法及评价指标

研究	水疗技术	频率和每次治疗时长	持续时间	评价指标
Thorpe 等 . 2005	15min 的躯干和下肢牵伸运动,20min 的下肢抗阻运动,10~15min 的水中步行和跑步,以及提高力量和耐力的游戏	3 次 / 周 45min/ 次	10 周	下肢肌肉力量,步行速度,"起立 - 行走"计时测试[1],粗大运动功能评定量表(D 区,E 区[1]),能量消耗指数,功能性前伸测试,儿童和青少年自我知觉量表
Ozer 等 . 2007	游泳训练	3 次 / 周 30min/ 次	14 周	身体觉察[2],儿童行为检查量表(父母和老师版)
Getz 等 . 2007	Halliwick 技术	2 次 / 周 30min/ 次	4 个月	脑瘫儿童感知能力和社会认可绘画评分,残疾儿童能力评定量表(照护者辅助[1],社会功能),水中独立性测试量表[1]
Aidar 等 . 2008	水中运动	2 次 / 周 45min/ 次	16 周	残疾儿童能力评定量表(社会功能[1]),纸笔能力[1]
Fragala-Pinkham 等 . 2008	游泳,跑,跳,不同的游戏,借助杠铃、浮条、水的阻力在水中进行力量练习	2 次 / 周 约 45min/ 次	14 周	0.8km(0.5 英里)走 / 跑[1],等长收缩最大值,残疾儿童能力评定量表(功能性技巧),地板到站立测试
Chrysagis 等 . 2009	小组形式 10min 的热身活动,包括:在浅水中走,上下肢的静态拉伸;35min 的仰泳和自由泳;放松阶段采取自由游动和拉伸	2 次 / 周 约 45min/ 次	10 周	关节活动范围[1],肌张力[1],粗大运动功能评定量表(D 区,E 区)

续表

研究	水疗技术	频率和每次治疗时长	持续时间	评价指标
Kelly 等 . 2009	水中跑,开合跳,抱膝跳,腿踢水前进,浅水区的有氧运动,游戏(走或跑、越障训练、竞赛)	3 次 / 周 60min/ 次	12 周	加拿大作业活动状况测量[1]
Retarekar 等 . 2009	5min 的热身:平板行走、腿部运动、高抬腿运动 30~40min 的水中干预:平板行走、往返跑、跳跃、深水跑、爬行、腿踢水、游泳 5min 放松活动:慢走、腿部运动、拉伸	3 次 / 周 60min/ 次	12 周	6min 步行试验[1],能量消耗指数[1],粗大运动功能评定量表 66 项[1],加拿大作业活动状况测量[1],身体活动问卷调查
Fragala-Pinkham 等 . 2009	游泳,跑步,扶着浮板腿踢水前进,髋、膝、踝的力量练习,平衡步态练习	1~2 次 / 周 60min/ 次	6 周 ~ 8 个月	加拿大作业活动状况测量[1],粗大运动功能评定量表 66 项[1],残疾儿童能力评定量表(功能性技巧、照护者辅助),3min 步行试验[1],能量消耗指数[1],步态观察量表,功能性前伸测试,地板到站立测试,等长收缩最大值,被动关节活动范围
Fragala-Pinkham 等 . 2010	游泳,跑步,跳跃,不同的游戏,借助杠铃、浮条、水的阻力在水中进行力量练习	2 次 / 周 45min/ 次	14 周	自我概念量表[1],项目评估调查问卷,体育活动调查问卷
Ballaz 等 . 2010	游泳,水球或水中排球	2 次 / 周 45min/ 次	10 周	步态分析[1],能量消耗指数[1],等长收缩最大值,粗大运动功能评定量表(D 区、E 区[1])
Dimitrijevic 等 . 2012	小组形式 10min 的热身活动,包括:向前和向后走,跳跃以及其他类似活动 40min 的游泳技术训练,包括:从池壁仰卧和俯卧滑行,仰卧和俯卧漂浮,吹气泡,蛙泳,仰泳,自由泳,潜到池底 5min 的游戏,包括:球类比赛、追赶游戏等	2 次 / 周 55min/ 次	6 周	粗大运动功能评定量表[1,2],Alyn 水中适应性测试[1]
Getz 等 . 2012	小组形式 Halliwick 技术,包括:5min 伴随歌曲的小组活动,20min 的个体化训练,5min 伴随歌曲的小组活动	2 次 / 周 30min/ 次	4 个月	粗大运动功能评定量表,残疾儿童能力评定量表,10min 步行试验[1,2],步行的能量消耗[1]
Jorgic 等 . 2012	游泳,包括:使用 Halliwick 十点程序以及相应的游戏,教授自由泳、仰泳、蛙泳等游泳技术并进行训练	2 次 / 周 45min/ 次	6 周	粗大运动功能评定量表[1]

续表

研究	水疗技术	频率和每次治疗时长	持续时间	评价指标
Declerck. 2013	10min 的热身活动,包括:向前和向后走,跳跃以及吹气泡 40min 的使用游泳技术的运动,包括:水中呼吸,从俯卧位到站立位转换姿势等类似的安全技术,从池壁仰卧和俯卧滑行,旋转,蛙泳,仰泳,自由泳,潜到池底 10min 的游戏,包括:球赛、追赶游戏等	2次/周 60min/次	6周	粗大运动功能评定量表(D区[1],E区),10min 步行试验
Fragala-Pinkham 等.2014	2~5min 的热身 40~45min 的水中有氧运动(包括:深水步行,水中平板步行,跑,跳,篮球运动,踩水,游泳,俯卧腿打水,其他的活动) 5~10min 的力量训练, 5~10min 的放松和拉伸	2次/周 60min/次	14周	粗大运动功能评定量表[1](D区,E区),6min 步行试验[1]
Lai 等. 2015	小组形式 5~10min 的热身和拉伸 40min 的水池活动(包括:Halliwick 十点程序合并游戏,腿打水,水中行走,脚抬高等无氧运动,跳跃) 5~10min 的放松活动。	2次/周 60min/次	12周	粗大运动功能评定量表66项[1],体育活动享受量表[2]

注:[1] 表示与治疗前比较差异有显著性;[2] 表示与对照组比较差异有显著性。

2. 基于 SMART 原则设定目标 在确定患儿的主要问题点后,我们需要为患儿设定目标,并基于该目标后续选择详细的干预方法。在设定目标方面,可基于 SMART 原则,即明确的(specific)、可测量的(measurable)、可达成的(achievable)、现实的或相关的(realistic/relevant)、有时间限制的(timed)。在为脑瘫儿童设定水疗的目标时,需紧紧围绕提高其在陆地上的功能表现,在实际的治疗中还需设定水中适应性的相关目标。这样一方面可以在确保安全的前提下提高治疗的效果,另一方面实施提高水中适应性的治疗技术本身也可不同程度地提高脑瘫儿童在陆地上的功能表现。

3. 基于目标选择干预方法 Karklina、Roostaei、Jorgić、Gorter、Kelly 等分别对水疗治疗残疾儿童的文献进行了回顾分析,发现常用的主要的治疗方法包括六种:Halliwick 理念、水中物理治疗、游泳、水中运动、水中行走、水中游戏;另外,还可以根据儿童的情况采用 Bad Ragaz、Watsu、Ai Chi 和脊柱松动术等技术。Halliwick 理念兼具提高脑瘫儿童陆地上的功能表现和水中适应性双重作用,因此该技术是目前脑瘫儿童水疗中最重要的治疗技术。它包括"十点程序"和"水中特殊治疗"两个系统(相关技术详见本章第一节)。Campion 建议将 Halliwick 与引导式教育结合在一起使用。

在实际治疗中可根据前面制订的目标,选取上述方法中的一种或多种联合开展治疗。例如,个体和小组形式的灵活选择,Halliwick 理念的"十点程序"与"水中特殊治疗"组合,Halliwick 理念与其他技术的组合,游戏的设计和使用。在具体选择哪种干预方法时,需要给出选择该方法的理由。相关文献不仅展现了各种方法的治疗效果,同时也阐明了有关作用机制,本文对这些文献进行了汇总,供大家选择干预方法时参考。

4. 基于特殊问题调整计划　在制订计划时需注意一些特殊的问题。首先,需关注主观评价中筛查出的注意事项,并根据这些注意事项调整计划。其次,需关注患儿的一些特点,并据此调整计划。例如,患儿身体形状和密度(浮力/重力百分比)的改变;患儿小组活动的适宜性;控制姿势的肌肉组织普遍虚弱,并且无法有效对抗重力;存在痉挛(高肌张力)并伴随着原始的运动模式,尤其是四肢;干扰性的反射,尤其是紧张性颈反射和容易受到惊吓;由不对称导致的骨骼畸形(如髋关节半脱位、脱位,脊柱侧凸);关节活动受限导致附属组织萎缩、脊柱旋转受限和肌肉软组织短缩;肺活量减小和适应性变差;缺少运动,肌肉选择性控制的缺乏;需要消耗高能量的无效运动模式,不良的口腔控制和进食功能;对感觉处理的能力差;运动计划和协调能力差;交流、视觉、听力和认知缺陷。另外,需关注技术的一些具体细节,并据此选择适合患儿的技术,如根据神经发育的顺序推荐的游泳姿势(表 2-10-4)。

表 2-10-4　根据神经发育的顺序推荐的游泳姿势

类型	游泳姿势
重度四肢瘫(痉挛、徐动、混合)	鱼鳍式划水(仰卧并腿,两手身旁上下打水) 摇橹式划水(蛙泳姿势,但腿并拢,手划水) 当患儿划水时,指导者应站在患儿头后,抵抗向后的推进来促进共同收缩
中度痉挛型四肢瘫或双瘫	鱼鳍式划水/摇橹式划水 初级的仰泳姿势(仰卧并腿,两手身旁上下拍水,使身体向头的方向移动,或者两手身旁划水,并有出水和入水动作) 蛙泳
中度徐动型	鱼鳍式划水/摇橹式划水 初级的仰泳姿势(仰卧并腿,两手身旁上下拍水使身体向头的方向移动,或者两手身旁划水,并有出水和入水动作)
偏瘫	鱼鳍式划水/摇橹式划水 鼓励患儿开始时只用患侧肢体 侧泳,患侧肢体在上面。患儿可能用反剪式打水(注意浅打水,即膝部不动仅用小腿打水可能增加伸肌张力,导致步行时出现剪刀步态)

（五）干预

在制订好计划后,可以按照计划实施干预。但在实施这些具体的干预技术时,首先需要对前面筛查出的注意事项进行监控,其次要结合儿童水疗的一些原则开展具体的治疗,如趣味性、任务难度适中、小组活动等。

（六）评估和修正

在进行评估和修正方面,可以将患儿分为急性期或者新患儿、慢性期或者长期治疗的患儿两类。对于急性期或者新患儿,应该每天进行主观评价、客观评价、干预、评估、修正等程序,如果主观评价、客观评价得到的信息有变化,则应重新进行分析、计划等程序。对于慢性期或者长期治疗的患儿,则应每周或每月进行主观评价、客观评价、干预、分析、计划、评估、修正等程序。

第三节　脑性瘫痪儿童水疗技术实例

一、痉挛型双瘫脑瘫儿童的水疗技巧和注意事项

　　水疗可以缓解该型患儿的肌肉痉挛,促使其放松并改善主动关节活动范围。由于浮力减低了重力的影响,主动活动就会随之增加。相较于其他类型的脑瘫儿童,呼吸功能低下和沟通困难在双瘫儿童比较少见,但他们往往存在理解力差和感知觉的问题。呼吸控制的练习有助于改善呼吸系统功能。对于理解差的儿童,增加示范动作的重复次数是非常必要的。对于自我和空间意识差的感知觉问题,可以通过水中姿势控制和四肢大运动训练来解决。此外,个体训练、小组活动均可用于双瘫患儿。

　　痉挛型双瘫儿童由于髋关节和膝关节屈曲,导致身体的整体形状有所改变:呈三角形。患儿在最初不能被置于俯卧位,该体位下患儿可能会因为颈和躯干伸展不充分,难以确保头面部抬离水面,继而影响呼吸,导致焦虑、紧张以及身体形状的变化加剧,故而应该在直立位和仰卧位开始水中治疗。

　　由于站立或行走的基底面狭窄,双瘫儿童往往难以或根本无法保持站立平衡。这种问题在水中会表现得更加突出,因为在水疗开始阶段想保持稳定和平衡特别困难,因此建立一个宽泛的基底面就显得非常重要。双瘫儿童髋外展往往受限,完成侧向行走非常困难,因此在水疗计划中应该包含促使其改善身体形状、控制平衡和稳定身体位置的活动。如水中基底面从大到小的跪位和立位平衡训练、对抗扰流保持平衡的练习等。使用湍流可以通过对抗外力来加强双瘫儿童的稳定性,从而有助于平衡控制,但在某些情况下湍流也可以用来帮助移动。双瘫患儿的痉挛常呈不对称性分布,故而在水中身体会向痉挛严重的一侧旋转。此时的应对技巧和处理是在水中把患儿的头向痉挛较轻的一侧旋转,就可以消除这种影响。

　　要改变双瘫儿童固有的异常身体形状,应鼓励其伴随外展的下肢伸展。例如,在群组活动中让患儿在直立位围成圆圈,做"螃蟹步"游戏,在横着走的过程中锻炼下肢外展,同时让其感受水中的阻力。跟随治疗在水池中侧身来回走也有同样的效果。在仰卧位,伴随着纵向旋转将患儿从一侧向另一侧摆动,这样做的目的是利用水的拖拽效应打破患儿的屈曲模式,从而有助于患儿更好地伸展。摆动的速度应该根据个体情况确定,如果感受到患儿有变回屈曲模式的趋势,则意味着摆动的速度太快或动作过于生硬。仰卧位的纵向旋转,有助于双瘫患儿的伸展、改善其身体的整体形状,使之能更好地在水中活动,但需要注意的是,这种旋转训练必须向左右两侧都要进行。当身体左右两边的痉挛程度不一样时,水疗师应该更多让患儿向痉挛轻的一侧旋转,并同时适当施加阻力,这样可以更好地促进痉挛重的一侧伸展。针对内收肌的特定活动和旋转也可以由治疗师在仰卧患儿的两腿之间操作完成。

　　待双瘫儿童身体的整体形状有所改善、呼吸控制和水中独立活动能力有所提高后,可以逐步开展水中俯卧位的训练以及其他的训练。

二、水疗实例

(一) 主观评价

1. 患儿基本情况　患儿,男性,5岁2个月,系第2胎第2产,双胎之大,孕8⁺月早产,顺产,出生时羊水、脐带、胎盘正常,有窒息史,阿氏评分不详,出生体重1 350g。出生后因"早

产,窒息"在医院住院 42 天,好转后出院。出生后运动发育落后,4 个月会抬头,5 个月会翻身,14 个月会说话。16 个月时因"不会独走",就诊某儿童医院。行头颅 CT 检查示"脑外间隙增宽",诊断"脑性瘫痪",建议予以康复治疗。遂行康复治疗 3 年 2 个月,予以肢体功能训练、蜡疗、按摩、针灸等康复训练项目。治疗后,患儿能独走数十步,稳定性差,吐字欠清晰。停止康复治疗后发现步态不稳加重,为进一步康复训练,以"脑性瘫痪,痉挛型双瘫,GMFCS Ⅲ级"收入院。患儿目前接受系统康复治疗,包括物理治疗、作业治疗、言语治疗、中医治疗、水疗等。

2. 既往水疗情况　患儿曾跟随父母在游泳馆的水中玩耍,比较喜欢水,但害怕水溅到脸上。

3. 水疗禁忌证、注意事项筛查　无水疗禁忌证。注意事项方面:患儿注意力不集中。

（二）客观评价

1. 健康状况相关检查　神志清楚,精神良好,听理解尚可,能进行日常交流,语速慢,吐字欠清晰,有时有流涎,咀嚼可。查体配合,眼球运动灵活,无眼震,无斜视。翻身灵活,可独自进行卧位←→坐位←→四点位←→扶站位之间转换,圆背坐位,保护性伸展反应建立。可手膝爬行,分离动作可,能扶站,能步行数步,步行欠稳,步行时腰椎前凸,双膝屈曲。双侧尖足,内旋,步速慢,稳定性差。双手可拇示指指腹捏物,双手间可传递物品,可持勺进食,前臂旋后功能欠佳。四肢肌张力增高,双下肢明显,双下肢肌张力改良 Ashworth Ⅱ级。双侧踝阵挛阳性,双侧巴氏征阳性。膝腱反射(++)。内收肌角约 60°,右足背屈角 −25°,左足背屈角 −10°,足跟耳角 60°。

2. 陆地功能评定　包括基于 ICF 核心组合的临床评定(表 2-10-5)和家长主观愿望评定。

表 2-10-5　基于 ICF 核心组合的临床评定

部分	成分	领域	2 级类目	采用的临床评定方法及评定情况
功能和残疾	身体结构和功能	身体结构	s110 脑的结构	未评价
		身体功能	b117 智力功能	未评价
			b134 睡眠功能	未评价
			b167 语言心智功能	未评价
			b210 视功能	未评价
			b280 痛觉	未评价
			b710 关节活动功能	关节活动范围评定。髋关节:伸展,左侧,主动 / 被动 10°/20°,右侧,主动 / 被动 10°/20°;外展,左侧,主动 / 被动 15°/35°,右侧,主动 / 被动 10°/25°;踝关节:背伸,左侧,主动 / 被动 −5°/10°,右侧,主动 / 被动 −10°/0°
			b735 肌张力功能	改良 Ashworth 法。上肢:左侧Ⅰ级,右侧Ⅰ级;下肢:左侧Ⅱ级,右侧Ⅱ级
			b760 随意运动控制功能	静态平衡和动态平衡评定:可独坐,已建立各方向坐位平衡;可独站,尚未建立立位平衡协调:指鼻试验阴性;跟膝胫试验不能完成

续表

部分	成分	领域	2 级类目	采用的临床评定方法及评定情况
功能和残疾	活动和参与		d415 保持一种身体姿势	粗大运动功能评定量表 66 项总分 57.33,各区百分比如下:A 区 100%,B 区 95%,C 区 100%,D 区 59%,E 区 31%
			d440 精巧手的使用	双手可拇示指指腹捏物,双手间可传递物品,可持勺进食
			d450 步行	粗大运动功能评定量表 66 项总分 57.33,各区百分比如下:A 区 100%,B 区 95%,C 区 100%,D 区 59%,E 区 31%
			d460 在不同地点到处移动	粗大运动功能评定量表 66 项总分 57.33,各区百分比如下:A 区 100%,B 区 95%,C 区 100%,D 区 59%,E 区 31%
			d530 如厕	儿童功能独立性评定量表:如厕 3 分,排尿控制 7 分,排便控制 7 分
			d550 吃	儿童功能独立性评定量表:进食 7 分
			d710 基本人际交往	未评价
			d760 家庭人际关系	未评价
背景性因素	环境因素		e115 个人日常生活用的用品和技术	未评价
			e120 个人室内外移动和运输用的用品和技术	未评价
			e125 通信用的用品和技术	未评价
			e150 公共建筑用的设计、建设和建筑用品、技术	未评价
			e310 直系亲属家庭	未评价
			e320 朋友	未评价
			e460 社会的态度	未评价
			e580 卫生的服务、体制和政策	未评价
	个人因素		ICF-CY 中无描述	

接下来几周内家长最想改变的最重要的活动为步行功能。

3. 水疗相关情况评定　患儿屈髋屈膝;患儿体型,瘦型;右侧前臂旋后困难。第一次水疗时进行水中运动能力评定,Alyn 水中适应性量表评分得分 38 分(总分 52 分),具体得分情况见表 2-10-6。

表 2-10-6　Alyn 水中适应性量表评分

序号	项目	得分
1	一般适应	4
2	从池边进入泳池:面朝水面坐着	2
3	离开泳池到池边:在非站立位下握住池边,通过双手推举抬升身体,转身并坐下	4
4	在水中吹气泡	2

续表

序号	项目	得分
5	在指导者的帮助下侧卧漂浮:指导者面对游泳者,握住躯干上部的侧面。指令:将耳朵没入水中并侧躺着	4
6	在指导者的帮助下仰卧漂浮:指导者面对游泳者,握住躯干上部的两侧。指令:向后躺下去	1
7	溅水	3
8	浸没。将头部或面部浸入水中	2
9	短臂或长臂抓握,保持直立位置	4
10	利用双手沿着池边前进,双腿或双脚蹬着墙壁。沿着墙壁移动 1.5m	4
11	站于水中,水深齐胸	2
12	握住绳索,水深齐胸	2
13	坐于水中指导者的大腿上,下颌在水下,10s	4
	总分	38

(三) 分析

基于上述评价得到的信息:患儿出生有"早产,窒息、双胎"等致脑损伤的高危因素;运动发育落后;四肢肌张力增高,双下肢重于上肢;无家族史;无智力等方面的明显落后。可进一步确认患儿的健康状况(疾病或失调)为:脑性瘫痪,痉挛型双瘫。

确定患儿陆地上主要问题点。患儿家属角度发现的问题:活动与参与方面,步行不稳。治疗师角度发现的问题:身体功能/结构方面,关节活动受限;肌张力高;立位平衡未建立。活动与参与方面,粗大运动功能落后,粗大运动功能评定量表 66 项总分 57.33,各区百分比如下:A 区 100%,B 区 95%,C 区 100%,D 区 59%,E 区 31%;如厕需要较大的帮助。个人因素:促进部分,患儿有过水中活动的经历,比较愿意进行水疗;阻碍部分,注意力不集中,听理解反应速度慢,综合表达能力欠佳。环境因素:促进部分,家庭经济条件较好,可持续进行水中运动疗法。

确定患儿水中主要问题点。心理调适能力需提高,呼吸控制差,各种旋转控制差。水中整体风险水平为高,水中需给予中等辅助。

(四) 计划

脑瘫患儿水疗目标与治疗计划见表 2-10-7。

表 2-10-7 脑瘫患儿水疗目标与治疗计划

SMART 目标	Halliwick/WST 训练或活动
1 个月左右的时间,提高其水中适应能力	Halliwick 理念
1 个月左右的时间,提高其立位平衡功能	Halliwick 理念、水中行走、游泳
1 个月左右的时间,提高其站立和行走等运动功能	水中物理治疗、水中游戏、游泳

(五) 干预

采用 Halliwick 理念中的有关具体技术,如"跳跃""巨人迈步""钟和表"、"向前和向后摆动""旋转并抓扶手"等(表 2-10-8~ 表 2-10-12)。

表 2-10-8 跳跃活动分级表

	初级活动（图 2-10-11）	中级活动（图 2-10-12）	高级活动
形式	患儿面向治疗师，手放在治疗师的肩上，治疗师在患儿的腰部给予支持和辅助	患儿面向治疗师，治疗师和患儿手拉着手	患儿面向治疗师，但治疗师不给予任何辅助和支持
指令	"跳跃并吹气"，鼓励患儿在跳跃的过程中尽量将膝关节屈曲靠近胸部；在落地时伸展腿部，但保持头部向前，并且向水面吹气	"跳跃并吹气——向水中吹气"，患儿以治疗师向上的手（手必须始终在水下，否则患儿的平衡会被破坏）为基础	"跳跃并吹气——保持你的头和手向前"，治疗师在患儿的前方向后退，患儿向前方跳，手伸向治疗师。最开始，患儿可能只能在水面上吹气；但到中级阶段，患儿逐渐可以在水中吹气；到高级阶段，患儿可以将头完全淹没在水中强有力地吹气，并且可以在水中独立保持平衡

注：此种形式的跳跃活动需在入水后立即开始，在跳跃的过程中（无论向前跳还是向后跳），患儿的头始终向前。

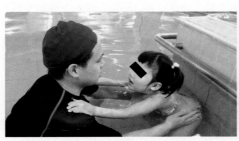
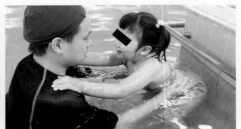
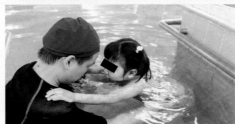

图 2-10-11 跳跃初级活动

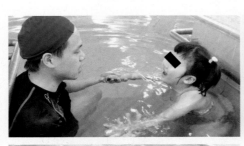
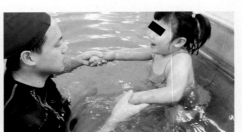
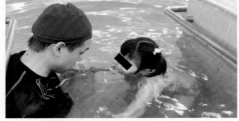

图 2-10-12 跳跃中级活动

表 2-10-9　巨人迈步活动分级表

	初级活动	中级活动	高级活动
形式	患儿面向治疗师,治疗师在患儿的腰部给予支持和辅助;如果患儿能力允许,治疗师可以和患儿手拉着手	治疗师在患儿后方,在患儿的腰部给予支持和辅助	治疗师在患儿后方,但不给予支持和辅助
指令	"我们像巨人一样迈着大步走路,直到走到水池的另一边",治疗师在患儿的前方向后退,鼓励患儿步幅尽可能大	"我们像巨人一样迈着大步走路,直到走到水池的另一边",提醒患儿手向前伸,并且手在水下	"像巨人一样迈着大步走路,直到走到水池的另一边"

表 2-10-10　钟和表活动分级表

	初级活动(图 2-10-13)	中级活动(图 2-10-14)	高级活动
形式	患儿面向治疗师,治疗师在患儿的腰部给予支持和辅助	患儿面向水疗师,治疗师和患儿手拉着手	患儿面向治疗师,但治疗师不给予支持和辅助。如果患儿踩在治疗师的大腿上,治疗师和患儿可以进行手指抓握
指令	"我们像老爷钟的钟摆一样从一侧摆到另一侧",患儿将头向一侧移动,倾斜身体并且向对侧迈步。不断重复这一活动,并逐步增加头部摆动和腿部外展的幅度。如果患儿比较小,脚无法碰到池底,可以让患儿踩在治疗师的大腿上(治疗师蹲在水中)	"我们像老爷钟的钟摆一样从一侧摆到另一侧",此时可以进行一些变化,如加快摆动的速度	"我们像老爷钟的钟摆一样从一侧摆到另一侧"

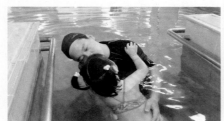
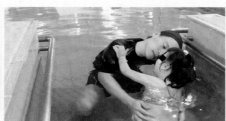

图 2-10-13　钟和表初级活动

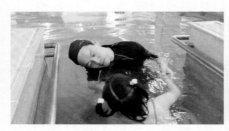
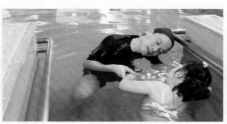

图 2-10-14　钟和表中级活动

表 2-10-11 向前和向后摆动活动分级表

	初级活动	中级活动	高级活动
形式	治疗师站在患儿侧方,治疗师在患儿的腰部给予支持和辅助(其中一只手从患儿身后伸到远侧腰部),治疗师通过向前和向后走,以及通过与患儿后背接触的手臂对患儿腰椎施加压力来促进患儿的摆动	同初级活动,但使用长臂抓握	同中级活动,但仅给予最小的支持或者采用指尖抓握,并且不提供初级活动中能促进患儿摆动的活动
指令(三个水平的指令相同)	"当我向前走的时候,你向水中吹气。让你的脚在后面飘起来。当我向后走的时候,将你的膝关节向胸部屈曲,将你的头向后并慢慢躺下。"在向前和向后的运动中不断重复该指令。如果有必要,治疗师可以通过手臂帮助患儿摆动		

表 2-10-12 旋转并抓扶手活动分级表

	初级活动	中级活动	高级活动
形式	患儿在治疗师的辅助下仰卧在水面上,治疗师握住患儿的腰部	同初级活动,但在旋转时给予的帮助更少,并且旋转的速度更快	同中级活动,但在旋转时不给予帮助
指令(三个水平的指令相同)	"放松,让我在水中左右摆动你。当我们到达水池的另一边的时候,将你的头向左转,用你的右手去抓池边的扶手,随后再用你的左手去抓扶手,屈曲你的双腿,随后站立。"如果患儿向右侧旋转,则头向右侧旋转,左手先抓扶手		

（六）评估和修正

在治疗的过程中随时进行评估并修正治疗计划。以前面干预部分介绍的技术为例,每个技术分为初级活动、中级活动、高级活动,在治疗过程中需要根据患儿的完成情况不断调整难度,直至患儿自己能完成这些动作。

（萧敦武 丛 芳）

【参 考 文 献】

［1］汤敬华,朱琳,徐磊等.小组式作业治疗对脑瘫患儿精细运动功能影响的临床研究［J］.中国康复,2016,31(1):11-13.

［2］POLLOCK ML,WILMORE JH. Exercise in health and disease［M］. 2nd. Philadelphia:WB Saunders,1990.

［3］中国康复医学会儿童康复专业委员会,中国残疾人康复协会小儿脑性瘫痪康复专业委员会,《中国脑性瘫痪康复指南》编委会.中国脑性瘫痪康复指南(2015):第一部分［J］.中国康复医学杂志,2015,30(7):747-754.

［4］李晓捷.实用小儿脑性瘫痪康复治疗技术［M］.北京:人民卫生出版社,2009.

［5］邱霞,姜志梅,张霞等.脑性瘫痪《国际功能、残疾和健康分类(儿童与青少年版)》核心分类组合介绍［J］.中国康复医学杂志,2016,31(2):222-227.

［6］金龙,丛芳,崔尧等. Alyn 水中适应性测试量表 1 的汉化及信度与效度研究［J］.中国康复理论与实践,2015,21(5):539-543.

［7］STEINER WA,RYSER L,HUBER E,et al. Use of the ICF model as a clinical problem-solving tool in physical therapy and rehabilitation medicine［J］. Physical therapy,2002,82(11):1098-1107.

［8］MELNYK BM,FINEOUT-OVERHOLT E,STILLWELL SB,et al. Evidence-based practice:step by step:the seven steps of evidence-based practice ［J］. Amercian Journal Nursing,2010,110(1):51-53.

［9］FRANKI I,DESLOOVERE K,DE CAT J,et al. The evidence-base for conceptual approaches and additional therapies targeting lower limb function in children with cerebral palsy:a systematic review using the ICF as a framework ［J］. Journal of rehabilitation medicine,2012,44(5):396-405.

［10］DIMITRIJEVIC L,ALEKSANDROVIC M,MADIC D,et al. The effect of aquatic intervention on the gross motor function and aquatic skills in children with cerebral palsy ［J］. Journal of human kinetics,2012,32:167-174.

［11］BALLAZ L,PLAMONDON S,LEMAY M. Group aquatic training improves gait efficiency in adolescents with cerebral palsy ［J］. Disability and rehabilitation,2011,33(17-18):1616-1624.

［12］FRAGALA-PINKHAM MA,SMITH HJ,LOMBARD KA,et al. Aquatic aerobic exercise for children with cerebral palsy:a pilot intervention study ［J］. Physiotherapy theory and practice,2014,30(2):69-78.

［13］GETZ M,HUTZLER Y,VERMEER A. The effects of aquatic intervention on perceived physical competence and social acceptance in children with cerebral palsy ［J］. European Journal of Special Needs Education,2007,22(2):217-228.

［14］CHRYSAGIS N,DOUKA A,NIKOPOULOS M,et al. Effects of an aquatic program on gross motor function of children with spastic cerebral palsy ［J］. Journal Biology of Exercise,2009,5(2):13-25.

［15］FRAGALA-PINKHAM MA,DUMAS HM,BARLOW CA,et al. An aquatic physical therapy program at a pediatric rehabilitation hospital:a case series ［J］. Pediatric Physical Therapy,2009,21(1):68-78.

［16］CAMPION MR. Hyderotherapy:principles and parctice ［M］. Oxford:Butterworth-Heinemann,2001.

［17］MILLER F. Physical therapy of cerebral palsy ［M］. New York:Springer,2007.

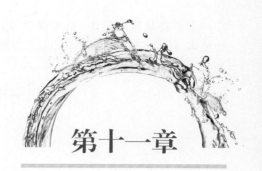

第十一章

心肺康复水疗技术

　　长期以来康复治疗主要针对神经系统疾病和骨骼肌肉系统疾病,近年来随着康复医学的发展和治疗理念的转变,以慢性阻塞性肺疾病(chronic obstructive pulmonary disease, COPD)和冠心病(coronary heart disease,CHD)为代表的呼吸和循环系统疾病的康复治疗也越来越受到重视,并逐渐发展成为康复领域一个重要的亚专业方向——心肺康复(cardiopulmonary rehabilitation)。心肺康复所涉及的疾病范围非常广泛,一般将心肺康复细分为心脏康复(cardiac rehabilitation)和呼吸康复(respiratory rehabilitation)两个方向,后者也称肺康复(pulmonary rehabilitation)。但是由于循环系统和呼吸系统在解剖结构和生理功能上紧密联系,心功能和肺功能相互影响,很难独立分开,加之疾病表现互相影响,康复治疗手段较为相似,因此在临床应用时的大多数情况下仍合称"心肺康复"。

　　心肺康复的核心以运动治疗为主,涵盖药物治疗、营养调理、心理治疗、生活方式指导等多种治疗形式,需要预防、临床、康复与教育的结合。越来越多的研究表明,尽早开始心肺康复治疗可以最大程度地保留和改善残存的心肺功能,延缓疾病进展,提高日常生活活动能力(activity of daily living, ADL)和生活质量(quality of life, QOL),更好地帮助患者重返家庭和社会。因此,心肺康复在相关疾病的综合治疗与慢病管理中占有越来越重要的地位,并且随着老年化社会的到来和大众康复意识的增强,这种趋势会越来越明显。

　　在各种康复治疗技术中,水疗康复独具特色。它利用水的理化特性及运动疗法作用原理,综合作用于人体各个系统,促进运动、感觉、心理、社会等功能恢复,是一种充分结合了物理因子治疗与运动疗法技术特点的物理治疗方法。水疗治疗项目较多,临床上可将水疗康复技术分为以被动浸浴为主的浴疗法(balneotherapy)和以主动运动为主的水中运动疗法(aquatic therapeutic exercise)。基于水环境的独特物理性质,如静水压、浮力、表面张力、湍流、温热刺激等,以及这些特性对人体产生的生理和心理效应,无论是被动成分居多的浴疗法,还是主动成分居多的水中运动疗法,都能对呼吸和循环系统产生一定的益处。大量理论研究与临床试验表明,在心肺综合康复方案中加入水疗技术,具有坚实的科学基础和良好的治疗效果。水中心肺康复训练是康复治疗未来发展的方向之一。

本章将从发展简史、基本概念、适用对象、治疗目的、治疗作用、作用机制、评价方法、治疗技术、治疗记录、注意事项、未来发展方向等方面对心肺水疗康复技术进行简要介绍。

第一节　心肺康复概述

一、心脏康复

(一)历史

国际上心脏康复已有多年的发展历史,其起源最早可以追溯到20世纪40年代由Levine和Lown提出的"椅子疗法";50年代有学者提出了急性心肌梗死早期活动方案;60年代开始实施遥控心电图监护下的心脏康复运动治疗及心肌梗死早期分级活动方案;70年代正式提出了住院期间心脏康复方案,这成为心脏康复医学发展的里程碑;80年代主要开展了针对出院前运动试验的风险分级及预后等方面的研究;90年代开始形成以家庭康复为主要模式的"分级锻炼"康复方法;21世纪以来逐渐形成了以系统评估和运动锻炼为核心的心脏疾病综合防治模式。目前心脏康复作为心血管疾病的一种重要治疗手段,已经广泛应用于以冠心病为代表的心血管疾病防治中,并扩展到其他心脏疾病的防治领域。总的来说,心脏康复理念经历了否定、不得不接受、普遍认可与接受的过程,现已成为蓬勃发展的学科,是心脏疾病的重要治疗方法。

在国内自20世纪80年代以来,现代康复医学理念不断发展,但是由于理念落后和风险较大,我国的心脏康复起步较晚,长期以来很少有医院开展正规的心脏康复业务。近年来在胡大一教授等知名心脏病专家的积极推动下,心脏康复逐渐被国内心血管界同仁关注与重视,已有一些医院做出了示范,设立了心脏康复中心,并开展了规范的心脏康复诊疗活动。但整体而言,心脏康复现状远不能满足社会需要,还有待于进一步加强。

(二)定义

心脏康复定义为通过多方面、多学科合作,采取综合干预手段,包括药物、运动、营养、心理和社会支持,改变患者的不良生活方式,帮助患者培养并保持健康的行为,建立健康的生活方式,从而控制心血管疾病的各种危险因素,使患者生理、心理和社会功能恢复到最佳状态,延缓或逆转动脉粥样硬化进展,减少残疾,降低心血管疾病发病率和病死率,延长患者寿命,提高患者的生存质量。心脏康复的核心为"五大处方",即运动处方、营养处方、心理处方(包括睡眠管理)、戒烟处方和药物处方。其中,运动处方是心脏康复的基础和重要组成部分。心脏康复的核心主要以运动训练为主,其目的在于恢复提高患者的功能能力,减少卧床并发症和长期体力活动不足导致的体能下降,减少残疾,促使患者重返家庭与社会。

(三)适用对象

心脏康复主要适用于以下疾病:稳定型充血性心力衰竭、稳定型心绞痛、心肌梗死稳定期、开胸手术(搭桥术及瓣膜成形术)恢复期、心脏移植、心血管成形术、心脏起搏器植入、先天性心脏病、心肌病、风湿性心脏病、大血管疾病(主动脉瘤、夹层动脉瘤、大血管病术后)等。心脏康复最主要的应用领域为心血管病和慢性心衰。

(四)治疗的目的和意义

心脏康复以提高患者心肺功能和体力水平,改善患者生存状态,提高日常生活活动能力和生活质量为主要治疗目的。Meta分析显示,以运动为基础的心脏康复可使冠心病患者病死率下降15%~28%,猝死率降低37%,降低急性缺血性冠状动脉(冠脉)事件的发生率和住院率。心脏康复在相关疾病的健康管理中占有重要地位。

二、肺康复

(一) 历史

1974 年美国胸科医师学会(American College of Chest Physicians,ACCP)首次提出了"肺康复"的定义。1997 年美国胸科医师学会和美国心血管和肺康复学会(American Association of Cardiovascular and Pulmonary Rehabilitation,ACVPR)发表了首部肺康复循证指南,为临床推广肺康复的应用提供了强有力的循证医学证据。2007 年 ACCP 和 ACVPR 更新了该指南,为肺康复的实施提供了重要的指导意见。

(二) 定义

根据 2006 年美国胸科学会(American Thoracic Society,ATS)和欧洲呼吸学会(European Respiration Society,ERS)共同发表的声明,肺康复的定义如下:肺康复是对有症状、日常生活活动能力下降的慢性呼吸系统疾病患者采取的多学科综合干预措施。在患者个体化治疗中加入综合性肺康复方案,通过稳定或逆转疾病的全身表现而减轻症状,优化功能状态,增加患者依从性,减少医疗费用。两学会认为,肺康复治疗是一种针对个体的医疗实践技术,涉及多学科,通过多种措施对慢性呼吸道疾病患者进行综合干预,以减轻症状、改善肺功能状态,最终达到稳定或逆转肺部疾病所引起的病理、生理和心理学变化的目的,使患者获得最大程度的恢复。

(三) 对象

肺康复的主要患者群体为慢性阻塞性肺疾病患者,也包括其他慢性呼吸系统疾病患者,如哮喘、胸壁疾病、囊性纤维化、间质性肺病、支气管扩张症、胸廓畸形、尘肺、肺癌、神经肌肉疾病、胸腹部手术围手术期、脊髓灰质炎综合征、肺移植前后、肺减容术前后等。根据美国胸科医师协会(ACCP)和美国心血管肺康复协会(ACCVP)发表的肺康复循证医学指南,肺康复适用于所有稳定期慢性呼吸系统疾病患者,如果病例选择恰当且康复治疗目标切合实际,则晚期患者也可获益。

(四) 治疗目的和意义

肺康复的主要目的是减少症状,减轻残疾,增加身体活动和社会参与,改善慢性呼吸系统疾病患者的生活质量。肺康复可以最大限度地恢复患者的独立功能,帮助患者更积极地进行运动训练,更多地了解疾病、治疗选择和急性加重时的应对措施。鼓励患者积极参与社会活动,独立进行日常活动,减少对专业人员和昂贵医疗资源的依赖。肺康复不仅要尝试稳定和逆转疾病的进程,更重要的是力图减轻症状和疾病致残的程度。

三、心肺康复

由于循环系统和呼吸系统在解剖结构、生理作用的密切联系和相互作用,使得心肺功能息息相关,其中任何一方出现问题,必将影响到心肺整体功能。例如,慢性阻塞性肺疾病患者常伴有心功能不全,肺心病患者由于肺疾病的不断进展最终会使心功能下降,而心率及血压的变化又影响到肺功能的恢复,进一步影响到肺康复治疗,心脏康复和肺康复的目的高度一致,治疗方法高度相似,结局高度相关,并且相互影响。因此,心脏康复与肺康复虽然为两个不同的亚专业方向,但大多数情况下"心肺康复"仍作为一个联合概念被提出。

第二节　心肺康复的评定

心肺康复中最核心的评价内容是心肺功能测定。心肺功能测定不仅对于慢性心肺疾病患者的诊断、康复治疗及预后非常重要,而且也是其他许多残疾患者心肺功能评估的重要内容,如脊髓损伤、严重的脊柱侧弯及胸椎后凸畸形、运动神经元病、肌病、脑卒中、长期卧床等均会影响患者的心肺功能。

一、心脏康复评定

(一)心肺运动试验

运动疗法是综合性心肺康复的核心,开具个体化运动处方要基于患者心肺储备功能的测定结果,心肺运动试验(cardiopulmonary exercise test,CPX)是客观量化评估心肺储备功能的方法,也是开具运动处方的理论依据。CPX 是运动与气体代谢测试技术的结合,是基于内呼吸与外呼吸耦联原理,通过肺通气(吸进 O_2 并呼出 CO_2)、肺与血液中 O_2 和 CO_2 交换(外呼吸)、O_2 和 CO_2 通过血液转运、毛细血管与周围肌肉组织进行 O_2 和 CO_2 交换(内呼吸)四个过程完成。CPX 可精确测定运动状态下外呼吸与内呼吸的异常,而这些异常在机体静息状态下不易被发现。临床常选用踏车及运动平板为运动模式,踏车运动试验采用分级递增运动方案(Ramp 方案),运动平板可采用 Bruce 方案和 Naughton 方案。CPX 的重要参数如下:

1. **耗氧量 VO_2** 是反映机体运动负荷的指标,作为运动能力指标之一被广泛应用。

$$耗氧量 = 每搏搏出量 \times 心率 \times 动静脉氧差 = 心搏出量 \times 动静脉氧差$$

2. **代谢当量(metabolic equivalents,METS)** 是心脏康复中重要的指标,可用于各种活动定量及运动强度的判断。

$$1MET=3.5ml/(kg \cdot min)$$

3. **τon** 运动开始时 VO_2 的时间常数。

4. **二氧化碳通气当量斜率(VE/VCO₂ slope)** VE/VCO₂ 是通气量(VE)与二氧化碳排出量(VCO₂)的比值,通气量是生理无效腔与肺泡通气量之和。VE/VCO₂ 常根据运动中所有数据由线性回归计算得出,以 VE/VCO₂ 斜率表示,代表肺换气效率。

5. **无氧代谢阈值(anaerobic threshold,AT)** 运动负荷增加到一定程度后,组织对氧的需求超过循环所能提供的供氧量,组织必须通过无氧代谢提供更多的氧,有氧代谢与无氧代谢的临界点称为 AT,也称为乳酸代谢阈值。

6. **最大耗氧量(maximal oxygen uptake,VO_2max)、峰值耗氧量** VO_2max 是指人体在极量运动时的最大耗氧能力,也代表人体供氧能力的极限水平。当运动负荷增加,VO_2 不再增加而形成平台水平。实际测试中,有的受试者不能维持功率继续增加而达到最大的运动状态,没有平台出现,这种情况被称为峰值 VO_2。通常以峰值 VO_2 代表 VO_2max。

7. **VO_2 变化与功率变化比值($\triangle VO_2/\triangle WR$)** 即每增加 1W 功率运动负荷所增加耗氧量的指标,表明运动肌肉氧的利用状态。

8. **呼气代偿点(respiratory compensation point,RCP)** 是指运动强度超过 AT 后机体酸性物质增加、通气功能亢进的起始点。

9. **$PETCO_2$** 呼气终末期二氧化碳分压,反映运动中肺脏有效血容量。

10. **τoff** 运动后恢复期 VO_2 的时间常数。

11. **运动心率** 运动时的心率变化,通常 VO_2 每增加 3.5ml/(min·kg),心率增加 10 次/min。心脏病患者的心率受服用 β 受体阻滞剂因素的影响,最大心率不是运动负荷的终极目标,当心率达到 85% 最大预测心率时,可考虑停止运动试验。

12. **运动血压** 收缩压一般随运动量增加而升高,舒张压增加不明显,VO_2 每增加 3.5ml/(min·kg),血压增加 10mmHg,若血压随运动负荷增加反而下降,往往提示有严重的心功能障碍。

（二）其他心功能评定

常用的心功能评定方法包括对体力活动的主观感觉分级、超声心动图、心脏负荷试验等，其中心脏负荷试验中最常用的是心电运动试验。

心功能分级是心脏康复的重要评价指标和指导原则。临床工作中最常用的心功能分级方法是美国纽约心脏病学会（New York Heart Association，NYHA）的心功能分级。

Ⅰ级：心脏病患者日常活动不受限制，一般活动不引起乏力、呼吸困难等心衰症状。

Ⅱ级：心脏病患者体力活动轻度受限，休息时无自觉症状，一般活动下可出现心衰症状。

Ⅲ级：心脏病患者体力活动明显受限，低于平时一般活动即引起心衰症状。

Ⅳ级：心脏病患者不能从事任何体力活动，休息状态下也存在心衰症状，活动后加重。

二、肺康复评定

根据指南，肺康复评定应以患者为中心，主要评价内容包括症状的控制情况、日常活动能力、运动能力和生活质量。其中，症状评价主要针对呼吸困难和疲劳。日常活动能力评价采用活动的监测和运动中观察，将日常生活活动分为初级、中级和高级分别评价。运动能力评价采用标准的 6min 步行试验和心肺运动试验。生活质量评价应用最广泛的是慢性呼吸病问卷（CRQ）和圣乔治呼吸问卷（SGRQ）。肺康复常用的评价方法如下。

（一）肺功能评定

评定肺功能损害的常用指标有肺活量（VC）、1 秒用力呼气量（forced expiratory volume in one second，FEV_1）、时间肺活量（FVC）、FVC 占预计值百分比（FVC%）、FEV 占预计值百分比（FEV%）、残气量（FRC）、肺总量（TLC）、最大通气量（MVV）、分钟通气量（MV）、流速容量（V-V）、弥散量（Dlco）、通气/血流比（V/Q）等。其中，FEV_1 是最常用的肺功能评价指标。

（二）呼吸肌功能检测

呼吸肌功能检测包括呼吸肌力量测量、呼吸肌耐力测量和呼吸肌疲劳测量。

测量呼吸肌肌力时，除颈部肌肉外，其他呼吸肌的力量目前无法直接测量，可以通过测定呼吸系统的压力变化来间接反映呼吸肌的力量。最大吸气压（maximal inspiratory pressure，MIP）是指在功能残气位或残气位气流阻断时，用最大努力吸气所能产生的最大吸气口腔压，反映全部吸气肌的收缩能力。最大呼气压（maximal expiratory pressure，MEP）是指在肺总量位气流阻断时，用最大努力呼气所能产生的最大口腔压，反映全部呼气肌的收缩能力。跨膈压（transdia phragmatic pressure，Pdi）为腹内压与胸内压的差值。最大跨膈压（maximum transdia phragmatic pressure，Pdimax）是指在功能残气位气道阻断状态下，以最大努力吸气时产生的跨膈压。

呼吸肌耐力是指呼吸肌维持一定的力量或做功时对疲劳的耐受性。对呼吸肌而言，耐力比力量更重要。膈肌张力时间指数（tension-time index of diaphragm，TTdi）是反映膈肌收缩强度与膈肌收缩持续时间的综合指标。膈肌耐受时间（Tlim）是指呼吸肌在特定强度的吸气阻力或特定的膈肌张力时间指数负荷下，能够维持收缩而不发生疲劳的时间。

呼吸肌疲劳的评定包括最大等长收缩压力或力量下降，肌电图频谱改变即中位数频率（FC）和高频/低频（H/L）比率下降，吸气肌松弛率下降或松弛时间常数增大等指标。

（三）影像学评定

影像学评定包括胸部 X 线、CT、MRI 检查等，此处不做详细说明。

（四）运动功能评定

运动功能评定主要为分钟步行试验，包括 6min 步行试验（six-minutes walk test，6MWD）、

12min 步行试验、往返步行试验(shuttle walk test,SWT)等。其中,6min 步行试验最为常用,通过测量 6min 行走距离来反映运动能力。测量时不需要任何运动设施,也不需要训练和先进的技术,只需要一条长 30m 的走廊,让患者在平的硬地上尽可能快地行走 6min,然后测量行走距离。行走时沿直线尽可能快速行走,避免快速转身和走环形路线,测量时医师不干扰患者,在 6min 内如果患者出现疲乏、头晕、心绞痛、呼吸困难、出冷汗、面色苍白则停止试验。测量前后应记录患者的血压、心率和呼吸频率。测量环境安静,通风良好,温度适宜,测量中应备有硝酸甘油、硫酸沙丁胺醇气雾剂等抢救药品。大多数患者在此试验中不能达到最大的运动量。患者能够选择自己的运动强度,可以随时停止,或者休息一段时间再次行走。大多数的日常生活运动也是次极量的运动,因此 6min 步行的距离可以较好地反映日常生活体力活动的水平。

(五)心肺运动负荷评定

相关临床运动试验从易到难,包括登梯、6min 步行试验、往返步行试验、运动诱发哮喘试验、心脏负荷试验(如 Bruce 方案)以及心肺运动试验(cardiopulmonary exercise test,CPET)。其中,CPET 是心肺储备功能的运动康复评估及运动处方的标准。心肺运动中需要测定的项目包括运动功率、代谢性气体交换、摄氧量(oxygen uptake,VO$_2$)、呼吸交换比率(respiratory dioxide production,PRE)、无氧阈值(anaerobic threshold,AT)、心脏输出量(Q)、血压、每分通气量(VE)等。CPET 通过呼吸系统、循环系统、造血系统、肌肉骨骼系统以及患者的精神心理状态在运动中的总反应,得出相关血流动力学及氧代动力学的指标值,从而对患者的心肺功能以及运动耐受能力给予准确判断。临床上常选用踏车做运动功率逐渐增加的症状限制性运动方案,运动时间为 8~12min。

(六)日常生活能力评定

日常生活能力评定常用 Barthel 指数(Barthel index,BI)和功能独立性测量(functional independence measure,FIM)。

(七)生活质量评定

生活质量(quality of life,QOL)是指个人处于自己的生活环境中,对本身生活的一种自我感受。常用的生活质量评价量表包括通用的生活质量量表如世界卫生组织生活质量评价量表中文版(WHOQOL),以及呼吸系统疾病常用的量表如疾病对生活的影响量表(SIP)、疾病治疗结果研究(MOS-SF36)、哮喘患者生活质量问卷(AQLQ)、圣乔治呼吸问卷(SGRQ)、慢性呼吸疾病问卷(CRQ)、肿瘤功能状况指数(FLIC)、肺癌患者功能量表(QLQ LC-13)等。最常用的是 SF-36 量表。SF-36 作为简明的健康调查问卷,全面概括了生理、心理功能和主观感受等内容,包括 36 个问题,分为 9 个维度:生理机能(physical functioning,PF)、生理职能(role physical,RP)、身体疼痛(bodily pain,BP)、总体健康(general health,GH)、活力(vitality,VT)、社会功能(social functioning,SF)、精神健康(mental health,MH)和健康变化(reported health transition,HT)。除躯体疼痛外,评分值越高说明患者的生活质量越好。

(八)心理评定

心理评定包括韦氏智力量表、韦氏记忆测验、艾森克人格问卷(EPQ)、简易精神状态检查(MMSE)、长谷川痴呆量表(HDS)、症状自评量表(SCL-90)、抑郁自评量表(SDS)、焦虑自评量表(SAS)、汉密尔顿抑郁量表(HRSD)和汉密尔顿焦虑量表(HAMA)等。

除上述评价指标外,还可采用 BODE 指数对呼吸系统疾病患者进行康复评定,具体包括体重指数(BMI,B)、气流阻塞程度(obstruction,O)、呼吸困难指数(dyspnea,D)、运动耐力指标(exercise,E)评定患者康复状况,共 10 分。其中,营养状况用 BMI 表示,气流阻塞程度用肺功能(FEV$_1$%)表示,运动耐力用 6min 步行试验表示,呼吸困难指数测定采用 1982 年美国胸科学会提出的医学研究委员会呼吸困难修正评分,即 MMRC 评分测定表示。分值越高,病情越重。

第三节 陆上心肺康复治疗技术简介

一、心脏康复

(一)心脏康复分期

经典心脏康复包括 3 期,即院内康复期(Ⅰ期)、院外早期康复期(Ⅱ期)和院外长期康复或家庭康复期(Ⅲ期)。在第Ⅰ期,常见的心脏康复患者以搭桥术和血管成形术为多,第Ⅱ、Ⅲ期可见各种心脏疾病患者。偶尔有Ⅲ期患者由于对健康情况或身体对锻炼反应不明确而被送回Ⅱ期进行有监护的锻炼,对于复发的患者也被送回Ⅱ期进行监护锻炼。

(二)心脏康复运动处方

心脏康复的核心与基础是运动康复。制订运动处方时,最好是在使用心肺功能监测仪的情况下合理安排有氧运动与抗阻训练,为患者开出个体化运动处方。运动处方具有四要素:运动种类、运动强度、运动时间和运动频率。其中,运动强度是制订运动处方的重要内容,直接关系到患者运动的安全性和效果。

有氧运动强度参考指标及方法常用有四种:心率法、峰值耗氧量相关方法、无氧阈值法以及 Borg 自感劳累分级评分。

1. 心率法

(1)传统心率:最大预测心率(HRmax=220- 年龄)的百分数,一般采用最大预测心率的 50%~70%。

(2)储备心率:HRR= 最大运动心率 – 静息心率

2. 峰值耗氧量相关方法

(1)峰值耗氧量:以峰值耗氧量的百分数,一般采用峰值耗氧量的 40%~80%。

(2)储备耗氧量:储备 VO_2= 峰值耗氧量 – 静息耗氧量。

3. AT 无氧阈值有三种测试方法:VE/VO_2、VCO_2/VO_2、V 斜率法。AT 通常由 V 斜率判定。

4. Borg 自感劳累分级评分(Borg rating perceived exertion scale) 能较好表达受试者感觉的耐受能力,常受到主观因素的影响。Borg 自感劳累分级见表 2-11-1,根据分值可以估算出对应的心率(相应心率 =Borg 分值 × 10)。

表 2-11-1 Borg 自感劳累分级

分值	疲劳感觉	相应心率	分值	疲劳感觉	相应心率
6	没有	60	14	费力(累)	140
7	非常轻松	70	15		150
8		80	16	很费力(很累)	160
9	很轻松	90	17		170
10		100	18	非常费力(非常累)	180
11	轻松	110	19		190
12		120	20		200
13	稍微费力(稍累)	130			

有氧运动强度参考的指标较多,不同状态的受试者可选择使用。无氧阈值(AT值)法的优点在于测定受试者从有氧代谢到无氧代谢的转折点,运动负荷比最大负荷低得多,无乳酸持续升高,从而不会发生代谢性酸中毒,不易发生通气功能亢进和气短。血液中儿茶酚胺增加量少,对运动中产生的心律失常影响小,适时准确测定AT值适用于中重度心脏病的运动疗法,以AT值为标准的有氧运动是安全有效的。

(三)训练暂停或终止指标

若患者在测试及训练过程中出现以下情况,均应立即结束运动训练:①明显胸闷、心慌或心前区痛;②严重心理障碍,极度抗拒治疗;③严重呼吸困难;④头晕、面色苍白或发绀;⑤血压波动超过180/120mmHg或低于90/50mmHg;⑥严重心率失常。

(四)心脏康复训练内容

心脏康复主要推荐的运动类型为有氧耐力训练、力量训练(抗阻训练)、间歇训练以及放松训练。主要国家及组织的心脏康复指南对心脏康复内容的推荐意见汇总见表2-11-2。

制订心脏康复计划时,可以参照表2-11-2进行选择。每一节心脏康复训练课程都必须包括准备阶段、训练阶段和整理阶段三个部分(图2-11-1),同时此课程结构也适用于肺康复。

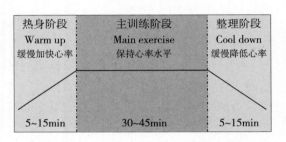

图2-11-1 典型的水中心肺康复方案内容组成

1. 准备阶段 目的是预热(warm-up),让肌肉、关节、韧带和心血管系统逐步适应训练期的运动应激。运动强度较小,运动方式包括牵伸运动及大肌群活动,要确保全身主要关节和肌肉都有所活动。一般采用医疗体操、太极拳等,也可附加小强度步行。

2. 训练阶段 指达到目标训练强度的活动。中低强度训练的主要机制是外周适应作用,高强度训练的机制是中心训练效应。

3. 整理阶段 主要目的是冷却(cold-down),即让高度兴奋的心血管应激逐步降低,适应运动停止后的血流动力学改变。运动方式可以与训练方式相同,但强度逐步减小。充分的准备与整理活动是防止训练意外的重要环节(训练过程中心血管意外75%均发生在这两个时期),对预防运动损伤也有积极的作用。

二、肺康复

综合性肺康复方案包括对患者进行评估、运动训练、健康教育和社会心理支持等,体现多学科合作、满足个体化需求、关注身体和社会功能、优化药物治疗等特点。多学科团队应包括医生、护士、呼吸治疗师、物理治疗师、作业治疗师、心理治疗师、运动专家和其他专门人才。

根据循证指南,COPD的运动训练包括以下内容,各部分内容的推荐等级见表2-11-3。

(一)下肢运动训练

指南的证据来源于15个随机对照研究,病例数达到1 225例,进一步支持并强化了下肢运动训练是肺康复关键性核心内容的观点,因此将下肢运动训练作为"COPD患者肺康复的强制性内容,推荐级别为1A级"。下肢运动训练是其中的主要组成项目,常采用的运动方式有步行、跑步、爬楼梯、平板运动、功率自行车、游泳、各种体操或多种方式的联合应用。医学研究中功率自行车应用较多。功率自行车的优点是与心肺运动试验相结合,能全面客观评价运动能力和运动时的反应性,确定运动强度和运动受限原因,并能准确反映运动时各个

表2-11-2　主要国家及组织的心脏康复指南对心脏康复内容的推荐意见汇总表

国家或组织	运动类型	运动强度	课程持续时间与频率	疗程时长	运动测试与监测	附加活动预期
欧洲（欧洲心血管疾病预防与康复协会）	有氧耐力训练（如步行、慢跑、骑车、游泳、赛艇、爬台阶、椭圆机训练、有氧运动）	最大摄氧量的50%~80%（接近无氧阈值、峰值心率（HRpeak）的50%~80%或储备心率（HRR）的40%~60%，自觉疲劳度 RPE 10~14	20~30min/课，3课/周（最好每周6~7节课）	2~16周	运动测试：症状限制性极量分级运动试验监测、观察症状；如果出现新的症状，在早期阶段进行：心率监测、血压监测、心电图监测	每天30min的中等强度步行训练
加拿大（加拿大心脏康复协会）	抗阻训练 有氧训练 有氧间歇训练结合抗阻训练 柔韧性训练	中度疲劳 HRR的40%~85% 上肢:30%~40% 1RM 下肢:50%~60% 1RM	12~15次/组，进行1~3组；上、下肢各进行6~10个不同的锻炼，2~4课/周 静态牵张：每个动作重复4次，每一次牵张持续15~60s PNF牵张：先进行6s的牵张，随后进行10s的辅助牵张	12周	运动测试：心电图监测下的分级运动测试（Bruce方案）监测、心率监测、血压监测、RPE，如有医学必要，进行心电图监测、连续监测或间歇监测	不参加正式训练课程时，鼓励每天进行低强度的身体活动，累计30~60min 每天，中等到高强度，每天坚持
美国（美国心脏病协会、美国心血管与肺康复协会）	有氧耐力训练（如步行、活动平板、骑车、台阶、赛艇、抗阻训练（如健美体操、手部重物、拉力器铃、自由重量、器械重量）柔韧性训练（静态牵伸，重点是腰背和大腿）	峰值耗氧量的40%~80% 根据极限运动测试测出的最大心率 RPE 11~16 中等疲劳（RPE 11~13），从1RM的50%进展到60%~70% 到中度不适时间点	20~60min/课，3~5课/周 10~15次/组，1~3组 进行8~10个不同的锻炼 2~3课/周 每个动作重复3~5次，在可耐受的范围内，每个动作持续30~90s，2~3课/周	36课	运动测试：症状限制性极量分级运动试验监测、症状观察、心率监测、血压监测、RPE 心电图监测，根据患者风险水平选择连续监测或间歇监测	家庭活动，30~60min，中等强度，每周至少5天
日本（日本循环协会）	有氧耐力训练（如有氧运动、骑车）	在无氧阈值水平（峰值耗氧量的40%~60%，储备心率40%~60%，RPE 12~13）	15~60min/课，1~3课/周	5个月	运动测试：运动应力测试、心率监测、血压监测、RPE；如果发生胸痛，进行心电图监测	根据运动处方进行每周3~4天的家庭训练
世界卫生组织（重点关注发展中国家）	有氧耐力训练，如固定踏车、赛艇、迈步等、滑轮练习、滑轮练习等）、柔韧性训练（健美体操）	未明确说明 高强度（峰值工作量的60%~75%或峰值心率的70%~85%），低/中等强度（心率比静息心率增加20次/min以内）	30~60min/课，开始时包括15min的健美体操，2课/周	6~8周	运动测试：运动平板测试监测 对初级及中级机构：心率监测、RPE 对高级机构：上述指标加上心电图监测（根据风险水平选择连续监测或间歇监测）	中等强度的家庭锻炼，或者行走30min 加2次/d健美体操

表 2-11-3   COPD 肺康复指南

内容 / 结果	推荐	证据级别
下肢运动	推荐包括运动耐力训练的下肢运动作为肺康复的一部分	A
上肢运动	包括抗阻和耐力的上肢功能和运动训练应该包括在肺康复中	B
呼吸肌训练	证据不支持在肺康复中常规使用,在伴有呼吸肌力减弱或喘息的患者中可以选用	B
心理学、行为学、教育内容和结果	证据不支持短期心理学干预的益处,长期干预可能有益,专家的意见支持把教育和心理学干预作为肺康复的内容	C
呼吸困难	肺康复包括呼吸困难的症状	A
生活质量	肺康复包括与健康相关的生活质量	B
健康管理成本	肺康复已经减少了住院天数和住院人数	B
生存期	肺康复可以改善生存期	C

系统的病理生理机制。阻力训练如举重在稳定期 COPD 患者中可以部分逆转肌肉功能障碍,增强骨骼肌功能。一项随机对照研究显示,高强度股四头肌抗阻训练可以减轻 COPD 患者的呼吸困难症状,增加骨骼肌功能。有研究在重度 COPD 患者中比较了常规运动训练方案和非线性运动训练方案,结果发现后者可以将踏车训练的耐力提高到更高的水平且安全性良好。非线性运动训练方法似乎对重度 COPD 患者有益,但长期效果有待于进一步证实。

（二）上肢运动训练

上肢运动训练可增加前臂运动能力,减少通气需求。研究结果表明,上肢无支撑耐力训练能显著改善上肢运动耐力,上下肢联合训练方案优于单纯下肢运动训练。因此,指南将上肢运动训练的推荐级别定为 1A 级。

（三）呼吸肌训练

呼吸肌无力可以导致呼吸困难和运动受限。合理的呼吸肌训练增加呼吸肌功能,又可减少呼吸困难的严重性和改善呼吸耐力。两个主要的呼吸肌训练类型是稳定的过度呼吸和吸气阻力呼吸。吸气阻力训练比较容易,手握一个装置即可。一般只有吸气阻力训练才是呼吸肌训练的方法。目前的科学证据不支持在常规肺康复中使用呼吸肌训练。但是呼吸肌训练可以作为呼吸肌力量和呼吸减弱的 COPD 患者的一个选择。呼吸方式主要包括缩唇呼吸和腹式呼吸锻炼。研究显示,缩唇呼吸可以改善肺内气体交换,增加潮气量,显著减少呼吸频率,使呼吸困难有所减轻,并可提高动脉血氧饱和度,降低动脉二氧化碳分压。Faager 等采用自发性缩唇呼吸训练治疗 32 例 COPD 患者,发现治疗后患者往返步行时间平均延长 37s,提示缩唇呼吸训练有助于提高 COPD 患者运动耐力、促进肺功能改善。腹式呼吸在肺康复中发挥作用是因为其主要依靠膈肌收缩进行,可减少辅助吸气肌做功,减轻呼吸困难的感觉,改善通气功能。研究显示,腹式呼吸还可以增加潮气量,降低呼吸频率,并改善氧合功能。目前有关呼吸肌锻炼的研究多集中在吸气肌锻炼方面。Beckerman 等对 42 例 COPD 患者采用阈负荷吸气肌训练,训练组较对照组平均住院天数和医疗资源使用方面明显减少。Magadle 等对 34 例 COPD 患者首先进行为期 12 周的常规肺康复治疗,然后将其随机分为 2 组,吸气肌训练组在常规肺康复基础上增加吸气肌训练,6 个月后与对照组比较,发现吸气肌训练组患者最大吸气压显著增加,呼吸困难程度减轻。有关呼气肌锻炼的效果目前尚不明确。

在 COPD 患者中,高强度的运动训练比中等强度的训练可以获得更高的生理学效益。然而重度 COPD 患者受限于呼吸困难症状或骨骼肌功能障碍,使其只能耐受中低强度的运动,而且运动早期出现的乳酸堆积进一步导致外周肌肉氧气运输减少及肌肉纤维功能障碍,降低运动能力。间歇运动的方式可以允许重度 COPD 患者进行高强度的运动,从而达到更好的生理学效应。与持续运动训练比较,高强度间歇运动可以使重度 COPD 患者总的运动时间延长3倍,显著降低运动训练过程中的代谢水平,达到更为稳定的通气效应。研究显示,COPD 患者的通气功能障碍使其不能达到充足的运动强度,即使在最大运动时仍有骨骼肌代谢储备,降低了运动效能;而采取膝关节伸肌高强度间歇训练的方式,可以避免通气限制的影响,达到最大的运动负荷,从而显著改善 COPD 患者的骨骼肌功能。

(四) 肺康复运动处方的制订

运动处方的要素主要包括运动强度、频率和持续时间。

1. 有氧运动训练强度　指南中的随机对照研究结果证明,COPD 患者下肢高强度训练比低强度训练能产生更大的生理学获益(推荐级别为1B 级),且低强度和高强度训练均产生临床获益(推荐级别1A 级)。目前大多数运动训练强度是用极量或次极量运动平板(Bruce 或改良的 Bruce 方案)评定心肺运动功能,达到最大耗氧量 20%~40% 的运动量为低强度,60%~80% 的运动量为高强度,但无统一规定。国内有关家庭肺康复的研究采用心率估算运动量,虽然心率和呼吸困难 Borg 评分与心肺运动试验有较好的相关性,但由于影响心率的因素较多(特别是合并糖尿病的患者),因此建议临床研究设计使用较为客观的指标。

2. 肌肉力量训练强度　力量训练属于无氧运动,能够增加中、重度 COPD 患者的肌肉力量和质量,可作为独立的干预措施改善患者的生存质量,肺康复指南推荐在康复方案中加入力量训练方案,推荐级别为1A 级。但目前的研究结果尚不能说明用力量训练替代部分有氧运动的耐力训练能否获得相同效果。

第四节　水中心肺康复治疗技术

作为物理治疗的重要组成部分,水疗已成功用于许多心肺功能障碍患者的康复治疗。目前水疗康复技术在神经、骨科、儿童康复等领域中的应用较为广泛,相应的临床试验也较多;而在心肺康复领域,国外有水疗应用的文献,但在心肺水疗康复方面还缺乏高质量临床研究的证据支持。根据水疗作用的生理学机制和临床效应,水疗康复治疗技术对 COPD 等呼吸系统疾病以及冠心病等循环系统疾病具有一定的康复疗效。

在综合心肺康复治疗中应用水疗技术,必须在医务人员的监视下进行。一般而言,水中心肺康复训练主要针对心血管或肺疾病患者设计,尤其是因骨关节病、超重、跌倒风险大等问题无法参加传统的陆上康复训练的患者。由于目前尚未制订心肺水中运动指南,在设计水中心肺康复方案时需参考陆上康复指南。同时,设计水中肺康复方案时可以参考患者的陆上运动方案,如对于正在进行太极拳锻炼的患者,可以进行水中太极练习。

一、水中肺康复方案

根据肺康复指南,水中肺康复方案主要包括上下肢运动锻炼、呼吸体操、缩唇呼吸、腹式呼吸。康复前通过运动心肺试验测定个体最大运动功率,制订运动处方。下肢锻炼采用水中功率自行车、水中股四头肌训练仪、水中下肢抗阻练习等。开始以达到个体最大运动功率30%~40% 的低强度锻炼为主,随着运动能力的增加,逐渐增加运动强度,以达到个体最大运动功率60%~80% 的运动强度为目标。上肢锻炼采用水中器械训练或徒手训练,前者包括水中哑铃、弹力带、沙袋、打水板等,后者让患者主动抵抗水的阻力进行训练,或者由治疗师提供手法阻力。可在水中进行呼吸体操锻炼、缩唇呼吸、腹式呼吸。缩唇呼吸指用鼻吸气,呼气时缩拢口唇呈吹口哨状,让气体均匀自双唇间逸出,吸气与呼气的时间比例为1:2,逐渐将吸呼比达到1:4作为目标。腹式呼吸指患者站立或取坐位,放松全身肌肉,左手放在胸前,右手放在上腹部,吸气时腹部膨隆,右手随之抬起,呼气时腹部塌陷,右手随之向胸、背方向给一定压力,帮助膈回复,整个呼吸过程左手几乎不动,吸气和呼气时间比例为1:2。此外,还可在水中运动的基础上增加音乐治疗、心理放松、渐进性肌肉放松及引导性想象等疗法。

　　水中肺康复方案的课程结构基本同心脏康复方案,包括准备阶段、训练阶段、整理阶段三部分(图2-11-1)。典型水中呼吸康复训练方案包括以下项目:

　　1. 水中呼吸控制训练　训练内容多来源于 Halliwick 技术,如经口鼻吹气(图2-11-2~图2-11-5)、口鼻交替吹气,运动时有节律地呼吸,如在水中进行步行、双腿跳、单腿跳时练习呼吸控制(图2-11-6)等。

　　2. 水中呼吸操训练　包括水中缩唇呼吸、水中腹式呼吸、水中深呼吸等。

　　3. 下肢肌力增强训练　常规水中徒手力量训练、常规水中器械力量训练(所需器械包括沙袋、哑铃、浮条、弹力带、打水板等)、Bad Bagaz 泳圈治疗、Halliwick 技术、Ai Chi 等,如借助浮条进行水中下肢力量训练(图2-11-7)。

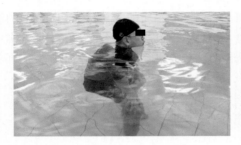

图 2-11-2　经口水面上吹气泡

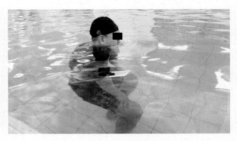

图 2-11-3　经鼻水面上吹气泡

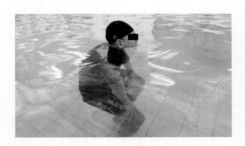

图 2-11-4　经口水面下吹气泡

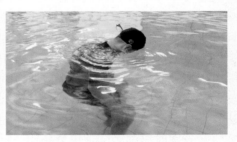

图 2-11-5　头部没入水中吹气泡

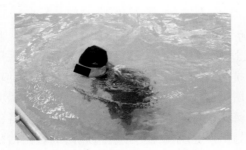

图 2-11-6　行走时有节律地呼吸

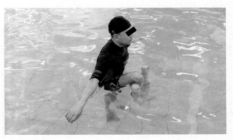

图 2-11-7　借助浮条进行水中下肢力量训练

　　4. 上肢肌力增强训练　常用方法同下肢肌力增强训练,如借助浮条进行水中上肢训练(图 2-11-8、图 2-11-9)。

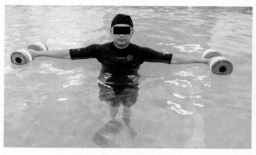

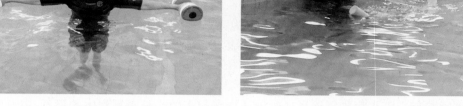

图 2-11-8　借助浮力哑铃进行水中上肢力量训练　　图 2-11-9　借助浮条进行水中上肢力量训练

　　5. 水中放松训练　Wastu、Jahara、水中音乐治疗等。

　　6. 水中有氧训练　水中站立训练(图 2-11-10)、水中步行(图 2-11-11)、水中球类训练(图 2-11-12)、游泳(图 2-11-13)、水中有氧健身操、水中高强度间歇性运动训练等。

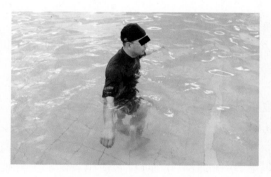

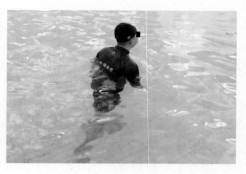

图 2-11-10　水中单腿站立　　　　　　　　图 2-11-11　水中步行

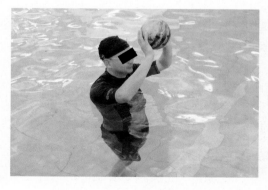

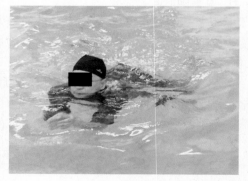

图 2-11-12　水中投球训练　　　　　　　　图 2-11-13　游泳

二、水中心脏康复方案

　　水疗应用于心脏疾病的康复已有较长的历史,但还相对缺乏相关的临床证据,最近有证据支持水疗在心脏康复中的作用。例如,Adsett 等进行了一项水疗对稳定性心力衰竭疗效的荟萃分析,对 2014 年之前发表的相关临床试验(8 项研究,共 156 名患者)进行了系统分析,得出结论:对于稳定性心力衰竭患者,尤其是对于因各种原因无法参加陆上康复训练的患者,水中运动可能是一种安全有效的替代方法,有助于提高肌力、增加步行距离、改善生活质量。又如,Chu 等对脑卒中患者进行为期 8 周的水中运动训练,结果显示与同等运动量的对照组相比,实验组的心肺功能康复改善更多,同时其最大运动负荷量及患侧下肢肌力改善也较多。该研究提出,水中运动疗法作为一种新的运动方式,有希望成为心脏康复运动处方中的新突破。

(一) 水中心脏康复流程

一般来说,开展心脏水疗康复的流程为:由心内科或心外科医师对患者的病情进行评估,如果适合进行心脏康复,将患者转诊至康复医师处,再由康复医师对患者进行专项病情评估及康复评定,重点关注心电图、压力极限以及锻炼历史等,确定患者能够耐受 0.5h 以上的锻炼量,在此基础上再判断患者是否适合参与水中心脏康复程序。一般来说,Ⅱ 期以后的患者才能参与心脏水疗康复项目。对于适合参与水中心脏康复程序的患者,由专业水中物理治疗师接诊,进行详细评估,设定康复目标,制订康复方案,执行康复计划,监测康复疗效。需要注意的是,不同于骨科康复、神经康复、儿童康复等传统康复领域,心脏康复尤其是水疗在心脏康复中的应用对于患者较为陌生,因此一定要做好医患沟通工作,既要让患者了解心脏康复的益处,也要让患者对心脏康复的危险性有正确的认识,告知患者参与水中心脏康复项目的注意事项,从而将治疗风险降到最低。

(二) 水中心脏康复的益处与风险

总的来说,在水环境中进行心脏康复训练的益处如下:

1. 提高心脏功能　通过水中康复训练,可以增加心肺耐力,降低心率,降低血压。同时,训练时患者的自感用力度会有所下降。

2. 增加心肌灌注,加速心肌血流。

3. 降低心血管危险因素　坚持水中康复训练,可以使总胆固醇下降,甘油三酯下降,静息血压下降,血糖下降,体质指数(BMI)下降。

4. 缓解心绞痛,缓解其他伴发疼痛。

5. 增加心理舒适度　水疗有助于缓解焦虑,缓解抑郁,增加自信,使患者能够更好地面对压力。

6. 改善睡眠。

由于心脏疾病的特点,进行水中心脏康复训练时也存在一定的风险。因此,在进行心脏康复训练时,要严格注意危险分级与潜在隐患,训练时要严格监测心率、血压、脉搏等生命体征,做好应急预案。

运动训练前要严格评估心脏病患者的危险分级(表 2-11-4),了解具体疾病的危险分级,如冠心病患者的危险分级(表 2-11-5)。治疗师进行水中心肺功能训练时,一定要熟知心脏疾病的危险分级,尤其是心脏水疗康复锻炼的禁忌证,以免发生医疗事故。

表 2-11-4　运动训练前危险分级

风险	特点
低风险	心肌梗死 4 周以后
	用力时无呼吸困难或轻度呼吸困难(NYHA 分级 Ⅰ 级到 Ⅱ 级)
	进行 6METS 强度水平以下的运动时,无缺血症状或心绞痛
	收缩压在合理范围内增加
	无心室性期外收缩
	患者能识别心肌缺血症状并能自我监测运动强度

风险	特点
中风险	心肌梗死 4 周以后
	发生 2 次以上的心肌梗死
	日常活动时出现呼吸困难（NYHA 分级 Ⅲ 到 Ⅳ 级）
	运动能力 <6METS
	运动时收缩压下降
	运动时缺血 ST 段下降 >3mm 或发生心绞痛
	医生认为存在发生致命事件的风险
	发生过心搏骤停
	进行 6METS 强度水平以下的运动时发生过室性心动过速或复杂的室性心动过速
	存在左动脉干疾病
	射血分数较低（<30%）
高风险	不稳定的缺血症状（休息或少量运动时发生心绞痛）
	失代偿性心力衰竭
	不受控制的心律失常
	存在其他有可能因运动而加重的心脏疾病（如主动脉瓣狭窄、肥厚型心肌病）

表 2-11-5　冠心病患者的危险分级

低危	中危	高危
运动或恢复期无心绞痛症状或心电图缺血改变	中度运动（5~6.9METs）或恢复期出现心绞痛症状或心电图缺血改变	低水平运动（<5METs）或恢复期出现心绞痛症状或心电图缺血改变
无休息或运动引起的复杂心律失常		有休息或运动时出现的复杂室性心律失常
AMI 溶栓血管再通、PCI 治疗或 CABG 后血管再通且无合并症		AMI、PCI 治疗或 CABG 后合并心源性休克或心力衰竭
无心理障碍（抑郁、焦虑等）		严重心理障碍
LEVF>50%	LEVF40%~49%	LEVF<40%
功能储备≥7METs		功能储备≤5METs
血肌蛋白浓度正常		血肌蛋白浓度升高
以上每一项都存在时为低危	不符合典型低危或高危者为中危	存在以上任何一项为高危

注：METs，代谢当量；AMI，急性心肌梗死；PCI，经皮冠状动脉介入；CABG，冠状动脉旁路移植术；LVEF，左心室射血分数。

存在下列情况时，严禁进行水中心脏康复训练：①不稳定型心绞痛；②不受控制的充血性心力衰竭；③影响血流动力学的心律不齐；④不受控制的高血压；⑤急性心肌炎；⑥严重的心脏瓣膜狭窄；⑦肥厚型心肌病；⑧急性肺栓塞。

（三）水中心脏康复训练的注意事项

由于水环境的特殊性和潜在的危险性，开始进行水中康复训练时要严格掌握注意事项。一般来说，开始水中心肺康复训练前要先建立基线测量指标，如血压、心率和心绞痛的发作情况，以确定患者能够安全地参与康复治疗。制订水中康复方案时，要考虑心律不齐、病史和药物的不良反应。进行心脏康复时，水疗池的水温应该保持在 31~33℃（88~92℉），水温过低可能诱发心律不齐，水温过高可能阻碍心脏的传导功能。如果肺活量低于 1.5L，静水压可能引起呼吸困难，所以应该在浅水区活动，或者进行仰卧漂浮位活动。开始时水中训练时间较短，运动强度较小，循序渐进，逐渐递增。对于较为严重的患者，应该避免水平位游泳，因为心肺负荷过大，患者难以承受。治疗师在开展运动治疗时需备有硝酸甘油，并提醒患者运动时携带硝酸甘油，以防止严重心血管事件的发生。对于发作稳定劳力性心绞痛患者，可在运动前 5~10min 使用二硝酸异山梨酯 10mg 或硝酸酯类喷雾剂，降低运动中可能出现的心肌缺血，保证运动疗法的有效实施。

此外，开展心脏康复的水疗室内必须设有一块干燥区域，配备常用急救物品：自动体外除颤器（automatic external defibrillator，AED）、急救药品、氧气瓶、输氧管或氧气面罩、血压计、听诊器、急救床。根据国外的研究，要开展心脏康复，员工与患者的比例应该在 2∶15 左右，必须有至少一名员工通过心脏康复的专业资质认证，至少有一名员工具备救生员资质，所有员工都必须熟练掌握心肺复苏技术。同时，要配备池边急救电话，设置患者自带药品的放置区域，并在每名患者的药瓶上贴上姓名标签。总之，进行水中心脏康复训练时尤其要注意以下几点：

1. 缓慢热身，降低胸痛的发生，同时使患者适应水环境。

2. 以低强度有氧锻炼为主，经常进行自感用力程度（RPE）评估或心率检测。

3. 提前计算基线心率、最大心率和恢复心率。

4. 至少每周测一次血压，根据具体病情不同，测量次数不一。

5. 进行牵张和有氧运动时，推荐只做一侧上肢举过头顶的动作，双侧上肢举过头顶会增加背部压力和心脏压力。

6. 服用 β 受体阻滞剂如阿替洛尔时，锻炼时允许的心率为静息状态下的心率增加 20 次/min。

7. 训练时达到的最大心率应该比引发胸痛的心率值低 10 次/min（举例：如果一个患者在心率为 100 次/min 时发生胸痛，训练时的心率应该在 90 次/min 以下）。

8. 推荐冠状动脉搭桥术后 3 个月开始水中运动治疗。

9. 一定要确保患者懂得 RPE 和心率的概念及内涵。

10. 进行抗阻运动时注意观察血压变化（包括高压和低压）。

（四）典型水中心脏康复方案

典型心脏水疗康复训练方案一般包括三部分（图 2-11-1）：第一部分为准备活动，即热身运动（warm-up），多采用低水平的有氧运动，持续 5~15min；第二部分为正式康复训炼（main exercise），包含有氧训练、抗阻训练、柔韧性训练等，持续 30~45min；第三部分为放松运动，即冷却阶段（cool-down），时间 5~15min。大多数指南推荐的有氧训练的时间持续 20~60min，频度为 3~5 次/周，强度为中等强度。

心脏康复的具体训练内容应该根据患者的具体病情而定，常用的水疗治疗技术，如 Halliwick 疗法、Bad Ragaz 泳圈治疗、Wastu、Ai Chi（水中太极）等，均可用于心脏康复。至于具体的训练方案孰优孰劣，目前并没有太多的研究。常用的水中心肺运动训练项目见图 2-11-2~ 图 2-11-13）。国外学者 Vargas 经过研究，将心脏水疗康复程序分为三个水平，相对而言较为合理，临床工作中可以参考。Vargas 水中心脏康复方案的具体内容见表 2-11-6。

三、心肺康复水疗治疗记录书写

进行心肺康复时要严格记录患者的基本信息、病历摘要、体格检查、实验室检查，尤其要

表 2-11-6　Vargas 水中心脏康复方案

活动水平	动作组合	动作
I 级水平 仰卧位活动 起始位置:患者佩戴颈圈、浮力腰围与踝部浮漂,仰卧于水面	动作顺序 I A	双膝屈曲弯向胸部
		单膝屈曲弯向胸部
		双侧髋关节外展
		交替双侧上肢举过头顶后伸
		交替双侧上肢过顶前伸
		反蛙泳上下肢划水动作
	动作顺序 I B	单侧髋关节和肩关节内收外展
		躯干侧屈(摸对侧膝盖)
		需佩戴颈圈加漂浮腰围
	动作顺序 I C	BRRM 躯干模式
		BRRM 上肢模式
II 级水平 起始位置:站立	动作顺序 II A	向前走 4 步,侧方走 4 步,向后走 4 步
		单侧髋关节划圆
		单侧髋关节外展内收
		单侧下肢画 8 字
		单侧髋关节活动
	动作顺序 II B	水平握住浮板,下压,放松
		垂直握住浮板,旋转躯干,放松
		左右交替
	动作顺序 II C	双手垂直握住哑铃,肘关节稍微屈曲,一脚向前,前后站立
		肩关节从水面向下压
		下压并过伸肩关节,肘关节屈曲 90°
	动作顺序 II D	在剑突水平的水中摆臂前行
		在胸骨中部水平的水中摆臂前行
		前行过程中双侧肩关节屈曲伸展
	动作顺序 II E	上跳
		绕圈
		水中排球
	动作顺序 II F	水中慢跑
		水中慢跑,可在踝部增加配重物
III 级水平 活动:游泳	动作顺序 III A	改良蛙泳,头处于中立位
	动作顺序 III B	游泳,如有需要可加漂浮物

重视康复评价(陆上和水中)、康复目标、康复计划、治疗记录和疗效总结。最好能够制订标准化的记录表格,对风险因素等进行快速筛查,同时标注训练中遇到的突发情况,便于进行规范化的风险控制。

第五节　水中心肺康复的现存问题及未来展望

　　目前国内水疗康复已经开展较为普遍,在骨科康复、神经康复、儿童康复等领域应用广泛。但是由于危险性大、设备要求高等原因,水疗技术在心肺康复领域的应用还较为局限,需要进一步探索。此外,水疗在心肺康复领域内的应用局限也与心肺康复本身所处的发展阶段有关。心脏康复与肺康复在我国均处于起步阶段,还没有相关疾病的标准治疗内容,今后将进入快速发展期。

　　水疗在心肺康复领域应用的最大问题在于国内缺乏完整的康复团队与设备。以心脏康复为例,一个完整的心脏康复团队应该包括心血管专科医生(心脏内科与心脏外科)、专科护士、临床药师、物理治疗师、专业水疗师、营养师、心理治疗师、运动治疗师、作业治疗师、志愿者或义工以及患者家属,必备的康复设备包括评估设备(运动负荷心电图或运动心肺仪)、监护设备(运动心电监护系统)、运动训练设备和常规急救设备。而要开展水中心肺康复,对于水疗室的设备设施及环境控制有着严格的要求,如监护区的空间、设备与人员配置。因此,下一步的核心问题是培养合格的专业人员,建设合格的水疗康复机构,配备开展水中心肺康复必备的设备与器械。另外,社区康复是心肺康复发展的大趋势,针对专业水疗机构匮乏的问题,可以参照国外经验,充分利用社区泳池等设施开展水中心肺康复治疗。

　　在循证医学的大背景下,水中心肺康复的疗效支持证据不足,水中心肺康复的治疗方案也不够精细化、个体化、系统化,需要进一步研究。大样本量的水疗临床试验研究,尤其是随机对照研究,对于治疗参数的细化与治疗方案的选择具有重要意义。

(崔 尧　丛 芳)

【参考文献】

[1] 中华医学会心血管病学分会,中国康复医学会心血管病专业委员会,中国老年学学会心脑血管病专业委员会.冠心病康复与二级预防中国专家共识[J].中华心血管病杂志,2013,41(4):267-275.

[2] 丁荣晶.《冠心病心脏康复/二级预防中国专家共识》解读[J].岭南心血管病杂志,2013,19(2):123-126.

[3] 孟申.肺康复[M].北京:人民卫生出版社,2007.

[4] 胡大一.积极探索和推动我国心脏康复与二级预防体系的建立[J].中华心血管病杂志,2013,41(4):265-266.

[5] 王乐民.重视冠心病康复方案中的运动疗法[J].中华心血管病杂志,2015,43(7):570-572.

[6] MEYER K, LEBLANC MC. Aquatic therapies in patients with compromised left ventricular function and heart failure[J]. Clinical & Investigative Medicine Médecine Clinique Et Experimentale,2008,31(2):90-97.

[7] 中国康复医学会心脏康复专业委员会.稳定性冠心病心脏康复药物处方管理专家共识[J].中华心血管病杂志,2016,44(1):7-11.

[8] VAGGAS LG. Aquatic therapy:interventions and applications[M]. Enumclaw:Idyll Arbor,2004.

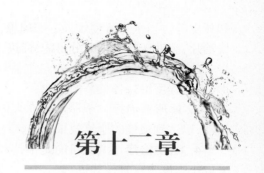

第十二章

烧伤水疗康复

第一节　烧伤概述和评定

一、烧伤概述

烧伤是热力(包括火焰、蒸汽、热液或高温固体等)、电能、化学物品、放射线等引起的组织损伤。烧伤在我国年发生率占总人口的 5‰~10‰,其中 7%~10% 需要住院治疗,3.5%~5% 有暂时或永久的功能障碍。烧伤中以热烧伤最常见,占 85%~90%。烧伤发生的男女比例约为 3:1,夏季多发,中小面积占多数,头颈和四肢等部位为多。

烧伤治疗的发展过程有三大里程碑:一是补液公式的应用大大降低了病死率;二是用抗生素控制感染,使感染局限在肢体局部,直接降低了死亡率,但大面积烧伤的致残率仍然居高不下;三是康复治疗的介入不仅促进患者的肢体功能,而且让患者的生活质量和社会参与度大大提高,因而烧伤康复也越来越受到烧伤救治专家的关注。

二、烧伤康复

烧伤康复是研究烧伤残疾预防、功能和外形评定与治疗的一门学科,以预防残疾或最大程度减少残疾影响、提高患者功能并回归社会为目标。

烧伤康复按损伤后时间可以分为早期康复和恢复期康复。

(一) 早期康复

早期康复不仅可以预防和控制感染,减轻疼痛,促进创面愈合,更有利于预防关节挛缩畸形和瘢痕增生,加快躯干和肢体功能恢复。早期康复的治疗方法主要包括以下 7 个方面:

1. 创面处理(水疗及紫外线)　创面是困扰烧伤早期康复患者的首要问题。创面的处理不及时或不恰当将带来很多不良的后果,如创面的感染所致延迟愈合,创面修复不佳导致皮肤外观丑陋,黑色素沉着增加导致皮肤颜色加深等。创面处理的方法很多,一般在植皮术后 1 个月左右,当创面基本愈合时开始介入水疗,清洗创面本身和创面周围的分泌物、焦痂和死皮等。当水疗清创效果不够理想，或已经出现比较明显的创面感染时，可结合进行紫外线治疗，有助于减少创面分泌物，促进创面愈合。

2. 体位摆放　主要目的是维持烧伤患者的全身各关节活动度，预防可能的挛缩或畸形，最大程度维持各关节的功能。

3. 矫形器治疗　矫形器是在人体之外施加外力，以保护身体局部、固定和限制关节的活动，以达到最佳的康复效果。

4. 运动治疗　主要目的是维持和扩大关节活动范围，以维持和提高肌耐力为主，一般采取小强度多重复模式进行。

5. 压力治疗　以弹性材料制作成可穿戴的衣物组件，对已愈合的创面施加恰当的压力有助于预防瘢痕增生，从而预防此后可能的功能障碍。目前配合压力垫等配件的压力治疗已被证明是预防和控制烧伤瘢痕最有效的手段，在临床上广泛应用。

6. 作业治疗　通过治疗师设计好的治疗性活动，反复训练使烧伤患者获得自我照顾和重返家庭及社会的能力。作业治疗作为架设在医院与家庭社会之间的桥梁，正在发挥着越来越重要的作用。

7. 心理治疗　烧伤后随之而来的疼痛、手术刺激和自我形象改变等，给患者带来沉重的打击，尤其是大面积烧伤及头面部严重烧伤患者，其心理状态发生极大的变化，常常出现轻生等念头。心理治疗可以在患者心理变化的各个阶段给予咨询、安抚、疏导和行为纠正等治疗，有助于患者尽早接受自我现状、转变心理期待和负面情绪。

（二）恢复期

恢复期康复的目的是尽最大可能减少瘢痕增生及关节畸形对受损部位关节活动范围和肌耐力的影响，恢复身体各项功能活动的灵活性和独立性，达到日常生活自理。具体治疗项目如下：

1. 瘢痕评估与治疗　瘢痕特别是增生性瘢痕是烧伤恢复期主要需要面对的问题。瘢痕的评估需要尽早进行，以便在瘢痕增生尚不甚严重时就加以干预。增生性瘢痕的治疗目前以压力治疗最为有效，其通过减少瘢痕区的血流量，抑制毛细血管的增殖，从而控制瘢痕的增生。压力治疗的开展时机为创面愈合后和瘢痕未出现前，除了做水疗或其他需要暴露烧伤部位的治疗之外，一天中大部分时间都需要穿戴压力用品。

2. 运动治疗　与早期康复时的运动治疗不同，此阶段应尽可能鼓励患者进行一些强度稍高的主被动运动训练，根据患者肢体的功能情况选择合适的训练项目，包括慢跑等全身耐力训练。

3. 作业治疗　为烧伤患者进行作业能力评估，对缺损的日常生活能力进行有针对性的训练，到实际的生活环境中训练，了解患者的需求，设计适合患者功能的作业活动。同时，在恰当的时机开始职业能力评估和模拟训练，为促进患者重返工作岗位奠定基础。

4. 水中运动治疗　此阶段烧伤患者的主要问题是关节活动受限和肌耐力下降等，水中运动治疗对这两方面问题均有独特的作用。需要注意的是，部分患者烧伤后植皮区皮脂腺功能的丧失，水中运动治疗后相应皮肤会出现干燥和瘙痒，此时可给予甘油制品涂抹于干燥皮肤上，有助于减轻上述症状。

5. 物理因子治疗　主要使用超声波、音频电疗法等软化瘢痕，松解粘连，从而达到辅助治疗的效果。

三、烧伤评定

（一）关节活动范围评定

关节活动范围是所有功能活动的基础。如果在烧伤早期未及时进行关节活动范围维持和提高训练,则容易因瘢痕挛缩、关节僵硬等问题而导致或轻或重的关节活动范围受限,进而影响正常的功能活动。

关节活动范围评定是烧伤患者康复评定的最基础内容,对制订治疗计划和对比治疗进展均有重要意义。

1. 上肢关节活动范围测量 参见第一部分第四章第一节。

2. 下肢关节活动范围测量 参见第一部分第四章第一节。

3. 脊柱关节活动范围测量 参见第一部分第四章第一节。

4. 注意事项

(1) 在恰当的体位下进行测量,选取中立位的肢位作为0°位。

(2) 一名患者的关节活动范围测量尽量由同一位治疗师完成,采取一致的测量方法和位置,以确保测量数据的准确性。

(3) 测量前先向烧伤患者解释测量的目的和方法、患者如何配合,以免出现不恰当的运动或代偿,导致测量结果不准确。

(4) 在舒适的温度下进行测量,当需要测量肢体近端关节时,请患者充分暴露相应的肢体部位,以免因衣服的限制而使测量结果比实际小。

(5) 量角器的轴心、固定臂和移动臂要严格按照规定的方法进行操作,否则将严重影响测量结果的准确性。

(6) 量角器与烧伤患者的身体接触要适中,即不可以紧贴关节进行测量,一般情况下应放置在被测关节的外侧。

(7) 大多数情况下应记录主动及被动关节活动范围,对比差异所在,进行原因分析。

(二) 肌力及耐力评定

烧伤患者由于卧床制动、疼痛、瘢痕挛缩等因素,可发生一系列的并发症,其中最直接的除了关节活动范围受限之外就是肌力和耐力的下降。为了准确了解患者在肌力和耐力方面的损害,需要对烧伤患者进行肌力和耐力的评定。

1. 肌力评价

(1) 徒手肌力评定注意事项:对烧伤患者进行徒手肌力评定时,应选择合适的测试时机,并作通俗的解释说明或做简单的示范,以取得患者的积极配合。测试时应采取标准的姿势和体位,施加准确阻力,先做3级抗重力检查,再进一步做4、5级或1、2级的检查。检查时应注意两侧对比,先查健侧后查患侧,如双侧均受损,则与相同性别和年龄的正常人标准作对比。如烧伤患者同时伴有严重心脏病、关节不稳、骨折愈合不良、急性渗出性滑囊炎、关节活动范围极度受限等情况时,不宜进行肌力检查。另外,烧伤患者常伴有关节僵硬等关节活动受限情况,在记录肌力检查结果时应标注出关节活动范围,以免影响前后对比的准确性。

(2) 等速肌力测试:等速肌力测试需采用特定的设备,具有操作安全、结果可靠、重复性好等特点。肌肉收缩力在关节运动的各个角度均可达到最大值,运动过程中阻力可随肌力大小改变,运动速度精确控制(图2-12-1)。

2. 耐力评定 耐力是指人体进行持续性活动的能力。耐力分为肌肉耐

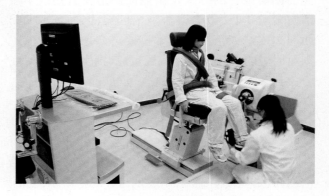

图 2-12-1 等速肌力测试

力和全身耐力。烧伤患者因为严重的创伤,伤后通常需要较长时间的制动体位,缺少主动运动,部分患者还伴有吸入性损伤,这使得烧伤患者的肌肉耐力和全身耐力均明显下降。

(三) 增生性瘢痕评定

严重烧伤后常在损伤部位遗留瘢痕,部分瘢痕体质患者还会遗留下增生性瘢痕。生长在关节部位附近的增生性瘢痕会严重影响关节活动。对于增生性瘢痕的评定,推荐使用温哥华瘢痕量表(Vancouver scar scale,VSS)。

温哥华瘢痕量表中文版由香港理工大学提供,此量表采用色泽(melanin,M)、厚度(height,H)、血管分布(vascularity,V)和柔软度(pliability,P)四个指标对瘢痕进行描述性评估,评分标准见表2-12-1。

表 2-12-1　温哥华瘢痕量表评分标准

	0分	1分	2分	3分	4分	5分
色泽	瘢痕颜色与身体正常部位皮肤颜色近似	色泽较浅	混合色泽	色泽较深	—	—
厚度	正常	小于1mm	1~2mm	2~4mm	大于4mm	—
血管分布	瘢痕肤色与身体正常部位近似	肤色偏粉红	肤色偏红	肤色呈紫色	—	—
柔软度	正常	柔软的(在最少阻力下皮肤能变形)	柔顺的(在压力下能变形)	硬的(不能变形,移动呈块状,对压力有阻力)	弯曲(组织如绳状,瘢痕伸展时会退缩)	挛缩(瘢痕永久性短缩,导致关节功能障碍与扭曲)

注:该量表总分15分,评分越高表示瘢痕增生越严重。

(四) 烧伤创面评定

准确的烧伤创面评定有助于对创面修复的预后判断以及相应的治疗介入。目前尚未见到关于烧伤创面评定的系统性评价方法,可以从以下几方面进行评定:

1. 烧伤创面基底的颜色(图 2-12-2) 鲜红色的创面基底说明该创面血液循环良好,这是创面愈合的重要保证。而白色或浅黄色的创面基底则血液循环不佳,创面愈合的速度也随之减慢。

2. 创面周边皮肤生长情况(图 12-2-3) 烧伤创面愈合的方式是由创面周边皮肤逐渐向中心生长,最终覆盖整个创面,因而创面周边皮肤的情况也非常重要。如果发现创面周边的皮肤呈白色或浅黄色,则生长能力欠佳,水疗冲浴时会将这些皮肤清除掉,以便减少对创面愈合的阻碍。

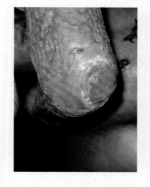
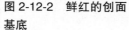
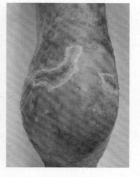

图 2-12-2　鲜红的创面基底　　图 12-2-3　创面周边活性降低的皮肤

3. 创面焦痂(图 2-12-4) 焦痂一般由坏死的皮肤与血液或分泌物凝结而成。焦痂是良好的细菌培养皿,覆盖在创面之上必然影响对创面的清洁,易导致创面感染。

4. 分泌物多少,是否合并感染以及感染的主要菌群(图 2-12-5) 烧伤创面大多不是清洁创面,一旦发生感染,则表现为分泌物增多,创面愈合缓慢。通过对分泌物的化验,可以了解感染的细菌来源,从而使用相应的方法进行处理和控制。

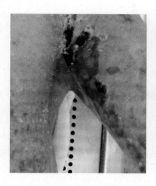
图 2-12-4　创面焦痂

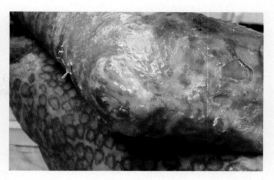
图 2-12-5　感染创面

第二节　烧伤水疗技术

　　烧伤水疗技术是指利用水的溶解性、热效应、压力、成分和机械作用等物理特性和化学作用,以不同形式作用于烧伤患者,用以预防和治疗烧伤,达到康复目的的方法。

　　烧伤水疗技术一方面有利于创面清理,减少换药疼痛及创面出血,清除细菌,控制感染,有助于创面愈合;另一方面借助水的温热作用也可软化瘢痕,增加皮肤弹性,利于肢体活动,借助水的浮力便于手法牵伸或主动运动,有利于扩大关节活动范围,增强肌力,使患者的运动功能得以恢复。以下从烧伤后不同时期的水疗技术应用进行介绍。

一、烧伤早期(创面处理期)水疗技术

　　烧伤早期一般是指烧伤后 3 个月内,大面积深度烧伤患者经植皮手术后,部分植皮部位未完全愈合或因感染而愈合不良,从而形成残余创面。此阶段水疗的治疗重点在于对创面的处理,主要应用的是冲浴治疗和浸浴治疗两种形式。

(一) 冲浴治疗

　　冲浴治疗是指用流动水对烧伤患者的身体局部或全身进行冲淋,以减轻患者换药时的疼痛、防止感染等并发症、加快创面愈合为目的的一种治疗方法。

　　1. 适应证　冲浴治疗一般适用于早期严重烧伤患者创面感染、创面未结痂或未形成瘢痕组织的情况,为其后的换药处理做准备。

　　2. 操作方法

　　(1) 使用器械:烧伤冲浴床。

　　(2) 操作流程:①准备好烧伤冲浴床,升降于恰当的高度;②根据患者的躯干四肢活动能力选择主动转移或被动辅助转移,将患者从担架车或病床转移到冲浴床上;③辅助患者脱去衣物、压力衣和外层纱布,平卧于冲浴床上(以背部烧伤为主者取侧卧位)(图 2-12-6);④利用流动水轻轻冲洗内层油纱,直至脱出,同时湿润所有烧伤区域(图 2-12-7);⑤使用中性沐浴露,在毛巾上反复揉搓使之形成泡沫状,涂抹于创面及周边皮肤,去除皮表的坏死皮肤和分泌物,之后用清水冲洗干净(图 2-12-8);⑥仔细观察清洗后的创面及周边皮肤情况,去除已坏死或接近坏死的皮肤或焦痂,再次冲洗;⑦使用吸水性强的毛巾吸干患者身上

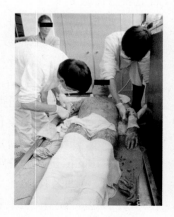
图 2-12-6　冲浴疗程 3

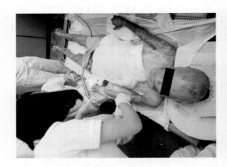
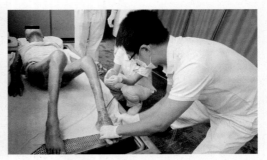

图 2-12-7　冲浴疗程 4　　　　　　　　　　图 2-12-8　冲浴疗程 5

的水分,冲浴结束。

(3) 温度:水温一般控制在 35℃左右,以患者感觉舒适为宜。

(4) 消毒方法:浸浴结束后,对升降冲浴床及周边墙壁和地板等区域做严格消毒灭菌,喷洒 2 000mg/L 含氯消毒液,持续作用 30min。此外,对于存在耐药菌感染的患者,需在治疗前使用塑料床单覆盖冲浴床,治疗结束后直接丢弃塑料床单,由此可大大降低交叉感染的概率。

(5) 碘伏覆盖法:对于部分患者存在较大范围的难愈性感染创面,可于冲浴过程中对创面进行基本清洁后使用浸泡过碘伏的纱布覆盖于创面,保持 10~20min 后揭下,再用清水冲洗创面周围残留的碘伏溶液。此法可有效缩短难愈性感染创面的愈合时间。

(6) 注意事项:对于大面积烧伤患者,冲浴一般分部位进行,如先处理上半身,再处理下半身,这样有利于预防水分蒸发后体温下降所致的感冒和肺部感染等。

（二）浸浴治疗

浸浴治疗(图 2-12-9)是指将身体的局部或全身浸浴在不同温度的水中,通过水的刺激引起局部或全身一系列生理性反应的治疗方法。浸浴疗法能有效清除创面上的细菌、细菌产物及脓性分泌物,有利于减轻和控制创面感染,促进创面愈合。

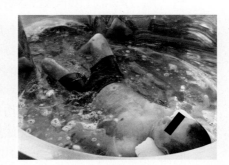

图 2-12-9　浸浴治疗

对于血压和心脏功能异常患者,需在治疗前后检测血压、血氧饱和度和心率。浸浴时应密切观察患者面色、呼吸和脉搏的变化,出现异常应立即作相应处理,浸浴后应注意保暖。

1. 适应证　主要用于存在较大面积或难愈合创面的烧伤早期或恢复期患者。

2. 操作方法　池中放适量温水(35~36℃),患者卧于池中浸泡 5~10min 后去除创面上的敷料,用纱布或毛巾轻轻擦拭创面,以清除创面上的分泌物和痂下积存的脓液,放去污水,再反复冲洗创面使之清洁,外置浸泡碘伏纱布酌情行半暴露或包扎处理。根据创面情况每日治疗或隔日治疗。不同类型的烧伤患者操作方法稍有不同,具体如下:

(1) 大面积烧伤,浅度创面已愈合且大部分深度创面已植皮成活的患者:该类患者创面感染概率大,分泌物较多,应尽早开始浸浴治疗。首次浸浴患者会有一定程度不适应,时间不宜超过 10min,随后可酌情延长浸浴时间。浸浴过程中尽量让患者主动活动四肢关节,练习自行擦洗创面及死皮。

(2) 难愈性烧伤创面:浸浴液体使用 0.002% 有效浓度的碘伏溶液,水温与体温接近即可,浸浴时间可达 30min,首次由 10min 开始,根据患者适应程度逐渐增加。浸浴后创面如有直径大于 5cm 且经 2 周以上浸浴治疗后仍未见明显愈合者,宜采用手术植皮处理。

浸浴治疗与冲浴治疗对创面处理期的烧伤患者各有优劣,总结见表 2-12-2。

表 2-12-2　冲浴治疗与浸浴治疗优劣对比

对比项目	冲浴治疗	浸浴治疗
交叉感染	因使用的是流动水,不易造成交叉感染	当患者身上存在多个创面,其中有清洁创面和感染创面时,浸浴时容易造成自身交叉感染
对顽固性焦痂的处理	水与焦痂的接触时间较短,特别是对顽固性焦痂的处理较困难	焦痂较长时间浸泡于水中,较易脱落和处理
对瘢痕的影响	将治疗时间控制在 45min 以内,基本不会对瘢痕的增生产生影响	如水温偏高(超过 36℃),则可能促进瘢痕增生期患者的瘢痕增生
创面处理的难易	因患者可充分暴露身体部位,创面处理较容易进行	因水会阻挡视线,且治疗师与患者之间存在一定距离,创面处理有一定困难

二、烧伤恢复期水疗技术

水中运动治疗可促进瘢痕的微细血管的循环,清除皮肤上的代谢产物,软化瘢痕,减轻活动时疼痛,提高患者治疗积极性,因而成为烧伤恢复期患者的主要水疗技术。水中运动治疗是指通过运动功能评价后,针对运动功能障碍设计有针对性的水中运动处方,然后根据处方进行各种水中运动训练的方法。

水中运动治疗对人体产生的作用,其实质是在水这一媒介中进行运动,通过神经-体液的调节机制,引起体内器官的功能变化。利用水的生理效应及物理特性,辅助肢体运动,增强肌力,提高躯体平衡能力,帮助放松紧张的肌肉与缓解疼痛。有些运动(如抗重力运动)在陆地上受到严重限制,而水可以给患者提供良好的运动环境,从而顺利完成这些运动。

(一)适应证

1. 烧伤后疼痛患者　水中运动治疗因为合并使用了水的温热作用,降低神经兴奋性,提高痛阈,故可减轻运动时的疼痛;同时,温热作用与机械作用相结合能够促进血液循环,降低皮肤表面张力,软化瘢痕,使运动变得容易。

2. 肌力低于 3 级者(合并周围神经损伤的烧伤患者)　由于浮力作用缓解关节和肌肉的压力,产生减重效果,使僵硬的关节易于活动,即使较弱的肌力(1~2 级)也可以在水中运动,因而可以提高患者的治疗积极性,促进患者功能恢复。

3. 烧伤恢复期患者　四肢局部烧伤患者可在涡流气泡浴槽内进行,而面积较大者则适宜在蝶形槽内进行,治疗目的是促进残余创面的愈合及运动功能的恢复。

(二)操作方法

水中运动形式多样,包括水中关节活动度训练、水中肌耐力训练、水中平衡功能训练、水中步态步行训练、水中协调性训练等。

1. 水中关节活动度训练(图 2-12-10)　一般适用于瘢痕增生导致关节粘连的患者,即主动或被动关节活动受限者。结合水温的作用,在水中进行关节松动或自我牵伸,可明显改善关节活动范围,为其他功能性活动创造条件。

2. 水中肌耐力训练　适合于特别是 3 级以下的不同级别肌力患者。因为患者在水中可以获得浮力的支持,较轻松地移动肢体,较容易对自己未来的康复进展树立信心。当患者肌力提高到 3 级或以上时,可以通过调整运动方向、运动速度或在肢体附加一些漂浮物以增加阻力,使患者获得最佳的训练效果。

3. 水中平衡功能训练   让患者站在步行双杠内,水深以患者能站稳为准,然后物理治疗师从不同方向向患者身体推水作浪或用水流冲击,使患者平衡受到干扰,并让患者通过自己的努力去对抗水浪或水流的冲击,使身体保持平衡,进行水中动态平衡功能训练。

4. 水中步行步态训练(图 2-12-11)   水是步行训练的一种有用的介质,通常较陆地上的训练早进行。对恢复的早期或下肢负重时有疼痛的患者,浮力大大减轻下肢的承重,即使对于肌力比较弱的患者亦有可能在减重状态下进行步行训练。根据患者的病情,可以让患者进行向前、向后、向侧方行走或交叉迈步,让患者用前脚掌或脚跟步行,以及在水中跑步、跳跃等训练。

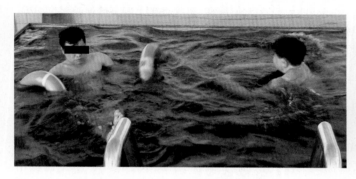
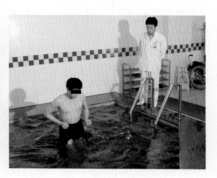

图 2-12-10   水中关节活动度训练   图 2-12-11   水中步行步态训练

5. 水中协调性训练   治疗性游泳是训练协调性最好的方法。在开始时,可先由治疗师固定患者进行上肢或下肢的分解动作,患者掌握基本的游泳技巧后,再逐渐过渡到患者完全独立进行治疗性游泳。

三、注意事项

(一)预防交叉感染

一般用浸浴方法治疗大面积烧伤患者,但因浴室、浴床及运载患者装置消毒不充分,容易造成患者交叉感染。为避免交叉感染,必须加强清洁消毒制度,严格以消毒液喷淋浴缸、扶手及周边墙壁和地面,静置 30min 后以清水冲净。

对于多重耐药菌感染患者的消毒防护需特别强调,按照以下规定执行:

1. 接触患者前   手卫生,穿戴手套,戴口罩,因冲浴过程容易导致水飞溅到治疗师身上,需要加穿隔离衣。

2. 接触患者中   诊疗器械专用(如体温计、血压计等),使用塑料床单覆盖冲浴床后再行冲浴治疗。

3. 接触患者后   离开患者床旁或房间时须把防护用品如手套、隔离衣和塑料床单等脱下,按规定处理医疗废物,认真进行手卫生。

(二)消毒剂选择

烧伤创面是众多病原菌生长繁殖的良好培养基,为细菌提供了充足的营养、适宜的温度和湿度,因而烧伤水疗的治疗目的之一就是促进烧伤创面尽快平稳愈合,防止或最大可能减少创面感染。创面感染引起的局部或全身性炎症反应和进一步的组织损害会妨碍创面愈合,所以必须做好消毒工作,消灭创面细菌,防止细菌感染。这项工作中很重要的一部分就是对消毒剂的选择。不同类型的消毒剂在适用对象、有效消毒成分稳定性、皮肤刺激、浓度、使用方法等都有较大的不同。以下重点介绍 4 种较常用的烧伤水疗消毒剂:

1. 含氯消毒溶液　常用三氯异氰尿酸消毒片,含有效氯85%~90%,分4种浓度:2 000mg/L浓度,可用于严重污染的治疗物品或环境(如水疗池或烧伤冲浴床)的消毒;500mg/L浓度,可用于一般污染的治疗物品或环境(如患者使用过的水中运动器材);250mg/L浓度,可用于公共场所和物品(如水疗室地面及冲凉椅);3~5mg/L浓度,用于水疗用水的预防性消毒。

(1) 优点:①杀菌谱广,作用迅速,杀菌效果可靠;②毒性低;③使用方便,价格低廉。

(2) 缺点:①不稳定,有效氯易丧失;②对织物有漂白作用;③有腐蚀性;④易受有机物、pH等影响。

2. 碘伏溶液　是碘与表面活性剂的络合物,常与乙醇溶液搭配使用。碘伏溶液可杀灭各种细菌繁殖体与芽孢、真菌和病毒。常用2种浓度:0.002%有效碘浓度,可用于水疗池水的消毒及浸浴治疗;0.3%浓度,可用于治疗结束后水疗池、治疗用品或直接创面消毒。

(1) 优点:稳定性好,无异味,着色淡,刺激性、毒性和腐蚀性均较低,不产生过敏。

(2) 缺点:对某些金属有轻度腐蚀性。

3. 高锰酸钾溶液　通过氧化菌体的活性基团而呈现杀菌作用。高锰酸钾能有效杀灭各种细菌繁殖体、真菌、结核菌,亦能灭活乙型肝炎病毒和芽孢,但对芽孢作用需要较长时间。在烧伤水疗工作实践中常使用2种浓度:0.025%浓度,用于水疗池水和水疗器材的消毒;0.1%浓度,用于清洗烧伤创面。

(1) 优点:稳定性好,无异味,对皮肤刺激小,价格低廉。

(2) 缺点:浓度过高时有一定腐蚀性。

4. 臭氧　是以氧原子的氧化作用破坏微生物膜的结构而达到杀菌作用。臭氧灭活细菌迅速,能与细菌细胞壁脂类的双键反应,穿入菌体内部,作用于蛋白和脂多糖,改变细胞的通透性,从而导致细菌死亡。臭氧还作用于细胞内的核物质,如核酸中的嘌呤和嘧啶,破坏DNA。臭氧可用于空气或水的消毒,前者一般浓度在20mg/m³左右,持续作用30~60min即可;后者一般控制在0.3ppm浓度即可达到所需的消毒效果。

(1) 优点:①用量少;②接触时间短;③不影响水的感官性状;④臭氧对pH的影响稳定;⑤没有二次污染。

(2) 缺点:气味较明显,浓度大时对人体健康有一定影响。

(三) 转移安全

通过选择合适的转移设备,使患者从地面、轮椅或床安全转移至浴池或冲浴床。转移过程中需谨慎小心,防止设备撞伤或擦伤患者,扩大创面。因为患者一旦出现新的创面,必然会增加痛苦和住院时间。烧伤水疗的转移方式如下:

1. 担架式转移　在大面积烧伤早期,患者身体表面存在较多的创面,而且新生的皮肤仍较娇嫩,无法承受抓握或支撑力,因此最佳的方式就是直接将患者从病床或担架车上平抬至冲浴床上进行冲浴治疗。

2. 转移床(椅)转移　某些水疗设备配置有转移床(椅),只需将患者从平车或病床上平移到转移床(椅)上,直接转移床降至水中即可。全过程主要由机械装置完成,较为省力和安全。

3. 部分辅助转移　当患者能够独立站立或短距离步行时,可以在治疗师的监护下完成转移。治疗师应恰当评估患者的肢体功能,从而给予合适的辅助。转移过程中治疗师及家属应在旁边监督或协助患者,以免发生意外。

(四) 水温控制

瘢痕增生期的烧伤患者进行水疗时水温控制在35~36℃。过高的温度一方面对创面肉芽的刺激使患者感觉疼痛,甚至致组织损伤;另一方面毛细血管过度扩张,可促使人体对细菌毒素及组织分解产物的吸收,而且在后期也会促进瘢痕增生。水温过低则使毛细血管收缩,达不到促进血液循环的作用,患者不易接受,而且容易受凉感冒。

(五)预防不良水疗反应

不良水疗反应是指全身水疗患者因身体浸入水中后,水的温热作用使皮肤毛细血管舒张,从而引发全身血液的再分布,大量血液由大脑等部位转移到四肢和躯干皮肤毛细血管中,导致脑部缺血缺氧而出现头晕、心慌、全身乏力甚至晕厥等表现。大面积烧伤患者在开始水疗之前一般都经过了较长时间的卧床阶段,血管舒缩能力下降,所以在刚开始进行全身水疗早期阶段可能出现或轻或重的不良水疗反应。

预防不良水疗反应,首先是控制水温,水温越高则不良水疗反应越明显。其次是控制治疗时间,由 10min 开始,逐渐增加至 30min。最后是控制运动强度,主要是针对水中运动治疗,因为患者在水中的运动强度越大,消耗能量越多,其出现不良水疗反应的概率也就越大。当然,除了以上三个方面之外,最根本的还是对患者体质等情况的了解,在治疗过程中多询问患者的主观感受,一旦出现不良水疗反应的先兆,应当立即停止治疗。

第三节 烧伤水疗技术实例

一、水疗实例——大面积烧伤残余创面患者水疗

(一)基本信息

患者,男性,33 岁,工作时因工厂爆炸产生火焰烧伤全身多处(头面颈、躯干、臀部、四肢),进行多次清创植皮手术,因双下肢各大关节活动度不同程度受限,不能步行,今入院进一步康复治疗。

(二)临床诊断

1. 体表 60%~69% 烧伤。

2. 呼吸道烧伤(中度)。

(三)康复评定

1. **ROM** 左髋关节屈曲 80°/85°,右髋关节屈曲 85°/90°,左膝关节屈曲 120°/125°,右膝关节屈曲 125°/130°,左踝背伸 0°/10°,右踝背伸 0°/5°。

2. **MMT** 双髋周围肌群肌力均 4⁺ 级,双膝周围肌群肌力均 4⁺ 级,双踝周围肌群肌力 L/R:4⁺/3⁺ 级。

3. **平衡** 坐位平衡Ⅲ级,站立平衡不能。

4. **步态** 轮椅代步。

5. **肢体形态** 右侧足部肿胀,足弓消失。

6. **疼痛** 双下肢各关节牵伸至末端时出现轻微疼痛,VAS 评分 3/10 分。

(四)水疗方案

1. **水疗方式** 烧伤冲浴。

2. **水疗方案及治疗目的** 通过冲浴治疗,去除患者双膝部创面周围的皮肤坏死组织、分泌物和细菌,营造良好的创面基底环境。

3. **烧伤冲浴治疗步骤**

(1)清水冲洗创面及周边皮肤,使用医用镊子及剪刀清除已坏死或活性不佳的创面周边皮肤。

（2）使用温和无刺激的清洁剂涂抹创面及周边皮肤，后用清水冲洗，擦干后局部换药处理。

（五）治疗进展及疗效分析

经过2周的冲浴治疗，患者双膝部残余创面已基本愈合（图2-12-12、图2-12-13）。

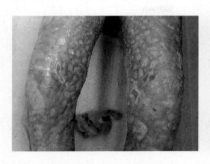
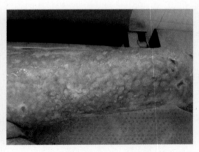

图2-12-12 冲浴前创面　　　　图2-12-13 经过1个月冲浴后创面

二、水疗实例——碘伏在大面积烧伤冲浴中应用

（一）基本信息

患者，男性，46岁，工作中不慎因热水器煤气泄漏起火，火焰烧伤头面颈、躯干及四肢，吸入少许浓烟，被急送至某医院。入院后急行气管切开、双上肢环形焦痂切口减张术及补液、抗休克、抗感染、清创、包扎等处理。住院期间先后共行2次削痂植皮手术（具体不详）。患者大部分创面愈合后，原烧伤处出现瘢痕增生，偶有瘙痒、疼痛等不适，颈部、双上肢各关节及双膝活动不同程度受限。入院进一步康复治疗。

（二）临床诊断

1. 全身多处烧伤　25% Ⅲ°，45% Ⅱ°（特重度）。

2. 烧伤休克（已愈）。

3. 重度吸入性损伤（已愈）。

（三）康复评定

1. **ROM**　四肢存在不同程度关节活动范围受限。右侧：肩关节前屈91°/126°、外展102°/128°，肘关节屈曲100°/107°，腕关节掌屈50°/70°、背伸40°/56°，拇指对掌距小指侧远端掌横纹6cm/1cm，第2~5指MP关节掌屈均为 –30°/2°，髋关节屈曲70°/127°，踝关节背伸18°/20°、跖屈45°/54°，其余关节活动度未详测。左侧：肩关节前屈82°/84°、外展90°/108°，肘关节屈曲78°/96°，腕关节背伸46°/62°、掌屈52°/72°，拇指对掌距小指侧远端掌横纹7.5cm/3cm，第2~5指MP关节背伸均为 –0°/0°、掌屈，其余关节活动度未详测。

2. **MMT**　双侧肩关节前屈、外展肌群肌力4⁻级。双侧肘关节屈曲、伸展肌力4⁻级。双侧腕关节屈曲、伸展肌力4⁻级。双侧指屈肌群肌力4级，指伸肌群肌力4⁻级。双侧髋关节屈曲、内收肌群肌力4⁺级，外展肌群4⁻级。双侧膝关节屈曲肌群肌力L/R：4⁻/4级，伸肌肌群肌力L/R：4⁺/4⁻级。其余肌力未详测。

3. **肢体形态**　头面部、躯干、四肢等可见烧伤区及取皮区瘢痕增生，色红~褐黑，质硬，部分区域突出于体表。四肢各大肌群可见不同程度萎缩，肌围度测量如下。上肢，鹰嘴上10cm L/R：23.8cm（纱布包裹）/24.8cm（纱布包裹），鹰嘴下10cm L/R：19.8cm/21.3cm。下肢，髌上10cm L/R：37.3cm（纱布包裹）/37.0cm，髌下10cm L/R：29.4cm/28.9cm。

4. **平衡**　辅助下完成站立，双下肢站立平衡Ⅱ级，单腿站立无法完成。

5. **步态**　患者不能独立步行，轮椅代步。

6. **疼痛** 左上肢创口处偶有疼痛,VAS 3~4 分。

7. **感觉** 感觉无明显异常。

8. **其他** 不能独立完成翻身坐起及坐到站。

（四）水疗方案

1. **水疗方式** 烧伤冲浴。

2. **水疗方案及治疗目的** 通过冲浴治疗去除患者全身多处创面周围的皮肤坏死组织、分泌物、炎症和细菌,营造良好的创面基底环境,促进创面恢复及防止并发症。因患者创面有明显感染迹象,除冲浴治疗,外加碘伏贴敷法,进一步清理创面。

3. **水疗步骤**

（1）拆除纱布后清水冲洗创面及周边皮肤,用棉布轻擦拭表面皮肤,使易脱落的失活及坏死组织脱落,清除部分炎症组织、分泌物和细菌。

（2）使用医用镊子及剪刀清除残余难脱落的已坏死或活性不佳的创面周围皮肤。

（3）使用已浸泡碘伏的无菌纱布敷于炎症伤口上,并维持 15min 后去除纱布。

（4）使用温和、无刺激的清洁剂涂抹创面及周边皮肤,后用清水冲洗,擦干后予局部换药处理。

（五）治疗进展及疗效分析

经过 2 个月的冲浴治疗后,患者全身各处残余创面已基本愈合（图 2-12-14~ 图 2-12-20）。

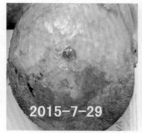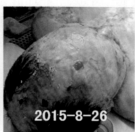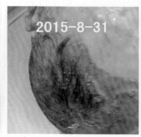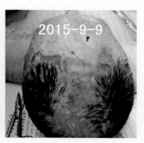

图 2-12-14 头部创面情况

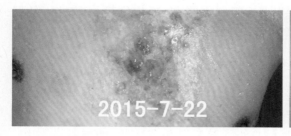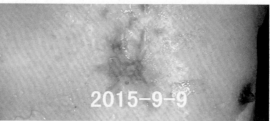

图 2-12-15 胸骨部创面情况

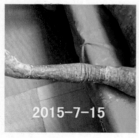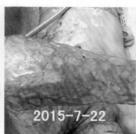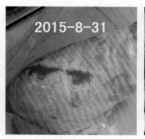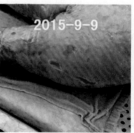

图 2-12-16 左上肢创面情况

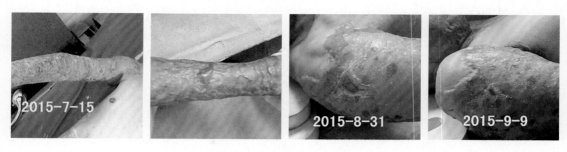

图 2-12-17　右上肢创面情况

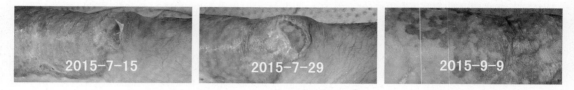

图 2-12-18　左膝关节创面情况

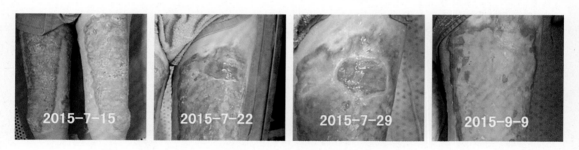

图 2-12-19　左侧大腿创面情况

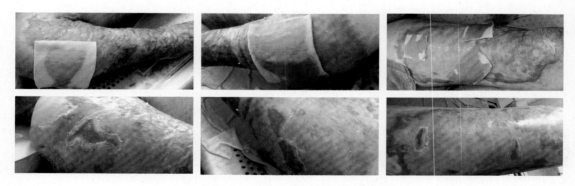

图 2-12-20　碘伏敷于创面前、后示意图

（张　强　王　俊）

【参考文献】

［1］关骅. 临床康复学［M］. 北京：华夏出版社，2005.

［2］刘海兵，唐丹，曹海燕等. 温哥华瘢痕量表的信度研究［J］. 中国康复医学杂志，2006，21（003）：240-242.

［3］吴军，唐丹，李曾慧平. 烧伤康复治疗学［M］. 北京：人民卫生出版社，2015.

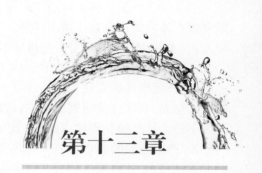

第十三章

产后水疗康复

第一节 产后康复概述和评定

一、孕产妇身体的变化

（一）产褥期母体发生的变化

俗话说："十月怀胎,一朝分娩"。"十月怀胎"可谓历经千辛万苦,在妊娠的 10 个月中,随着胎儿一天天的增大,孕妇身体会发生一系列的变化,在妊娠期一般不会在意。随着"一朝分娩",产后女性的身体会发生巨大的变化,如肌肉松弛、乳房下垂、腹胖腰粗等,严重影响产妇的体型和心态。年轻妈妈们爱美之心不会改变,必须在产后尽快采取措施恢复完美的体型。只有使体型尽快恢复,才能让产妇找回自信。还有些产妇会出现烦躁、容易激动、焦虑不安、失眠、情绪低落、忧郁爱哭等情绪变化,如果不及时调理,会严重影响家庭和睦。

产褥期是指产妇分娩后身体变化恢复到怀孕前的时期。这个时期一般要经过 6~8 周,即 42~56 天。

1. 子宫 胎盘娩出后,子宫缩复,体积缩小,每天下降 1~2cm,10 天后入盆腔,6~8 周恢复正常。

2. 恶露 即阴道向外流出来的血水。产后头 3 天恶露为血性,内含大量血液、小血块、坏死组织的蜕膜。4~6 天后血量减少,宫颈黏液,阴道排液,细菌较多,色泽渐淡,21 天左右干净。

3. 乳房 产后 2~3 天乳房增大,变坚实,局部充盈膨胀,开始分泌乳汁。

4. 体温 因分娩时体力消耗较大。产后 24h 体温略有增高(通常 <38℃)。产后 3~4 天乳房膨胀,可有 <38℃的低热,一般在 24h 内自动恢复正常。

5. 消化系统 产褥期卧床较多,腹肌、盆底肌松弛,肠蠕动减弱,易产生便秘。

6. 泌尿系统 妊娠期输尿管、肾盂扩张,产后 4~6 周恢复正常。产后尿量增多,使妊娠期潴留在体内的水分迅速排出体外。分娩时尤其是产程延长者,因胎先露的压迫,使膀胱黏膜充血、水肿、张力降低,可引起排尿不畅或尿潴留。

(二) 产后胸腹部的变化

1. 产后胸部的变化　产后 3~5 天正常乳汁开始出现,此时如果乳房突然变得非常热、肿胀而坚硬,表明血流量突然增加,这是乳汁分泌所致的结果,称为乳头初充血,产妇可能会感到不适。这是短暂现象,很快会消失。产后胸部变化就是为哺乳做好准备。

2. 产后腹部的变化　怀孕期间腹白线开始变软、扩张,使腹直肌两层肌肉分开,以适应胎儿逐渐长大,这种肌肉的分开称为腹直肌分离。孩子分娩后 3~4 天,这种分离形成 2~4 个手指宽的空间。当肌肉力量开始增强时,这个空间会缩减至 1 个手指的宽度。

(三) 产后循环、消化、泌尿、内分泌系统的变化

1. 循环系统的变化　产后 2~3 天内大量血液由子宫进入体循环,孕期过多的组织间血液重吸收,使血容量上升。特别是在产后 24h 内心脏负担加重,这对原来患有心脏疾病的产妇不利,需加强护理和监测,以防意外。

2. 消化系统的变化　产后腹腔压力降低,横膈肌恢复原来状态。孕期主要为胸式呼吸,产后转为腹 - 胸式呼吸。产褥期内胃、小肠、大肠从原被挤压状态恢复至正常位置和功能;胆囊容易向十二指肠排出胆汁,消化功能逐渐正常,但由于腹部压力降低,常有便秘现象。

3. 泌尿系统的变化　产后腹壁松弛,膀胱肌张力减低,对内部张力增加不敏感;再加上分娩时胎头先露部分的压迫,膀胱肌肉收缩功能障碍,或尿道、尿道外口、阴道、会阴创伤疼痛反射性使膀胱括约肌痉挛等,增加了排尿困难,甚至不能自解,需要导尿。

4. 内分泌系统的变化　分娩后产妇内分泌系统发生相应变化,主要表现为体内雌激素、孕激素迅速下降,到第 7 天甚至可降到低于正常月经期水平。哺乳期女性可在 4~6 个月内恢复排卵;未哺乳的产妇平均 10 周左右即可恢复排卵,比哺乳产妇大大提前;恢复月经较晚者,在首次月经到来前多已有排卵。

(四) 产后生殖系统的变化

1. 骨盆肌肉的变化　骨盆肌肉群中有 3 个出口:①由膀胱延伸出来的尿道出口;②由子宫延伸出来的阴道出口;③由大肠延伸出来的肛门通道。怀孕期间骨盆支撑胎儿、胎盘、宫内额外液体的重量;分娩时这些肌肉极度扩张,产后非常脆弱。

2. 子宫的变化　产妇分娩后,胎儿、胎盘、羊水都已排出,子宫开始缩小,大约需要 6 周的时间才能缩成原来的大小,这个宫缩过程称为复旧。

3. 阴道的变化　分娩时阴道皱襞被撑开,以便于胎儿娩出。此时阴道壁会出现许多小的伤口,产后 1~2 天排尿时会感到刺痛,1 周后可恢复正常。扩大了的阴道产后 4 天即能缩紧。分娩时胎儿的头部先露,为使胎儿尽快娩出,常施行会阴切开术,分娩后当即缝合。有时伤口会在 1~2 天内痉挛,不必担心。缝合的伤口 4~5 天拆线。骨盆底部的肌肉紧张,4~8 周便会得到恢复。产后耻骨、尾骨肌功能下降,导致阴道松弛,生育之后阴道显得宽松。

4. 外阴与会阴的变化　产后外阴会出现轻度水肿,2~3 周内自行消失。产后会阴部的轻度撕裂或会阴切口一般 4~5 天内愈合。如果会阴重度撕裂或者伤口感染,会增加产妇痛苦,须经治疗 2~4 周后方能痊愈,在此期间要注意局部清洁和护理。产后盆底肌肉、筋膜因扩张失去弹力,常伴有部分肌纤维断裂,这需要坚持产后运动才能使盆底肌肉恢复到孕前状态,否则较难复原。如果产后盆底肌肉、筋膜断裂严重,产褥期又过早地从事体力劳动,就可能导致产后阴道壁膨出,甚至引起子宫脱垂,造成长期痛苦。

二、产后姿势、体形的变化

(一) 产后姿势的变化

孕期身体的重心改变,体形必然随之改变,这是由于体重增加、肌力减弱、韧带柔软所致。产后这些改变逐渐恢复正常,有些产妇要用一段时间才能复原。由于腹部肌肉变弱、骨盆可能前倾而引起背、肩胛骨与背部下方肌肉疼痛。产后姿势主要受神经控制,疲劳、肌肉衰弱、心情好坏也会影响产后姿势。一定要认识到自己的姿态是由怀孕期间造成的,既已分娩,就可以确定有必要进行调适,使其恢复到孕前水平;如果没有掌握正确方法,就有可能被肌肉酸痛所困扰。长期受到肌肉酸痛与紧张的困扰将会引起关节磨损与撕裂。如在站立时体重均匀的分配在双脚上,维持膝盖的柔软度,使双膝关节不会因站立而僵硬;收缩腹部,将臀部向内、向下收缩,有助于恢复骨盆的正确姿势;肩膀往下并向后压,伸长颈部、背部,收缩下颌,这些都是可以做到的。由此可见,良好的姿势意味着身体各部位的平衡,只有体形均衡,肌肉的消耗力量才最小。

(二) 产后体形的变化

人的体形左右对称,上下均衡,高低适度,是一个很美的形象。产后恢复体形美的主要措施是控制营养与增加运动。有的产妇产后出现肥胖,而有的产妇产后消瘦,这些都与饮食、调节、是否科学健身有关。

三、孕产妇心理的变化

有些女性分娩后心理、精神状态发生了很大的变化,往往表现为心情烦躁、容易激动、焦虑不安、失眠、情绪低落、忧郁爱哭,即使既往是个很坚强的女性,此时也极易为一些小事情而伤心落泪,做事效率低,不能很好地照顾孩子、履行做母亲的职责。这些种种表现,都是产后心理障碍的体现,医学上称为产后抑郁。2015 年于建红发表在《吉林医学》的一篇"产后抑郁症护理干预措施临床研究现状"的文章总结出,产后抑郁近年来的临床发病率在 8%~15%,特别是产后头 3 个月内比较严重,大部分在产后 1 年内自愈。

(一) 危害

产后抑郁往往影响家庭和睦。由于产妇情绪不稳定,稍不顺心就冲着家人尤其是丈夫发脾气,如果亲人不理解、不体贴,就会造成家庭成员之间的矛盾,甚至导致家庭破裂。由于产妇情绪不好,办事能力下降,不能很好地照顾、哺养婴儿,影响婴儿的早期发育和教育。产后抑郁会影响产妇自身的康复和心理健康,严重者甚至有自杀念头。

(二) 原因

产后抑郁的主要原因是产后体内激素水平发生剧变所致。妊娠时胎盘可分泌一些有助于妊娠的激素,胎儿分娩后胎盘随之排出体外,母体内激素水平骤然下降,从而引起产妇情绪波动,发生忧郁。此外,分娩的疲劳,夜间哺乳,或对今后孩子的健康、发育、生活、教育的忧郁等,都是直接导致产后抑郁的因素。如早期发现、早期调适,忧郁症状可很快消除;否则,不认识、不重视产后抑郁,便会使症状加重,甚至引起抑郁症、产后精神病等。

四、产后康复评定

(一) 产妇体脂测定

目前测量人体脂肪百分含量的常用方法是皮脂钳测量法、双能 X 线吸收法、近红外线测量法、水下称重法等。

1. 水下称重法　依据人体的密度计算人体的脂肪百分含量。水下称重法在人体密度的测定中考虑了残气量和胃肠道容积，是测量人体脂肪百分含量的方法中较为精确的一种方法。该方法 1969 年由 R. Akers 提出，设人体的密度为 Db，则脂肪百分含量的计算公式为：

$$Fat\%=[(4.95/Db)-4.50]\times100\%（Siri\ 公式）$$

或者

$$Fat\%=[(4.570/Db)-4.142]\times100\%（Brozek\ 公式）$$

人体密度的计算公式为：

$$Db=Mg/[Mg-Mv-VL-Vg]$$

其中，Mg 为地面质量（g），Mv 为水下质量（g），VL 为肺部的残气量（ml），Vg 为胃肠道容积（ml），一般胃肠道容积取 100ml。

2. 皮褶厚度的测量　测定部位一般选择上臂部、背部、腹部三处。上臂部：右臂肩峰至桡骨头连线之中点，即肱三头肌肌腹部位。背部：右肩胛角下方。腹部：右腹部脐旁 1cm。除上述部位外，根据研究需要还可以测颈部、胸部、腰部、大腿前后侧和小腿腓肠肌部位。应当指出，用皮脂计所测的皮下脂肪厚度是皮肤和皮下脂肪组织双倍的和。

根据皮下脂肪厚度推算身体密度的方法暂引用以日本青少年为对象所得的计算身体密度公式供使用者参考：

男子：

$$15\sim18\ 岁身体密度 =1.097\ 7-0.001\ 46X$$

$$19\ 岁以上身体密度 =1.091\ 3-0.001\ 16X$$

女子：

$$15\sim18\ 岁身体密度 =1.093\ 1-0.001\ 60X$$

$$19\ 岁以上身体密度 =1.089\ 7-0.001\ 33X$$

$$X= 肩胛角下方 + 上臂皮脂（mm）$$

体脂肪百分含量应用 Brozek 公式计算。

（二）产后姿势和形体的评定

由于孕期身体重心和激素水平的变化，必然导致姿势和形体的变化。产后姿势和形体变化在一定程度上影响了产妇的日常生活，因此产后姿势和形体的评估对产后康复有着十分重要的意义。

1. 姿势评估

（1）前面观察要点：①脚踝是否直并平行，有无内外旋。②膝盖是否和脚趾方向一致，有无内外旋。③骨盆与髂后上棘是否在同一个横向平面上。④肩部有没有耸肩或圆肩。⑤头部是否自然中立位，有没有倾斜或旋转。

（2）侧面观检查要点：①脚和脚踝，自然位置，大腿与足底垂直。②膝盖，自然位置，有无屈曲或超伸。③腰 - 骨盆 - 臀部，在自然位置，骨盆有没有前倾或者后倾。

（3）后面观检查要点：①脚和脚踝，脚跟竖直并平行，没有过度内旋。②膝盖，自然位置，有没有内收或者外展。③腰 - 骨盆 - 臀部，骨盆和髂后上棘是否在同一个水平面上。④肩部，没有耸肩、圆肩，肩胛骨内侧边界基本平行。⑤头部，自然中立位，没有倾斜或旋转。

2. 形体评估　女子形体的标准：头颅大体呈方圆形，头发浓密，五官均匀对称和谐，颈部颀长灵活，肩部圆滑，手臂圆润，胸部柔美，小腹横向纵向都呈圆弧形，胯部宽而圆，腰部相对胯部细而有力，臀部匀称丰满，脚部小而细，踇趾短于第 2 趾，全身皮肤白皙而有弹性，各组织器官协调搭配,健康而充满活力。

（三）核心肌群评估

核心肌群是指位于腹部前后环绕着身躯、负责保护脊椎稳定的重要肌肉群,包括腹横肌、骨盆底肌群以及下背肌这一区域。产后姿势和形体的变化其中很大一部分原因是由于核心肌群的力量减弱所致,因此产后核心肌群肌力的评定及训练对矫正产后不良姿势有着重要的意义。

核心肌群的肌力评定一般采用徒手肌力评定法（MMT）,腹部肌群、下背部肌群等主要肌群评定方法见第一部分第四章第一节。

（四）盆底肌评估

妊娠及分娩是诱发盆底功能障碍性疾病的重要因素之一。妊娠和分娩后的产妇阴道壁松弛,盆底肌及筋膜因分娩过度扩张而使弹性减弱,且伴有肌纤维部分断裂,直接引起盆底肌肉组织张力的降低,从而导致盆底功能障碍性疾病,如盆底脏器脱垂、压力性尿失禁等。因此,产后早期进行盆底肌的评定与康复治疗具有十分重要的预防意义。

盆底肌力评估分为 0~5 级,并对每级进行量化评分,划分为 0~16 分。评定检测方法如下:

1. 通过阴道内指诊评定盆底Ⅰ、Ⅱ类肌肉收缩力。

2. 通过法国 PHENIX USB4 检测仪评定盆底Ⅰ、Ⅱ类肌肉收缩力

盆底肌肉收缩力的综合评分 =80% 仪器检测评分 +20% 指检评分

综合评分 0~3 分为重度盆底肌力下降,4~9 分为轻度盆底肌力下降。

盆底肌功能评估采用生物刺激反馈仪进行,具体为:产后 42 天,恶露干净后,利用生物刺激反馈仪测量盆底肌最大肌电压及盆底肌持续收缩 60s 的平均肌电压。根据测量结果进行相应的功能训练。

（五）疼痛评估

产后疼痛是产妇分娩后常见症状之一。轻微的疼痛一般可自行调节和克服,若是持续较为剧烈的疼痛,不仅影响产妇休息和睡眠,还可能导致各种并发症,给产妇正常康复和哺乳带来不良影响。因此,对产妇进行疼痛评估十分必要。产后疼痛评估一般也采用视觉模拟评分法（VAS）。

疗效评价标准按 WHO 评价标准给予评定。①完全缓解:无疼痛感觉。②部分缓解:疼痛较治疗前明显减轻,能正常生活。③无效:与治疗前比较,疼痛无缓解或仅有轻度改善,但仍有明显疼痛。

疼痛是一种令人不快的感觉和情绪上的主观感觉,有其复杂的生理及心理反应。由于个体差异,不同的人对疼痛的反应常不同,故根据产妇的具体情况具体分析,对疼痛及相关因素作全面评估,以减少偏见误差,正确判断疼痛的性质及程度,及时调整并采取相应的康复措施。

（六）焦虑和抑郁的评估

很多产妇在生产后都有抑郁和焦虑的心理。焦虑和抑郁既是一种客观存在的心理问题,又是个人对自身状态的主观感受。评定方法可采用量表法进行评定。

1. 焦虑自评量表　SAS 自评量表由 Zung 于 1971 年编制,用于评定焦虑者的主观感受。SAS 包含 20 个项目,评定的依据主要根据定义症状出现的频率,其轻重程度分 4 级,包括正向评分和负向评分（* 为负向评分）。正向评分依次为 1、2、3、4 分;负向评分则为 4、3、2、1 分。评定结束后将 20 个项目中的各项分数相加,得到总分（X）乘以 1.25 后取整数部分,得到标准分（Y）。按照中国常模结果,SAS 标准分的分界值为 50 分,其中 50~59 分为轻度焦虑,

60~69分为中度焦虑,69分以上为重度焦虑(表2-13-1)。

表2-13-1   焦虑自评量表

	没有或很少时间	小部分时间	相当多时间	绝大部分或全部时间
1. 我觉得比平常容易紧张和着急				
2. 我无缘无故地感到害怕				
3. 我容易心里烦乱或觉得惊恐				
4. 我觉得我可能将要发疯				
5. 我觉得一切都很好,也不会发生什么不幸 *				
6. 我手脚发抖打颤				
7. 我因为头痛、颈痛和背痛而苦恼				
8. 我感觉容易衰弱和疲乏				
9. 我觉得心平气和,并且容易安静坐着 *				
10. 我觉得心跳得很快				
11. 我因为一阵阵头晕而苦恼				
12. 我有晕倒发作,或觉得要晕倒似的				
13. 我呼气吸气都感到很容易 *				
14. 我的手脚麻木和刺痛				
15. 我因为胃痛和消化不良而苦恼				
16. 我常常要小便				
17. 我的手脚常常是干燥温暖的 *				
18. 我脸红发热				
19. 我容易入睡且一夜睡得很好 *				
20. 我做噩梦				
粗分				
标准分(粗分乘1.25取整数部分)				

2. **Zung抑郁自评量表(SDS)**   SDS评分标准与评分方法同焦虑的评分,但其中按照中国常模结果,SDS标准分的分界值为53分,其中53~62分为轻度抑郁,63~72分为中度抑郁,72分以上为重度抑郁(表2-13-2)。

表 2-13-2　Zung 抑郁自评量表（SDS）

	没有或很少时间	小部分时间	相当多时间	绝大部分或全部时间
1. 我感到情绪沮丧、郁闷				
2. 我感到早晨心情最好 *				
3. 我要哭或想哭				
4. 我夜间睡眠不好				
5. 我吃饭像平时一样多 *				
6. 我性功能正常 *				
7. 我感到体重减轻				
8. 我为便秘烦恼				
9. 我的心跳比平时快				
10. 我无故感到疲劳				
11. 我的头脑像往常一样清楚 *				
12. 我做事情像平时一样不感到困难 *				
13. 我坐卧不安,难以保持平静				
14. 我对未来感到有希望 *				
15. 我比平时更容易激怒				
16. 我觉得决定什么事很容易 *				
17. 我感到自己是有用和不可缺少的人 *				
18. 我的生活很有意义 *				
19. 假若我死了,别人会过得更好				
20. 我仍旧喜爱自己平时喜爱的东西 *				
粗分				
标准分（粗分乘 1.25 取整数部分）				

第二节　产后水疗康复技术

　　根据孕产妇身体结构、姿势、形体、心理所发生的变化,结合水的物理特性,选择不同的水浴疗法、水中运动疗法、水中健身运动来恢复自身生理或心理功能,尽可能达到完美的体型,帮助产妇找回自信。要达到健身塑身的目的,必须有一定的运动量、运动频度和运动强度。但是运动刺激太强,人体的关节和肌肉受到较大冲击,容易引起运动损伤。水中健身运动由于充分利用了水的浮力特性,可以避免这种损伤;加上水流可以较快地带走体表温度,加快血液循环和能量代谢,能够有效地减去体内多余脂肪,还可以锻炼力量、耐力和肌肉柔韧性,塑造完美形体。水中运动疗法是孕产妇进入步行浴槽或训练泳池,在水中康复治疗师的指导下进行有氧运动训练、核心肌群训练、四肢及关节活动训练,以恢复腰背肌、腹肌和四肢肌肉力量,消耗多余的脂肪,有效缓解腰背疼痛,恢复正常姿势或改善异常姿势,增加肢体的协调性,减肥美体塑形。水浴疗法是利用各种水疗设备的不同功能来调理孕产妇的机能。适合孕产妇的水浴疗法主要有中药熏洗疗法、气泡浴、涡流浴。中医理论认为"产后多虚、产后多淤",中药熏洗疗法是在中医理论指导下,根据产妇的身体状况辨证施治,将益气养血、活血化瘀、祛风除湿等功效的中草药煎煮取汤,在浴缸内放适量的水,加入中药液调好水温后浸泡身体,以达到调养的目的。气泡涡流浴是利用设备产生的气泡和涡流加上水的温热作用以缓解疼痛、调理情绪、促进睡眠。

一、水浴疗法

(一) 中药熏洗疗法

中药熏洗疗法是祖国医学独特的外治疗法,是一种独特的给药途径,是中医几千年的传统水疗项目。中药熏洗疗法是以中医理论为指导,根据患者不同的病情,辨证配伍不同的中药,加水煎煮,取药液浸泡、熏洗局部或全身;或者运用中药蒸汽浴设备作局部或全身的蒸气浴,达到治疗目的的一种中医外治疗法。中药熏洗疗法对风湿疼痛、肿胀、皮肤瘙痒、带下等病症有独特的疗效。产后 3~4 周恶露完全干净后,可根据机体状况和需求采用浸泡、熏洗或者蒸气浴治疗(图 2-13-1)。

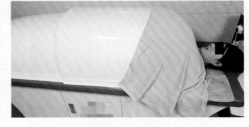

图 2-13-1　中药熏洗疗法

1. 祛风除湿法　取羌活、独活、桑枝、桂枝、防风、荆芥、艾叶、寄生各 20g,加水适量,煎汤熏洗。用于产后肢体困重、头昏、食欲低下、腰腿酸痛等症。

2. 益气养血法　取当归、鸡血藤、川芎、首乌、熟地、党参、黄芪、白术、玫瑰花各 20g,加水适量,煎汤熏洗。用于产后头晕、气短、乏力、多汗、面色少华、多梦等症。

3. 祛瘀止痛法　取当归尾、鸡血藤、川芎、玄胡、牛膝、艾叶、香附子各 20g,加水适量,煎汤熏洗。用于产后颈肩腰背疼痛、腹疼、月经不调等症。

4. 清热燥湿法　取黄柏、苦参、白鲜皮、土茯苓、蛇床子、艾叶、薄荷各 20g,加水适量,煎汤熏洗。用于产后外阴瘙痒、带下等症。

(二) 芳香浴

芳香浴是适用于全身治疗的浸浴,泡浴时在浴槽内放入 36~42℃温水,根据机体的状况加入不同的植物精油或温泉浴盐,可针对性调理机体功能(图 2-13-2)。全身浸浴让植物精油和温泉浴盐的有效成分充分渗透到体内,作用于人体肌肉、关节等深层组织,使全身放松、缓解压力,通过温热作用加速扩散,使人体血管扩张,促进血液循环和新陈代谢,达到消除疲劳、缓解疼痛、调经止痛、排毒养颜、美体塑身、宁心安神的效果。

(三) 气泡涡流浴

当人处于气泡漩涡流水中时,强劲的气泡和水流振动使全身得到按摩,加强大脑活性,刺激自主神经,促进人体新陈代谢,消除疲劳,有效调整人体情绪,加速康复(图 2-13-3)。

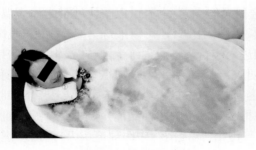

图 2-13-2　芳香浴

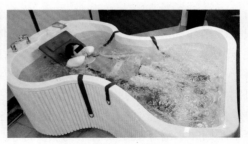

图 2-13-3　气泡涡流浴

二、水中运动疗法

水中运动疗法是在水中运动浴槽或训练泳池（水温33~35℃）的特殊环境中进行的运动训练，可以缓解患者症状或改善功能，使患者不能在陆地及床上完成的动作在水中可以自主完成或辅助下完成，增强患者康复信心。包括：步行训练、平衡协调性训练、核心稳定性训练、力量训练、越障训练、耐力训练和水中适应性训练等。同时，也可以进行水中太极、水中瑜伽等医疗体操练习。

（一）步行浴

步行浴又称水中平板步行训练。人体在水中齐腰部位失去的重量约等于体重的1/2，因此产后在水中行走可以起到减重步行的效果，减少踝关节与膝关节的运动劳损。步行浴训练综合利用水的静水压、浮力、温度和水流的刺激，水流冲击产妇的腹部，在治疗师的指导下进行水中行走或跑步，既可以增强运动功能、心肺功能，又可以缓解疲劳，消除精神紧张，促进血液循环，舒畅身心，减少产后抑郁的发生。研究显示，水中步行或跑步是一种很好的有氧运动，相同的时间和距离消耗的能量是陆上运动的3倍，因此水中行走对于有减肥瘦身需求的产妇来说是一种很好的训练方式（图2-13-4）。

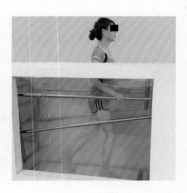

图2-13-4　水中步行浴

（二）Bad Ragaz 技术（漂浮圈法）

Bad Ragaz 是一个强化和动态抗阻的运动模式。这种技术是基于本体感觉神经肌肉易化技术（PNF）原则而建立，不仅是一个强化和动员技术，更是一个完整的物理疗法概念，对疼痛控制和肌肉放松方面的疗效尤为突出。Bad Ragaz 是主动的一对一水中运动治疗概念，其技术中的躯干模式可以很好地放松紧张的躯干肌肉，强化核心肌力，这对于产妇来说非常重要。Bad Ragaz 技术可以缓解产妇的下背疼痛症状，训练产妇腰腹部肌肉力量，增强核心稳定性（图2-13-5）。

（三）Watsu

Watsu 非常重视治疗师与产妇之间的相互协调以及同步的呼吸频率，所有的动作皆缓和且规律。治疗师制造出的水流协助延展接受者的身体，以达到水流按摩效果、加速血液循环、畅通经络、提升关节活动度、增加组织的延展性和肌肉放松的目的。治疗师和产妇双方皆在温暖的水流中，透过反复而缓慢的身体侧弯及旋转动作，平衡自主神经系统，提供身体自我疗愈的机会。产妇在水中全身心的放松，下背部也得到牵伸，疼痛得到缓解，抑郁和焦虑减轻（图2-13-6）。

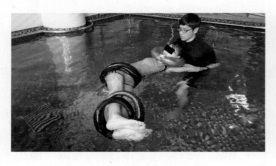
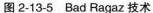

图2-13-5　Bad Ragaz 技术

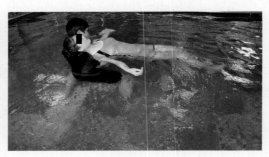

图2-13-6　Watsu

三、水中健身运动

水中健身是充分利用水的阻力、浮力、压力、传热性和水的按摩性等自然特性,通过在水中进行走、跑、跳、蹲、踢、拍、压、推、拉、伸展等动作,从而形成的水中多种运动形式。同时,水中健身揉合了传统的健身理念,产妇不需要游泳技巧,不需要特殊装备,通过一整套系统且有针对性的水中形体训练手段,可以在较短时间内消除多余脂肪,塑造苗条形体。从事水中练习能很好地享受水流的按摩效果。更重要的是,与在健身房跑步机上的运动不同,水中健身没有大汗淋漓的烦恼。水中健身运动由于水的浮力、压力和阻力的影响,不仅能将运动时与陆地上地面造成的冲击力减至最低,同时也增加了每个动作的强度,消耗能量大,能有效增强心肺功能、提高肌力。水中健身运动可以是单人的,也可以是多人团队一起的,水中的环境不同于陆地上,对于产妇来说是一个比较新奇的环境且富有挑战力,更容易给产妇带来乐趣。而水中团队活动也可以很好地促进产后有心理障碍的人跟其他人的有效沟通。

（一）单人池边健身

借助池壁,个人进行身体的柔韧性、伸展性、力量、耐力、灵敏和弹性练习,减肥、塑体和健身效果明显。

1. 压腿　包括正压腿(图 2-13-7)、侧压腿(图 2-13-8)、后压腿(图 2-13-9)等。

功效:减去大腿脂肪,伸展肢体,增强大腿后部肌群的弹性、柔韧性和腰背柔韧性。

方法:在齐胸深的池边站立,一腿伸直支撑,另一腿抬起,用脚跟或脚心部位置于池壁边缘上,两手伸直抓住脚踝或脚趾,上体尽量向前轻压,两腿交换练习。正面面向池壁为正压腿;侧面面向池壁为侧压腿;如果接触池壁的腿屈膝向后抬起,用脚背或脚内侧部位置于池壁边缘上,两手置于体前维持平衡,为后压腿。两腿交换练习。

要点:两腿要尽量伸直。

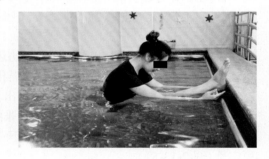

图 2-13-7　正压腿

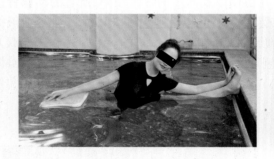

图 2-13-8　侧压腿

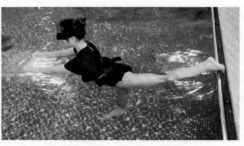

图 2-13-9　后压腿

2. 摆腿　包括前摆腿(图 2-13-10)、后摆腿(图 2-13-11)、侧摆腿(图 2-13-12)、正踢腿(图 2-13-13)。

功效:减去腿部、臀部和腹部脂肪,增强大腿上下侧肌群、臀部肌群的弹性和髋关节的灵活性。

方法:在齐胸深的池边站立,侧向池壁,单手扶池壁,一腿伸直支撑,脚的方向与池边平行,另一腿伸直摆出,然后还原,上体尽量保持直立。腿伸直由后向前向上摆出,脚尖伸直,

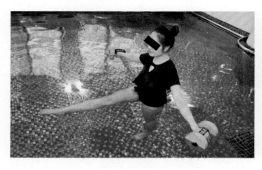
图 2-13-10　前摆腿

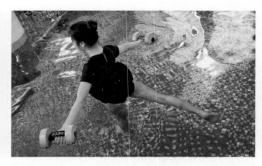
图 2-13-11　后摆腿

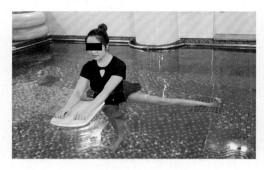
图 2-13-12　侧摆腿

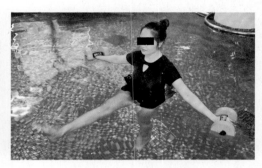
图 2-13-13　正踢腿

为前摆腿;腿伸直由后向前向上摆出,脚尖勾起,为正踢腿;腿伸直由内向后、向上摆出,为后摆腿;腿伸直由内向外侧、向上摆出,脚尖伸直,为侧摆腿。两腿交换练习。

要点:两腿要尽量伸直,摆动幅度逐步加大。

3. **蹬腿**　包括前蹬腿(图 2-13-14)、后蹬腿(图 2-13-15)、侧蹬腿(图 2-13-16)、正弹腿(图 2-13-17)。

功效:减去腿部、臀部和腹部脂肪,增强大腿肌群、臀部肌群的力量。

方法:在齐胸深的池边站立,双手扶池壁,目视前方。一腿伸直支撑,脚的方向与池边垂直,另一腿屈膝高抬超过水平位置,小腿勾脚蹬出,然后还原,上体尽量保持直立。背对池壁,小腿勾脚向前蹬出,脚尖朝上,为前蹬腿;小腿快速向前弹出,脚尖伸直,为正弹腿。如果正面向池壁,勾脚向后蹬出,脚尖朝下,为后蹬腿;侧向池壁并改为单手扶池壁,上体向池壁侧倾,另一腿向内屈膝高抬接近水平位置,小腿勾脚向外侧蹬出,脚尖朝前,为侧蹬腿。两腿交换练习。

要点:支撑腿尽量伸直,上体尽量保持不动,摆动腿的小腿发力要快。

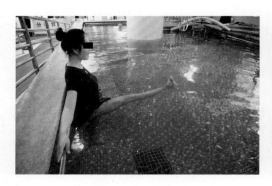
图 2-13-14　前蹬腿

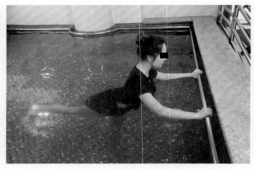
图 2-13-15　后蹬腿

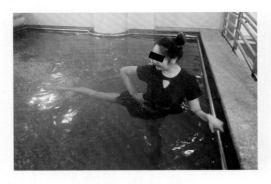

图 2-13-16　侧蹬腿

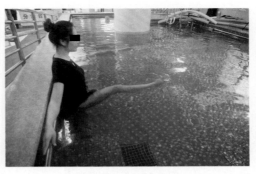

图 2-13-17　正弹腿

4. 双臂正压伸　包括双臂屈伸(图 2-13-18)、俯卧撑(图 2-13-19)、正压臂(图 2-13-20)。

功效:减去手臂、肩部和背部脂肪,锻炼胸肌、三角肌,塑造上臂(肱三头肌)及小臂的肌肉线条。

方法:在齐胸深的水中面向池壁站立,两手撑在池边,指尖朝前,上体保持直立,两手用力伸直把身体撑起,然后还原成预备姿势,再次撑起。两手屈臂撑在池边,双手用力伸直把身体撑起,为双臂屈伸;一脚站立,另一腿向后伸直,身体前倾,两手屈臂撑在池边,为俯卧撑;如果两手臂伸直撑在池边,上体前倾,抬头塌腰,两肩用力弹性下压,为正压肩。

要点:双臂屈伸时身体尽量保持直立;俯卧撑时身体保持前倾;正压肩时利用上体前倾的力量压肩。

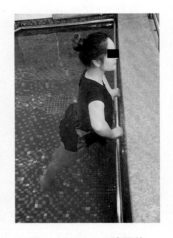

图 2-13-18　双臂屈伸

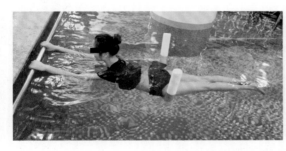

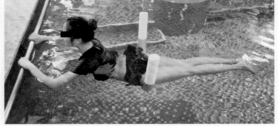

图 2-13-19　俯卧撑

5. 双臂反压伸　包括反压肩(图 2-13-21)、双臂反撑屈伸(图 2-13-22)。

功效:减去手臂、肩部、背部和胸部脂肪,锻炼肩部、背部肌肉的弹性。

方法:两臂向后伸直扶住池边,大于肩宽,指尖向外,上体稍后倾,抬头向前挺胸(身体反弓形)。两腿屈膝下蹲,拉紧两肩用力弹性下压,为反压肩;身体下蹲两手屈臂撑在池边,指尖向内,上体保持直立,两手用力伸直把身体撑起,为双

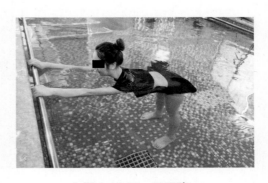

图 2-13-20　正压臂

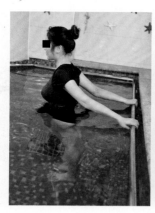
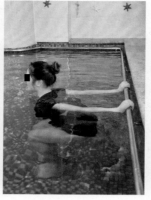
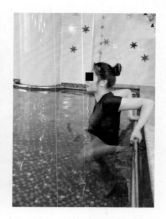

图 2-13-21　反压肩　　　　　　　　　图 2-13-22　双臂反撑屈伸

臂反撑屈伸。然后还原成预备姿势,再次撑起。

要点:反压肩时利用上体下降的力量压肩;双臂反撑屈伸撑起时上体尽量保持直立。

6. 控腿伸展(图 2-13-23)

功效:减去大腿脂肪,锻炼身体和腿部的控制力,伸展身体。

方法:侧对池壁站立,一手扶住池壁,另一手抓住左脚脚背将腿向上弯起或直腿上抬,大腿尽量向上抬起。保持这个姿势,感觉大腿前侧完全伸展。站立一段时间后放下还原,换腿练习。

要点:保持身体平衡,身体尽量直立,将肢体完全伸开。

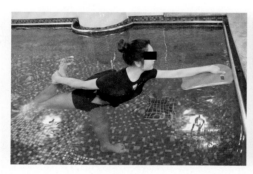
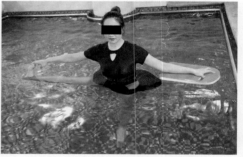

图 2-13-23　控腿伸展

(二)互助池边健身

借助池壁与他人帮助进行身体的柔韧性、伸展性等练习也是传统的健身方法,其减肥、塑体和健身效果较好。这里简单介绍常见的几种方法:

1. 抬腿伸展 包括上抬腿伸展(图 2-13-24)、侧抬腿伸展(图 2-13-25)、后抬腿伸展(图 2-13-26)。

功效:减去大腿后侧脂肪,利用外力增加身体和大腿后部肌群的伸展,大腿塑形。

方法:两手扶池边,身体保持直立。两人一组,同伴面对练习者并帮助其把一条腿向上抬起,尽量向上向练习者身体靠拢,脚伸直。稍停留换腿练习,

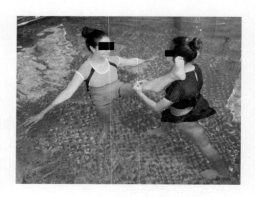

图 2-13-24　上抬腿伸展

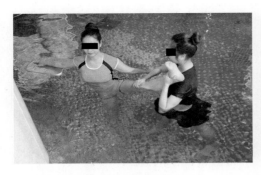

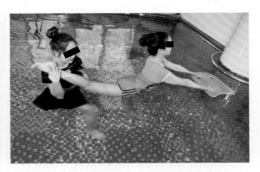

图 2-13-25　侧抬腿伸展　　　　　　　图 2-13-26　后抬腿伸展

然后交换练习。正面面对池壁,身体保持直立稍前倾,为后抬腿伸展;身体背向靠住池壁,两手扶池边,为上抬腿伸展;身体侧向靠住池壁,一手扶池边,另一手置于体侧,为侧抬腿伸展。

要点:练习者支撑腿伸直,上体保持直立,不要晃动。

2. 背弓伸展(图 2-13-27)

功效:充分伸展脊柱和躯干。

方法:两人一组,在齐腰深的水中背对背站立,两人手臂弯曲,相互勾住对方。一人用力把对方背起,然后身体前倾接近水面,另一人身体尽量伸展。稍停留后交换练习。

要点:练习过程要缓慢,身体不要晃动。

(三)难度提高动作

1. 拉臂转髋(图 2-13-28)

功效:减去腰背脂肪,伸展肩关节和髋关节。

方法:面对池壁,两脚前后开立屈膝下蹲,两手抓池壁的沟槽,上体稍前倾。上体不动,下肢伸膝用力向一侧向后转髋,拉紧两臂,稍停留后向另一方向转髋。

要点:转髋要借助下肢蹬地的力量。

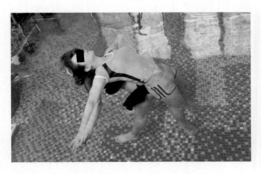

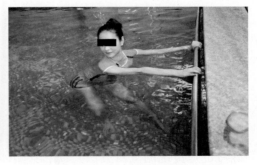

图 2-13-27　背弓伸展　　　　　　　图 2-13-28　拉臂转髋

2. 仰卧扶壁转髋(图 2-13-29)

功效:减去腰腹脂肪,锻炼腰腹部和髋关节。

方法:两人一组,一人背向池壁,双手反抓池壁沟槽,头部置于池壁边沿之上,腿并拢屈膝,另一人托扶练习者的两脚。练习者双手用力,向左右方向转动双腿,扭转髋部。协助者施加一些外部阻力。

要点:练习者转动身体时尽量不要离开水面。

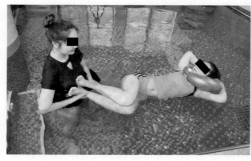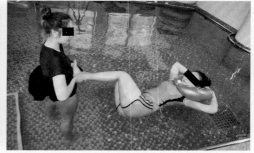

图 2-13-29　仰卧扶壁转髋

3. 仰卧腿屈伸（图 2-13-30）

功效：减去腹部和大腿脂肪，锻炼大小腿和腰腹部肌肉，塑造修长腿形。

方法：扶壁方法同"仰卧扶壁转髋"，不同的是练习者两腿并拢伸直，然后用力屈膝回收，当膝关节靠近胸部时再伸直，如此反复练习。

要点：练习者做屈伸动作时尽量不要离开水面。

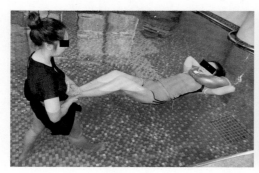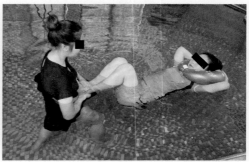

图 2-13-30　仰卧腿屈伸

4. 拉池壁腿屈伸（图 2-13-31）

功效：减去腿部和背部脂肪，锻炼大小腿和腰背部肌肉，塑造修长腿形。

方法：面向池壁，双手抓池壁沟槽，头肩部置于水面之上，两腿并拢并屈曲蹬在池壁上。练习者双腿用力伸膝蹬直，稍停留再屈膝团身，如此反复练习。

5. 仰卧蛙泳腿／俯卧蛙泳腿（图 2-13-32）

功效：减去腹部和腿部脂肪，锻炼腿部、腰腹部和髋关节。

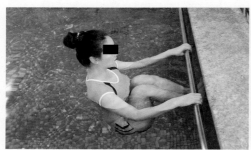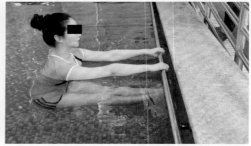

图 2-13-31　拉池壁腿屈伸

方法：面向池壁，双手抓池壁沟槽，头部置于池壁边沿之上，面部向上，两腿并拢伸直浮于水面。练习者双手用力，使双腿屈膝回收，翻脚后两腿向两侧做弧形蹬夹水的动作，当两腿并拢后再重复刚才的动作。与仰卧蛙泳腿最大的不同是，做俯卧蛙泳腿时身体呈俯卧状，面部向下。

要点：练习者做蹬水动作时身体尽量不要离开水面。

6. 仰卧自由泳打腿 / 俯卧自由泳打腿（图 2-13-33）

功效：减去腰背和大腿脂肪，锻炼腿部、腰腹部和髋关节。

方法：面向池壁，双手抓池壁沟槽，头部置于池壁边沿之上，面部向上，两腿并拢伸直浮于水面；练习者双手用力，使双腿伸直稍屈膝做上下交替踢水的自由泳打腿动作，则为仰卧自由泳打腿。如果练习者面部向下，双腿伸直做上下交替自由泳打腿动作，直腿下压，稍屈膝直腿上抬，则为俯卧自由泳打腿。

要点：练习者做打水动作时，身体可适当摆动配合。

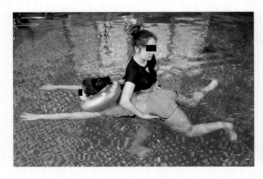
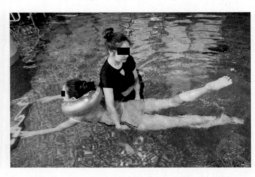

图 2-13-32　仰卧蛙泳腿 / 俯卧蛙泳腿　　　　图 2-13-33　仰卧自由泳打腿 / 俯卧自由泳打腿

7. 俯卧剪刀腿（图 2-13-34）

功效：减去腿部和腰腹脂肪，锻炼腿部、腰腹部和髋关节。

方法：预备姿势同"俯卧蝶泳腿"，动作要领为练习者双手用力，使双腿伸直，做上下、左右交替的分腿交叉扭转摆动动作。

要点：练习者两腿做摆动时身体可保持联动扭转配合。

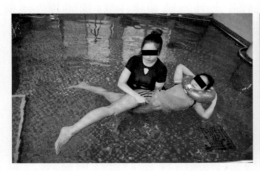
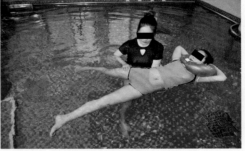

图 2-13-34　俯卧剪刀腿

（四）水中健身跑

水中健身跑包括漫步、行走和跑跳等动作。水中漫步指在齐腰或齐胸的水中进行随意行走，一般要求水深 1~1.4m。水位越深，则做动作时难度越大。健身者可根据自身情况选择不同的动作组别、运动量的大小和难度。水中行走包括向前走、向后走、横着走、倒着走等，水中跑跳的动作包括自然跑和原地跳、行进间跳跃等各种跳跃动作。水中健身跑可以锻炼身体不同部位肌肉，充分利用了水的散热性、阻力和浮力特点。通过水的阻力，可以锻炼人的力量、耐力，减去多余脂肪，塑造完美形体；通过水的浮力，可以锻炼人的柔韧性，减少运动损伤。

1. 水中行走与水中跑步 水中行走是一种非常有效的简易水中健身方式。在水中行走时，水的浮力使身体各关节免受损伤，水会增大运动阻力，这样既能保证运动的安全性，又有很好的锻炼效果。方法一般为：先在水中进行普通的步行，然后加上手臂做各种划水动作，增加运动量，一般步幅 60~80cm，30~40 步 /min。

水中跑步是一种新潮而又实用的运动，入门动作相对简单，有一定基础者或者身体素质较好者可以选择具有挑战性的水中跳跃难度动作练习。水中跑步可以采取一般性的自然跑和有专门锻炼要求的各种组合跑步方法，根据不同的锻炼要求可采取不同的跑步组合。

2. 水中自然跑步 基本方法：头部自然摆放，身体保持直立，腰背部自然伸直，肩部肌肉紧张，维持上体姿势，两臂屈肘贴住身体，以肩为轴前后大幅度摆动，臂与身体有轻微摩擦感；抬腿不宜过高，落地时脚跟先着地，然后过渡到前脚掌，以减少对踝关节的伤害；落地时膝关节保持略屈，以减少对膝关节的伤害。

3. 水中组合跑步基础 水中组合跑步形式多样，如交叉跑、跨大步跑、高抬腿跑、折返跑等。由于学习比较方便，通过学习练习，有助于掌握水中平衡，强身健体，塑造优美体型。以下简单介绍几种常见水中组合跑步方式：

（1）水中交叉跑

功效：消耗脂肪，锻炼上肢、下肢和腰腹部肌肉，提高灵敏素质。

方法：身体在水中直立，两臂侧平举。左脚先向右脚右后方跨一步，接着右脚向右侧跨一步，左脚再向右前方跨一步，右脚再向右侧跨一步，如此连续进行，到达池边反方向跑回。

（2）水中跨步跑（图 2-13-35）

功效：锻炼上肢、髋关节和踝关节，减去腹部和下肢多余脂肪。

方法：身体自然直立，上体稍前倾，支撑腿蹬池底用力，摆动腿屈膝折叠，脚跟尽量靠近臀部，然后向前大步跨出，大腿积极下压，用全脚掌着地，重心前移，摆动腿变成支撑腿，原来的支撑腿折叠前摆向前跨出，如此连续进行，两臂前后有力划水摆动。

要点：跑动时身体保持前倾，要匀速前进。

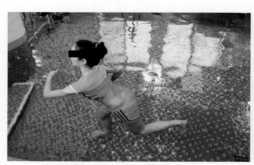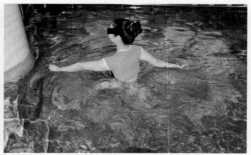

图 2-13-35 水中跨步跑

（3）水中滑步跑（前滑步、侧滑步、后滑步）

功效：锻炼上肢、下肢和髋关节，减去大腿内侧脂肪。

方法：两脚开立大于肩宽，两臂自然向两侧伸开维持平衡，上体稍前倾。做滑步动作时，一脚向移动方向迈出,另一脚迅速向它靠拢,两脚之间留有一定空间以维持身体平衡,两腿连续做相同动作。向侧方移动为侧滑步,向前移动为前滑步,向后移动为后滑步。

要点:滑步时重心降低,膝关节保持屈曲,借助两臂的划水动作维持身体平衡。

(4)原地后踢腿跑(图2-13-36)

功效:锻炼下肢肌后部肌群、臀大肌和腰背肌,减去多余脂肪。

方法:身体直立,两脚前后开立,两手屈肘前后置于体侧,与两腿方向相反。身体重心前移,前腿屈膝,全脚掌支撑用力,后腿小腿屈膝向后上踢,脚跟尽量靠近臀部,然后回收前摆变成支撑腿,原支撑腿屈膝后踢,两腿如此连续进行,两臂在体侧划水维持平衡。

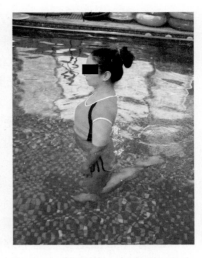

图2-13-36   原地后踢腿跑

要点:后踢时要匀速,低重心。

4. 水中组合跑步提高   在掌握了基础的水中组合跑步动作后,可以尝试一些有一定难度的水中跑步动作,既增加趣味性,又提高健身效果。以下简单介绍几种跑步方式,有兴趣者还可以尝试其他自己熟悉的方式。

(1)弓箭步交叉跳(图2-13-37)

功效:增强下肢力量和关节肌肉的弹性,减少腹背、臀部、大腿的多余脂肪。

方法:在齐腰深的水中,前侧方腿呈弓箭步,后侧腿伸直,上体正直,两臂前后置于体侧与两腿相对。两脚用力蹬池底屈膝向上跳起,离地后在水中做前后腿交叉换位的动作,下落后原来的前后腿交换姿势,两臂在体侧前后划水维持身体平衡。

要点:上体稍前倾,动作频率不宜太快。

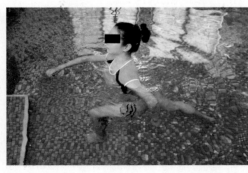 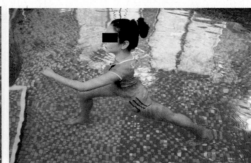

图2-13-37   弓箭步交叉跳

(2)屈膝前后分腿跳(图2-13-38)

功效:塑造腿形,减去臀部、大腿后侧多余脂肪,提高腰腹肌的控制能力。

方法:在齐胸深的水中自然站立,两臂垂于体侧。两腿屈膝下蹲,两脚用力蹬池底向上屈膝跳起,同时两臂做抱膝的动作,下落时两腿向前后分腿,然后回收着地,两臂张开在两侧做划水动作维持平衡,两腿连续做向上跳起的动作。

要点:跳起时动作要缓慢、有节奏。

(3)原地转身跳(图2-13-39)

功效:减去腿部和腰部脂肪,锻炼踝关节和膝关节,增强下肢力量、腰背肌力量,塑造腿形。

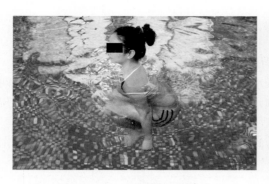
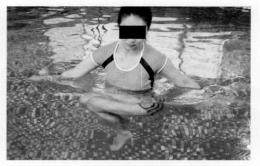

图 2-13-38　屈膝前后分腿跳　　　　　　　　　图 2-13-39　原地转身跳

方法：在齐胸深的水中自然站立，两臂垂于体侧。两腿屈膝下蹲，两脚用力蹬池底向上直膝跳起，同时身体向右后做转体动作，两臂紧贴身体做体侧划水的动作并加快旋转，下落时两臂张开在两侧维持平衡，连续做向上跳起转身的动作。

要点：跳起转身动作要快，开始可以旋转 90°、180°、270°，最后达到 360°，身体保持直立。

（4）跳起前分腿（图 2-13-40）

功效：锻炼腰腹肌和大腿内侧肌群，减去多余脂肪。

方法：在齐胸深的水中自然站立，两臂垂于体侧。两腿屈膝下蹲，两脚用力蹬池底向上屈膝跳起，同时两腿向前伸出，然后向两侧分腿，两手做向后划水动作，下落时两腿回收着地，两臂张开在两侧做划水回收动作维持平衡，两腿连续做相同动作。

要点：跳起到最高点时向前伸腿，分腿动作要快。

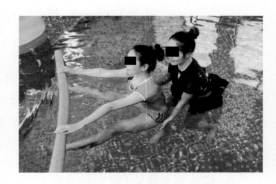

图 2-13-40　跳起前分腿

四、水中健身操

水中健身操全称水中有氧健身操，又称水中健美操、水中有氧操和柔水操等，练习的内容大同小异。水中健身操是站在齐腰深的水中，随着音乐在教练的带领下，根据不同人群需求进行不同方式的有氧、形体、减肥、康复等训练。其主要训练内容包括伸展运动、力量操、武术操、韵律操、放松操、灵敏训练、柔韧训练等练习。

相对来说，水中健身操的效果更加明显。由于它是热身运动和精神放松运动的一种结合形式，可以起到减肥、塑形美体、按摩护肤、缓解压力的作用，身体受过伤的人练习还可以起到一定的康复作用。同时，水中健身操还可以全面锻炼身体各部位肌肉群。另外，练习水中健身操可以选择瑜伽或哑铃等器械，做搭配训练，这样锻炼的减肥效果更好。

水中健身操可以结合日常开展的各种运动健身操形式，体验在有浮力、压力的水中的感受，以达到塑身健体的效果。由于这些传统体操大家都比较熟悉，其动作涵盖了健身的各个方面，有助于身体全面协调发展，对健康十分有益，这里不再做详细介绍，练习者可以自己在水中尝试。

（一）结合游泳技术的水中健身操

游泳运动有一定的技术要求，在水中健身过程中结合一些游泳技术动作，不仅有助于水中健身效果,同时也有助于提高游泳技术。

1. 蛙泳划水运动(图2-13-41)

功效:锻炼手臂肌、胸肌、背肌,减去胸、背和手臂多余脂肪。

方法:两脚前后开立成弓箭步,肩部没于水中,两臂合掌前伸,掌心向下;下肢不动,两手屈腕向两侧向后下划水,大小臂成90°时做抱水合臂动作,然后向前伸出还原成预备姿势,如此反复练习。

要点:抱水时两臂屈肘尽量靠近肘部,前伸时向前送肩。

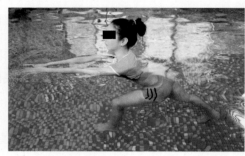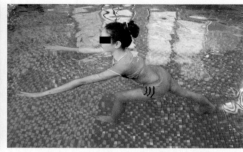

图2-13-41　蛙泳划水运动

2. 自由泳划水运动(图2-13-42)

功效:锻炼手臂、前锯肌、胸肌、腹肌、腰背肌,减去腰背部和手臂脂肪。

方法:两脚前后开立成弓箭步,肩部露出水面,上体前倾,两臂前伸,掌心斜向外;下肢不动,单臂向下、向外、向后做划水动作,出水后向前直臂还原成预备姿势,另一臂开始做同样的划水动作,两手交替反复练习。

要点:划臂时结合身体的侧转动作。

3. 蝶泳划水运动(图2-13-43)

功效:锻炼手臂、腰背肌、胸肌,减去腹部、腰背和手臂脂肪。

方法:两脚左右开立稍下蹲(或前后开立成弓箭步),肩部露出水面,两臂前伸,掌心斜向外;下肢不动,两手屈臂向两侧、向内、向后、向下做S形划水动作,两臂出水后直臂前伸还原成预备姿势,如此反复练习。

要点:划水时要注意抓水和推水时的掌心对水的手形变化。

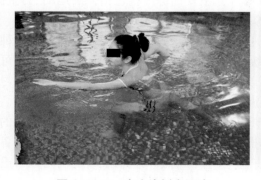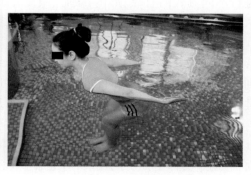

图2-13-42　自由泳划水运动　　　　图2-13-43　蝶泳划水运动

（二）结合跑步技术的水中健身操

跑步动作很多，凡是适合水中跑步的各种形式都可以尝试用到水中健身中。水中跑步的相关内容已经简单介绍了一些动作及要点，这里再补充两个动作：

1. 原地车轮摆腿（图 2-13-44）

功效：塑造腿形，健美大腿和小腿，减去腹部和腿部脂肪。

方法：在齐胸深的水中自然站立，两臂垂于体侧。一腿支撑，一腿用力蹬池底向上屈膝抬起，大小腿折叠前摆至水平，小腿向前下方踢出，大腿下压，小腿向下、向后回收，然后成支撑腿，原支撑腿做摆动腿的动作，同时两臂张开在两侧做划水动作维持平衡，两腿连续做车轮摆动动作。

要点：两腿做车轮摆动的动作幅度要大而圆，动作要缓慢、有节奏。

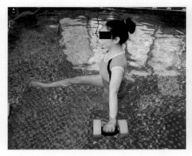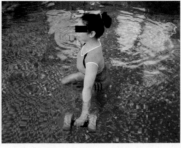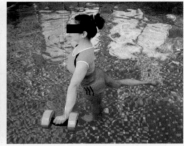

图 2-13-44　原地车轮摆腿

2. 原地弓箭步跳（图 2-13-45）

功效：塑造腿形，健美臀部、大腿和小腿，减去腹部、臀部和大腿脂肪。

方法：在齐腰深的水中，弓箭步站立，前腿大小腿呈 90°，后腿伸直，上身正直，两臂置于体侧；两脚用力蹬池底屈膝向上跳起，离地后在水中做前后腿交叉换位的动作；下落后原来的前后腿交换姿势，两臂在体侧划水维持身体平衡。

要点：上体保持直立，动作频率不宜太快。

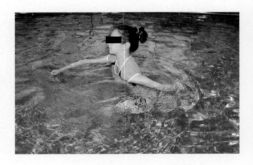

图 2-13-45　原地弓箭步跳

五、水中太极

太极拳的健身价值是多方面的，包括身体上的、精神上的以及艺术修养方面的。太极拳外练全身的关节、骨骼、肌肉，内练意识、精神气质、神经功能。起初练的是动作、姿势、筋骨和皮肉，深入进去练的是意念、内气活动，从而由外至内、由内向外锻炼。水中太极是由太极拳发展而来，它利用了水的物理特性，不仅具有太极拳的健身作用，而且又依托水环境的特殊功效，避免了练习太极拳引起的膝关节损伤的发生，加之水的阻力和按摩特点，使练习者充分享受太极带来的科学健身作用。水中太极对促进身体健康有很好的效果，而且可以作为水中健身减肥活动之后的放松整理运动，有效地放松身体和塑造体型。

水中太极虽然是从太极拳发展而来的，但是由于太极拳中很多动作很难在水中完成，因此在水中对太极拳进行了改善，从而发展出了不同于陆地上太极拳的水中太极。

1. 凝神,合拢(图 2-13-46)

功效:舒展上下肢,宁气聚神,使内脏系统与肌肉组织协调放松。

方法:站立姿势,躯干对称,双脚分开,视线固定于一点。重心不动,双上肢对称地移动。

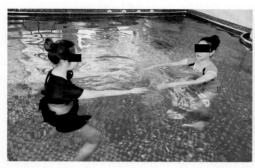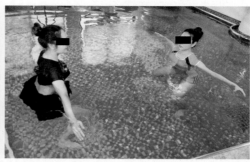

图 2-13-46　凝神,合拢

2. 聚拢,释放(图 2-13-47)

功效:活络关节,增强上下肢的肌肉的力量和弹性,促进血液和淋巴循环。

方法:双脚一前一后站立,向左右两侧旋转躯干,眼随手动,重心随之而变。双上肢不对称地移动。

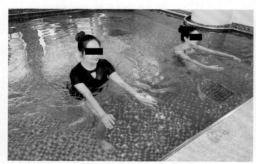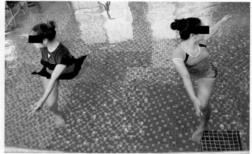

图 2-13-47　聚拢,释放

3. 接纳(图 2-13-48)

功效:锻炼腰膝关节,增加上下肢的力量和弹性。

方法:双脚一前一后站立,躯干对称活动,重心在矢状面持续转移。视线固定于一点。

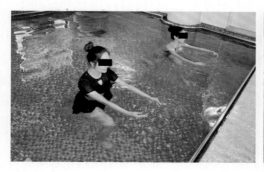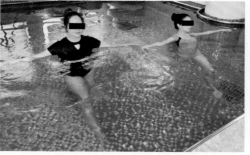

图 2-13-48　接纳

4. 优美的接纳（图 2-13-49）

功效：锻炼腰膝关节，增加上下肢的力量和弹性。

方法：单腿站立，上肢对称移动，在一个呼吸周期中前腿抬高。视线固定于一点。

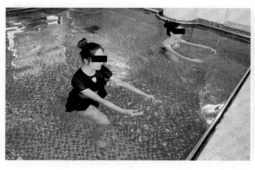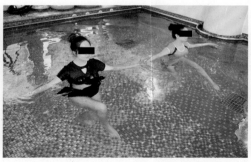

图 2-13-49　优美的接纳

5. 优美的画圆（图 2-13-50）

功效：锻炼腰膝关节，增加上下肢的力量和弹性。

方法：单腿站立，上肢对称移动，在一个呼吸周期中后腿抬高。视线固定于一点。

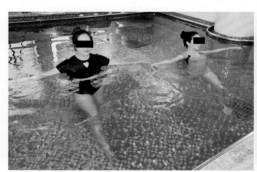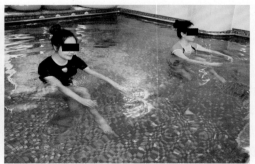

图 2-13-50　优美的画圆

6. 平衡（图 2-13-51）

功效：锻炼腰膝关节，增加上下肢的力量和弹性，改善平衡功能，使下肢变得更加紧致。

方法：在 3 次呼吸周期中单腿站立，上肢对称移动，视线不固定。

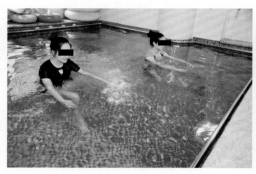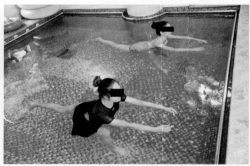

图 2-13-51　平衡

7. 环绕（图 2-13-52）

功效：锻炼腰背脊柱和上下肢的灵活性和力量，内气运行，外敛内收，气聚丹田。

方法：对称站立，上肢做与太极一样的对称动作，重心持续转移，眼随手动。

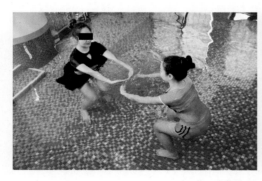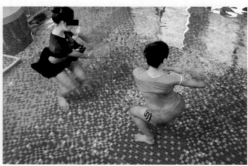

图 2-13-52　环绕

六、其他常见水中健身运动

其实水中健身运动方式还有很多种，大部分都是由陆地上的运动演变过来的，但拥有陆地上无可比拟的优点。以下是三种适用于产妇的健身运动方法。

（一）水中哑铃健身

减肥和塑身离不开力量练习，因为节食和有氧运动可以减轻体重，却不能改变体型，而力量练习可以改变肌肉状况。肌肉是身体的重要组成成分，是运动的力量载体。特别要强调的是，力量训练一方面可以增强肌力，另一方面可以增大肌肉块的体积。主要训练方法包括动力训练法、退让训练法和静力训练法。通常使用动力训练法和静力训练法较多。动力训练法是指肌肉收缩时长度缩短，即肌肉做克制性工作。静力训练法是指肌肉收缩时长度不变，即维持一定的姿势。两法都可以通过克服或维持负荷物如哑铃或者自身重量实现。

哑铃在健身减肥方面的使用几乎是全方位的。相比较于其他健身设备，哑铃具有显而易见的优点：活动幅度适中，锻炼时所需空间较小，而且不受时间、地点的限制。但是哑铃练习需要一套合理的动作教程。由于人体不同部位的肌肉构造不同，因此针对不同部位的锻炼，必须使用不同重量的哑铃以及不同的姿势。

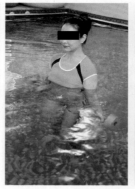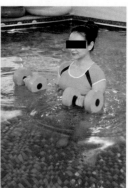

图 2-13-53　手臂塑形

1. **手臂塑形**　这是全身最难减肥的地方，双腿弓步站好，收腹，让双上臂尽量贴近身体，肘关节由弯曲到伸直，做 12~16 次（图 2-13-53）。

2. **腰部塑形**　身体直立站好，双脚分开与肩同宽，收腹，双手握住泡沫哑铃，外展自然放松在水面上，向左侧弯腰。然后向相反的方向重复相同的动作（图 2-13-54）。

3. **臀部下肢塑形**　身体直立站好，双脚分开与肩同宽，收腹，双膝稍弯曲做马步动作，双手握住泡沫哑铃，双臂前屈自然放松在水面上，然后水平外展肩关节（图 2-13-55）。

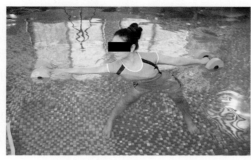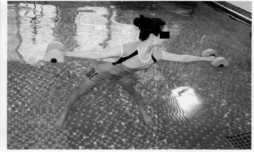

图 2-13-54 腰部塑形

4. 背部塑形 利用哑铃做划船动作就可以达到理想效果（图 2-13-56）。

身体各部位锻炼所需哑铃的真正重量因人而异，要量力而行，根据自身情况而定。

水中哑铃是水中健身减肥常用的器械之一，由重量很小的泡沫材料制成，置于水中时利用手臂力量推动和勾起水中哑铃，借助水的阻力就可以达到锻炼效果。

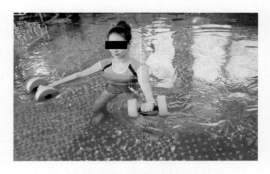

图 2-13-55 臀部下肢塑形

（二）水中普拉提

陆上普拉提强调对肌肉的锻炼，可以最大限度地消耗体内多余脂肪，特别是对于腰腹部、臀部、腿部等脂肪最易堆积的部位具有极佳的塑身效果，使人体健美，符合人们对形体美的追求。另外，普拉提讲求神形合一，注重心灵与肢体的有机融合，在练习时通过呼吸来调整心绪，运用冥想来达到心静止水的境界，可以有效地抑制与消除焦虑、压抑、烦躁等心理问题，对身处学习、生活以及工作等多重压力下的人们而言，具有极佳的心理修复与心境调节的功能。

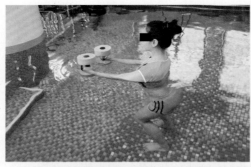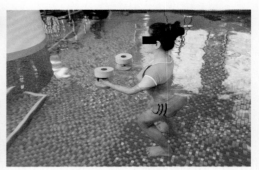

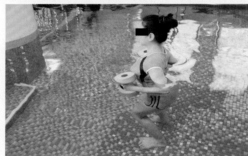

图 2-13-56 背部塑形

普拉提结合水环境能够给人带来不同凡响的运动效果,而且具有良好的塑身作用。水中普拉提由于充分利用了水的浮力特性,能避免陆上运动容易引起的损伤;由于水流可以较快地带走体表温度,加快血液循环和能量代谢,能够有效地减去体内多余脂肪,并可以锻炼人的力量、耐力和肌肉柔韧性,塑造完美形体,同时还可以对运动后的机体进行放松。水中普拉提的伸展动作结合水的阻力、流动和温度等特点,能够快速排解肌肉中产生的乳酸,避免肌肉酸痛和僵硬,缩短身体的恢复时间,使机体更快地恢复正常,从而减少运动伤害,提高运动效果。以下简单介绍几个水中普拉提基础动作,有兴趣的朋友可以尝试其他动作,充分体验水中不一样的感受。

1. 提膝扩胸(图 2-13-57)

功效:锻炼胸背部,增强上下肢肌群力量和耐力。

方法:两脚开立同肩宽,两臂握拳。两臂屈肘下拉扩胸,右腿支撑,左腿屈膝高抬过腰,上体稍左转;还原到最初站立动作;然后两臂屈肘下拉扩胸,左腿支撑,右腿屈膝高抬过腰,上体稍右转;再还原到最初站立动作,如此反复。

要点:上下肢要协调做相向动作,身体保持平稳。

2. 肘膝交叉运动(图 2-13-58)

功效:锻炼腰腹肌和臀肌。

方法:分腿站立,握拳,两臂侧平举,左腿屈膝稍下蹲,右腿提膝向左上方向高抬,同时左臂屈肘向右膝靠拢,右臂屈肘后摆;然后重复做手脚互换后的动作。

要点:屈膝屈肘要协调用力,保持身体稳定。

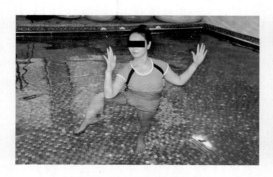 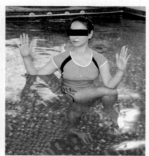

图 2-13-57   提膝扩胸   图 2-13-58   肘膝交叉运动

3. 抬腿分水(图 2-13-59)

功效:锻炼腹肌和腰背肌群。

方法:两臂侧平举,分腿直立,掌心向下;右腿支撑,左腿屈膝向前上抬,同时两臂由两侧向前下方(抬起的大腿下方)划水;左腿下压直立时两手向两侧分水侧平举。换腿重复做之前的动作。

要点:划水分水伴随上体的前倾和直立,要有韵律感和弹性。

4. 侧向分水(图 2-13-60)

功效:锻炼上下肢的力量和弹性。

方法:并腿直立,两臂自然垂立体侧,左腿绷直向左侧向上抬起,同时两臂伸直向两侧平举,掌心向下。还原站立姿势后换腿做重复动作,再还原到站立姿势。

要点:整个动作要伸展、有弹性。

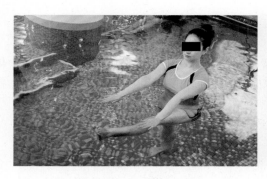

图 2-13-59　抬腿分水

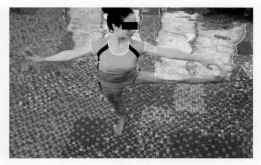

图 2-13-60　侧向分水

5. 前扑后踢（图 2-13-61）

功效：锻炼腰背肌、臀大肌。

方法：俯身，双臂前伸，一腿支撑，另一腿向后踢。双臂向后划水，后腿向前屈膝靠近胸部。换腿做相同动作。

要点：后踢腿动作充分伸直，屈膝前伸尽量靠近胸部，两臂前后划水维持平衡。

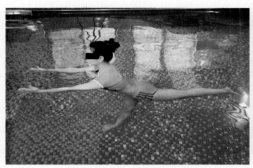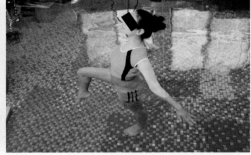

图 2-13-61　前扑后踢

6. 排山倒海（图 2-13-62）

功效：增强上肢、肩背和腰腹肌群的力量。

方法：两腿开立大于肩宽，两臂置于体侧。两腿屈膝呈半马步，双手掌心相对，手自身体左侧开始弧形划水至身体右侧。然后反方向重复之前的动作。

要点：利用上体的转动带动两臂划水，眼随手走。

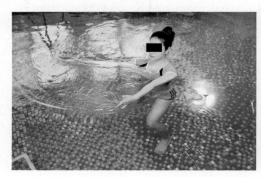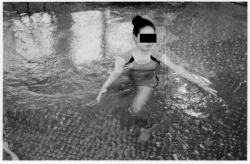

图 2-13-62　排山倒海

7. 兴风作浪（图 2-13-63）

功效：增强胸肌、背肌和脊柱的柔韧性。

方法：身体自然直立，两臂置于体侧。两臂由两侧向上向前划水至腹前，掌心向后；上体含胸弓背，低头收腹，同时屈膝撅臀；两手翻掌向外向后直臂划水，用力夹背。抬头挺胸、挺髋，伸膝，身体向后呈反弓形。

要点：手臂的划水和躯干的摆动要协调一致。

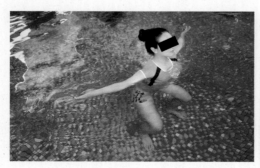 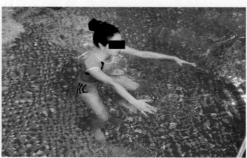

图 2-13-63　兴风作浪

（三）水中瑜伽

瑜伽是一种古老的健身术，发源于印度。水中瑜伽顾名思义，就是把水中锻炼的基本原则和一些熟悉的瑜伽姿势巧妙地结合起来的一种创新运动形式。目前美国有数以万计的人热衷于水中瑜伽，日本的许多游泳馆也开设了水中瑜伽健身项目。

概括来说，水中瑜伽具有七大功效：①消除疲劳；②提高注意力；③加强心肺功能；④按摩、护肤；⑤减肥；⑥塑形；⑦调节内分泌。瑜伽能改善人的整体健康，使人充满活力，变得开朗坚强。瑜伽的传统姿势达上万种，常用的有几百种，练习者可根据水中锻炼的特点选取一些入门姿势，做池边垫上练习和水中伸展动作练习。

1. 风吹树式（图 2-13-64）

功效：增强脊柱弹性，增加髋关节活动度，纤细腰身，刺激淋巴、血液流动，增强机体免疫力。

方法：站立，双脚、双腿并拢，收紧大腿、臀部，吸气，举起右臂，慢慢向上伸展，保持脊柱向上伸展延长，呼气，右手向左侧弯、拉伸，眼睛看向右手臂方向，腰部有拉伸感，保持2~3次呼吸，换另一侧练习。

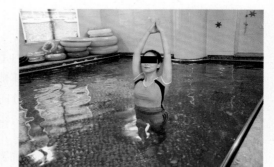

图 2-13-64　风吹树式

2. 幻椅式（图 2-13-65）

功效：针对肩颈酸痛的练习，扩展胸腔，轻柔按压胸廓，促进心肺健康，矫正不良体态，强壮腰背部肌肉群，强健双腿。

方法：山式站立，双腿并拢，吸气，双手于体侧向上头顶合十，手臂向上伸展，打开胸腔，呼气，双膝慢慢向下蹲，像坐在椅子上一样，可尝试大腿与地面平行，收小腹，保持20s，吸气，慢慢起身直立，呼气，手臂还原，反复练习3~5组。

3. 舞王式（图 2-13-66）

功效：减少大腿、臀围多余脂肪，增强平衡感，美化体型。

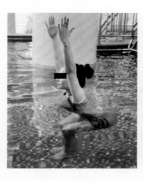
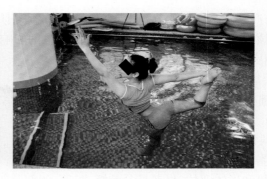

图 2-13-65　幻椅式　　　　　　　　图 2-13-66　舞王式

　　方法：山式站立，吸气抬左腿，左手向后抓住左脚踝同时举起，右手向前伸展，呼气，收腹收臀，左腿向上向后用力带动左手臂拉伸，保持 15~20s，变换另一侧练习。

4. 站立脊柱扭转（图 2-13-67）

　　功效：增强肠胃功能，促进胃肠蠕动，强化脊柱弹性，强壮腰背部肌肉群，促进脊柱疾病恢复，改善睡眠。

　　方法：山式站立，右膝弯曲，左手抱右膝外侧，吸气，右手臂打开向后，扩展胸腔，呼气，右手带动右脊柱扭转，跟着手指尖，保持自然呼吸，换另一侧练习。

5. 战士一式（图 2-13-68）

　　功效：强化关节，促进骨关节病恢复，特别是水中练习能更好地借水的浮力减少自身重力，消除大腿、臀围多余脂肪。

　　方法：双腿打开约 1m，骨盆及右脚向右转 90°，吸气，双手体侧向上于头顶合十，呼气，弯曲右膝保持大腿小腿 90°，使小腿与地面垂直，右腿与地面垂直，膝盖不超过脚趾，均匀呼吸，眼看前方，吸气，伸展手臂，脊柱上提，呼气，收腹，骨盆下沉，感觉全身都在收紧，保持 15~20s。

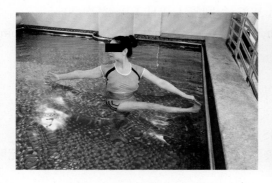
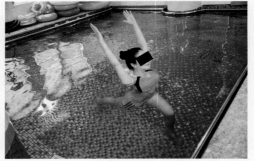

图 2-13-67　站立脊柱扭转　　　　　　　图 2-13-68　战士一式

第三节　产后水疗康复技术实例

一、水疗实例

（一）基本信息

患者，女性，27 岁。主诉产后腰背部疼痛，伴有情绪低落，性格烦躁半个月余。患者于 1

个月前顺产产下一名男婴,产后 1 周出现腰背部疼痛,阴部有恶露,体型逐渐肥胖,情绪异常低落,性格烦躁,不喜交际,睡眠质量也受到严重的影响。患者无高血压、糖尿病等既往史,无精神疾病史。

（二）康复评定

1. 基础检查　患者空腹血糖 6.8mmol/l,血压 118/76mmHg,心率 69 次 /min。腰椎与骨盆 MRI 显示无明显异常。

2. 专科检查

（1）体脂:患者身高 164cm,体重 62kg,体脂 34.4%。

（2）姿势和形体评估:患者骨盆前倾,腹部、背部及四肢皮脂较厚,尤以腹部皮脂最厚。

（3）腰腹部肌力:腹部徒手肌力评定 3 级;下背部徒手肌力评定 3 级。

（4）疼痛:疼痛 VAS 评分 6 分。

（5）心理评估:SAS 评分 67 分（中度焦虑）;SDS 评分 60 分（轻度抑郁）。

二、水疗方案

（一）水疗目标

1. 近期目标　通过 1 个月的水疗,患者的下背部疼痛缓解 50%,腹部及下背部肌力达 4 级,焦虑程度减轻至轻度焦虑。

2. 远期目标　通过 3 个月的水疗,患者的下背部疼痛缓解 90% 以上,腹部及下背部肌力达到 4~5 级,焦虑及抑郁心理改善至分界值以下,体脂降至 30% 以下。

（二）水疗计划

1. 第 1 个月　中药熏洗治疗 / 芳香浴 / 气泡涡流浴 + 水中步行浴

（1）中药熏洗治疗:取当归尾、鸡血藤、川芎、玄胡、牛膝、艾叶、香附子各 20g,加水适量,煎汤熏洗。每间隔 1~2 日 1 次,每次 20min。

（2）芳香浴:初始泡浴水温为 37℃,加入精油薰衣草、迷迭香、杜松、赤松针各 5ml。每间隔 1~2 日 1 次,每次 15min。治疗的水温可随患者的耐受逐渐增加至 40℃。

（3）气泡涡流浴:在蝶形浴槽内进行,水温 38℃,每间隔 1~2 日 1 次,每次 20min。

（4）水中步行浴:初始步行速度为 1.6km/h,水流速度为 2.0km/h,正走 10min,倒走 5min,侧走 5min。后逐渐增加步行速度与水流速度。

经治疗 1 个月后再次对患者进行评估:

腰腹部肌力:腹部徒手肌力评定 3$^+$ 级;下背部徒手肌力评定 3$^+$ 级。

疼痛:疼痛 VAS 评分 4 分。

心理评估:SAS 评分 62 分（轻度焦虑）;SDS 评分 55 分（轻度抑郁）。

患者治疗 1 个月后腰腹部肌力轻微增加,下背部疼痛减轻,焦虑得到缓解,体脂暂无明显变化,制订后续水疗计划。

2. 第 2、3 个月

（1）Bad Ragaz 技术:针对患者的下背痛,治疗师在训练泳池中使用躯干模式对其进行训练。患者平躺在水面上,治疗师固定患者上肢或下肢,带动患者缓慢旋转,嘱患者朝相同的方向侧屈或者背伸进行训练。

（2）Wastu 技术:治疗师在训练泳池内使用远端下肢旋转的技术帮助患者负重关节减重,减轻下背部疼痛导致的肌肉痉挛,放松身心。

（3）水中健身运动:在治疗师的指导下选择性进行水中健身操、水中形体操、水中太极、水中瑜伽、水中普拉提等多种形式水中健身运动。一般采取小组训练模式,每次训练 40min

左右。按照个体的机能状况适当调整运动的时间和强度。

治疗 3 个月后症状基本改善,对患者进行末期评估:

体脂:28.9%。

姿势和形体评估:骨盆已恢复正常,腹部、背部及四肢皮脂厚度减少。

腰腹部肌力:腹部徒手肌力评定 4⁺ 级;下背部徒手肌力评定 4⁺ 级。

疼痛:疼痛 VAS 评分 2 分。

心理评估:SAS 评分 51 分,SDS 评分 50 分。

三、疗效分析

治疗结束时,患者骨盆姿势得到纠正,体脂下降到肥胖范围以下,核心力量增强,焦虑与抑郁得到很好的改善,已能够正常融入社交群体中。

(张 保　石罗毅　王 莹　王 欢　李 聪)

【参 考 文 献】

[1] BRIDGET DC,RONALD HA. Hydrotherapy in practice [M]. New York:Churchill Livingstone,1988.

[2] 王玉龙.康复功能评定学[M].2 版.北京:人民卫生出版社,2013.

[3] 于洋,王荣波.水中健身[M].长春:吉林出版集团有限责任公司,2008.

[4] 曹庆珠.水中韵律操[J].游泳,2001,(4):8-10.